Thieme

Fallbuch
Neurologie

Roland Gerlach
Andreas Bickel

2. überarbeitete Auflage

95 Fälle aktiv bearbeiten

Georg Thieme Verlag
Stuttgart · New York

Dr. med Roland Gerlach
Leitender OA der Neurologischen Klinik
Internist und Neurologe
Klinikum Nürnberg-Süd
Breslauer Str. 201
90471 Nürnberg

PD Dr. med. Andreas Bickel
OA und Leiter der Abt. für klin. Neurophysiologie
Klinikum Nürnberg-Süd
Breslauer Str. 201
90471 Nürnberg

Bibliographische Information
Der Deutschen Bibliothek

Die Deutsche Bibliothek verzeichnet diese Publikation in der Deutschen Nationalbibliographie; detaillierte bibliographische Daten sind im Internet über http://dnb.ddb.de abrufbar

1. Auflage 2005

Wichtiger Hinweis: Wie jede Wissenschaft ist die Medizin ständigen Entwicklungen unterworfen. Forschung und klinische Erfahrung erweitern unsere Erkenntnisse, insbesondere was Behandlung und medikamentöse Therapie anbelangt. Soweit in diesem Werk eine Dosierung oder eine Applikation erwähnt wird, darf der Leser zwar darauf vertrauen, dass Autoren, Herausgeber und Verlag große Sorgfalt darauf verwandt haben, dass diese Angabe **dem Wissensstand bei Fertigstellung des Werkes entspricht.**
Für Angaben über Dosierungsanweisungen und Applikationsformen kann vom Verlag jedoch keine Gewähr übernommen werden. **Jeder Benutzer ist angehalten,** durch sorgfältige Prüfung der Beipackzettel der verwendeten Präparate und gegebenenfalls nach Konsultation eines Spezialisten festzustellen, ob die dort gegebene Empfehlung für Dosierungen oder die Beachtung von Kontraindikationen gegenüber der Angabe in diesem Buch abweicht. Eine solche Prüfung ist besonders wichtig bei selten verwendeten Präparaten oder solchen, die neu auf den Markt gebracht worden sind. **Jede Dosierung oder Applikation erfolgt auf eigene Gefahr des Benutzers.** Autoren und Verlag appellieren an jeden Benutzer, ihm etwa auffallende Ungenauigkeiten dem Verlag mitzuteilen.

Rüdigerstraße 14
D-70469 Stuttgart
Telefon: + 49/0711/8931-0
Unsere Homepage: http://www.thieme.de

Printed in Germany

Umschlaggestaltung: Thieme Verlagsgruppe
Grafiken: Christiane und Dr. Michael von Solodkoff, Neckargemünd
Umschlagfoto: Thieme Verlagsgruppe
Satz: Primustype Hurler, Notzingen
Druck: AZ Druck und Datentechnik GmbH
87437 Kempten

ISBN 978-3-13-139322-7 1 2 3 4 5 6

Vorwort

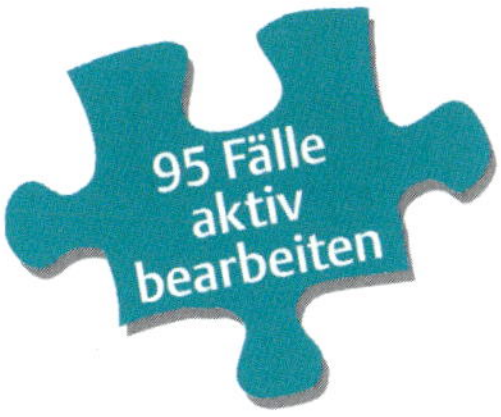

Die positive Resonanz und Akzeptanz des Fallbuchs Neurologie gibt uns erfreulicherweise die Gelegenheit eine zweite, überarbeitete Auflage in Druck zu geben. Eine Vielzahl von Rückmeldungen aus der Leserschaft, für die wir uns herzlich bedanken, haben wir in der Neuauflage soweit wie möglich versucht zu berücksichtigen. Nicht zuletzt haben wir fünf neue Fälle aufgenommen, von deren Bedeutung im klinischen Alltag wir überzeugt sind.

Neurologie gilt nicht gerade als leichtes Fachgebiet. Es ist ein Fach, in dem das zu lernende Detailwissen sicher umfangreich ist, andererseits ist es oft möglich, mit wenigen Hilfsmitteln, Anamnese und klinischer Untersuchung Lokalisation und Art der Störung genau zu bestimmen. Dieses „detektivische" Herangehen macht einen großen Teil des Reizes dieses Faches aus und das Konzept der Fallbücher ermöglichte es uns, dieses Vorgehen wie in der alltäglichen Praxis abzubilden und zunächst den „Patienten" zu Wort kommen zu lassen.

Oft haben wir selbst in den „Standardwerken" die subjektive Wertung der Krankheitsbilder vermisst, die dem Anfänger hilft, aus der (zum Nachschlagen sicher notwendigen) Vollständigkeit die wichtigen Informationen herauszufiltern, die eine Richtschnur für die ersten Handlungsschritte darstellen könnten.

Mit den nun 95 Fällen glauben wir, das Spektrum der im Alltag einer Neurologischen Klinik vorkommenden Fragestellungen weitgehend abzudecken. Häufiges bleibt aber häufig und Seltenes selten, dieser alte Spruch hat an Aktualität nichts eingebüßt und insofern war Praxisrelevanz unsere Leitlinie. Dem Prüfungskandidaten wollen wir einen raschen Überblick über weite Bereiche der Neurologie ermöglichen. Einzelne Fallbeispiele können auch dem Anfänger als „Kochbuch" für das Herangehen an bestimmte Problemstellungen dienen. Gleichwohl sind auch einige knifflige Fallbeispiele oder diagnostische Probleme eingebaut, die sicher auch dem Fortgeschrittenen Stoff zum Nachdenken geben. Wie wir aus Rückmeldungen erfahren haben, wurde unser Buch in der 1. Auflage auch häufig von Berufsanfängern zur raschen Orientierung im Alltag und selbst von Facharztkandidaten zur Prüfungsvorbereitung benutzt.

Wir selbst hatten das Glück, unsere Ausbildung im Fach Neurologie an einer Klinik zu erhalten, in der die klinische Befunderhebung und interpretation immer eine große Rolle spielte. Wir danken hierfür insbesondere unserem klinischen Lehrer, dem ehemaligen Direktor der Neurologischen Universitätsklinik Erlangen, Herrn Prof. Dr. B. Neundörfer. Er war es, der unsere Begeisterung für das Fach vor Jahren in seinen Vorlesungen weckte und uns davon überzeugte, dass Neurologie keine schwere Kost ist. Unser Dank gilt weiterhin unseren ehemaligen Erlanger Kollegen Herrn Prof. Dr. W. Huk und Frau Dr. B. Bison von der Abteilung für Neuroradiologie, sowie den Herren Prof. Dr. C. Lang, Dr. F. Kerling, Dr. Platsch und PD Dr. R. Naraghi, die uns reichlich Bildmaterial zur Verfügung stellten und ohne deren Hilfe das Buch weitaus weniger anschaulich geworden wäre. Ebenfalls zu Dank verpflichtet sind wir Herrn Dr. Istel aus der radiologischen Abteilung des Klinikums Nürnberg-Süd, sowie Herrn Prof. Dr. F. Erbguth, die uns mit aktuellem Bildmaterial „versorgten" und bei fachlichen Diskussionen stets hilfreich zur Seite standen. Nicht zuletzt gebührt unser Dank dem Thieme-Verlag und allen beteiligten Mitarbeitern, insbesondere aber unseren Lektorinnen Frau Dr. Lydia Bothe und Frau Nina Bergold, die mit großer Geduld halfen, unsere Ideen in Buchform umzusetzen. Ob unsere Bemühungen erfolgreich waren, mögen erneut die Leser entscheiden.

PD Dr. Andreas Bickel
Dr. Roland Gerlach

Inhaltsverzeichnis

nach Fällen

! = Schwieriger Fall

! = Schwieriger Fall

! = Schwieriger Fall

! = Schwieriger Fall

! = Schwieriger Fall

Inhaltsverzeichnis
nach Themen

Mechanisch/Traumatisch bedingte Erkrankungen

Hereditäre Erkrankungen

Neurodegenerative Erkrankungen

Stoffwechselbedingte Erkrankungen

Therapieinduzierte Störungen

Erkrankungen unbekannter Ätiologie

Inhaltsverzeichnis

Antworten und Kommentare

Abkürzungen

AEP	Akustisch evozierte Potenziale
BMI	Bodymass-Index
CCT	Cranielle Computertomographie
DML	Distale motorische Latenz
EMG	Elektromyographie
ENG	Elektroneurographie
EPMS	Extrapyramidal-motorische Störung
IHS	International Headache Society
MEP	Motorisch evozierte Potenziale
NLG	Nervenleitgeschwindigkeit
SEP	Somato-sensibel evozierte Potenziale
VEP	Visuell evozierte Potenziale

Fälle

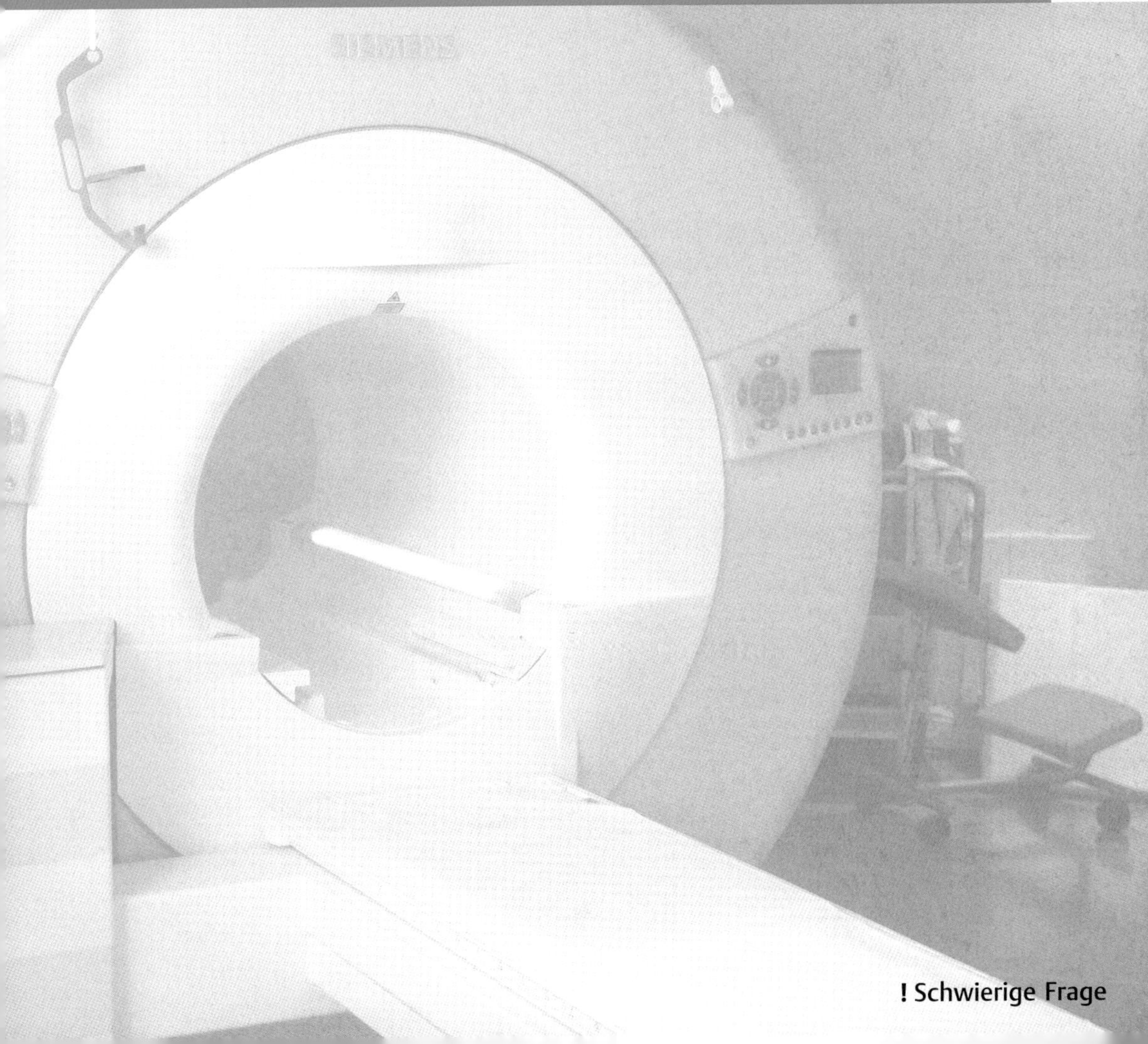

! Schwierige Frage

1 Patientin mit unwillkürlichen Bewegungen nach gastrointestinalem Infekt

Eine 24-jährige Patientin stellt sich bei Ihnen abends in der Notaufnahme vor. Ihr waren am Nachmittag zunächst Verspannungen in der Halsmuskulatur aufgefallen. Im weiteren Verlauf bemerkte sie, dass sich der Kopf unwillkürlich zur Seite drehte und es ihr zunehmend schwer fiel, zu schlucken und Gegenstände mit dem Blick zu fixieren. Die neurologische Untersuchung erbringt folgende Befunde: vollständig orientierte Patientin; kein Meningismus; deutlich gestörte Okulomotorik, d. h. die Patientin kann nur unter Anstrengung die Augen in alle Richtungen bewegen, wobei die Augenbulbi sich anschließend spontan konjugiert nach seitlich oben bewegen und in dieser Stellung verbleiben. Doppelbilder werden dabei nicht angegeben. Der M. sternocleidomastoideus rechts und das Platysma sind deutlich tonisiert, der Kopf wird nach links gedreht gehalten. Der übrige Neurostatus ist unauffällig. Die Patientin hat kein Fieber. In der Anamnese finden sich keine relevanten Vorerkrankungen. Allerdings gibt die Patientin an, seit 2 Tagen an einem Brechdurchfall zu leiden. Die gastrointestinalen Beschwerden hätten sich jedoch nach mehrmaliger Einnahme von Tropfen gegen die Übelkeit wieder gebessert.

1.1 Nennen Sie die wesentlichen klinischen Auffälligkeiten!

! **1.2** Welche Differenzialdiagnosen müssen bedacht werden?

Die Patientin gibt an, dass Sie mehrfach 30 Tropfen MCP (= Metoclopramid) genommen hätte.

1.3 Welche Diagnose ist nun wahrscheinlich, und welche therapeutischen#Maßnahmen ergreifen Sie daher?

1.4 Geben Sie der Patientin Ratschläge für zukünftiges Verhalten? Wenn ja, welche?

→ Antworten und Kommentar Seite 98

2 21-jährige Patientin mit Kopfschmerzen, Seh- und Sprachstörungen

In der Notaufnahme werden Sie zu einer 21-jährigen Patientin mit Kopfschmerzen gerufen. Sie beschreibt einen seit etwa 5 Stunden bestehenden, linksseitig lokalisierten Kopfschmerz von pulsierendem Charakter und eine mäßiggradige Übelkeit. Mit Kopfschmerzen habe sie „bislang wenig zu tun gehabt", allerdings habe sie „etwa 2-mal im Jahr ähnliche Symptome seit ihrem 17. Lebensjahr". Ihre 23-jährige Schwester hingegen leide sehr unter Kopfschmerzen. Weiterhin habe sie vor Beginn der Kopfschmerzen für etwa 20 Minuten „wandernde Lichtblitze" gesehen; es sei ihr in dieser Phase auch schwer gefallen, „die richtigen Worte zu finden". Es sei dann eine weitere $^1/_2$ Stunde vergangen, bis die Schmerzen einsetzten. 1 Tablette Aspirin habe nur leichte Linderung verschafft. Das Auftreten einer Seh- und Sprachstörung habe Sie sehr verunsichert; sie habe gehört, dass so etwas beim Schlaganfall oder Gehirntumor auftreten könne. Die körperliche und neurologische Untersuchung der Patientin ist unauffällig. Während der Untersuchung erbricht die Patientin einmal. Der Blutdruck beträgt 160/70 mmHg, die Körpertemperatur 37,6 °C.

2.1 Für welche Erkrankung sprechen diese Symptome?

2.2 Welche Differenzialdiagnosen müssen Sie in Erwägung ziehen?
Geben Sie zu jeder Differenzialdiagnose ein mögliches weiteres Symptom an, welches Sie zu dieser Erwägung veranlassen könnte!

2.3 Welche weiteren Untersuchungen veranlassen Sie? Begründen Sie dies!

Sie werden kurz nach der Untersuchung der Patientin zu einem anderen Notfallpatienten gerufen. Ein Kollege betreut die Patientin weiter. Als Sie zu der Patientin zurückkehren, hat er in der Zwischenzeit ein CT des Kopfes anfertigen lassen (s. Abb.), da die Kopfschmerzen der Patientin „massiv zugenommen hätten".

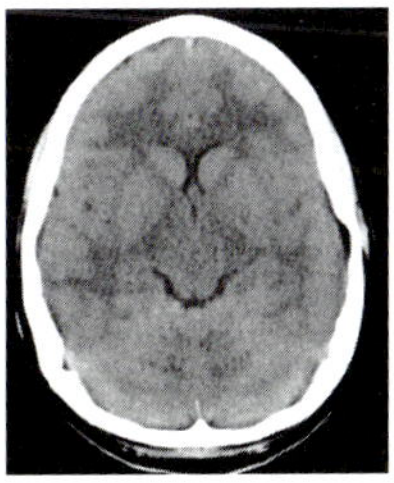

CCT

2.4 Befunden Sie das CCT!

2.5 Können Sie anhand dieses CT eine Subarachnoidalblutung auf jeden Fall ausschließen, oder müssten Sie ggf. eine weitere Untersuchung durchführen? Wenn ja, welche?

→ Antworten und Kommentar Seite 99

3 34-Jähriger nach Fahrradsturz mit anschließender kurzer Bewusstlosigkeit

Ein 34-jähriger Mann wird Ihnen nach einem Fahrradsturz von einem Chirurgen in der Notaufnahme vorgestellt. Der Patient sei bei dem Sturz mit dem Kopf aufgeschlagen und nach Angaben einer Begleitperson einige Minuten bewusstlos gewesen. Abschürfungen an den Händen wurden bereits von chirurgischer Seite versorgt, knöcherne Verletzungen durch Röntgenaufnahmen der betroffenen Extremitäten, sowie des Schädels und der Halswirbelsäule ausgeschlossen. Bei der neurologischen Untersuchung ist der Patient wach und vollständig orientiert, beklagt Kopfschmerzen und Übelkeit. Er gibt an, sich erinnern zu können, wie er beim Fahrradfahren in einer Kurve plötzlich auf sandigem Untergrund weggerutscht sei, an den Sturz selbst und die Minuten danach könne er sich nicht erinnern, wohl aber an den Transport mit den Sanitätern ins Krankenhaus. Der neurologische Status des Patienten ist unauffällig.

3.1 Nennen Sie eine Einteilung der Schädel-Hirn-Traumata nach dem klinischem Schweregrad!

3.2 Wie lautet Ihre Verdachtsdiagnose?

3.3 Welche Differenzialdiagnosen sind bei einem „Sturz mit Bewusstlosigkeit“ zu bedenken?

3.4 Halten Sie die Durchführung eines CCT in diesem Fall für erforderlich?

3.5 Welche therapeutischen Maßnahmen sind indiziert?

→ Antworten und Kommentar Seite 101

4 48-jähriger Patient mit Foetor alcoholicus und Lähmung am linken Arm

Um 3:00 Uhr nachts bringt Ihnen ein Notarzt einen 48-jährigen Patienten mit der Verdachtsdiagnose eines Schlaganfalls in die Notaufnahme. Der Mann wirkt verwahrlost und stark angetrunken. Laut Angabe des Notarztes wurde der Patient von der Polizei schlafend in gekrümmter Haltung auf einer Bank liegend aufgefunden. Er habe dort bereits mehrere Stunden gelegen und wisse nicht mehr, wie er dorthin gekommen sei. Er könne die linke Hand nicht mehr richtig bewegen, außerdem sei „der Unterarm zur Hälfte taub". Die weitere Anamnese ist unergiebig. Bei der neurologischen Untersuchung fällt neben einer deutlichen Ataxie sowie einer lallenden Sprache v. a. eine Schwäche der Fingerstrecker und Handgelenkstrecker links auf. Der Radiusperiostreflex zeigt auf dieser Seite eine deutliche Abschwächung, Bizeps- und Trizepssehnenreflex sind seitengleich erhalten. Die Armbeugung links scheint abgeschwächt, die Supination links ist eingeschränkt. Ein reproduzierbares sensibles Defizit besteht über dem Spatium interosseum dorsalis I links, eine weitere Untersuchung ist bei mangelnder Mitarbeit des Patienten kaum möglich.

4.1 Welche periphere Nervenläsion ist für die genannten Symptome verantwortlich?

4.2 In welcher Höhe ist wahrscheinlich die Läsion zu erwarten?

4.3 Nennen Sie einen medizinischen „Jargonausdruck" für diese Läsion!

! **4.4** Die Funktionsprüfung welcher Muskeln und Reflexe ist für die klinische Höhenzuordnung dieser Läsion entscheidend?

4.5 Ist eine Akuttherapie notwendig?

→ Antworten und Kommentar Seite 104

5 22-jährige Patientin mit langsam progredienter Gangstörung

Eine 22-jährige Frau sucht Sie in Ihrer Arztpraxis auf, weil sie seit mindestens 2 Jahren, seitdem sie als Kellnerin arbeitet, eine zunehmende Ungeschicklichkeit beim Gehen bemerkt habe. Aufgrund einer seit Kindheit bestehenden Fußfehlbildung (ausgeprägte Hohlfüße) trage sie bereits seit längerem Spezialschuhe, aber auch mit diesen würde sie sich beim Laufen zunehmend unsicher fühlen. Nach der Arbeit würde sie auch oft an Schmerzen im Schultergürtel leiden. Weitere Beschwerden hätte sie jedoch nicht. In der neurologischen Untersuchung fällt Ihnen ein vollständiger Reflexverlust an allen Extremitäten auf. Neben den symmetrischen Hohlfüßen (nach Angaben der Patientin ein „Familienerbstück" mütterlicherseits) findet sich an den unteren Extremitäten eine symmetrische Atrophie der Muskulatur. Die Zehen sind in Krallenstellung fixiert und können aktiv weder gebeugt noch gestreckt werden, die Fußhebung ist ebenfalls leicht paretisch (Paresegrad 5). Weitere Paresen bestehen nicht. Zehenspitzengang, Hackengang, Blindgang und Strichgang sind nicht durchführbar. Die Oberflächensensibilität wird von der Patientin als „normal" angegeben, allerdings finden Sie eine Pallhypästhesie von 0/8 an beiden Großzehengrundgelenken und 4/8 an den Daumengrundgelenken.

5.1 Stellen Sie zunächst eine Syndromdiagnose! Welche anamnestischen Hinweise und Befunde erscheinen in diesem Fall bei der Eingrenzung der Diagnose hilfreich?

Sie führen eine Neurographie des N. medianus durch und erhalten folgenden Befund (s. Abb.). An den unteren Extremitäten lassen sich gar keine Nervenaktionspotenziale ableiten.

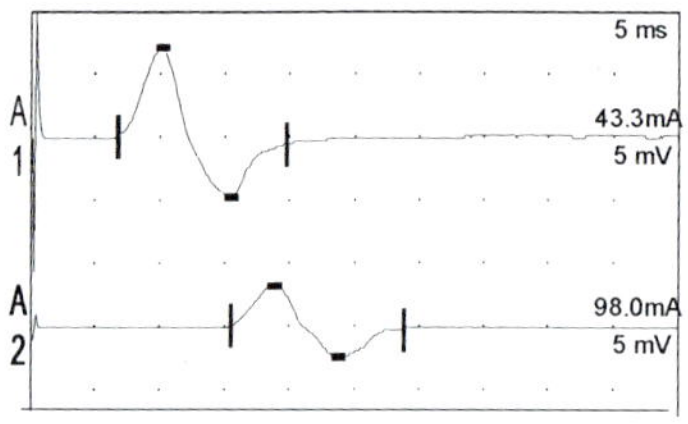

N.medianus rechts

Ableite-Ort A: Abd.poll.br.re.

Reizort	Lat1 ms	Dauer ms	Ampl mV
A1: Handgelenk	6.7	13.0	12.1
A2: Ellenbeuge	15.4	13.3	6.8

Segment	Dist mm	Diff ms	NLG m/s
Handgelen-Abd.poll.		6.7	
Ellenbeug-Handgele	180	8.7	21

5.2 Für welche Erkrankung spricht diese Befundkonstellation? Wie sichern Sie Ihre Verdachtsdiagnose weiter ab?

Die Patientin berichtet über Kinderwunsch.

5.3 Was raten Sie?

→ Antworten und Kommentar Seite 107

6 69-jähriger Patient mit „Gedächtnisproblemen“

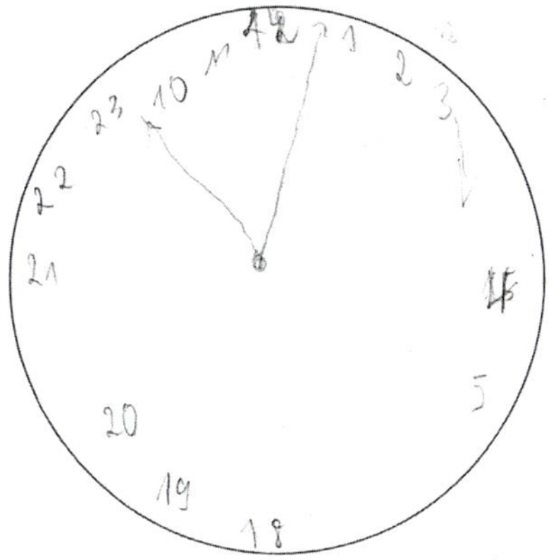

Ein 69-jähriger Mann wird Ihnen in der „Gedächtnissprechstunde“ vorgestellt. Seine ihn begleitende Ehefrau berichtet, dass ihr Mann seit etwa 1 Jahr Gedächtnisprobleme entwickelt habe. Es falle ihm immer schwerer, neue Informationen länger als einige Minuten zu behalten, während er sich an früher zurückliegende Dinge gut erinnere. So erzähle ihr Mann oft korrekt von seiner Schulzeit. Dagegen habe er 6 Monate zuvor sein Auto nach einem Einkaufsbummel in der Innenstadt nicht wieder gefunden und die Polizei mit der Suche beauftragen müssen. Ansonsten würde sich ihr Mann „so wie immer“ verhalten, sei im Umgang mit ihr, der Familie und Freunden freundlich und zuvorkommend. Einer entfernt wohnenden Verwandten, die bei ihnen kürzlich zu Besuch war, sei „zunächst gar nichts an ihm aufgefallen“, ihr Mann habe sie jedoch zunächst gar nicht erkannt. Auf Ihr Nachfragen werden keine nennenswerten Vorerkrankungen angegeben, ein Medikamenten- oder Alkoholmissbrauch verneint. Der Patient selbst ist im Gespräch höflich und zurückhaltend, verneint aber jegliches Gedächtnisproblem. Sie erfahren, dass der Vater des Patienten mit ca. 70 Jahren auch an Vergesslichkeit gelitten habe. Die neurologische und internistische Untersuchung ist unauffällig. Nun lassen Sie den Patienten eine Uhr zeichnen mit der Uhrzeit „20 nach 10“ (s. Abb.). Dann geben Sie dem Patienten einen Kamm in die Hand und bitten ihn, sich die Haare zu kämmen. Er weiß mit dem Kamm nichts anzufangen und erkundigt sich bei seiner Frau, was er machen solle.

6.1 Welche Verdachtsdiagnose stellen Sie? Begründen Sie diese!

! 6.2 Was wissen Sie über die Ursache und Pathologie der Erkrankung?

6.3 Welche Behandlungsmöglichkeiten stehen Ihnen zur Verfügung?

→ Antworten und Kommentar Seite 109

7 57-Jährige mit akutem Drehschwindel mit Verstärkung bei Kopfbewegungen

Eine 57-jährige Frau kommt morgens notfallmäßig in Ihre Sprechstunde. Sie beklagt einen heftigen Drehschwindel, der in der Nacht plötzlich aufgetreten sei. Sie habe sich im Bett umgedreht, daraufhin sei sie mit heftigstem Schwindel aufgewacht. Dieser sei so stark, dass sie sich fast habe erbrechen müssen. Seither sei ihr schwindelig. Es wäre ihr kaum möglich gewesen, sich von ihrem Mann in die Praxis bringen zu lassen, da jede Bewegung den Schwindel verstärke. Ihnen fällt auf, dass die Patientin im Sitzen kaum beeinträchtigt erscheint und sprechen sie darauf an; sie antwortet: „Wenn ich den Kopf ganz ruhig halte, geht es". Die Eigenanamnese ist „altersentsprechend". Ein Hypertonus würde mit einem β-Blocker behandelt, sie sei vor Jahren an der „Galle" und an „Krampfadern" operiert worden, im letzten Winter habe sie auch an „Depressionen" gelitten. Die neurologische Untersuchung ist erschwert, da die Patientin über Drehschwindel beim Hinlegen klagt, die Augen fest zukneift und schlecht mitarbeitet. Wesentliche pathologische Befunde erheben Sie aber zunächst nicht, in Ruhe kein Nystagmus, keine Halbseitensymptome, Romberg-Stehversuch und Unterberger-Tretversuch sind unauffällig.

7.1 Erläutern Sie Ursachen und Pathophysiologie des systematischen und unsystematischen Schwindels!

7.2 Welche anamnestischen Angaben können Ihnen bei Patienten mit Schwindel bei der Diagnosestellung weiterhelfen?

7.3 Auf welche Symptome achten Sie bei der Schwindelabklärung in der klinischen Untersuchung besonders?

7.4 Welche Verdachtsdiagnose stellen Sie bei der Patientin aufgrund der anamnestischen Angaben und des klinischen Befundes?

7.5 Welchen klinischen Test führen Sie durch, um Ihre Verdachtsdiagnose zu sichern?

Ihre Verdachtsdiagnose hat sich bestätigt. Der Ehemann der Patientin zeigt Ihnen eine Flasche mit Metoclopramid-Tropfen, die er aufgrund einer ähnlichen Symptomatik im Vorjahr vom Hausarzt verschrieben bekommen habe und fragt, ob er diese seiner Frau geben solle.

7.6 Was raten Sie?

→ Antworten und Kommentar Seite 110

8 70-Jähriger mit Fieber, Psychosyndrom und „fokaler Neurologie“

In der Notaufnahme wird Ihnen ein 70-jähriger Mann von seinem Sohn vorgestellt. Dieser berichtet Ihnen, dass ihm der allein lebende Vater am Telefon „verwirrt und verlangsamt vorgekommen wäre und z. T. unsinniges Zeug geantwortet hätte“. Zuletzt habe er seinen Vater 5 Tage zuvor gesehen, dieser wäre etwas nervös und missgelaunt gewesen und habe „eine leichte Grippe“ gehabt. Als Vorerkrankungen werden Diabetes mellitus, arterielle Hypertonie, Vorhofflimmern und koronare Herzkrankheit genannt. Der Patient klagt derzeit nur über mäßige Kopfschmerzen. Bei der Untersuchung wirkt der Patient aggressiv-gespannt. Sie finden eine sensorische Aphasie, eine leichtgradige Hemiparese rechts mit gleichseitigen positiven Pyramidenbahnzeichen sowie eine deutliche psychomotorische Verlangsamung. Die Körpertemperatur beträgt 39,5 °C. Nach der Blutentnahme kommt es zu einem linksfokal eingeleiteten und dann sekundär generalisierten Krampfanfall. Ein Notfall-CT des Kopfes ist bis auf eine leichte Hirnatrophie unauffällig. Eine rasch progrediente Bewusstseinseintrübung veranlasst Sie, den Patienten auf die Intensivstation zu verlegen.

8.1 An welche Erkrankungen denken Sie differenzialdiagnostisch?

Bei der Blutuntersuchung ergeben sich folgende pathologische Werte: Leukozyten 2800/µl (Lymphozyten 70 %), Hb 10,8 g/dl, Thrombozyten 400 000/µl, Kreatinin 1,8 mg/dl, γ-GT 255U/l, GOT 95U/l, GPT 44 U/l, CRP 185 mg/dl.

8.2 Was sind Ihre nächsten beiden wichtigsten Untersuchungsschritte?

Bei einer Lumbalpunktion finden sich folgende Werte: Zellzahl 45/µl, Gesamteiweiß 510 mg/l, Glukose im Verhältnis zur Blutglukose normal, Laktat 2,9 mmol/l. Eine CT-Angiographie mit Darstellung der venösen Phase ist unauffällig.

8.3 Welche Erkrankung ist am wahrscheinlichsten?

8.4 Welche Therapie ist jetzt unbedingt indiziert?

!! 8.5 Welche charakteristischen Befunde würden Sie im EEG sowie in einem zerebralen MRT v. a. bei fehlender oder inadäquater Behandlung erwarten?

! 8.6 Wäre ein unauffälliges MRT des Schädels am 1. Erkrankungstag ein Ausschlusskriterium für Ihre Verdachtsdiagnose?

→ Antworten und Kommentar Seite 113

9 75-Jähriger mit belastungsabhängiger Einschränkung der Gehstrecke

Ein 75-jähriger Patient wird von seinem Hausarzt zu Ihnen überwiesen. Der Patient berichtet Ihnen, dass er in den letzten Monaten zunehmend Probleme beim Laufen habe, häufig müsse er stehen bleiben, weil die Beine schwer würden und die Kraft nachlasse. Zunehmend würden auch Rückenschmerzen auftreten, eben „die üblichen Dinge im Alter". Wandern wäre eines seiner Hobbies gewesen, das ginge kaum noch, besonders bergab würden Schmerzen und Taubheitsgefühle in den Oberschenkeln auftreten. In der neurologischen Untersuchung finden Sie beidseits ausgefallene Achillessehnenreflexe, die Hüftbeugung rechts erscheint fraglich überwindbar, der Patellarsehnenreflex ist im Seitenvergleich links schwächer, im Beinvorhalteversuch kommt es nach wenigen Sekunden zu einem Absinken beidseits. Die Fußpulse sind symmetrisch schwach tastbar. In der Vibrationsprüfung werden an den Großzehengrundgelenken beidseits 5/8 angegeben, darüber hinausgehende Sensibilitätsstörungen finden Sie nicht. Der Befund an den oberen Extremitäten ist unauffällig.

Die Ehefrau des Patienten berichtet, in einer Apotheken-Zeitung von der „Schaufensterkrankheit" gelesen zu haben und fragt, ob diese bei ihrem Mann wohl vorliege.

9.1 **Welche beiden wesentlichen Differenzialdiagnosen dieses Syndroms kennen Sie, und wie unterscheiden sich diese klinisch?**

9.2 **Stellen Sie eine Verdachtsdiagnose! Welche der angegebenen neurologischen Symptome halten Sie für spezifisch?**

Sie veranlassen ein MRT der Lendenwirbelsäule (s. Abb.).

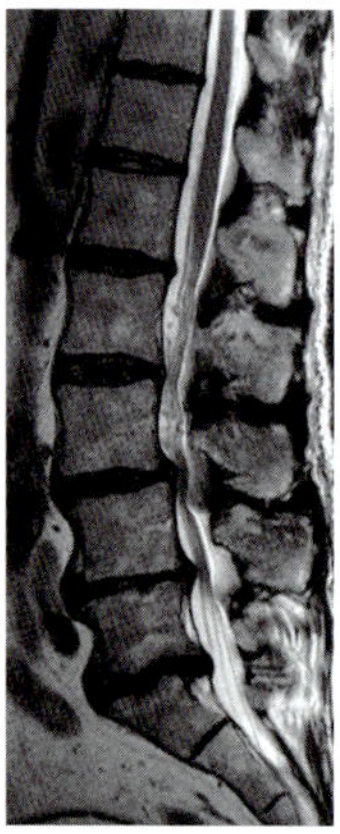

MRT der Lendenwirbelsäule

9.3 **Befunden Sie das MRT!**

→ Antworten und Kommentar Seite 115

10 55-jährige Patientin mit Schlafstörungen und Bewegungsunruhe

In Ihrer Praxis berichtet eine 55-jährige Patientin folgende Beschwerden: Sie könne seit etwa 2 Jahren nicht mehr durchschlafen, sei tagsüber sehr müde und könne sich in den letzten Monaten kaum noch auf ihre Arbeit im Büro konzentrieren. Sie sei schon bei verschiedenen Hausärzten gewesen, die ihr diverse Schlaf- und Beruhigungsmittel verschrieben hätten (u. a. trizyklische Antidepressiva, Neuroleptika). Nach längerer Einnahme sei es „sogar schlechter als besser geworden". Sie sei mittlerweile so geplagt, dass sie zu einem Psychiater gegangen sei, der ein „depressives Syndrom" diagnostiziert und „wieder mit Pillen" angefangen habe. Auch davon sei es eher schlechter als besser geworden. Ihr Ehemann sei mittlerweile aus dem Schlafzimmer ausgezogen, weil er durch „merkwürdig ausladende Beinbewegungen" der Patientin selbst im Nachtschlaf gestört sei. Sie würde nachts immer häufiger aufwachen, dann müsse sie sich die Beine, in denen sie ein Kribbeln tief in der Muskulatur verspüre, massieren. Zunächst würden sich diese Missempfindungen bessern, im weiteren Verlauf der Nacht würde sie zunehmend unruhig werden, und sie müsse im Zimmer umhergehen. Es sei ihr aufgefallen, dass bei längerem Sitzen, v. a. gegen Abend, sich dieser Bewegungsdrang einstellen würde. Die körperliche Untersuchung ist unauffällig, eine kurze psychiatrische Exploration ergibt mit Ausnahme der von der Patientin beschriebenen offensichtlich reaktiven depressiven Symptomatik keinen Hinweis auf eine primär psychiatrische Erkrankung.

10.1 Welche Verdachtsdiagnose stellen Sie? Nennen Sie die charakteristischen Kriterien der Erkrankung!

10.2 Nennen Sie Einteilung und mögliche Ursachen der Erkrankung!

10.3 Erklären Sie die Zunahme der Beschwerden unter trizyklischen Antidepressiva und Neuroleptika! Die Abgrenzung zu welchem Syndrom ist dabei wichtig?

10.4 Wie behandeln Sie die Patientin?

10.5 Erläutern Sie Epidemiologie und Verlauf der Erkrankung!

→ Antworten und Kommentar Seite 116

11 28-jähriger Patient mit Hemiparese, Ptosis und Miosis

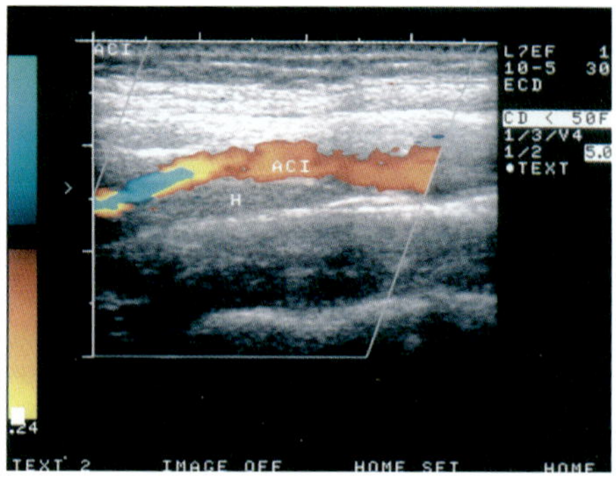

Ein 28-jähriger Mann stellt sich am Sonntagnachmittag in der Notaufnahme vor. Er habe bereits seit dem Morgen Schmerzen in der linken Kopf- und Halsseite. Diese habe er jedoch auf die körperliche Belastung durch das Motocrossrennen mit dem Geländemotorrad am Vortag zurückgeführt. Daneben trat eine Schwäche in der rechten Hand auf, die jedoch nur kurz angehalten habe. Im Laufe des Vormittags seien ihm dann „hin und wieder Worte nicht eingefallen“. Beim Mittagessen habe er schließlich bemerkt, dass die Geschicklichkeit der rechten Hand deutlich nachgelassen habe, dies hätte sich diesmal nicht zurückgebildet, deswegen sei er nun doch sehr beunruhigt und habe die Notaufnahme aufgesucht. In der Eigenanamnese finden sich keine wesentlichen Vorerkrankungen, der Patient raucht gelegentlich. Klinisch-neurologisch stellen Sie bei dem sehr großgewachsenen Patienten eine leichtgradige, sensomotorische Hemiparese rechts fest. Im Hirnnervenbereich findet sich neben einer diskreten Fazialismundastschwäche rechts eine linksseitig verengte Pupille und eine verengte Lidspalte. Das Notfall-CCT zeigt eine flaue Hypodensität im Stammgangliengebiet links unter Einschluss von Anteilen der Capsula interna. Sie lassen sofort eine Doppler-Sonographie der extrakraniellen Halsgefäße anfertigen und erhalten bei Darstellung der linken Arteria carotis interna (ACI) den abgebildeten Befund.

11.1 Welche Verdachtsdiagnose stellen Sie?

11.2 Definieren Sie die Begriffe „TIA“, „PRIND“, „Hirninfarkt“!

11.3 Nennen Sie andere Ursachen eines Hirninfarkts bei jungen, ansonsten „gesunden“ Personen!

→ Antworten und Kommentar Seite 118

12 28-jähriger Patient mit Zittern beider Hände

Ein Hausarzt überweist Ihnen einen 28-jährigen Ingenieur mit der Verdachtsdiagnose Parkinson-Erkrankung in Ihre neurologische Praxis. Der Patient beklagt ein Zittern beider Hände v. a. beim Halten von Gegenständen; das Zittern tritt aber auch leicht in Ruhe auf. Er habe dies 10 Jahre zuvor erstmals bemerkt. Sein 32-jähriger Bruder und sein Vater hätten die gleichen Symptome ebenfalls seit vielen Jahren mit mäßiger Progredienz. Weitere Symptome seien bei den Verwandten nicht zu beobachten. In der Schulzeit habe er häufig Alkohol getrunken, weil sich dadurch das Zittern unterdrücken ließ; seit mehreren Jahren habe er aber kaum noch Alkohol getrunken, weil „dies ja auch keine Lösung sei". Er habe seit einiger Zeit den Eindruck, dass auch Kopf und Beine zunehmend betroffen seien. Auch sei das Zittern im Laufe der Jahre „irgendwie grobschlächtiger" geworden. Bei der Untersuchung zeigt sich ein Halte- und Aktionstremor beider Hände mit leichter Ruhekomponente. Kopf und Kinn sind immer wieder miteinbezogen, auch die Stimme wird phasenweise miterfasst. Eine Tremoranalyse mit Oberflächenelektroden zeigt einen symmetrischen koaktiven Tremor (gleichzeitige Muskelkontraktionen von Flexoren und Extensoren) mit einer Frequenz von 6–7 Hz. Rigor oder ein hypokinetisches Syndrom lassen sich nicht nachweisen, eine Schriftprobe zeigt ein leicht verwackeltes Schriftbild ohne Mikrographie. Die weitere Untersuchung ist unauffällig; eine Medikamenteneinnahme verneint der Patient.

12.1 Welche Tremorformen kennen Sie? Ordnen Sie diesen klassische Ursachen zu!

12.2 Welche Verdachtsdiagnose haben Sie bei diesem Patienten?

12.3 Welche Zusatzuntersuchungen können Sie generell durchführen, um andere Tremorformen auszuschließen?

12.4 Wie behandeln Sie den Patienten, wenn sich Ihre Verdachtsdiagnose bestätigt?

→ Antworten und Kommentar Seite 120

13 43-jähriger Mann mit akuter Gesichtslähmung

Ein 43-jähriger Geschäftsmann kommt in Begleitung seiner Ehefrau in Ihre Sprechstunde. Am Vorabend habe er mit Freunden eine Grillparty gefeiert und im Laufe des Abends habe einer der Gäste ihn auf ein Hängen des rechten Mundwinkels angesprochen. Er habe dies zunächst ignoriert. Am nächsten Morgen habe er jedoch auch das Auge nicht mehr schließen können, die gesamte rechte Gesichtsseite wäre gelähmt gewesen. Die Ehefrau berichtet über starken Stress des Ehemanns und dessen erhöhten Blutdruck, den dieser inkonsequent behandle: Es habe ja irgendwann zum Schlaganfall kommen müssen. In der Eigenanamnese finden sich ansonsten keine wesentlichen Auffälligkeiten. Die neurologische Untersuchung bestätigt die einseitige Gesichtslähmung. Neben dem hängenden Mundwinkel finden Sie einen unvollständigen Lidschluss, wobei der Augenbulbus nach oben abweicht (s. Abb.). Auch Stirnrunzeln ist nicht möglich. Der Patient gibt eine leichte Sensibilitätsstörung in der rechten Gesichtshälfte an. Der übrige neurologische Befund einschließlich Reflexstatus ist unauffällig.

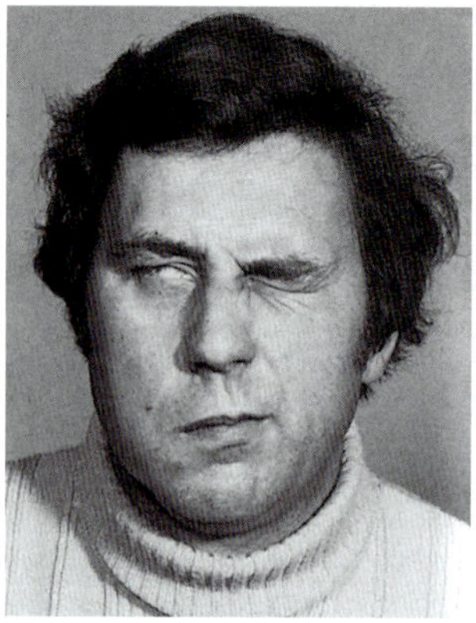

Der Patient, beim Versuch die Augen zu schließen

13.1 Halten Sie die beschriebenen neurologischen Ausfälle für Anzeichen eines Schlaganfalls? Begründen Sie ihre Antwort! Welche Verdachtsdiagnose stellen Sie?

13.2 Nennen Sie klinische Zeichen, die im Rahmen dieser Erkrankung auftreten können!

13.3 Welche Störungen können außer den o.g. noch auftreten? Mit Hilfe welcher klinischer Tests ist die Lokalisationshöhe der Schädigung weiter einzugrenzen?

13.4 Welches ist die häufigste Lokalisation der Schädigung bei dieser Erkrankung, und wodurch ist diese verursacht?

Nach einigen Tagen stellt sich der Patient erneut in Ihrer Sprechstunde vor. Nun ist auch eine beginnende Gesichtslähmung der Gegenseite festzustellen.

13.5 Welche Differenzialdiagnosen sind in diesem Fall zu berücksichtigen?

→ Antworten und Kommentar Seite 122

14 60-Jähriger mit Muskelatrophien und positiven Pyramidenbahnzeichen

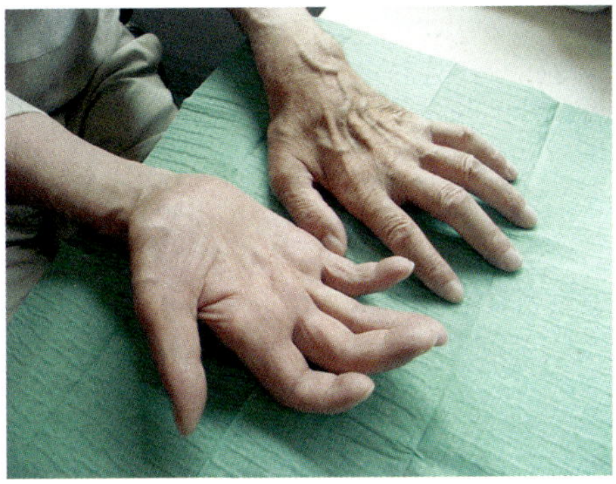

Ein 60-jähriger Schlosser wird zur weiteren Abklärung einer zunehmenden allgemeinen Schwäche im Verlauf des letzten Jahres durch den Hausarzt stationär eingewiesen. Im Aufnahmegespräch fällt Ihnen zunächst eine leicht kloßige Sprache auf, die Frage nach Schluckbeschwerden in den letzten Wochen wird bejaht. Nennenswerte Vorerkrankungen sind nicht bekannt, Medikamente werden nicht eingenommen. Die Familienanamnese ist unauffällig. Der Patient trinkt ca. 2–3 Flaschen Bier pro Tag und raucht täglich eine Schachtel Zigaretten. Bei der Untersuchung zeigen sich mittelgradige atrophische Paresen vorwiegend distal im Hand- und Fußbereich beidseits, links etwas betont. Insbesondere die Thenar- und Hypothenarmuskulatur beidseits erscheint schmächtig (s. Abb.). Trotz der atrophischen Paresen sind die symmetrischen Muskeleigenreflexe als für dieses Alter lebhaft zu bezeichnen. Es bestehen positive Pyramidenbahnzeichen an beiden Beinen. Der Masseterreflex ist sehr lebhaft, der Trömner-Reflex links positiv. Bei der Inspektion fallen mehrmals Faszikulationen an den Extremitätenmuskeln, aber auch vereinzelt am Rumpf auf. Der Muskeltonus wirkt an manchen Muskeln leicht erhöht.

14.1 Was verstehen Sie unter „Pyramidenbahnzeichen“? Nennen Sie einige Beispiele!

14.2 Welche Erklärung haben Sie für die geschilderte Symptomatik?

14.3 Können Sie anhand der Ihnen vorliegenden Informationen bereits eine sichere Diagnose stellen?

14.4 Welche relevanten Differenzialdiagnosen müssen Sie im Anfangsstadium dieser Erkrankung erwägen? Und welche weiterführenden Untersuchungen veranlassen Sie bei diesen noch unklaren Fällen in Abhängigkeit von der Klinik?

14.5 Welche therapeutischen Möglichkeiten stehen Ihnen zur Verfügung?

→ Antworten und Kommentar Seite 126

15 33-Jährige mit rezidivierenden Kopfschmerzen und unklarem MRT-Befund

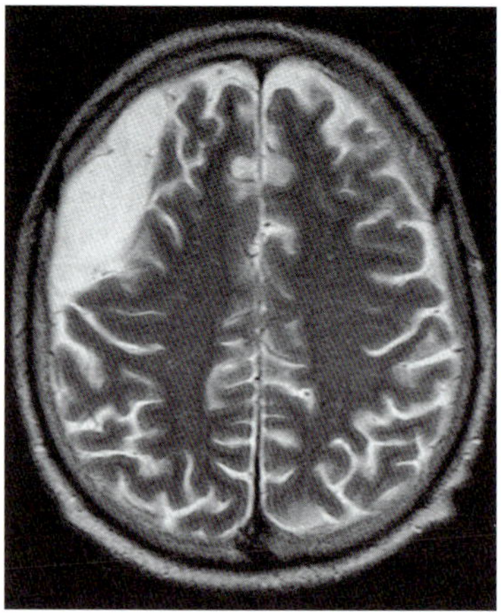
MRT (T2-gewichtet, axial)

Eine 33-jährige Patientin stellt sich in Ihrer Sprechstunde vor. Sie leide seit Jahren an wiederkehrenden Kopfschmerzen, die sie als Druckgefühl beidseits hinter der Stirn beschreibt. Manchmal habe sie auch das Gefühl, der ganze Kopf würde platzen. Weitere Beschwerden habe sie nicht. Seitdem sie nach mehrjähriger „Babypause“ wieder ihrer Arbeit in einem Büro nachgehe, würden die Kopfschmerzen fast täglich auftreten, nur am Wochenende hätte sie weniger Kopfschmerzen. Die Kopfschmerzen würden im Tagesverlauf an Intensität zunehmen und einige Stunden anhalten. Besserung sei durch Aspirin-Einnahme und Bewegung an der frischen Luft zu erzielen. Blockaden der Halswirbelsäule lasse sie regelmäßig chiropraktisch behandeln, das helfe für 1 bis 2 Tage. In der Eigenanamnese finden sich keine wesentlichen Vorerkrankungen. In der neurologischen Untersuchung finden sich keine Auffälligkeiten, die Halswirbelsäule ist frei beweglich. Die Patientin bringt ein durch den Hausarzt veranlasstes MRT mit (s. Abb.).

Die Patientin ist aufgrund des MRT-Befundes stark beunruhigt.

15.1 Teilen Sie ihre Sorge?

15.2 Welche Kopfschmerzerkrankung vermuten Sie? Nennen sie die diagnostischen Kriterien dieser Erkrankung!

15.3 Nennen Sie mögliche Auslöser der vorliegenden Kopfschmerzerkrankung!

15.4 Welche Hauptschwierigkeiten bestehen bei der Empfehlung einer adäquaten Therapie?

15.5 Nennen Sie 6 Warnsymptome für das Vorliegen „symptomatischer Kopfschmerzen“, die Anlass zu weiterer (auch apparativer) Abklärung geben sollten!

→ Antworten und Kommentar Seite 128

16 67-Jährige mit Depression, sensibler Ataxie und Babinski-Zeichen

Sie werden von einem Psychiater gebeten, eine 67-jährige Patientin neurologisch zu untersuchen. Im psychopathologischen Befund lesen Sie: „Antriebsminderung, permanente Müdigkeit und Abgeschlagenheit, unklares Brennen auf der Zunge, Kribbelparästhesien an den Beinen". Insgesamt wurde der Befund als „vereinbar mit einem depressiven Syndrom mit Somatisierungsstörung" interpretiert. Bei der körperlichen Untersuchung fällt Ihnen zunächst ein blasses, fast gelblich wirkendes fahles Hautkolorit auf. Im Vordergrund steht eine mittelgradig ausgeprägte sensible Ataxie mit deutlich gestörter Tiefensensibilität (pathologisches Lageempfinden v. a. an den Großzehen, Pallhypästhesie an allen 4 Extremitäten mit allseits 2–3/8 im Stimmgabeltest, starkes Schwanken im Romberg-Stehversuch nur bei geschlossenen Augen). An den unteren Extremitäten lassen sich keine Muskeleigenreflexe mehr auslösen, an den oberen Extremitäten sind die Eigenreflexe nur schwach ausgeprägt, das Babinski-Zeichen ist beidseits positiv. Weiterhin lässt sich eine Störung der Oberflächensensibilität mit Hypalgesie und Hypästhesie strumpfförmig im Bereich beider Unterschenkel nachweisen. Manifeste Paresen finden sich nicht, die Hirnnervenfunktionen sind intakt.

16.1 Für welche Erkrankung sprechen diese Symptome?

16.2 Welche weiterführenden Untersuchungen sollten Sie durchführen? Welche Befunde wären typisch für Ihre Verdachtsdiagnose?

16.3 Welche Differenzialdiagnosen sollten Sie in Erwägung ziehen, falls Ihre Untersuchungen keine Klarheit erbringen?

16.4 Wie gehen Sie therapeutisch vor, wenn sich Ihre Verdachtsdiagnose bestätigt? Was müssen Sie dabei besonders berücksichtigen?

16.5 Welches internistische Problem dürfen Sie bei dieser Erkrankung auf keinen Fall vernachlässigen?

→ Antworten und Kommentar Seite 131

17 24-Jähriger mit rezidivierenden, belastungsabhängigen Muskelschmerzen

In Ihrer Arztpraxis sucht Sie ein 24-jähriger Mann auf und berichtet über rezidivierende Muskelschmerzen nach körperlicher Belastung. Bis etwa zum 20. Lebensjahr sei er völlig beschwerdefrei gewesen, seitdem würde er jedoch mit zunehmender Häufigkeit nach körperlicher Belastung wie Joggen oder Fußballspielen heftige Muskelschmerzen, teilweise auch Krämpfe in der Oberschenkel- und Wadenmuskulatur entwickeln. In der neurologischen Untersuchung ist der Patient völlig unauffällig, berichtet aber über muskelkaterartige Beschwerden in den Oberschenkeln und gibt eine leichte Druckschmerzhaftigkeit der Muskulatur an. Am Vortag sei er eine Stunde Fahrrad gefahren. Sie nehmen Blut ab, als einzigen pathologischen Wert erhalten Sie: CK 840 U/l.

17.1 Welche Erkrankungsgruppe kommt bei dem Patienten für die Symptome in Frage?

17.2 Nennen Sie einige der hierunter subsummierten Krankheiten!

17.3 Nennen Sie diagnostische Möglichkeiten, um die Krankheit einzugrenzen!

! 17.4 Was versteht man unter dem „Second-Wind-Phänomen"?

→ Antworten und Kommentar Seite 133

18 Schwangere mit nächtlichen Kribbelparästhesien in beiden Händen

Eine 26-jährige Schwangere wird Ihnen konsiliarärztlich aus der gynäkologischen Ambulanz Ihres Krankenhauses vorgestellt. Die Patientin klagt über v. a. nachts auftretende Kribbelparästhesien in beiden Händen, die rechts seit der 22., links seit der 32. Schwangerschaftswoche bestehen würden. 2 Jahre zuvor habe sie ihr erstes Kind zur Welt gebracht, dabei habe sie ähnliche Beschwerden, allerdings nur in der rechten Hand und nur für wenige Wochen gehabt. Nach der Entbindung sei innerhalb von etwa 3 Wochen „alles wieder o. k. gewesen". Wenn sie frühmorgens beide Hände „ausschütteln" würde, besserten sich die Beschwerden zunächst links, dann auch rechts. Bei der Untersuchung gibt die Patientin rechts Missempfindungen fast in der ganzen Hand einschließlich der Finger I–IV an, links bestehen lediglich Parästhesien der Finger I–III. Lähmungen der Hände und Finger sind nicht vorhanden, der Reflexstatus ist unauffällig.

18.1 Welche Verdachtsdiagnose stellen Sie?

18.2 Welche klinischen Tests können Sie durchführen, um Ihren Verdacht zu erhärten?

18.3 Welche zusätzliche Diagnostik ist erforderlich?

18.4 Überrascht Sie die Ausbreitung der sensiblen Störung auf fast die gesamte rechte Hand?

18.5 Nennen Sie mindestens 5 Ursachen, die zu dieser Erkrankung führen können!

→ Antworten und Kommentar Seite 134

19 45-Jähriger mit Gesichtsfeldeinengung, Kopfschmerz und Gynäkomastie

Ein 45-jähriger Patient stellt sich auf Veranlassung des Augenarztes bei Ihnen in der Arztpraxis vor. Bei einer „Routinekontrolle“ sei eine deutliche Einschränkung des Gesichtsfeldes aufgefallen (s. Abb.). Er selbst habe davon nichts bemerkt, nur habe er in letzter Zeit etwas häufiger Kopfschmerzen. In der neurologischen Untersuchung können Sie mittels Fingerperimetrie die Gesichtsfeldeinschränkung bestätigen, weitere neurologische Auffälligkeiten finden Sie nicht. Bei der körperlichen Untersuchung stellen Sie bei dem Patienten eine Gynäkomastie fest, die sich anamnestisch erst in den letzten Jahren entwickelt habe. Auf Nachfrage berichtet der Patient auch über einen Libido- und Potenzverlust.

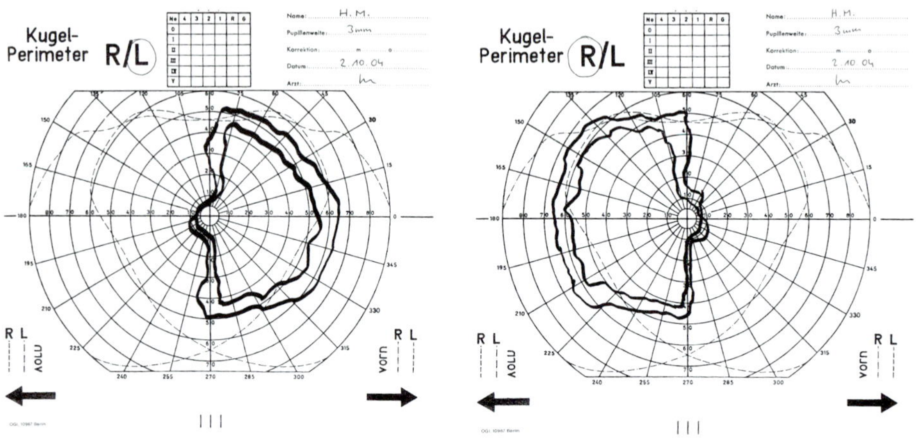

19.1 Wie nennt man die in der Abbildung dargestellte Form der Gesichtsfeldeinschränkung? Wodurch kann diese entstehen?

19.2 Welche Zusatzuntersuchungen sind zur weiteren diagnostischen Abklärung notwendig?

Die Anamnese liefert Hinweise auf eine „Unterform“ des zugrundeliegenden Prozesses.

19.3 Um welche „Unterform“ handelt es sich vermutlich? Und wie können Sie Ihre Verdachtsdiagnose sichern?

19.4 Wie hätte sich das Krankheitsbild klinisch unterschieden, wenn es sich nicht um einen Patienten sondern um eine Patientin gehandelt hätte?

19.5 Nennen Sie 2 weitere Krankheitsbilder und deren typische Klinik, die bei anderen Unterformen der Erkrankung auftreten können!

→ Antworten und Kommentar Seite 138

20 21-jähriger Patient mit mehreren Krampfanfällen innerhalb weniger Minuten

Ein 21-jähriger Patient wird mit dem Notarzt in die Klinik gebracht. Über den Tag verteilt sei es bislang zu insgesamt 4 zerebralen Krampfanfällen mit „motorischen Entäußerungen" gekommen, eine Epilepsie sei bei dem Patienten seit seinem 14. Lebensjahr bekannt. Bereits in den letzten 2 bis 3 Tagen sei es immer wieder zu Anfällen gleicher Art gekommen (2 pro Tag), die „normale" Anfallsfrequenz würde bei etwa 1 Anfall in 3 Monaten liegen. Der 24-jährige Bruder des Patienten und eine Tante würden ebenfalls an einer Epilepsie leiden.

Bei der körperlichen Untersuchung finden Sie einen lateralen Zungenbiss, der Patient hat eingenässt; ein Meningismus ist nicht nachweisbar, die Pyramidenbahnzeichen sind negativ. Der Mann wirkt noch deutlich verlangsamt, ist allerdings wieder kontaktfähig. Der übrige Neurostatus ist unauffällig. Die Körpertemperatur beträgt 38,9 °C, der Blutdruck 135/75 mmHg. Am Ende der Untersuchung schreit der Patient plötzlich kurz auf, es kommt zu einer tonischen Verkrampfung der Extremitäten mit konsekutiver klonischer Phase. Die Pupillen sind beidseits erweitert und reagieren nicht auf Licht. Nach ca. 2 Minuten sistiert der Anfall, der Patient kommt jedoch nicht zu Bewusstsein. Bereits nach weiteren 2 Minuten folgt ein erneuter Krampfanfall nach gleichem Muster, ein dritter Anfall schließt sich sofort an.

20.1 Welcher Anfallstyp liegt bei dem jungen Mann vor?

20.2 Ist die Ursache der zugrundeliegenden Epilepsie eher idiopathisch, symptomatisch oder kryptogen?

20.3 Können Sie eine symptomatische Genese in diesem Fall ausschließen?

20.4 Wie bezeichnet man eine Anfallshäufung, bei welcher der Patient zwischen den Anfällen das Bewusstsein wiedererlangt bzw. nicht wiedererlangt?

20.5 Wie behandeln Sie den Patienten?

→ Antworten und Kommentar Seite 140

!| 21 42-jährige Patientin mit atrophischen Paresen an den oberen Extremitäten

Eine 42-jährige Patientin stellt sich in Ihrer Arztpraxis mit Lähmungen an den oberen Extremitäten vor, die sich langsam fortschreitend entwickelt hätten. Begonnen habe die Erkrankung mit einer Feinmotorikstörung der Hand 3–4 Jahre zuvor. Sie finden in der neurologischen Untersuchung der Patientin am rechten Arm distale Paresen mit deutlicher Betonung der vom N. ulnaris versorgten Muskulatur (Fingerspreizer/ulnare Fingerbeuger Paresegrad 3; Handstrecker/Thenarmuskulatur Paresegrad 5). Die kleinen Handmuskeln (Mm. interossei, lumbricales) wirken atrophisch. Am linken Arm liegen eher Paresen der vom N. medianus innervierten Muskulatur vor. Die Muskeleigenreflexe an den oberen Extremitäten sind seitengleich mittellebhaft erhältlich, nicht gesteigert, der Trömner-Reflex ist nur links auslösbar. Sie finden keine Sensibilitätsstörungen, keine Störungen im Hirnnervenbereich oder an den unteren Extremitäten. Sie beginnen mit einer elektroneurographischen Untersuchung und erhalten bei der Ableitung des N. ulnaris rechts und Stimulation am Unterarm unauffällige Befunde. Die F-Welle des N. ulnaris ist dagegen nicht erhältlich. Am linken Arm erhalten Sie bei der Neurographie des N. medianus folgenden Befund (s. Abb.).

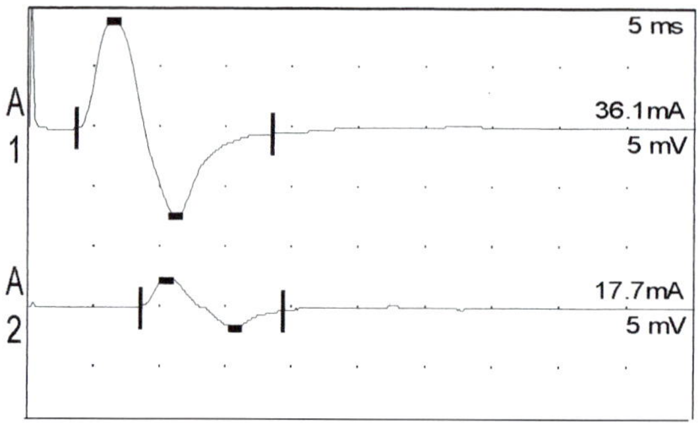

Reizort	Lat1 ms	Dauer ms	Ampl mV
A1: Handgelenk	3.6	14.9	16.5
A2: Ellenbeuge	8.5	10.8	4.2

Segment	Dist mm	Diff ms	NLG m/s
Handgelenk-Abd.poll.		3.6	
Ellenbeuge-Handgelenk	180	4.9	37

21.1 Nennen Sie mögliche Differenzialdiagnosen, die derartige klinische Symptome verursachen können!

! 21.2 Wie nennt man den in der Abbildung dargestellten Befund, und welcher Hinweis auf die zugrundeliegende Erkrankung ergibt sich daraus?

21.3 Welche weiteren Untersuchungen veranlassen Sie bei Ihrer Verdachtsdiagnose?

→ Antworten und Kommentar Seite 142

22 78-Jähriger mit Verdacht auf Morbus Parkinson und Harninkontinenz

Sie nehmen einen 78-Jährigen auf, der vom Hausarzt mit Verdacht auf Morbus Parkinson und zur Abklärung eines zunehmenden geistigen Abbaus stationär eingewiesen wurde. Seit etwa 1 Jahr beobachteten die Kinder des Mannes eine sich langsam verschlechternde Gangstörung mit Startschwierigkeiten, langsamem, schlurfendem Gang und vereinzelten Stürzen. In den letzten 3 Monaten hätten die Angehörigen auch eine zunehmende Antriebsminderung, Konzentrationsstörung und Tagesmüdigkeit bemerkt. Der noch vor kurzem aktive und politisch interessierte Patient würde die Tageszeitung und politische Magazine im Fernsehen nicht mehr verfolgen. In den letzten Wochen sei auch aufgefallen, dass er „das Wasser nicht mehr so richtig halten könne". Die körperliche Untersuchung bestätigt die Beschreibung der Angehörigen, zudem besteht ein mäßiggradiger Rigor an den Extremitäten und im Romberg-Stehversuch eine Fallneigung nach hinten. An Vorerkrankungen bestehen ein gut eingestellter arterieller Hypertonus und eine kompensierte Herzinsuffizienz, neurologische oder psychiatrische Vorerkrankungen werden nicht berichtet. Die Familienanamnese bzgl. einer Demenz ist unauffällig.

22.1 Welche Verdachtsdiagnose stellen Sie? Nennen sie die 3 wesentlichen Hinweise!

22.2 Welche Untersuchungen würden Sie zur Klärung Ihres Verdachts durchführen?

22.3 Welchen Befund würden Sie bei Ihrer Verdachtsdiagnose erwarten und warum?

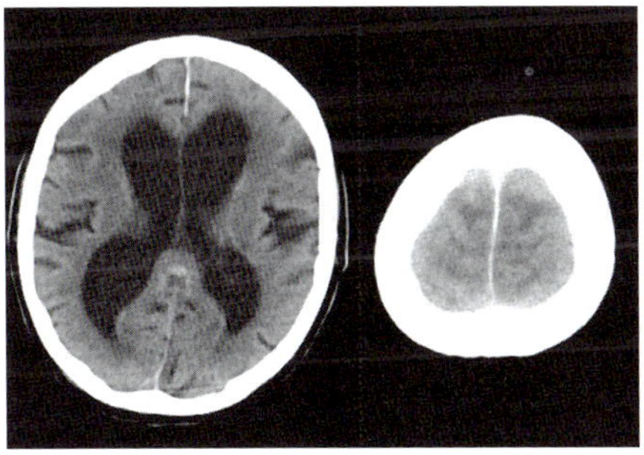

CT

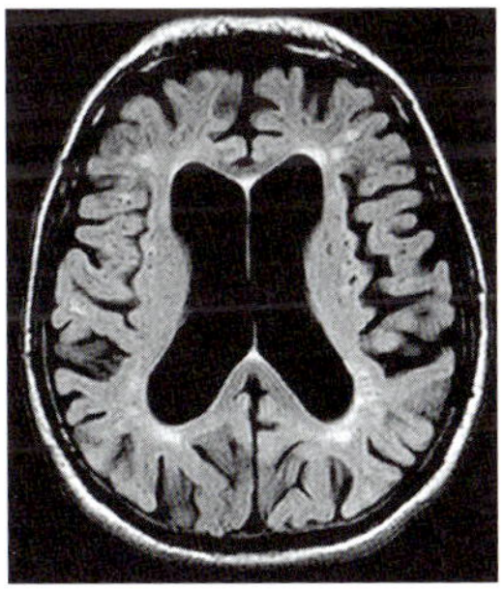

MRT

22.4 Welche Therapieoption besteht prinzipiell? Unter welchen Voraussetzungen ist diese besonders sinnvoll und empfehlenswert?

→ Antworten und Kommentar Seite 144

23 32-jähriger Patient mit akuter schmerzhafter Armlähmung rechts

Ein 32-jähriger Patient sucht Sie in Ihrer Arztpraxis wegen einer seit einigen Tagen bestehenden Lähmung der Oberarmmuskulatur rechts auf. Einige Tage zuvor habe er reißende, von der Schulter in den Oberarm ziehende Schmerzen verspürt. Für diesen Schmerz habe er keine rechte Erklärung gehabt, jedenfalls habe er den Tag zuvor keine ungewohnten Arbeiten mit dem Arm verrichtet. Der Schmerz habe etwa 5 Tage angehalten und war durch Einnahme von Ibuprofen kaum zu bessern, danach habe er spontan nachgelassen. Erst nach Abklingen der Schmerzen sei ihm aufgefallen, dass er den Arm kaum über die Horizontale heben könne und auch Probleme habe, schwere Taschen anzuheben. In der Untersuchung finden Sie Paresen (Grad 3) der Armelevation, -abduktion, und -außenrotation, ebenso der Supination des Unterarmes. Die Armbeugung und -streckung ist leicht paretisch, Bizeps- und Trizepssehnenreflex sind abgeschwächt. Sichere Sensibilitätsstörungen bestehen nicht. Der linke Arm ist ebenso wie die unteren Extremitäten voll kräftig. In der Eigenanamnese berichtet der Patient über einen Zeckenstich 3 Monate zuvor; ein Erythema migrans ist jedoch nicht erinnerlich. Sie bestimmen darauf den Titer gegen Borrelien-Antikörper im Serum und finden eine leichte IgG-Erhöhung, IgM ist negativ.

23.1 Versuchen Sie den Ort der Schädigung der Armnerven einzugrenzen!

23.2 Nennen Sie die häufigsten Formen, Klinik und typische Ursachen einer derartigen Armnervenschädigung!

23.3 Halten Sie aufgrund der Angaben eine Neuroborreliose für wahrscheinlich? Welche weiteren diagnostischen Maßnahmen halten Sie zur Klärung dieser Frage für indiziert?

Der Verdacht auf Neuroborreliose bestätigte sich nicht.

23.4 Welche andere Verdachtsdiagnose stellen Sie?

→ Antworten und Kommentar Seite 146

24 66-Jähriger mit Psychosyndrom seit 2 Wochen und banaler Kopfverletzung

Eine Familie wünscht von Ihnen einen Hausbesuch, um ein älteres Familienmitglied zu untersuchen, das sich strikt weigert, zum Arzt zu gehen. Die Angehörigen schildern eine seit 14 Tagen zunehmende Verwirrtheit mit aggressiven Durchbrüchen. So seien „schon mal Teller auf den Boden geschmissen worden“. Seit 3 Tagen klage der Patient über mäßigen diffusen Kopfschmerz. Ein fieberhafter Infekt läge nicht vor, auf Ihr Nachfragen wird an Vorerkrankungen ein Alkoholabusus genannt (Bier 5–6 Flaschen/d). Sie suchen den Patienten auf und finden einen etwas aggressiv-gespannt wirkenden 66-jährigen Mann, der Sie zunächst nicht an sich heranlässt. Nach gutem Zureden durch Sie und die Tochter des Patienten fällt zunächst eine vollständig fehlende Orientierung auf. Vegetative Symptome bestehen nicht. Eine sichere neurologische Herdsymptomatik lässt sich bei schlechter Mitarbeit des Patienten nicht feststellen. Sie finden eine mittelgroße Beule rechts parietal, die laut Angabe der Ehefrau von einem „Anschlagen an einem Küchenregal“ etwa 3 Wochen zuvor herrühren dürfte. Die Verletzung wäre jedoch nicht schwerwiegend gewesen; es habe weder geblutet, noch sei ihr Mann bewusstlos gewesen.

24.1 **Halten Sie eine Krankenhauseinweisung des Patienten für notwendig, oder wäre ein weiteres „Beobachten“ des Patienten durch Sie und die Familie ausreichend?**

Sie haben sich entschieden, den Patienten ins Krankenhaus zu begleiten. Er weigert sich jedoch beharrlich und droht sogar, im Falle einer Einweisung tätlich zu werden.

24.2 **Müssen Sie ihn gewähren lassen oder haben Sie eine Handhabe, ihn auch gegen seinen Willen einzuweisen? Wie würden Sie vorgehen?**

24.3 Beschreiben Sie kurz die Kernprobleme des Falles! In welcher Reihenfolge würden Sie welche diagnostischen Schritte vornehmen und warum?

Sie konnten den Patienten in das Krankenhaus begleiten, wo sofort eine CT-Untersuchung des Schädels durchgeführt wurde (s. Abb.).

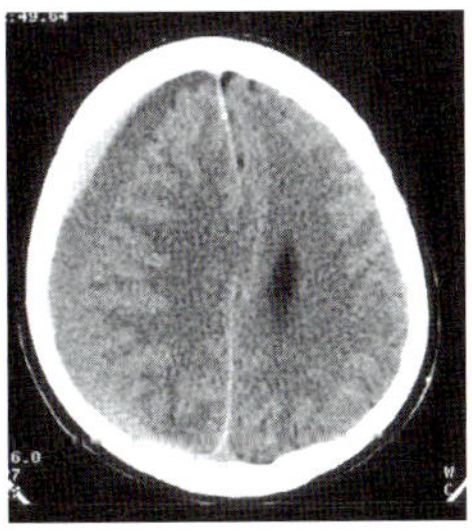

CT-Schädel

24.4 Befunden Sie das CT!

→ Antworten und Kommentar Seite 149

! 25 60-jähriger Patient mit motorischen und vegetativen Störungen

Ein 60-jähriger Patient stellt sich in Ihrer Arztpraxis vor. Er habe seit mindestens 2 Jahren langsam zunehmende Schwierigkeiten beim Laufen, stürze häufiger, zudem habe er eine Versteifung der Muskulatur bemerkt. Unter der Verdachtsdiagnose einer Parkinson-Erkrankung wurde bereits eine Therapie mit L-Dopa bis 500 mg täglich eingeleitet, ohne dass dies eine wesentliche Besserung erbracht hätte. Probleme würde auch ein „zu niedriger Blutdruck" bereiten, der Patient sei nach dem Aufstehen wiederholt synkopiert. Außerdem berichtet der Patient, dass er das „Wasser häufig nicht mehr halten könne". In der neurologischen Untersuchung finden Sie einen symmetrischen Rigor der Muskulatur, v. a. einen deutlichen Nackenrigor. Bei der Prüfung der Blickmotorik finden sich sakkadierte Blickbewegungen. Die Sprache des Patienten wirkt abgehackt. Sichere Paresen bestehen nicht, die Muskeleigenreflexe wirken sehr lebhaft. Es bestehen deutliche Koordinationsstörungen, die Zeigeversuche sind ataktisch, hierbei fällt ein Intentionstremor auf. Das Gangbild erscheint ebenfalls deutlich ataktisch, die Arme werden beim Gehen nicht mitbewegt, Wendungen sind aber flüssig. Stehen oder Gehen mit geschlossenen Augen ist dem Patienten dagegen nicht möglich. Einen Tremor in Ruhe können Sie nicht beobachten.

25.1 Welche „funktionellen" Systeme sind bei dem geschilderten Krankheitsbild betroffen?

25.2 Nennen Sie die Symptome, die an der Diagnose eines Morbus Parkinson zweifeln lassen, und stellen Sie eine andere Verdachtsdiagnose!

Sie fertigen ein MRT des Gehirns an und erhalten folgenden Befund (s. Abb.).

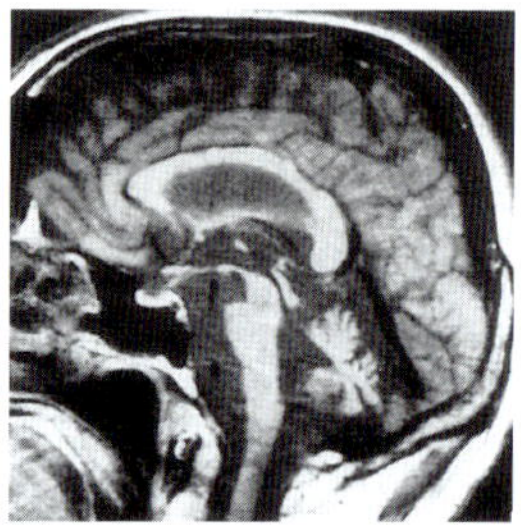

25.3 Befunden Sie das MRT!

! 25.4 Welche Zusatzdiagnostik könnte ebenfalls weiterhelfen, dieses Krankheitsbild von einem Morbus Parkinson abzugrenzen?

25.5 Warum bessern sich bei diesem Krankheitsbild die motorischen Störungen kaum bei Gabe von L-Dopa?

→ Antworten und Kommentar Seite 151

26 Patient mit akut aufgetretener einseitiger Fußheberschwäche

In Ihre neurologische Praxis wird ein 34-jähriger Patient überwiesen. Der Patient berichtet, dass er Probleme habe, den linken Fuß zu heben, v. a. würde er beim Treppensteigen mit den Zehen hängen bleiben. Diese Lähmung sei am Vortag akut aufgetreten. Er habe zuvor auf der Baustelle seines Hauses gearbeitet und dort Teppich verlegt. Die Rückseite des Fußes würde sich auch „wie eingeschlafen" anfühlen. Schon beim Betreten des Sprechstundenzimmers fiel Ihnen auf, dass der Patient das linke Bein beim Gehen aus der Hüfte heraus hebt. Bei der Einzelkraftprüfung finden Sie eine hochgradige Parese der Fuß- und Zehenheber links. Die Fußsenkung und Zehenbeugung ist voll kräftig. Weiterhin besteht links eine höhergradige Parese (Grad 3) der Fußeversion (Pronation), während die Fußinversion (Supination) weitgehend intakt erscheint. Die proximalen Muskelgruppen sind ebenfalls voll kräftig. Patellar- und Achillessehnenreflex sind seitengleich etwas untermittellebhaft auslösbar, der Tibialis-posterior-Reflex ist beidseits nicht erhältlich. In der Sensibilitätsprüfung werden eine Hypästhesie sowie Parästhesien auf dem Fußrücken links angegeben. Schmerzen werden nicht berichtet. Der neurologische Befund ist ansonsten unauffällig.

Auf dem Überweisungsschein des Hausarztes ist als Verdachtsdiagnose „Bandscheibenvorfall L5" angegeben.

26.1 Ist dies anhand der Symptomatik und der vorliegenden Ausfälle wahrscheinlich? Begründen Sie Ihre Meinung!

26.2 Welche Läsionen im zentralen oder peripheren Nervensystem können zu einer (einseitigen) Fußheberschwäche führen? Stellen Sie eine Verdachtsdiagnose!

! **26.3** Welche apparative Untersuchung führen Sie durch, um Ihre Verdachtsdiagnose zu bestätigen?

→ Antworten und Kommentar Seite 153

27 37-Jähriger mit Hypästhesie an den Armen und spastischer Gangstörung

Ein 37-jähriger Diplomingenieur stellt sich in Ihrer Sprechstunde vor. Er habe seit Monaten eine Verschlechterung des Gehens bemerkt, einen genauen Beginn könne er nicht angeben. Zunehmend bestünden auch Schmerzen im Bereich der Halswirbelsäule und der Schultern beidseits. Bei der Untersuchung fällt Ihnen zunächst ein leicht spastisches Gangbild auf. Die Reflexe sind an den oberen Extremitäten beidseits kaum auslösbar, dagegen an den unteren Extremitäten sehr lebhaft. Sichere Paresen finden Sie in der Einzelkraftprüfung nicht. Auch die Berührungsempfindung ist am ganzen Körper intakt. Dagegen scheint die Empfindung von Schmerzreizen v. a. an den oberen Extremitäten beidseits deutlich beeinträchtigt. Bei der Inspektion der Haut an den Armen fallen Ihnen weiterhin mehrere Narben auf, die nach Aussagen des Patienten von Verletzungen stammen, die er zunächst gar nicht bemerkt habe, so habe sich z. B. mehrfach am Herd beim Anfassen heißer Töpfe verbrannt, ohne es gleich zu bemerken. Im Hirnnervenbereich finden Sie keine sicheren Auffälligkeiten.

27.1 Wie nennt man die Form der Sensibilitätsstörung, die bei diesem Patienten vorliegt?

27.2 Beschreiben Sie die nervale Verschaltung unterschiedlicher sensibler Reizqualitäten auf peripherer und spinaler Ebene!

27.3 Wo muss demzufolge eine Schädigung sitzen, die die genannten Symptome verursachen kann?

Sie lassen aufgrund Ihrer Überlegungen ein MRT der Hals- und Brustwirbelsäule anfertigen und erhalten dabei folgenden Befund (s. Abb.).

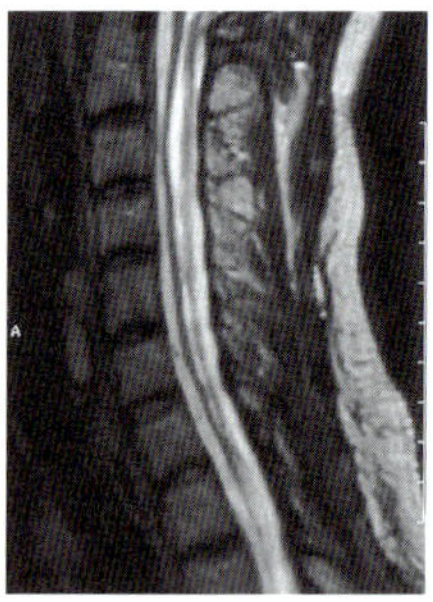

27.4 Stellen Sie eine Verdachtsdiagnose!

→ Antworten und Kommentar Seite 156

28 49-jährige Patientin mit dumpfem Dauerkopfschmerz seit vielen Jahren

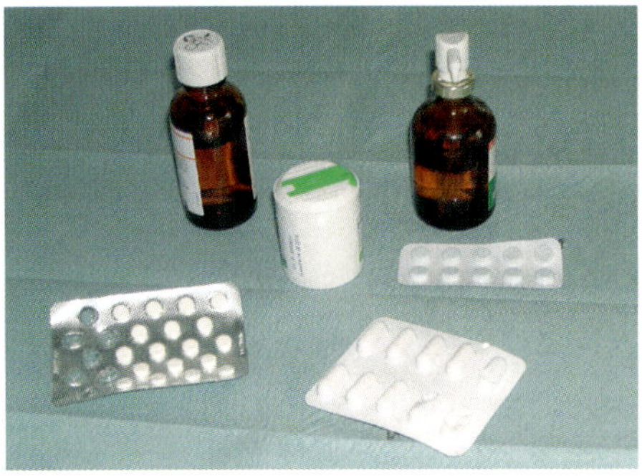

In Ihrer Praxis stellt sich eine 49-jährige Frau zur Behandlung ihrer Kopfschmerzen vor, um Hilfe gegen ihre seit mindestens 15 Jahren bestehenden Kopfschmerzen zu erhalten. Im letzten Jahr sei sie noch mit „den üblichen" Schmerzmitteln klar gekommen (ASS, Paracetamol, Diclofenac, Tramadol „und ähnliches"), jetzt hätten auch eine Dosissteigerung sowie verschiedenste Medikamentenkombinationen („auch mit Koffein") kaum noch eine Wirkung. Während Ihrer Schilderung stellt Sie sämtliche Schmerzmedikamente, die Sie gerade einnimmt, auf den Tisch (s. Abb.). Früher habe sie zumindest an Wochenenden und im Urlaub noch kopfschmerzfreie Tage gehabt. Inzwischen wache sie bereits morgens oft mit heftigen Kopfschmerzen auf, die sich nach Medikamenteneinnahme kurzzeitig besserten und den ganzen Tag anhielten. Auf genaueres Nachfragen Ihrerseits wird eine zu einem Spannungskopfschmerz passende Kopfschmerzsymptomatik angegeben (dumpf-drückender Schmerzcharakter, keine Aura, holocephale Lokalisation), der Neurostatus ist unauffällig. Von ihrem Hausarzt habe sie vor einigen Wochen ein neues „Migränemittel" erhalten, welches aber nie so richtig gewirkt hätte. Sie sei geradezu verzweifelt, weil sie auch beruflich sehr viel arbeiten müsse – sie sei im Management einer größeren Firma tätig – und „wisse nicht mehr ein noch aus". In den letzten Wochen hätten ihre Kollegen eine auffallende Blässe an ihr festgestellt, die sie mit ihrer Kopfschmerzproblematik und der verstärkten psychischen Belastung erklären könne.

28.1 Welche Art von Kopfschmerzen dürfte bei der Patientin vorliegen?

28.2 Handelt es sich bei dieser Kopfschmerzform um ein häufiges oder eher seltenes Problem?

28.3 Würden Sie dieser Patientin eher zu einer ambulanten oder zu einer stationären Therapie raten? Begründen Sie Ihren Vorschlag!

28.4 Erläutern Sie die wichtigsten Therapieprinzipien bei dieser Kopfschmerzform!

28.5 An welche internistischen Komplikationen sollten Sie in diesem Falle denken?

→ Antworten und Kommentar Seite 157

29 48-Jährige mit Verdacht auf Schlaganfall wegen Gangstörung und Schwindel

Eine 48-jährige Frau wird mit dem Rettungsdienst in die Klinik eingeliefert. Sie sind der aufnehmende Arzt und die Patientin teilt Ihnen folgende Beschwerden mit: Bei ihr sei ein sich rasch verschlimmernder heftiger Schwindel aufgetreten. Die ganze Umgebung würde sich drehen, nur beim Schließen der Augen wäre es etwas besser. Sie habe mehrfach erbrochen, sich zuletzt gerade noch zum Telefon schleppen können, um den Notdienst zu alarmieren. Der begleitende Sanitäter äußert den Verdacht auf einen Hirnstamminfarkt, ihm sei aufgefallen, dass die Patientin offenbar eine Schwäche der linken Körperhälfte habe, da sie beim Versuch des Stehens und Gehens immer zur linken Seite gefallen sei. In der Eigenanamnese findet sich ein erhöhter Alkoholkonsum, sonst keine wesentlichen Vorerkrankungen. Die Patientin gibt an, dass sie aber schon lange nicht mehr beim Arzt gewesen sei. In der neurologischen Untersuchung fällt Ihnen bei der liegenden Patientin ein lebhafter Spontannystagmus nach rechts auf. Der übrige Hirnnervenstatus ist unauffällig. Sichere Paresen finden Sie im Liegen nicht, auch keine Reflexdifferenzen. Beim Versuch aufzustehen erbricht die Patientin.

29.1 Was ist ein Nystagmus? Nennen Sie wichtige Nystagmusformen und beschreiben Sie deren lokalisatorische bzw. klinische Bedeutung!

29.2 Teilen Sie die Meinung des Rettungssanitäters, dass eine zentrale Ursache („Hirnstamminfarkt“) für die Symptome verantwortlich ist? Welche der genannten Symptome können bei einem Hirnstamminfarkt auftreten, welche sprechen eher dagegen?

29.3 Welche Tests und apparativen Untersuchungen können Sie zur weiteren differenzialdiagnostischen Klärung durchführen?

→ Antworten und Kommentar Seite 159

30 65-Jähriger mit Gedächtnis- und Antriebsstörung seit etwa 1 1/2 Jahren

Ein 65-jähriger Mann wird von seiner Ehefrau in Ihre Praxis gebracht. Sie beklagt einen zunehmenden Gedächtnisschwund ihres Mannes seit ca. 1 1/2 Jahren. Er sei in den letzten Wochen zunehmend auch am Tage schläfrig, könne sich nur selten konzentrieren, seine Stimmung würde stark schwanken, er hätte kaum noch Lust, seinen bislang zahlreichen Hobbies nachzugehen. 3 Jahre zuvor habe er einen leichten Schlaganfall gehabt, die Symptome hätten sich aber bis auf leichte Gehprobleme weitgehend zurückgebildet. Sie habe nun Sorge, dass ihr Mann wieder einen Schlaganfall erlitten haben könnte. Bei der körperlichen Untersuchung finden sich eine diskrete Hemiparese links mit positivem Babinski-Zeichen, eine Bradydiadochokinese rechts sowie eine Unsicherheit im Finger-Nase-Versuch mit rechtsseitiger Dysmetrie. Die Sprache wirkt leicht dysarthrisch, habe sich aber laut Ehefrau in den letzten Monaten nicht verändert. Der übrige Neurostatus ist unauffällig. Insgesamt wirkt der Patient etwas verlangsamt und ausgesprochen affektlabil. Aufforderungen werden nur nach mehrfachem Wiederholen der Bitte befolgt, und Sie haben den Eindruck, dass einige Ihrer Fragen vom Patienten nicht sofort verstanden werden.

30.1 Nennen Sie die Hauptsymptome bei dem Patienten!

30.2 Welche wichtigen Fragen können Sie stellen, um die Diagnose einzugrenzen?

30.3 Welche einfachen Tests können Sie im Gespräch mit dem Patienten durchführen, um die von der Ehefrau vermutete Gedächtnisstörung zu bestätigen?

30.4 Welche apparative Zusatzdiagnostik kann Ihnen bei der Diagnosestellung helfen?

Zum Abschluss des Gesprächs holt die Ehefrau noch ein MRT des Kopfes von ihrem Mann hervor, welches der Hausarzt etwa 3 Monate zuvor veranlasst hatte (s. Abb.).

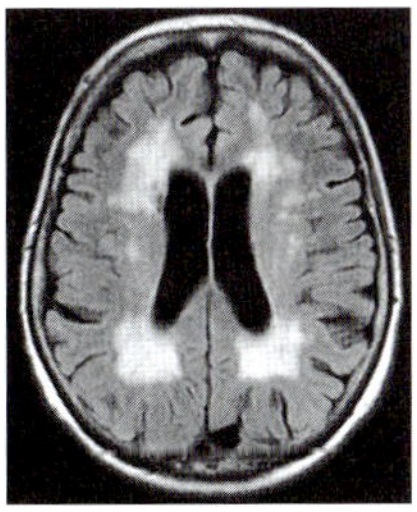

MRT-Schädel (Flair-Sequenz)

30.5 Befunden Sie das MRT! Welche Verdachtsdiagnose stellen Sie?

→ Antworten und Kommentar Seite 162

Fall 31

31 64-Jähriger mit Sensibilitätsstörungen an den Beinen und Gangunsicherheit

Ein 64-jähriger adipöser Patient (BMI 31 kg/m^2) sucht Ihre Sprechstunde aufgrund von Missempfindungen im Bereich beider Füße auf. Die Symptome würden seit 1 Jahr langsam zunehmen. Er habe Gefühlsstörungen an beiden Fußsohlen, ein Gefühl wie auf „rohem Fleisch zu laufen“. Gleichzeitig empfinde er ein Taubheitsgefühl beider Füße („wie in Watte gepackt“), welches sich langsam in Richtung des Unterschenkels ausbreite. In der neurologischen Untersuchung finden Sie symmetrisch ausgefallene Achillessehnenreflexe. An den Füßen wird eine Hypästhesie und Hypalgesie bis in Höhe der Außenknöchel angegeben, zusätzlich findet sich eine Pallhypästhesie von 2/8 im Bereich des Großzehengrundgelenks und 5/8 an den Außenknöcheln. Die Füße sind trocken, die Haut schuppig. Es bestehen Paresen (Grad 4) der kleinen Fußmuskeln. Im Romberg-Stehversuch beginnt der Patient nach Augenschluss deutlich zu schwanken; Blind- und Strichgang sind nicht durchführbar. Wesentliche Vorerkrankungen gibt der Patient nicht an.

31.1 Fassen Sie die genannten Symptome zusammen und stellen Sie#eine Syndromdiagnose!

Unter dem Verdacht auf eine periphere Nervenschädigung lassen Sie Ihre MTA eine Neurografie der Beinnerven durchführen. Dies liefert Ihnen folgendes Ergebnis (s. Abb.).

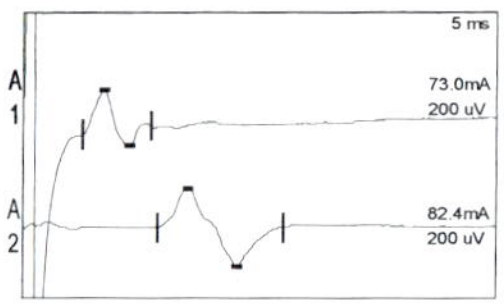

Ableite-Ort A: M.ext.dig.brev.re.

Reizort	Lat1 ms	Dauer ms	Ampl mV
A1: obh.Sprunggel.	6.2	7.2	0.3
A2: unth. Fibulakopf	14.1	13.1	0.4

Segment	Dist mm	Diff ms	NLG m/s
unth.Fibul-obh.Sprun	270	7.9	34

Motorische Neurografie des N. peronaeus

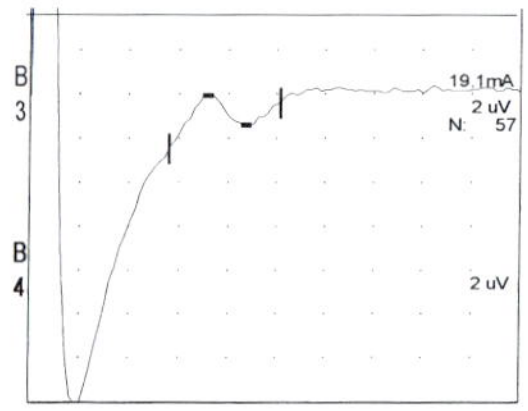

N. suralis li.

Ableite-Ort	Lat1 ms	Lat2 ms	Ampl uV
B3: Unterschenkel	2.8	5.1	1

Segment	Dist mm	Diff ms	NLG m/s
Mall.lat.l-Unterschen	100	2.8	36

Sensible Neurografie des N. suralis

31.2 Interpretieren Sie den Befund!

31.3 Nennen Sie die 2 häufigsten Ursachen dieses Syndroms!

Sie erhalten folgende Ergebnisse der Nüchternblutuntersuchungen: Na^+ 142 mmol/l, K^+ 3,7 mmol/l, GOT 15 U/l, γ-GT 12 U/l, Blutzucker 144 mg/dl, HbA_{1c} 8,7 %, Kreatinin 1,2 mg/dl, Rheumafaktor negativ, Elektrophorese unaufällig, CK 64 U/l, CRP <5 mg/l, Hb 14,1 g/dl, Cholesterin 234 mg/dl, Triglyzeride 261 mg/dl.

31.4 Stellen Sie eine Verdachtsdiagnose!

→ Antworten und Kommentar Seite 164

32 36-Jährige mit EPMS, lebhaften Reflexen und Psychosyndrom

Ein Notarzt bringt eine 36-Jährige in die Klinik. Die Schwester der Patientin alarmierte den Notarzt, weil die alleinstehende Patientin seit 2 Tagen nicht mehr ans Telefon gegangen sei. Der Notarzt fand die Patientin auf dem Sofa liegend in einer verwahrlosten Umgebung mit zahlreichen Alkoholika vor. Die Frau wirkte laut Notarzt desorientiert, verlangsamt und somnolent, ein Foetor alcoholicus bestand nicht. Über Vorerkrankungen und Medikamenteneinnahme berichtet die Patientin nichts, der Alkoholkonsum wird mit „1 Flasche Bier pro Tag" angegeben. Bei der Untersuchung fallen neben Psychosyndrom und Somnolenz ein mäßiger Rigor und sehr lebhafte Eigenreflexe auf. Pyramidenbahnzeichen sind nicht nachweisbar. Manifeste Paresen scheinen bei der unkooperativen Patientin nicht vorzuliegen, eine ausführliche Sensibilitäts- und Koordinationsprüfung ist nicht möglich; Schmerzreize werden an allen Extremitäten seitengleich wahrgenommen. Beim Armvorhalteversuch kommt es ab und zu zu einer plötzlichen Beugung beider Hände im Handgelenk mit anschließender sofortiger Korrektur durch die Extensoren. Die Patientin hat ein gelb-graues Hautkolorit und wirkt abgemagert, das Abdomen ist aber vorgewölbt, die Darmgeräusche sind spärlich. Die Palpation des Abdomens wird als mäßig schmerzhaft empfunden. Die Körpertemperatur beträgt 37,8 °C, ein Meningismus besteht nicht. Nach 30 Minuten wird von der Patientin Teerstuhl abgesetzt, die Vigilanzminderung scheint zuzunehmen.

32.1 Welche Untersuchungen müssen Sie sofort veranlassen?

Ein CT des Schädels zeigt mit Ausnahme einer leichten frontal betonten kortikalen Atrophie keinen pathologischen Befund. Folgende Laborwerte liegen vor: Bilirubin 8 mg/dl, LDH 320U/l; Quick 39 %, PTT 45 s, GOT 270 U/l, GPT 260 U/l, Cholinesterase 1000 U/l, γ-GT 201 U/l, Kreatinin 2,0 mg/dl, Harnstoff 60 mg/dl, Na^+ 132 mmol/l, K^+ 3,0 mmol/l, Leukozyten 11 000/μl, Hb 8,1 g/dl, Thrombozyten 40 000/μl.

32.2 Welche Verdachtsdiagnose stellen Sie?

32.3 Nennen Sie die wichtigsten pathophysiologischen Mechanismen, die zu dieser Erkrankung führen können!

32.4 Wie behandeln Sie Patienten mit dieser Erkrankung?

32.5 Wie können Sie eine Rezidivprophylaxe durchführen?

→ Antworten und Kommentar Seite 166

33 82-Jährige mit Allodynie im Bereich Th6 nach Abheilen eines Exanthems

Eine 82-jährige Patientin wird von ihren Angehörigen in Ihre Sprechstunde gebracht. Sie hätte 2 Monate zuvor einen scharf begrenzten Hautausschlag im Bereich des linken Brustkorbs entwickelt. Die anfänglich juckenden und nässenden Bläschen habe sie mit „Salbe" behandelt, einen Arzt habe sie deswegen nicht aufgesucht. Nach Abheilen des „Ausschlags" mit Krustenbildung wären jedoch heftige, brennende und reißende Schmerzen in diesem Bereich aufgetreten. Bereits leichte Berührung würde unangenehmste Missempfindungen auslösen, selbst das Tragen der Kleidung oder Luftzug würde in diesem Bereich schmerzhaft empfunden. Die Patientin würde sich daher kaum noch aus der Wohnung bewegen. Bei der neurologischen Untersuchung finden Sie noch eine leichte unregelmäßige Hyperpigmentierung im Dermatom Th6 links. Eine Berührung der Haut in diesem Areal wird von der Patientin kaum toleriert. Der übrige neurologische Befund ist, abgesehen von einem fehlenden Achillessehnenreflex beidseits, unauffällig.

33.1 Definieren Sie die Begriffe „Neuropathischer Schmerz", „Dysästhesie", „Hyperpathie", „Allodynie"!

33.2 Stellen Sie eine Verdachtsdiagnose!

33.3 Welche Zusatzdiagnostik halten Sie für erforderlich?

33.4 Welche therapeutischen Optionen haben Sie?

→ Antworten und Kommentar Seite 168

34 44-jähriger leicht aggressiver Patient mit Hyperkinesien und Demenz

Ein 44-jähriger Ingenieur kommt zur Abklärung einer seit 3 Jahren zunehmenden Bewegungsstörung in die Klinik. Begleitet wird er von seinem jüngeren Bruder, der Ihnen folgendes beschreibt: Bei seinem älteren Bruder käme es immer wieder zu unwillkürlich einschießenden Bewegungen an allen 4 Extremitäten v. a. an den Händen und Füßen. Manchmal käme es auch zu „Zuckungen" im Gesicht. In den letzten Monaten sei sein Bruder auch zunehmend depressiv geworden, was wohl mit seiner Arbeitslosigkeit zusammen hängen würde. Außerdem sei dessen Ehe 1 Jahr zuvor „in die Brüche gegangen". Weiterhin hätte er bei seinem Bruder einen zunehmenden Alkoholkonsum bemerkt, und er würde sich manchmal „merkwürdig verhalten". Der Patient selbst gibt lediglich einen Bierkonsum von 1 bis 2 Flaschen pro Tag an und verneint eine depressive Problematik. Er „wisse überhaupt nicht, was er hier solle". Er habe keine „komischen Bewegungen" bemerkt und „man solle ihn in Ruhe lassen". Bereits im Gespräch fällt Ihnen eine gereizte Grundstimmung des etwas verwahrlost wirkenden Patienten auf. Je mehr sich dieser in Rage redet, umso mehr zeigen sich einschießende hyperkinetische Bewegungen, die distal betont v. a. an den Armen, aber auch an den Beinen und im Gesicht auftreten. Selbst die Sprache wirkt leicht dysarthrisch. Weiterhin bemerken sie Anzeichen einer leichten Demenz. So wirkt der Patient wenig konzentriert, die Auffassungsgabe ist herabgesetzt, der Affekt inadäquat. Die weitere neurologische Untersuchung ist bis auf ein durch Hyperkinesien gestörtes Gangbild unauffällig.

34.1 Nennen Sie die Kernsymptome, die bei diesem Patienten vorliegen und äußern Sie Ihre Verdachtsdiagnose!

34.2 Welche Zusatzdiagnostik erscheint Ihnen sinnvoll?

34.3 Gibt es die Möglichkeit eines eindeutigen Tests zum Nachweis dieser Erkrankung?

34.4 Gibt es eine kausale Therapie?

→ Antworten und Kommentar Seite 169

35 29-Jährige in der 37. SSW mit Kopfschmerzen, Krampfanfall und Somnolenz

Eine bislang gesunde 29-jährige Schwangere (37. Schwangerschaftswoche [SSW], Gravida I, Para 0) klagt seit 4 Tagen über zunehmende drückende Kopfschmerzen. In der Praxis des Gynäkologen kommt es während der Anamneseerhebung zu einem fokalen Krampfanfall mit plötzlichen Zuckungen in der rechten Gesichtshälfte und am rechten Arm für die Dauer von etwa 30 Sekunden. Es erfolgt eine sofortige Einweisung in die Klinik mit Verdacht auf Eklampsie. Als diensthabender Arzt der Notaufnahme bemerken Sie eine Somnolenz, die übrige körperliche Untersuchung ist unauffällig. Vorerkrankungen bestehen bei der Patientin nicht, Hinweise für eine familiäre Epilepsie sind nicht vorhanden.

35.1 Wie würden Sie weiter vorgehen, um die Verdachtsdiagnose Eklampsie zu bestätigen?

Die von Ihnen durchgeführten Untersuchungen zur Bestätigung der Diagnose „Eklampsie" sind alle negativ.

35.2 An welche wichtige Differenzialdiagnose müssen Sie jetzt unbedingt denken, und was müssen Sie veranlassen?

Sie haben in Ihrer Klinik leider kein MRT zur Verfügung, das Notfall-CT des Schädels zeigt folgenden Befund (s. Abb.).

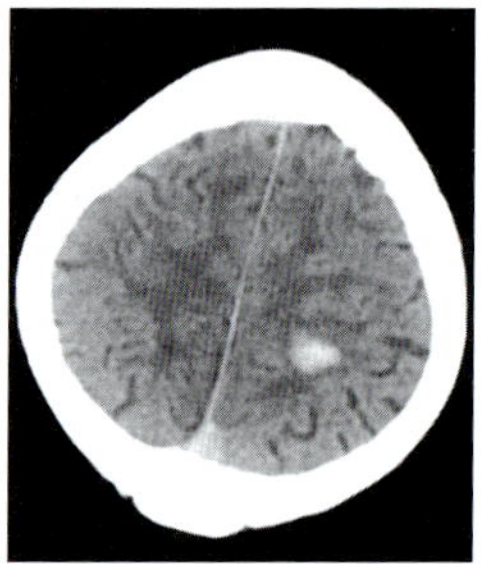

35.3 Welche Verdachtsdiagnose stellen Sie? Mit welchen radiologischen Zusatzuntersuchungen können Sie Ihre Verdachtsdiagnose bestätigen?

Die geforderte „Zusatzuntersuchung" bestätigt Ihre Verdachtsdiagnose.

35.4 Wie gehen Sie therapeutisch vor?

Nach Sectio caesarea mit Entbindung eines gesunden Mädchens fragt Sie der Gynäkologe nach einer etwaigen Weiterbehandlung der Patientin, die gern stillen möchte.

! **35.5** Was empfehlen Sie?

→ Antworten und Kommentar Seite 171

36 Intensivpatientin mit schlaffen Paresen und verlängertem Weaning

Auf Ihrer Intensivstation befindet sich eine 68-jährige Patientin, die seit 14 Tagen wegen einer ausgeprägten ambulant erworbenen Pneumonie mit septischem Schock maschinell beatmet wird. Nun befindet sich die Patientin auf dem Weg der Besserung. Laborchemisch haben sich die pathologischen Sepsisparameter wieder normalisiert, das ausgedehnte pneumonische Infiltrat im Röntgen-Thorax ist deutlich rückläufig, die Blutgasanalyse unter Sauerstoffgabe (21 %) normal. Die Entwöhnung vom Respirator (Weaning) soll erfolgen, gestaltet sich jedoch kompliziert. Die wache und kooperative Patientin zeigt seit Tagen nur eine flache Spontanatmung, der Muskeltonus wirkt schlaff. Schmerzreize werden deutlich wahrgenommen (Grimassieren), mittels Blickkontakt und Augenzukneifen werden dichotome Fragen adäquat beantwortet. Abwehrbewegungen oder ein Wegziehen der Extremitäten auf schmerzhaftes Kneifen unterbleiben jedoch. Die Schwäche scheint symmetrisch v. a. distal an den Beinen und proximal an den Armen lokalisiert zu sein. Die Muskeleigenreflexe sind sehr schwach auslösbar, Pyramidenbahnzeichen bestehen nicht. Sensibilitätsstörungen (Test durch Berühren und mittels Zahnstocher) verneint die Patientin glaubhaft durch Kopfschütteln. Neurologische Vorerkrankungen werden durch die Familienangehörigen verneint.

36.1 **Vermuten Sie die zugrundeliegende Störung im Bereich des zentralen oder des peripheren Nervensystems?**

Der leitende Arzt der Intensivstation, ein Anästhesist, fragt Sie, ob eventuell ein Guillain-Barré-Syndrom vorliegen könnte.

36.2 **Ist diese Erkrankung wahrscheinlich, und mit welchen Untersuchungen könnten Sie den Verdacht erhärten bzw. entkräften?**

Bei der Liquoruntersuchung ist nur die Zellzahl diskret erhöht (8/μl). Folgende ENG- und EMG-Befunde erhalten Sie: deutlich reduzierte motorische Amplituden an oberen und unteren Extremitäten unter Betonung des N. peronaeus, pathologische Spontanaktivität in allen 3 untersuchten Muskeln (M. tibialis anterior bds., M. biceps brachii links).

! **36.3** **Welche Erkrankung dürfte vorliegen?**

36.4 **Gibt es eine kausale Therapie dieser Erkrankung?**

→ Antworten und Kommentar Seite 174

37 32-Jähriger mit Lumbago und Gangstörung 12 Tage nach Infekt

Ein 32-jähriger Bankkaufmann sucht Sie wegen zunehmender Rückenschmerzen und einer Schwäche beider Beine auf. Seit 3 Tagen bestünden ziehende Schmerzen im Lumbalbereich, jedoch ohne Ausstrahlung in die Beine. Blasen- oder Enddarmstörung werden nicht angegeben. Bislang habe er nie Rückenprobleme gehabt, ein Hebetrauma oder eine Verletzung lägen nicht vor. An Vorerkrankungen sei nichts bekannt, lediglich etwa 12 Tage zuvor habe er wegen einer Durchfallerkrankung 4 Tage das Bett hüten müssen. Ihre Untersuchung erbringt folgende Befunde: Hirnnerven unauffällig, keine Koordinationsstörungen, Pyramidenbahnzeichen negativ, leichte unspezifische Missempfindungen in den Zehen beider Füße, fehlender Achillessehnenreflex beidseits, übriger Reflexstatus unauffällig, mittelgradige symmetrische Paresen der Fußmuskeln beidseits, leichtgradige Lähmungen von Kniebeugung und -streckung ohne erhöhten Muskeltonus, Rumpfmuskulatur und Muskeln der oberen Extremitäten voll kräftig, deutliche Stand- und Gangataxie, Vibrationsempfinden an den unteren Extremitäten 2–3/8 (Kniegelenke und Großzehengrundgelenke beidseits), am Beckenkamm beidseits 6/8, an den oberen Extremitäten 7–8/8.

37.1 Wäre das Beschwerdebild durch einen Bandscheibenvorfall zu erklären?

37.2 Welche weiteren Untersuchungen halten Sie für notwendig?

Sie haben den Patienten zur weiteren Überwachung stationär aufgenommen. Nach 5 Tagen lässt sich der Patellarsehnenreflex beidseits nur noch unter Bahnung (Jendrassik-Handgriff) auslösen. Im Vergleich zum Vorbefund sind nun die Missempfindungen auf den Vorfuß beidseits beschränkt, Bizepssehnen- und Radioperiostreflex sind abgeschwächt. Es finden sich zunehmende Lähmungen auch der proximalen Beinmuskulatur sowie der distalen Unterarm- und Handmuskeln beidseits.

37.3 Welche Verdachtsdiagnose haben Sie, und welche therapeutischen Möglichkeiten stehen Ihnen zur Verfügung?

37.4 Mit welchen typischen Komplikationen müssen Sie bei diesem Krankheitsbild im Falle einer weiteren Progression rechnen?

37.5 Welche Überwachungsmaßnahmen ergreifen Sie, um rechtzeitig diese Komplikationen zu erkennen?

→ Antworten und Kommentar Seite 175

38 37-jährige mit zunehmender Muskelschwäche und Muskelschmerzen

Eine 37-jährige Patientin stellt sich bei Ihnen in der „Muskelsprechstunde" vor. Sie beklagt eine seit 10 Jahren leicht zunehmende Schwäche der stammnahen Muskeln, seit 5 Jahren leide sie auch unter muskelkaterartigen Beschwerden. Außerdem seien ihre Muskeln v. a. in den Wintermonaten steif. Bis auf die „Muskelprobleme" sei sie immer gesund gewesen. Ihre leibliche Verwandtschaft (Kinder, Eltern, Großeltern) hätten keine derartigen Beschwerden. Ihr Hausarzt habe sie nun hierher geschickt, weil bei einer Routineblutuntersuchung ein erhöhter CK-Wert und „schlechte Leberwerte" (γ-GT) aufgefallen seien, dabei „trinke sie doch gar keinen Alkohol". Die körperliche Untersuchung zeigt leichtgradige Paresen der stammnahen Muskulatur an allen 4 Extremitäten ohne Muskelatrophie bei guter Mitarbeit der Patientin. Die Muskeleigenreflexe sind seitengleich, aber nur schwach auslösbar. Es besteht eine leichte Wadenhypertrophie. Auffallend ist eine Druckdolenz v. a. an den Oberarmen bei manueller Kompression der Muskulatur. Die Faustschlussprobe (kräftige Faustbildung für ca. 30 Sekunden mit anschließendem Öffnen der Hand) ist unauffällig.

38.1 An welche Erkrankungen denken Sie differenzialdiagnostisch?

38.2 Wie können die Laborergebnisse gedeutet werden?

38.3 Welche weiteren Untersuchungen sind wichtig?

Eine EMG-Untersuchung des M. quadriceps femoris und des M. deltoideus bei der Patientin zeigt folgende Befunde: ungewöhnliche „Spontanaktivität" bei Vorschieben der Nadel im entspannten Muskel mit „Sturzkampfbomber-Geräusch" (Crescendo-Decrescendo-Charakter); in der Einzelpotenzialanalyse sehr kleine, kurze Potenziale mit hoher Anstiegssteilheit und mäßiger Polyphasie; bei Maximalinnervierung dichtes Innervationsmuster mit früher Rekrutierung motorischer Einheiten schon bei geringer Kraftanstrengung.

38.4 Wofür spricht dieser apparative Befund?

38.5 Gibt es Therapiemöglichkeiten für diese Erkrankung?

→ Antworten und Kommentar Seite 177

39 69-Jährige mit Hemiparese, Kopfschmerz und zerebraler Raumforderung

Eine 69-jährige Rentnerin wird Ihnen aus der Nachbarklinik zuverlegt. Die Patientin war dort gut bekannt, es bestand eine klare Gefäßrisikokonstellation (arterielle Hypertonie, Adipositas, Diabetes mellitus Typ II, Hypercholesterinämie, Nikotinabusus). Im letzten Jahr erlitt die Patientin erstmalig einen Hirninfarkt links, der sich bis auf eine geringe Restsymptomatik zurückbildete. Damals wurde auf Wunsch der Patientin kein CT durchgeführt. Der Grund, der aktuell zur stationären Aufnahme führte, war ein unklarer starker halbseitiger Kopfschmerz. Der diensthabende Internist dachte zunächst an eine intrazerebrale Blutung bei bekannten Gefäßrisikofaktoren und veranlasste ein CCT: Es zeigt sich eine zunächst weitgehend isodense Raumforderung rechts, nach Kontrastmittelgabe nimmt diese Raumforderung homogen Kontrastmittel auf (s. Abb.).

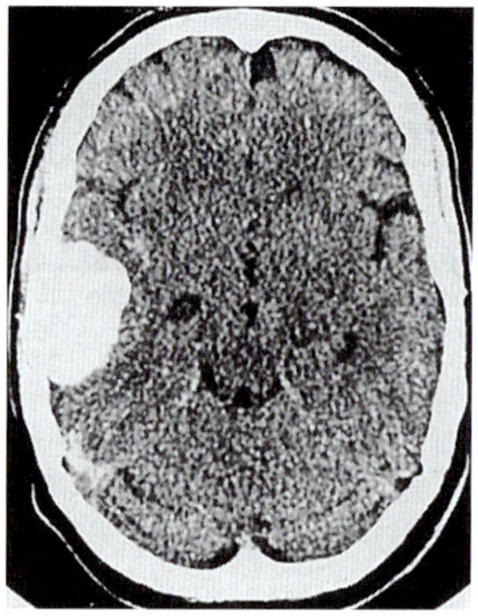

CCT mit Kontrastmittel

39.1 Könnte es sich um eine Blutung handeln?

39.2 Nennen Sie 4 Kontraindikationen für die Kontrastmittelgabe! Welche Maßnahmen können sie ergreifen, um die Untersuchung, falls sie zwingend notwendig wäre, trotz Kontraindikationen durchführen zu lassen?

39.3 Wie lautet Ihre Verdachtsdiagnose aufgrund des CT-Befundes?

Folgende Befunde erheben Sie bei der Untersuchung und Befragung der Patientin: leichte brachiofazial betonte sensomotorische Hemiparese rechts, Babinski-Zeichen rechts positiv, strumpfförmige symmetrische Hypästhesien/-algesien beider Unterschenkel, Achillessehnenreflexe beidseits erloschen, Vibrationsempfinden an den Großzehen 3/8, Lagesinn erhalten; Kopfschmerzen linksseitig, pochend, verstärken sich bei körperlicher Anstrengung, sind von Übelkeit begleitet.

39.4 An welchen weiteren Erkrankungen leidet die Patientin sehr wahrscheinlich? Gibt es einen ursächlichen Zusammenhang mit dem CT-Befund?

→ Antworten und Kommentar Seite 179

40 Fliesenleger mit Parästhesien, Schmerzen und Paresen der linken Hand

Ein 41-jähriger Fliesenleger kommt zur Abklärung einer unklaren Schwäche der linken Hand in Ihre Praxis. Er beschreibt Ihnen eine bereits seit Jahren bestehende sensible Reizsymptomatik mit anfänglichen Kribbelparästhesien „wie Ameisen" am Hypothenar, später auch im Bereich der Finger IV und V. Er habe diese Beschwerden jedoch ignoriert („man ist ja nicht so empfindlich!"). Außerdem habe er immer wieder Schmerzen am Ellenbogen, wenn er bei seiner handwerklichen Tätigkeit sich auf diesem abstützen würde. In den letzten Monaten sei die linke Hand „richtig schwach geworden", und er habe sie nur noch schlecht einsetzen können. Die Untersuchung weist neben dem bereits beschriebenen sensiblen Syndrom Paresen der Hypothenarmuskulatur auf. Die Fingerspreizung aller Finger ist deutlich eingeschränkt, die Adduktion des Daumens ist schwach.

40.1 Nennen Sie 3 mögliche Diagnosen, die in Frage kommen! Welche Diagnose erscheint Ihnen zunächst am plausibelsten?

40.2 Welche klinischen Untersuchungen können Sie noch durchführen? Welche Befunde sind typisch für Ihre Verdachtsdiagnose?

40.3 Wie grenzen Sie Ihre Differenzialdiagnosen voneinander ab?

Bei länger bestehender Schädigung findet sich folgendes Bild bei Ihrer Verdachtsdiagnose (s. Abb.).

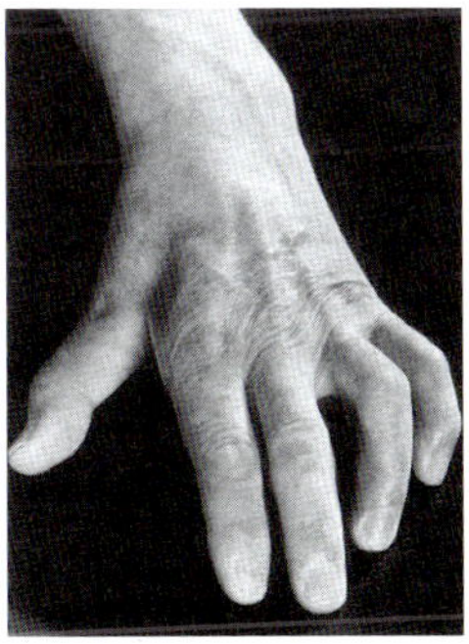

40.4 Wie wird dieser Befund bezeichnet?

→ Antworten und Kommentar Seite 180

41 Adipöse Patientin mit Sehstörungen, Stauungspapillen und Kopfschmerz

Eine 24-jährige Patientin wird vom Augenarzt zu Ihnen in die Praxis überwiesen. Die Patientin erzählt Ihnen, dass sie den Augenarzt wegen „merkwürdiger" Sehstörungen aufgesucht hatte. Sie habe manchmal das Gefühl, Gegenstände würden vor ihren Augen verschwimmen, wie wenn man eine Lupe vor dem Auge hin- und herbewege. Für kurze Momente würde sie manchmal auch doppelt sehen. Auf der Überweisung des Augenarztes steht der Befund „Stauungspapillen bds., z.A. zerebraler Prozess". In der neurologischen Untersuchung der Patientin finden Sie keine Auffälligkeiten, die Patientin ist jedoch deutlich übergewichtig (Körpergröße 167 cm, Körpergewicht 104 kg). Anamnestisch berichtet sie über pulsierende Schmerzen im gesamten Kopf, die mit zunehmender Häufigkeit, an ca. 5 Tagen pro Woche, auftreten würden.

41.1 Was versteht man unter einer Stauungspapille? Welche Ursachen können zu Stauungspapillen führen?

Sie fertigen ein CCT an. Hierbei ergibt sich kein Hinweis auf eine zerebrale Raumforderung.

41.2 Stellen Sie eine Verdachtsdiagnose!

41.3 Wie bestätigen Sie diese Verdachtsdiagnose?

41.4 Welche Differenzialdiagnosen sind bei diesem Syndrom auszuschließen?

→ Antworten und Kommentar Seite 182

42 73-jähriger Parkinsonpatient mit Hyperkinesien

Sie werden zu einem Ihnen bislang nicht bekannten 73-jährigen Patienten zum Hausbesuch gerufen. Angehörige berichten, es bestünde seit über 10 Jahren eine Parkinson-Erkrankung, die bislang vom Hausarzt behandelt werden würde. Die Behandlung sei in den letzten Monaten aber zunehmend schwieriger geworden, obwohl die Dosis der Parkinsonmedikamente kontinuierlich gesteigert worden war. Sie treffen zunächst einen gut gelaunten Patienten an, der sich mit tänzelnden Schritten durch das Zimmer bewegt und dabei mit den Armen ausladende, fast choreatiforme Bewegungen durchführt. Typische Parkinsonsymptome können Sie zunächst nicht beobachten, lediglich die Mimik des Patienten wirkt reduziert. Während Sie sich von den Angehörigen den aktuellen Medikamentenplan zeigen lassen (Madopar 8 × 125 mg, PK-Merz 3× 200 mg) wechselt das klinische Bild plötzlich, der Patient steht wie erstarrt vor seinem Stuhl, bewegungsunfähig, antwortet auf Ansprache nur einsilbig mit „ja“ und „nein“.

42.1 Stellen Sie eine Verdachtsdiagnose!

42.2 Wodurch ist dieses Syndrom bedingt, und wie kann es am besten behandelt werden?

42.3 Nennen Sie weitere Komplikationen, die im Verlauf einer langjährigen Parkinson-Erkrankung auftreten können!

42.4 Bestehen Möglichkeiten, das Auftreten der in diesem Fall genannten Komplikationen zu verhindern?

→ Antworten und Kommentar Seite 184

43 Patient mit Gangstörung, Schmerzen und Sensibilitätsstörungen am Bein

Ein 54-jähriger Bauarbeiter, den Sie seit Jahren wegen rezidivierender Lumboischialgien behandeln, sucht Ihre Arztpraxis auf. Nun habe er sich 3 Wochen zuvor auf der Arbeit „verhoben" und wieder heftige Beschwerden. Auch bestünden seitdem Probleme beim Laufen, v. a. beim Treppensteigen, und der linke Oberschenkel würde sich „wie taub" anfühlen. Der Patient hatte bereits in leicht gebeugter Schonhaltung Ihren Untersuchungsraum betreten. In der Untersuchung gibt er weiterhin eine bandförmige Hypästhesie von der Oberschenkelvorderaußenseite links über die Patella bis zur Innenseite des proximalen Unterschenkels an. Der Patellarsehnenreflex ist links nicht auslösbar. Der Einbeinstand wird links deutlich unsicherer ausgeführt. In den Einzelkraftprüfungen finden Sie die Hüftbeugung links diskret kraftgemindert, außerdem ist die Kniestreckung leicht überwindbar.

43.1 Stellen Sie eine Verdachtsdiagnose!

43.2 Nennen Sie Leitsymptome der radikulären Syndrome an den unteren Extremitäten!

43.3 Welche periphere Nervenläsion käme differenzialdiagnostisch in Frage? Wie würde sich diese klinisch unterscheiden?

Sie vermuten als Ursache einen Bandscheibenvorfall.

43.4 In welcher Etage ist dieser wahrscheinlich? Was müssen Sie bei der Diagnostik berücksichtigen?

Sie haben ein MRT veranlasst (s. Abb.). Die axiale Sequenz wurde in der markierten Höhe durchgeführt.

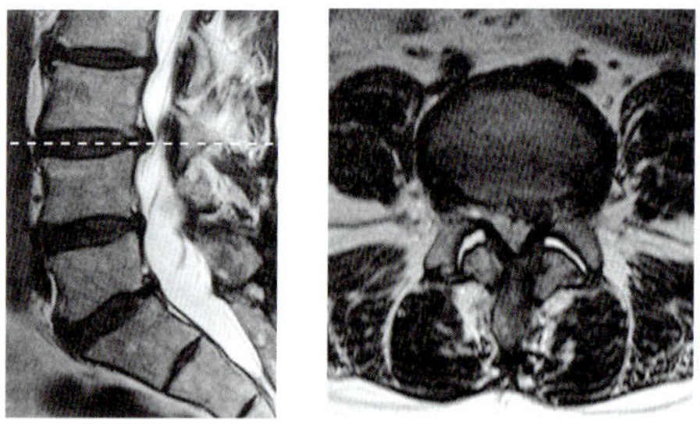

43.5 Befunden Sie das MRT! Würden Sie in diesem konkreten Fall gleich zur OP raten? Nennen Sie OP-Indikationen bei Bandscheibenvorfall!

→ Antworten und Kommentar Seite 186

44 35-Jähriger mit leichter Hemiparese, mäßigem Kopfschmerz und Fieber

Ein 35-jähriger Patient wird mit Verdacht auf Schlaganfall auf die Stroke Unit eingeliefert. Sie sind der aufnehmende Arzt und erfahren, dass bei dem Patienten seit etwa 14 Tagen diffuse leichte Schmerzen im gesamten Kopf bestehen würden. Über 3 Tage habe sich eine diskrete Halbseitenschwäche rechts entwickelt. Die Eigenanamnese weist einen bekannten Diabetes mellitus Typ I auf, weitere Gefäßrisikofaktoren bestehen nicht. In der Familie gibt es keine Häufung von vaskulären Erkrankungen. Medikamente werden nicht eingenommen, Insulin wird nach einem mitgebrachten Schema subkutan appliziert. Der Patient trinkt 4 bis 5 Flaschen Bier pro Tag, raucht nicht und konsumiert keine Drogen. Bei der Untersuchung finden Sie eine leichte sensomotorische Hemiparese rechts und eine Hemianopsie nach rechts. Der restliche Neurostatus und der internistische Status sind unauffällig. Der Blutdruck beträgt 130/80 mmHg, die Körpertemperatur 38,7 °C. Die Mutter des alleinstehenden Patienten berichtet, dass ihr Sohn in den letzten 24 Stunden manchmal „komische Sachen" gesagt habe, auch wirkte er etwas schläfrig.

44.1 Welche Erkrankungen müssen Sie in Erwägung ziehen?

Bei der weiteren Diagnostik haben Sie ein MRT des Schädels anfertigen lassen (s. Abb.).

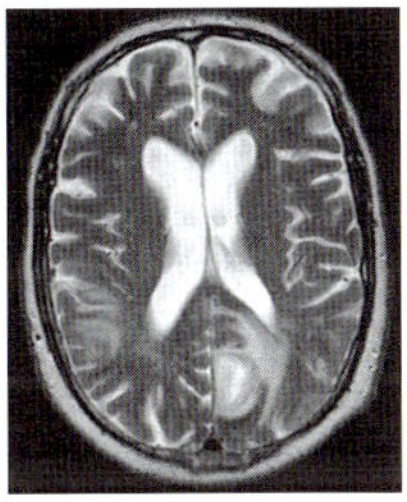

MRT des Schädels ohne Kontrastmittel (T2-gewichtet)

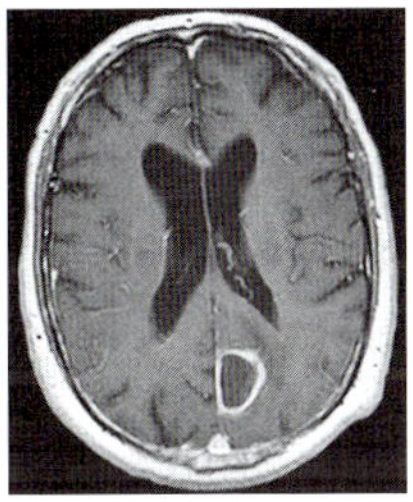

MRT des Schädels mit Kontrastmittel (T1-gewichtet)

44.2 Um welche Erkrankung handelt es sich?

44.3 Welche weiteren diagnostischen Schritte unternehmen Sie, um die Ursache der Erkrankung zu klären?

! 44.4 Welche therapeutischen Optionen gibt es prinzipiell?

→ Antworten und Kommentar Seite 189

45 34-jähriger Mann mit unerträglichen, wiederkehrenden Gesichtsschmerzen

Ein 34-jähriger Mann stellt sich mit unauffälligen Röntgenaufnahmen des Gesichtsschädels und des Oberkiefers in Ihrer Praxis vor, die bereits vom HNO-Arzt veranlasst wurden. Er berichtet über einen seit Wochen jede Nacht auftretenden einseitigen Schmerz hinter dem rechten Auge, der ihn fast immer zur gleichen Zeit, gegen 1:00 Uhr morgens, aufwecken würde. Dieser sei wie ein bohrendes Messer hinter dem Auge, so stark, dass das Auge träne und ganz rot sei. Er laufe dann vor Schmerz in der Wohnung auf und ab, bis sich die Symptomatik nach etwa 1 Stunde wieder bessere. Einen Auslöser könne er nicht beschreiben. Bereits aufgesuchte Augen- und HNO-Ärzte haben nichts in ihrem Fachgebiet feststellen können, der Zahnarzt habe eine Wurzelbehandlung am Oberkiefer durchgeführt, allerdings ohne dass dies die Schmerzen gebessert hätte. Die Einnahme von Schmerzmitteln, wie Aspirin oder Diclofenac, helfe während der Schmerzattacken überhaupt nicht. Die Eigenanamnese des Patienten ist weitgehend leer: Der Patient ist Raucher und berichtet über gelegentlich erhöhte Blutdruckwerte. Der neurologische Untersuchungsbefund des zu diesem Zeitpunkt beschwerdefreien Patienten ist unauffällig.

45.1 Welche Verdachtsdiagnose stellen Sie?

45.2 Nennen Sie die Diagnosekriterien dieser Erkrankung!

45.3 Teilen Sie die Erkrankung nach der Häufigkeit ihres Auftretens ein!

45.4 Welche Zusatzdiagnostik halten Sie für indiziert?

45.5 Welche therapeutischen Maßnahmen verordnen Sie?

Der Patient plant im nächsten Urlaub eine Bergwanderung in Nepal.

45.6 Was raten Sie?

→ Antworten und Kommentar Seite 191

46 33-Jährige mit Bewusstseinstrübung einige Stunden nach Autounfall

Am Nachmittag wird Ihnen eine 33-jährige Patientin aus der unfallchirurgischen Abteilung eines Krankenhauses zur neurologischen Beurteilung vorgestellt. Seit dem Morgen liegt die Patientin mit einer Oberschenkelfraktur rechts, einer Radiusfraktur links sowie multiplen Prellungen der Rippen beidseits und zahlreichen Abschürfungen und Hämatomen (u. a. Abschürfung an der Stirn, Monokelhämatom) auf der chirurgischen Intensivstation. Weitere knöcherne Verletzungen waren mittels diverser Röntgenaufnahmen (inklusive Schädel-Röntgen) ausgeschlossen worden. Ursächlich für die Verletzungen war ein Autounfall. Initial bestand keine Bewusstlosigkeit, nun trübe die Patientin seit 1 Stunde zunehmend ein. Sie finden eine somnolente Patientin vor und erheben folgende Befunde: Hirnnervenfunktionen intakt, kein Meningismus, fragliche Minderbewegung der rechten Körperhälfte, Muskeleigenreflexe seitengleich mittellebhaft, keine Pyramidenbahnzeichen.

46.1 Was ist Ihr nächster diagnostischer Schritt?

Die kranielle CT-Untersuchung zeigt folgenden Befund (s. Abb.).

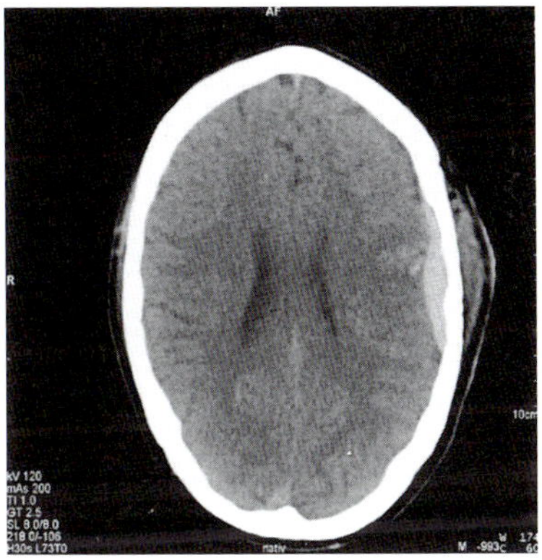

CT-Schädel

46.2 Stellen Sie eine Diagnose!

46.3 Was ist in der Regel die Ursache für diese Erkrankung?

46.4 Wann ist ein operativer Eingriff indiziert?

→ Antworten und Kommentar Seite 193

47 Adipöse Patientin mit schmerzhaften Missempfindungen im Oberschenkel

Eine 27-jährige adipöse Patientin (BMI 34) sucht Sie in Ihrer Arztpraxis auf und berichtet über rezidivierende Missempfindungen im Bereich der Oberschenkelaußenseite links. Wenn sie selbst über die Haut fahre, würde sich dieses Areal auch leicht taub anfühlen. Erstmals seien ihr diese Symptome nach der Schwangerschaft 1 Jahr zuvor aufgefallen. Weitere Beschwerden, wie Rückenschmerzen, habe sie nicht. Außer der Sensibilitätsstörung im Bereich des lateralen Oberschenkels (s. Abb.) finden Sie keine Auffälligkeiten in der neurologischen Untersuchung. Der Patellarsehnenreflex ist seitengleich unauffällig, Paresen bestehen nicht. Das Zeichen nach Lasegué ist beidseits negativ.

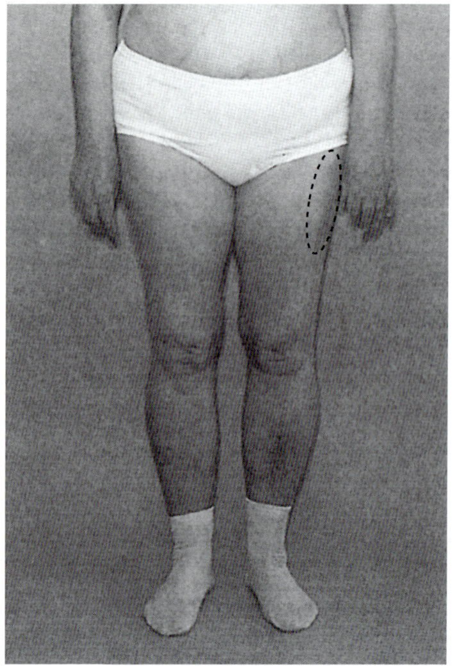

47.1 Welchem peripheren Nerv entspricht das gezeigte Innervationsgebiet?

47.2 Stellen Sie eine Verdachtsdiagnose!

! **47.3** Wie lässt sich diese Verdachtsdiagnose bestätigen?

47.4 Nennen Sie Prädispositionsfaktoren für diese Erkrankung!

→ Antworten und Kommentar Seite 194

48 40-Jähriger mit Psychose, hohem Fieber und Muskeltonuserhöhung

Ein 40-jähriger Mann wird vom Notarzt in die internistische Notaufnahme mit dem Verdacht auf eine ambulant erworbene Pneumonie gebracht. Der Patient hat eine Körpertemperatur von 40,7 °C. Dem internistischen Kollegen fallen eine generalisierte Tonuserhöhung der Muskulatur und ein merkwürdiges Grimassieren der Gesichtsmuskulatur auf. Der Röntgenthoraxbefund ist unauffällig, der Patient hat weder Husten noch Auswurf. Auch ein Harnwegsinfekt lässt sich nicht nachweisen. Mit Verdacht auf Meningitis wird der Patient Ihnen vorgestellt. Sie finden keinen Meningismus, aber Sie bemerken ebenfalls ein Grimassieren. Weiterhin zeigt der Patient intermittierend tonische Augenbewegungen nach oben. Die muskuläre Tonuserhöhung wirkt wie ein ausgeprägter Rigor. Mittlerweile ist die Mutter des Patienten eingetroffen. Sie erzählt, dass ihr Sohn seit über 10 Jahren an einer Schizophrenie leiden würde. In den letzten Tagen sei in einer psychiatrischen Tagesklinik wegen eines Wiederauftretens der Psychose eine Neueinstellung der Medikamente vorgenommen worden (u. a. Höherdosierung von Benperidol [Glianimon]), ein genauer Medikamentenplan liegt nicht vor). Weitere Vorerkrankungen bestünden nicht. Wegen einer mäßigen Übelkeit hätte ihr Sohn gestern und heute noch Metoclopramid-Tropfen eingenommen (Dosis unklar). Ein Infekt sei nicht bekannt. Bei der Laboruntersuchung finden sich u. a. folgende Werte: Leukozyten 12 000/µl, Hämatokrit 52 %, CK 651U/l, Na^+ 140 mmol/l, K^+ 3,7 mmol/l, Kreatinin 0,7 mg/dl, GOT 14U/l, GPT 16U/l, TSH 2 mU/l.

48.1 An welche Erkrankung lässt Sie die Kombination dieser Symptome denken?

48.2 Welche Komplikationen drohen in erster Linie?

48.3 Wie sieht Ihr Behandlungskonzept aus?

! 48.4 Nennen Sie Krankheitsbilder, die mit einer ähnlichen Symptomatik, aber einer anderen Vorgeschichte einhergehen!

→ Antworten und Kommentar Seite 195

49 70-jährige Patientin mit Dauerschwindel nach Hirninfarkt

Eine 70-jährige Patientin kommt, beim Gehen gestützt von ihrer Tochter, in die Sprechstunde. Sie berichtet, ihre letzte Hoffnung auf diesen Besuch gesetzt zu haben. Ihre Leidensgeschichte habe 2 Jahre zuvor begonnen. Nachdem sie ihren Mann nach mehreren Schlaganfällen bis zu seinem Tode gepflegt hatte, hatte sie selbst einen Schlaganfall mit Schwindel, Sprach- und Schluckstörung. Während letztere sich zurückbildeten, wäre der Schwindel geblieben. Beim Laufen habe sie seither ständig das Gefühl, der Boden würde ihr unter den Füßen weggezogen. Sie sei nur noch in ihrer Wohnung mit einem Rollator unterwegs. Die Einkäufe erledige ihre Tochter, die ihren Beruf aufgegeben habe. Man habe gesagt, Ursache des Infarkts wäre eine Verengung der hinteren Hirnarterien, „da könne man gar nichts machen“. Nun habe sie aber im Fernsehen gesehen, dass man verengte Hirngefäße mit einem „Drahtgeflecht“ aufdehnen könne. Diese Behandlung erhoffe die Patientin sich nun von Ihnen. Mitgebrachte Arztbriefe beschreiben eine allgemeine Artherosklerose aufgrund einer Hypertonie und Hypercholesterinämie, einen lakunären Ponsinfarkt links, sowie eine Vertebralishypoplasie der rechten Seite in dopplersonographischen Untersuchungen. In der klinischen Untersuchung der Patientin finden Sie keine Paresen, keine Reflexdifferenzen. Im Hirnnervenbereich besteht eine diskrete Fazialismundastschwäche links, die Pupillo- und Okulomotorik ist unauffällig, kein erkennbarer Nystagmus. Differenzierte Gangprüfungen sind nicht durchführbar, da die Patientin im freien Stand sofort nach allen Seiten zu schwanken beginnt und sich an der danebenstehenden Tochter festklammert.

49.1 Nennen Sie Therapieoptionen zur Behandlung von Gefäßstenosen im Bereich der vorderen und hinteren hirnversorgenden Arterien!

! 49.2 Halten Sie die von der Patientin gewünschte Therapie für eine geeignete Behandlungsmethode des geschilderten Krankheitsbildes?

49.3 Welche Diagnose stellen Sie, und zu welcher Form der Behandlung raten Sie?

→ Antworten und Kommentar Seite 196

50 55-Jähriger mit akut aufgetretenen Kopfschmerzen und Hemiparese links

Sanitäter bringen zu Ihnen in die Notaufnahme einen 55-jährigen Patienten mit einer akut – innerhalb der letzten 6 Stunden – aufgetretenen Hemiparese der linken Körperhälfte. Gleichzeitig werden Kopfschmerzen von pochendem Charakter angegeben. Bei der orientierenden Untersuchung ist der Patient somnolent, jedoch kooperativ. Er bewegt auf Aufforderung seine linke Körperhälfte nicht. Beim Nachfragen gibt er jedoch an, dass die Beweglichkeit der linken Körperhälfte „in Ordnung" sei. Auf leichte Schmerzreize zieht er den linken Arm an, allerdings erkennbar schwächer als den rechten. Die Muskeleigenreflexe sind seitengleich, das Babinski-Zeichens ist links positiv. Der Blutdruck beträgt 200/100 mmHg; Blutzucker und Temperatur sind im Normbereich.

50.1 Welche Störungen liegen bei diesem Patienten vor? An welchem Ort des Nervensystems liegt vermutlich eine Schädigung vor?

50.2 Welche Erkrankungen kommen für die Symptome in Frage?

50.3 Beginnen Sie bereits in der Notaufnahme mit einer spezifischen Therapie? Wenn ja, was tun Sie?

50.4 Welche weiterführende Diagnostik leiten Sie unverzüglich ein?

Sie haben u. a. ein CT-Schädel veranlasst (s. Abb.).

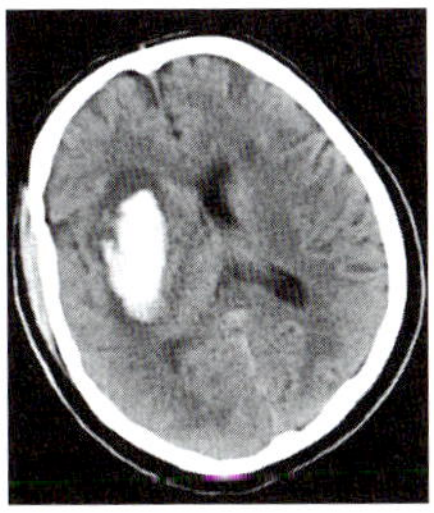

CT-Schädel

50.5 Befunden Sie das CT!

→ Antworten und Kommentar Seite 198

! 51 21-jähriger Patient mit Ophthalmoplegie und Muskelschwäche

In Ihrer Arztpraxis stellt sich ein 21-jähriger Patient auf Veranlassung seines Augenarztes vor. Der Patient selbst gibt an, sich eigentlich „nicht krank" zu fühlen. Er habe sich nur eine neue Brille verschreiben lassen wollen. Auf dem Überweisungsschein finden Sie die Frage „Ophthalmoplegie. Neurologische Grunderkrankung?". Sie finden bei dem vom muskulären Habitus sehr schmächtigen Patienten tatsächlich eine Bewegungseinschränkung der Augenbulbi in mehrere Richtungen, teilweise unkonjugiert (s. Abb.). Doppelbilder werden dabei vom Patienten jedoch nicht angegeben. Pupillenweite und Lichtreaktion sind unauffällig. Weiterhin besteht eine mäßiggradige, symmetrische Ptosis und eine Schwäche der mimischen Muskulatur. Der Würgreflex ist beidseits nicht auslösbar. Der Patient kann nicht die Stirn runzeln. Die Muskeleigenreflexe sind allseits nur unter Bahnung schwach auslösbar, es findet sich eine leichte Scapula alata beidseits. Paresen oder Sensibilitätsstörungen finden Sie nicht. Im EMG des M. deltoideus findet sich ein myopathisches Muster.

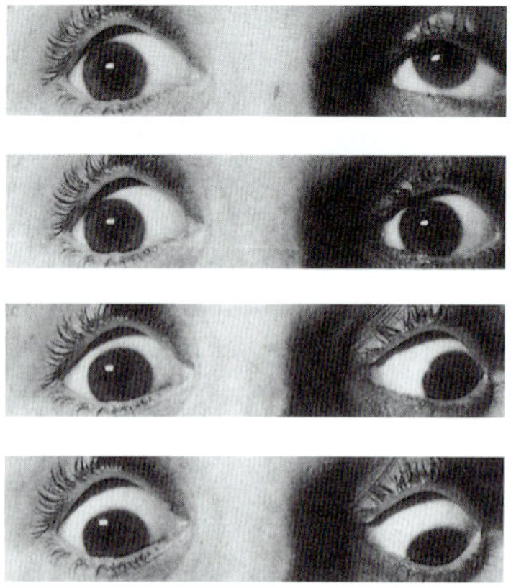

Augenstellung beim Versuch, maximal nach oben, nach rechts, nach links und nach unten zu schauen.

51.1 Halten Sie eine „neurologische Grunderkrankung" ebenfalls für wahrscheinlich? Welche Differenzialdiagnosen sind in diesem Fall zu bedenken?

51.2 Welche Auffälligkeiten charakterisieren ein „myopathisches" EMG?

Ihr Oberarzt wünscht die Durchführung eines „Fahrradbelastungstests".

! 51.3 Beschreiben Sie das Prinzip dieses Testes! Interpretieren Sie mögliche Befunde!

51.4 Welche weiteren Untersuchungen würden Sie bei diesem Krankheitsbild veranlassen?

Der Patient fühlt sich „gesund".

51.5 Warum raten Sie trotzdem zu multidisziplinärer Abklärung des Krankheitsbildes?

51.6 Was versteht man unter einem „maternalen Vererbungsmodus"?

→ Antworten und Kommentar Seite 199

52 55-jährige Patientin mit progredienten Paresen, Myalgien und Dysphagie

In Ihrer Arztpraxis sucht Sie eine 55-jährige Verkäuferin auf, weil sie seit 8 Wochen an Muskelschmerzen leide und seit 2 Wochen eine zunehmende Schwäche an den Extremitäten bemerkt habe. Auch würde ihr das Schlucken schwer fallen. Sie habe in den letzten Wochen ca. 3 kg an Gewicht abgenommen. Vor einiger Zeit seien ihr auch flüchtige Gelenkschmerzen aufgefallen, die jetzt nicht mehr bestehen würden. Bislang sei sie immer gesund gewesen, Medikamente werden nicht eingenommen. Alkoholkonsum wird glaubhaft verneint, ein ausgeprägter Nikotinabusus (ca. 30 Zigaretten/Tag) besteht seit über 30 Jahren. Klinisch finden Sie mittelgradige Paresen der Schultergürtel- und Hüftmuskulatur, die Unterarm- und Unterschenkelmuskeln sind deutlich weniger betroffen. Distal können Sie keine sicheren Lähmungen feststellen. Die Muskeltrophik erscheint normal, die Muskeleigenreflexe sind bis auf einen beidseits abgeschwächten Bizepssehnenreflex mittellebhaft und symmetrisch auslösbar. Die Pyramidenbahnzeichen sind negativ. Sensibilität, Koordination und Hirnnerven sind intakt. Kräftiges Palpieren v. a. der Oberarmmuskulatur wird als sehr schmerzhaft empfunden. Folgende laborchemische Befunde sind auffällig: BSG (in der 1. Stunde) 51 mm, CK 399 U/l, GOT 79 U/l.

52.1 Stellen Sie eine Verdachtsdiagnose!

52.2 Welche weiteren Laborparameter und welche apparative neurologische Untersuchungsmethode könnten Ihnen bei der Abklärung weiterhelfen? Welche Befunde würden Sie bei Ihrer Verdachtsdiagnose erwarten?

Die durchgeführten Untersuchungen bestätigen Ihre Verdachtsdiagnose. Die vorliegende Erkrankung ist oft mit anderen Erkrankungen assoziiert.

52.3 Welche Organe können dabei betroffen sein?

Die Patientin erwähnt nebenbei, dass 4 Monate zuvor für einige Tage die Augenlider geschwollen gewesen seien.

52.4 Wie nennt man diese Erkrankung, wenn zusätzlich eine Beteiligung der Haut bzw. Hautanhangsgebilde vorliegt? Nennen Sie dermatologische Auffälligkeiten, die evtl. mit dieser Erkrankung einhergehen können!

52.5 Was muss bei Vorliegen dieser Erkrankung unbedingt ausgeschlossen werden?

→ Antworten und Kommentar Seite 202

53 46-jähriger Mann mit Verhaltensauffälligkeiten und Antriebsstörung

Ein 46-jähriger Mann wird Ihnen von seiner Ehefrau in Ihrer Arztpraxis vorgestellt. Diese würde seit etwa 1 Jahr einen schleichenden „Abbau" beobachten. Auf der Arbeit würde ihr Mann seine Aufgaben als Bäcker nicht mehr richtig erledigen, teilweise mache er grobe Fehler, wie völlig unsinnige Mischungen der Backzutaten. Darauf von Kollegen angesprochen, würde er jedoch uneinsichtig und gereizt reagieren. Sein Arbeitstempo hätte sich so verlangsamt, dass der Arbeitgeber bereits mit Kündigung gedroht habe. Zudem berichtet die Ehefrau, dass der Patient auch zu Hause zunehmend antriebs- und teilnahmslos sei, er würde sich für nichts mehr aktiv interessieren, selbst „normale" Gespräche wären kaum noch möglich. Auch die Körperpflege würde vernachlässigt. Dagegen habe er eine regelrechte „Fresssucht" entwickelt, würde regelmäßig abends den Kühlschrank leeren, und auch sein Nikotinkonsum habe massiv von ca. 10 auf 60 Zigaretten pro Tag zugenommen. Während die Ehefrau Ihnen die Probleme schildert, sitzt der Patient völlig unbeteiligt daneben. Auf die Frage, wie es ihm gehe, reagiert er zunächst nicht, antwortet dann kurz und einsilbig „gut". Auch die neurologische Untersuchung lässt er uninteressiert über sich ergehen. Ihnen fallen dabei ein positiver Schnauzreflex sowie ein leichter generalisierter Rigor der Muskulatur auf. Testfragen zur Orientierung (Ort, Person, Datum) werden korrekt, wenn auch stark verzögert beantwortet. Sichere Gedächtnisstörungen fallen Ihnen zunächst nicht auf, eine genauere Testung ist aber nicht möglich, da der Patient die weitere Mitarbeit verweigert.

53.1 Fassen Sie die Symptome dieses Krankheitsbildes zusammen!

53.2 Stellen Sie eine Verdachtsdiagnose! Welche Differenzialdiagnosen kommen in Frage?

53.3 Welche Zusatzdiagnostik veranlassen Sie?

→ Antworten und Kommentar Seite 205

54 56-Jähriger mit Fingertremor, starkem Schwitzen und „innerer Unruhe"

Ein 56-jähriger Maurermeister wurde mit Verdacht auf eine ischämische transitorische Attacke mit flüchtiger Halbseitenschwäche rechts in Ihrer Klinik aufgenommen. Der Patient hat ein ausgeprägtes „vaskuläres" Risikoprofil mit Adipositas, beginnendem Diabetes mellitus Typ 2, arterieller Hypertonie, Nikotinabusus und Hypercholesterinämie. Nach ausführlicher internistischer und neurologischer Diagnostik soll der Mann nun nach 3 Tagen Klinikaufenthalt mit entsprechenden Therapieempfehlungen wieder nach Hause entlassen werden. In der Nacht vor der Entlassung tritt jedoch plötzlich ein deutlicher Fingertremor an beiden Händen auf, weiterhin starkes Schwitzen und eine ausgeprägte motorische Unruhe. Nach 2 Stunden wirkt der Patient nur noch unscharf orientiert, nach weiteren 2 Stunden misst die Nachtschwester einen Blutdruck von 210/100 mmHg und eine Herzfrequenz von 115/min. Der Patient wirkt zunehmend ängstlich agitiert, und Sie werden von der Schwester alarmiert. Im Gespräch wirkt der Mann jetzt deutlich verwirrt. Ängstlich berichtet er, er würde merkwürdige Dinge an der Wand des Zimmers sehen. Zwischendurch beginnt er, aggressiv gegen das Bettgestell zu schlagen. Eine körperliche Untersuchung lässt der Patient, der Sie nicht für einen Arzt hält, nicht zu.

54.1 Wie würden Sie dieses Syndrom bezeichnen?

54.2 Nennen Sie wichtige Ursachen für ein solches Syndrom!

Die Nachtschwester macht Sie darauf aufmerksam, dass im Pflegebogen ein täglicher Alkoholkonsum von „4–5 Flaschen Bier" vermerkt ist. Bei Durchsicht der Laborwerte stellen Sie folgende Auffälligkeiten fest: γ-GT 653 U/l, GOT 199 U/l, GPT 192 U/l, Albumin 25 g/l , Cholinesterase 1100 U/l. Mehr lässt sich in der Nacht nicht eruieren.

54.3 Welche Ursache ist am wahrscheinlichsten?

Der Patient ist zwischenzeitlich „kaum noch zu bändigen". Er beginnt, wie wild gegen das Bett zu trommeln und wirft mit Gegenständen um sich. Es kommt zusätzlich zu einem Grand-mal-Anfall. Sie entschließen sich, ihn auf die Intensivstation zu verlegen.

54.4 Welche Therapiemaßnahmen leiten Sie ein?

➔ Antworten und Kommentar Seite 207

55 62-jähriger Patient mit akuter Paraparese und Blasenstörung

Sie werden zum Hausbesuch zu einem 62-jährigen Patienten gerufen. Wegen starker Rückenschmerzen mit Ausstrahlung ins Gesäß und beide Oberschenkel hatte dieser sich bereits am Vortag ins Bett gelegt. Am Morgen war ihm aufgefallen, dass er keine Kontrolle mehr über die Blasenfunktion habe, Urin sei mehrfach unwillkürlich und unbemerkt ins Bett abgegangen. In der neurologischen Untersuchung des schmerzgeplagten Patienten fallen Ihnen beidseits ausgefallene Achillessehnenreflexe auf, es bestehen asymmetrische höhergradige Paresen der Fußmuskeln, und der Patient ist nicht in der Lage sich vor das Bett zu stellen. Weiterhin findet sich ein sensibles Defizit an der Oberschenkelinnen- und Oberschenkelrückseite mit Betonung der linken Seite.

55.1 Stellen Sie eine Verdachtsdiagnose!

55.2 Nach welchen hierfür typischen, in dieser Anamnese jedoch nicht erwähnten, klinischen Befunden würden Sie bei diesem Patienten noch gezielt fahnden?

55.3 Welche Maßnahmen halten Sie unmittelbar für erforderlich?

Falls Sie eine Bildgebung der Lendenwirbelsäule in Erwägung ziehen:

55.4 In welcher Höhe würden Sie nach einer Läsion suchen?

→ Antworten und Kommentar Seite 208

56 60-Jähriger mit plötzlicher Ratlosigkeit und erhöhtem Blutdruck

Ein 60-jähriger aufgeregter Mann wird mit Verdacht auf Schlaganfall in die Klinik gebracht. Der Notarzt berichtet über eine seit 1 Stunde „anhaltende Ratlosigkeit des Patienten". Er habe immer wieder die gleichen Fragen gestellt, obwohl man wiederholt und geduldig diese Fragen beantwortet habe. Der Blutdruck sei deutlich erhöht (195/90 mmHg), eine arterielle Hypertonie sei bislang nicht bekannt. Eine Minderbewegung des rechten Beines sei möglich. Die Ehefrau des Patienten habe wegen starker emotionaler Erregung („Mein Mann hat einen Schlaganfall!") mit Valium sediert werden müssen. Eine Blutentnahme vor evtl. Lysebehandlung sei erfolgt.

56.1 Welche Differenzialdiagnosen gehen Ihnen zunächst durch den Kopf?

Folgendes Gespräch findet zwischen Ihnen und dem Patienten statt (P = Patient; A = Arzt):
P (aufgeregt): Wer sind Sie? Ich will nach Hause!
A: Ich bin der Arzt in der Notaufnahme und möchte Sie gerne untersuchen.
P (etwas beruhigter): Ich weiß nicht, was mit mir los ist.
A: Was ist denn heute passiert?
P (relativ ruhig): Ich bin ganz normal aufgewacht, habe dann gefrühstückt und die Zeitung gelesen.
A: Und was ist dann passiert?
P: Was soll passiert sein?
A: Es ist ja jetzt schon 17:00 Uhr, was haben Sie denn seit dem Frühstück gemacht?
P (aufgeregt): Wer sind Sie denn? Was mache ich hier?
A: Sie sind in der Notaufnahme, ich bin der Arzt.
P (aufgeregt): Was habe ich denn? Mir geht's doch gut!
A: Was ist denn heute vorgefallen?
P: Ich bin ganz normal aufgestanden und habe gefrühstückt. Dann habe ich Zeitung gelesen.
A: Das sagten Sie bereits.
P: Nein, da täuschen Sie sich. Woher wollen Sie wissen, was ich heute früh gemacht habe? Wer sind Sie überhaupt?
Dieses Gespräch wiederholt sich in ähnlicher Art und Weise mehrere Male, auf Fragen nach Ereignissen der Vortage gibt der Patient dagegen adäquat Auskunft. Der Neurostatus ist unauffällig.

56.2 Welches Krankheitsbild liegt vor, und wie wird diese Form der Amnesie bezeichnet?

56.3 Gibt es therapeutische Möglichkeiten?

56.4 Wie ist üblicherweise der Krankheitsverlauf?

→ Antworten und Kommentar Seite 210

57 25-jährige Patientin mit wiederholter unklarer Bewusstseinstrübung

Eine 25-jährige Büroangestellte wird, begleitet von ihrem Ehemann, wegen einer „unklaren Bewusstseinsstörung“ in die Klinik eingeliefert. Seit mehreren Monaten, so berichtet der Ehemann, würde seine Frau immer wieder plötzlich teilnahmslos „Löcher in die Luft starren“ und auf Ansprache nicht reagieren. Nach einigen Sekunden würde sie Kaubewegungen wie beim Essen durchführen und ständig schlucken. Danach würde sie manchmal versuchen, „nicht vorhandene Dinge“ vom Tisch wegzuwischen. Nach einigen Minuten wäre sie zwar wieder kontaktfähig, wäre aber für mindestens 1–2 Stunden sehr müde und könne sich an das Ereignis nicht erinnern. Pro Woche käme es ungefähr zu 2–3 solcher Attacken mit zunehmender Häufigkeit. Vorerkrankungen bestehen nicht, Medikamente werden außer einem Kontrazeptivum nicht eingenommen. Die körperliche Untersuchung ist unauffällig, psychopathologische Auffälligkeiten lassen sich in einer Kurzexploration ebenfalls nicht nachweisen. Die Patientin wirkt völlig unauffällig, ist freundlich und kooperativ.

57.1 Welche Verdachtsdiagnose stellen Sie?

57.2 Welche Untersuchungen führen Sie durch?

Sämtliche Diagnostik erbrachte keinen pathologischen Befund.

57.3 Würden Sie dennoch therapieren? Wenn ja, wie?

Die Patientin verlässt auf eigenen Wunsch die Klinik. 2 Wochen später wird die Patientin vom Ehemann wieder in die Klinik gebracht. Sie wirkt deutlich psychomotorisch verlangsamt und ist zu allen Qualitäten (zeitlich, örtlich, situativ, zur eigenen Person) desorientiert. Zeitweilig verhält sie sich ihrem Ehemann gegenüber aggressiv, nach einigen Minuten wirkt ihr Verhalten durchaus situationsgerecht. Insgesamt fluktuieren v. a. Aufmerksamkeit und Orientierung. Der Mann berichtet, dass dieser Zustand intermittierender Verwirrtheit seit gestern Abend anhalten würde.

57.4 Stellen Sie aufgrund der Vorgeschichte der Patientin eine Diagnose!

57.5 Wie würden Sie jetzt therapieren?

→ Antworten und Kommentar Seite 212

58 62-jährige Patientin mit Demenz und Ataxie

Eine bislang gesunde 62-jährige Rentnerin kommt, begleitet von ihrem Ehemann, zur Abklärung zunehmender mnestischer Störungen in die Klinik. Seit etwa 3 Monaten bemerkt der Ehemann einen schnell fortschreitenden Gedächtnisverlust und eine schnell zunehmende Gangstörung, die bereits zur Rollstuhlpflichtigkeit geführt hat. Ein 5 Wochen zuvor ambulant durchgeführtes CT des Kopfes und eine Laboruntersuchung (Blutbild, CRP, Leberwerte, Kreatinin, TSH, Elektrolyte, Gerinnung) waren unauffällig. Der Ehemann berichtet zudem, dass seine Frau wohl auch nicht mehr so gut sehen würde und neuerdings sehr depressiv sei. Die Untersuchung zeigt eine deutliche Stand- und Gangataxie; Knie-Hacken- und Finger-Nase-Versuch beidseits sind sehr unsicher bzw. kaum durchführbar. Der Muskeltonus wirkt an den Extremitäten mäßig erhöht. Babinski- und Trömner-Reflex sind rechts positiv. Auffällig sind einschießende Myoklonien, die durch lautes „in die Hände klatschen" provoziert werden können. Die ophthalmologische Vorstellung ergibt fragliche Gesichtsfeldausfälle in beiden Gesichtsfeldern bei allerdings schlechter Mitarbeit der Patientin. Ein von Ihnen veranlasstes MRT des Gehirns weist neben einer leichten, die Altersnorm überschreitenden Hirnatrophie nur ein hyperintenses Signal in der T2-Wichtung in den Nuclei caudati auf.

58.1 Fassen Sie die Angaben als Syndrome zusammen! Geben Sie auch einzelne Symptome an, wenn diese sich nicht als Syndrome zusammenfassen lassen!

Ein von Ihnen durchgeführtes EEG zeigt folgenden Befund (s. Abb.).

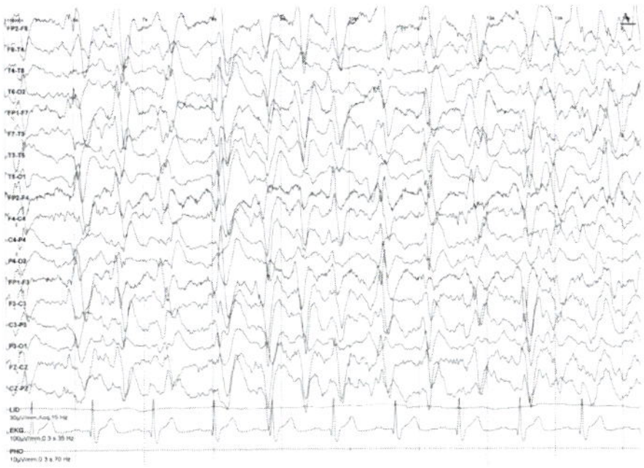

58.2 Wie lautet Ihre Verdachtsdiagnose?

58.3 Was könnten Sie im Liquor bestimmen lassen, um Ihren Verdacht zu untermauern?

58.4 Gibt es eine kausale Therapie dieser Erkrankung?

58.5 Besteht eine Meldepflicht für diese Erkrankung?

→ Antworten und Kommentar Seite 215

59 Tumorpatientin mit zunehmender Schwäche der unteren Extremitäten

Eine 54-jährige Patientin beklagt seit einigen Wochen zunehmende Rückenschmerzen. Nachdem sich auch das Laufen verschlechtert habe, wird sie von ihrem Ehemann in Ihre Praxis gebracht. Die Patientin selbst wirkt zunächst gegenüber ihren Beschwerden eher dissimulierend. An „Ischias" habe sie auch schon früher gelitten, diesmal seien die Beschwerden aber hartnäckig. In der neurologischen Untersuchung stellen Sie eine Paraparese (Grad 4–5) mit einer höhergradigen Fußheberschwäche rechts fest. Der Patellarsehnenreflex ist rechts abgeschwächt, die übrigen Reflexe sind gut auslösbar, auf der rechten Seite ist das Babinski-Zeichen positiv. Die Prüfung des Lasègue-Zeichens führt zu einer deutlichen Verstärkung der Rückenschmerzen beidseits ab etwa 40°-Beugung. Im Bereich der oberen Lendenwirbelsäule findet sich ein deutlicher Klopfschmerz. Auf Nachfrage nach Vorerkrankungen erfahren Sie von einem Mammakarzinom, welches 3 Jahre zuvor kurativ operiert worden war (Stadium $T_3N_1M_0$), die Nachsorge sei bislang immer unauffällig gewesen.

59.1 Für wie wahrscheinlich halten Sie die von der Patientin selbst geäußerte Verdachtsdiagnose? Begründen Sie Ihre Antwort!

59.2 Wo würden Sie den pathologischen Prozess vermuten? Welche klinische Prüfung könnte Ihnen bei Bestimmung der Lokalisation noch weiterhelfen?

59.3 Welche 3 wesentlichen Differenzialdiagnosen bestehen in diesem Fall?

Sie veranlassen ein MRT der Lendenwirbelsäule und erhalten folgenden Befund (s. Abb.).

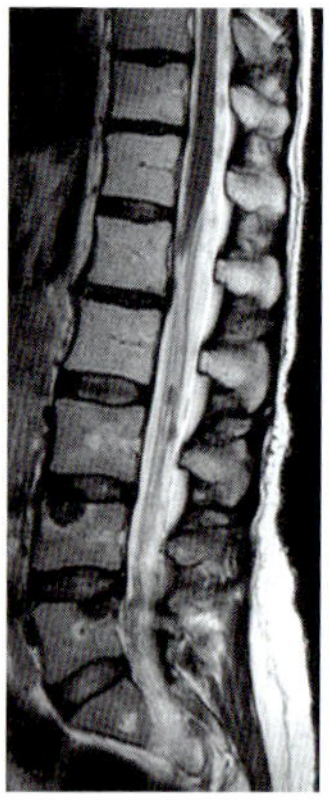

MRT der Lendenwirbelsäule (sagittal, T2-gewichtet)

59.4 Stellen Sie eine Verdachtsdiagnose!

→ Antworten und Kommentar Seite 216

60 71-jährige Patientin mit „unerträglichem Gesichtsschmerz"

Eine 71-jährige Patientin kommt in Begleitung ihres Ehemannes in Ihre Praxis. Sie berichtet von streng einseitig auftretenden stärksten Schmerzattacken über der rechten Wange, die „nicht auszuhalten seien". Sie habe seit 2 Wochen täglich ca. 10 bis 12 solcher „Anfälle" gehabt. Sie würden v. a. beim Zähneputzen auftreten, der Zahnarzt habe aber keine Ursache finden können. Einmal sei es auch während des Mittagessens passiert. Ihr Ehemann berichtet, dass es während der Attacken manchmal auch zu leichten „Zuckungen" in der rechten Gesichtshälfte kommen würde. Die Schmerzen würden für etwa 15 Sekunden anhalten, danach sei wieder alles normal.

60.1 Welche Erkrankung scheint bei der Patientin vorzuliegen?

Die körperliche Untersuchung ist mit Ausnahme einer leichten Hypästhesie und -algesie reproduzierbar über der rechten Wange unauffällig. Der Cornealreflex ist seitengleich.

60.2 Bleiben Sie bei Ihrer Verdachtsdiagnose?

60.3 Würden Sie noch weitere Untersuchungen durchführen? Und wenn ja, welche?

60.4 Wie würden Sie die Patientin behandeln, wenn Sie keine Ursache für die Symptome finden können?

60.5 Kämen auch operative Maßnahmen in Betracht? Wann würden Sie solche Maßnahmen erwägen?

Oft findet sich als Ursache der Schmerzsymptomatik folgende pathologische Veränderung (s. Abb.).

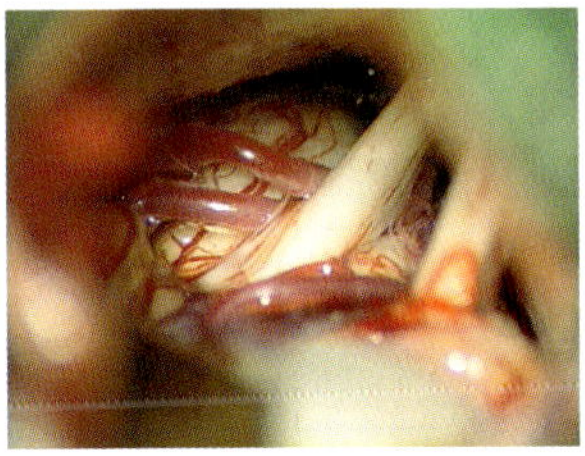

Operationssitus

60.6 Welche Auffälligkeit erkennen Sie im Operationssitus? Bei einem Patientenalter unter 60 Jahren und gutem Allgemeinzustand wäre in erster Linie an welches operative Verfahren zu denken?

→ Antworten und Kommentar Seite 218

61 47-jährige Patientin mit gestörter Koordination

Eine 47-jährige Patientin kommt in Ihre Praxis und berichtet über eine zunehmende Ungeschicklichkeit und zunehmendes Zittern der Hände. Es seien „die Nerven", glaube sie, da sie auf der Arbeitsstelle viel Stress habe und daher zunächst auch keinen Arzt aufgesucht. Die Symptome würden seit Monaten aber kontinuierlich zunehmen, inzwischen sei die Schrift kaum noch lesbar, und sie habe inzwischen große Schwierigkeiten auf der Arbeitsstelle, da sie als Sekretärin arbeite. Auch würde sie unsicherer laufen und müsse sich oft festhalten. Aus Angst davor, für eine Alkoholikerin gehalten zu werden, würde sie nur noch ungern unter Leute gehen. Die Patientin führt Ihnen vor, wie sie nach einem Stift greift und entwickelt dabei beidseits einen grobschlägigen Intentionstremor.

61.1 Welches Syndrom liegt bei der Patientin wahrscheinlich vor?

61.2 Welche anamnestischen Angaben sind bei diesem Verdacht besonders relevant?

61.3 Welche klinischen Tests können Sie durchführen, um Ihren Verdacht weiter zu untermauern?

Sie veranlassen eine MRT-Untersuchung des Gehirns und erhalten folgenden Befund (s. Abb.).

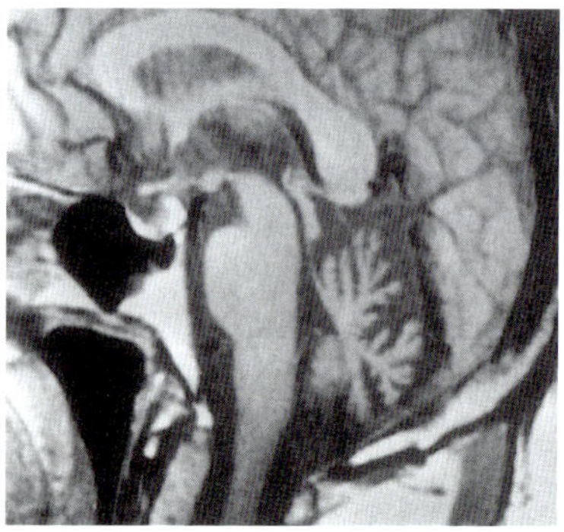

61.4 Beschreiben Sie den Befund, und nennen Sie mögliche Ursachen dieser Erkrankung!

→ Antworten und Kommentar Seite 220

62 56-jährige Patientin mit heftigem Rezidivkopfschmerz und Nackensteife

Eine bislang gesunde Frau sucht Sie in der Notaufnahme auf. 2 Tage zuvor habe sie erstmals einen eher mäßigen Kopfschmerz im Nacken verspürt, der nach einigen Stunden wieder verschwand. Jetzt habe sie seit 2 Stunden massivste Nackenkopfschmerzen mit Ausstrahlung über den gesamten Hinterkopf, die sich auch nach Einnahme von Novalgin „nicht die Spur" gebessert hätten. Probleme mit der Halswirbelsäule habe sie schon seit Jahren, einen derartig ausgeprägten Schmerz kenne sie jedoch nicht. Bei der körperlichen Untersuchung zeigt sich eine deutliche Nackensteife, passive Kopfbewegungen werden von der Patientin wegen starker Schmerzen nicht toleriert. Außerdem wirkt die Patientin psychomotorisch verlangsamt. Fokalneurologische Defizite finden sich nicht. Der Blutdruck beträgt 160/90 mmHg, die Körpertemperatur 37,2 °C.

Die Patientin hat eine etwa 6 Monate zuvor aufgenommene Röntgenaufnahme der Halswirbelsäule mitgebracht (s. Abb.).

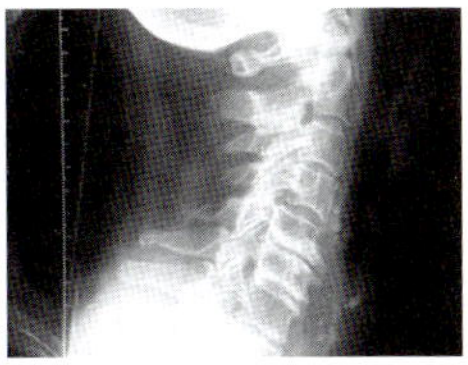

62.1 Befunden Sie die Röntgenaufnahme! Sehen Sie eine Erklärung für die genannten Symptome?

15 Minuten nach der Untersuchung erbricht die Patientin plötzlich, und es kommt zu einem kurzen fokalen epileptischen Anfall. Sie entschließen sich zur Durchführung eines CCT (s. Abb.).

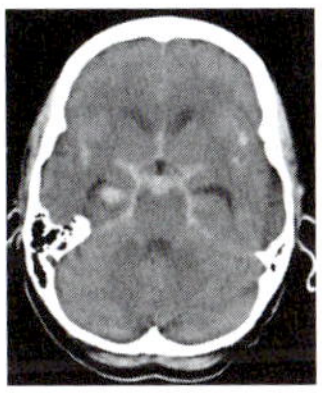

62.2 Wie lautet Ihre Diagnose?

62.3 Was hätten Sie getan, wenn das CT einen unauffälligen Befund ergeben hätte?

62.4 Welche beiden Therapieoptionen stehen prinzipiell zur Verfügung?

62.5 Nennen Sie Hauptursache und weitere Ursachen dieser Erkrankung!

62.6 Durch welche Komplikationen ist die Patientin bei dieser Erkrankung besonders gefährdet?

→ Antworten und Kommentar Seite 222

63 87-jähriger Patient mit Lähmungen nach Treppensturz

Ein 87-jähriger Patient wird aus dem Altersheim zu Ihnen in die Klinik gebracht. Einweisungsgrund ist zunächst, dass der Patient wiederholt eingenässt und schließlich einen fieberhaften Infekt entwickelt habe. Vom Pflegepersonal ist zu erfahren, dass der Patient seit einigen Tagen das Bett nicht mehr verlassen habe. Zuvor sei er im Heim wohl mehrfach gestürzt, einmal dabei auch einige Stufen einer kleinen Treppe im Speisesaal des Heimes hinunter. Der zugezogene Heimarzt habe aber außer Prellungen am Rücken keine weiteren Verletzungen gefunden. An Vorerkrankungen bestehen „Demenz", „Herzinsuffizienz", „Osteoporose", „Prostata-Hyperplasie" sowie der Verdacht auf „Parkinson". In mitgebrachten Pflegebericht finden sich Medikamente wie Madopar, Tramadol, Herz-ASS, Furosemid-Ratiopharm, Dipiperon-Saft und Seroquel. Eine Anamneseerhebung ist bei dem offenbar zeitlich und örtlich nicht orientierten, deutlich exsikkierten Patienten nicht durchführbar. An den Armen finden Sie bei schlechter Mitarbeit eine Muskeltonuserhöhung im Sinne eines Rigors mit Zahnradphänomen. Die Beine werden nicht bewegt, der Muskeltonus der Beine ist ebenfalls erhöht, die Reflexe sind gesteigert, die Pyramidenbahnzeichen sind beidseits positiv. Auf Schmerzreize an den Armen wehrt der Patient gezielt ab, an den Beinen erfolgt keine Reaktion.

63.1 Welches der Vielzahl der hier genannten „neurologischen" Symptome scheint das eigentliche Problem des Patienten zu sein?

63.2 An welche Differenzialdiagnosen müssen Sie in diesem Fall denken?

63.3 Welche Diagnostik veranlassen Sie akut?

→ Antworten und Kommentar Seite 224

64 26-jähriger Patient mit V.a. Morbus Parkinson und Blutungsneigung

Ein junger Mann wird mit Verdacht auf Morbus Parkinson zur medikamentösen Einstellung in die Klinik eingewiesen. Sie sind der aufnehmende Arzt und erfahren, dass seit 2 Jahren ein zunehmender Tremor der Hände und eine ebenso progrediente Bewegungsverlangsamung im Sinne einer Bradykinese bestehen. Bei der klinischen Untersuchung findet sich zusätzlich ein leichter Rigor an den oberen Extremitäten, weiterhin eine mäßige Gangataxie. Der Tremor besteht aus einer Ruhe- und einer Intentionskomponente. Die Mutter des Patienten berichtet, dass ihr Sohn sich in den letzten Monaten auch „psychisch verändert hätte“. Außerdem würde er leicht Blutergüsse bei Bagatellverletzungen aufweisen. Eine Parkinson-Erkrankung sei in der leiblichen Verwandtschaft bislang nicht vorgekommen.

64.1 Für wie wahrscheinlich halten Sie die Verdachtsdiagnose eines Morbus Parkinson?

Sie erhalten u. a. folgende Laborwerte: GOT 39 U/l, GOT 41 U/l, γ-GT 66 U/l, Quick 69 %, Albumin 30 g/l, AT-III 59 %, Thrombozyten 102 000/μl, Cholinesterase 2500 U/l. Ein Alkoholabusus wird glaubhaft verneint; es werden keine Medikamente eingenommen.

64.2 Welche internistische Erkrankung kann Ursache einer derartigen Laborkonstellation sein?

64.3 Stellen Sie eine Verdachtsdiagnose!

64.4 Gibt es eine einfache klinische Untersuchung, mit der Sie Ihren Verdacht untermauern können?

64.5 Wie sichern Sie unter Zuhilfenahme apparativer Verfahren die Diagnose?

→ Antworten und Kommentar Seite 226

65 27-jährige Epilepsiepatientin mit ungeplanter Schwangerschaft

In Ihrer Arztpraxis stellt sich eine Patientin vor, die Sie seit 5 Jahren wegen einer kryptogenen Epilepsie mit komplex-fokalen und sekundär generalisierten Anfällen betreuen. Ein Jahr zuvor hatten Sie die Monotherapie (Valproinsäure 2400 mg/d) auf eine Kombinationstherapie (Valproinsäure 1800 mg/d + Lamotrigin 200 mg/d) umgestellt. Die Anfallsfrequenz war danach deutlich rückläufig, im letzten halben Jahr war die Patientin sogar anfallsfrei.

Nun berichtet Ihnen die Patientin, dass sie schwanger sei. Sie habe „wohl nicht so recht aufgepasst", ihre Periode sei ausgeblieben und der daraufhin durchgeführte Schwangerschaftstest sei positiv gewesen. Nun habe Sie Angst, dass die Antiepileptika dem Kind schaden würden. Sie würde daher die Antiepileptika absetzen wollen.

65.1 Wie hoch schätzen Sie die Gefährdung des Embryos durch Antiepileptika im Verhältnis zum „normalen" Risiko ein?

65.2 Mit welchen anderen potenziellen Komplikationen ist bei den Patientinnen in der Schwangerschaft und nach der Geburt bei den Kindern zu rechnen?

65.3 Was raten Sie der Patientin?

65.4 Welche Empfehlung hätten Sie der Patientin gegeben, wenn Sie Ihren Rat vor einer geplanten Schwangerschaft eingeholt hätte?

→ Antworten und Kommentar Seite 228

66 48-jährige Patientin mit Kopfschmerzen, Photophobie und Fieber

Eine 48-jährige Patientin wird mit unklaren Kopfschmerzen in Ihre Klinik gebracht. Sie klagt über neu aufgetretene ausgeprägte Kopfschmerzen vorwiegend im Nacken, die sich über Nacht entwickelt hätten. Sie habe zwischenzeitlich auch 2-mal erbrochen. Vorerkrankungen nennenswerter Art bestünden nicht. Fokal neurologische Ausfälle liegen nicht vor, Sie finden aber eine „deutliche Nackensteife", die Patientin wirkt deutlich beeinträchtigt und leicht psychomotorisch verlangsamt. Die Prüfung der Lichtreaktion beider Pupillen empfindet die Patientin als sehr unangenehm. Die Körpertemperatur beträgt 39,6 °C. Auf Nachfrage nach einem Infekt berichtet die Patientin, dass sie seit 9 Tagen eine Erkältung mit Schnupfen und zunehmend produktiven Husten habe.

66.1 Welche beiden wichtigen neurologischen Erkrankungen kommen bei Vorliegen einer „Nackensteife" in Frage?

66.2 Wie gehen Sie diagnostisch weiter vor? Begründen Sie die einzelnen Schritte!

Das Schädel-CT zeigt keinen pathologischen Befund. Sie führen eine Lumbalpunktion durch. Es ergeben sich folgende Werte: Zellzahl 3200/µl, Eiweiß 1,1 g/l, Laktat 4 mmol/l, Glukose 30 mg/dl (Serumglukose 120 mg/dl).

66.3 Welche Erkrankung liegt vor?

Sie haben einen Röntgen-Thorax anfertigen lassen (s. Abb.).

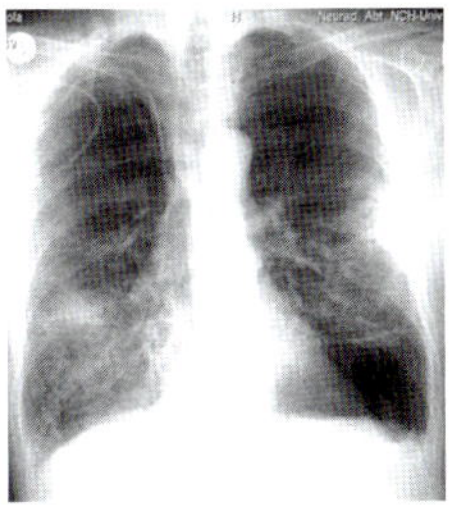

Röntgen-Thorax

66.4 Welche Diagnose stellen Sie? Welchen Zusammenhang vermuten Sie zwischen diesen beiden Erkrankungen?

66.5 Wie gehen Sie therapeutisch vor?

→ Antworten und Kommentar Seite 230

67 26-Jährige mit unklaren Missempfindungen und Sehstörung des linken Auges

Eine 26-jährige Studentin wird Ihnen vom Augenarzt wegen einer seit 2 Tagen zunehmenden Visusminderung links mit initialem Schleiersehen und Schmerzen bei schnellen Blickfolgebewegungen überwiesen. Laut Augenarzt bestehen eine leicht verzögerte Pupillenreaktion auf Licht und der Verdacht auf ein Zentralskotom links. Aufgrund mehrerer Zeckenstiche in der Anamnese vermutet er eine Neuroborreliose als Ursache. Die Patientin beklagt zudem einen wiederkehrenden Harndrang, ein Harnwegsinfekt wurde vom Hausarzt ausgeschlossen. Bei der klinischen Untersuchung der Patientin finden Sie folgende weitere pathologische Befunde: Missempfindungen auf handtellergroßen Arealen am linken ventralen Oberschenkel und volaren Unterarm, Pelzigkeitsgefühl im Bereich der rechten Wange, bei Beugung des Nackens ein „Gefühl wie ein Stromschlag in der Wirbelsäule".

67.1 Für welche Erkrankung sind die Augensymptome typisch? Nennen Sie potenziell assoziierte Erkrankungen! Welches Krankheitsbild wäre am wahrscheinlichsten?

67.2 Welche apparativen Verfahren sind für die Diagnosestellung geeignet?

Sie haben u. a. eine MRT des Schädels veranlasst (Flair-Sequenz; s. Abb.).

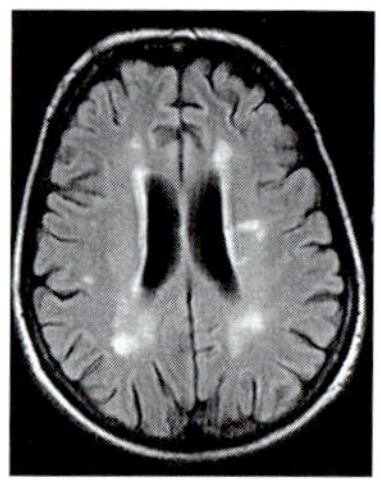

67.3 Beschreiben Sie den Befund! Passt der Befund zu Ihrer Verdachtsdiagnose?

Folgende Ergebnisse liegen Ihnen nun vor: Routinelabor unauffällig, Borrelienserologie (IgG, IgM) negativ; Lumbalpunktion: Zellzahl 8/μl, Eiweiß/Glukose/Laktat normal; Zellbild lymphomonozytär, oligoklonale Banden positiv; AEP/MEP unauffällig; VEP: rechts unauffällig, links deutlich verzögerte Latenz der P100 (Antwortpotenzial, das beim Gesunden nach etwa 100 ms auftritt) bei stark dispergiertem Potenzial.

67.4 Würden Sie die Patientin behandeln? Wenn ja, wie?

! **67.5** Empfehlen Sie eine Rezidivprophylaxe? Begründen Sie Ihre Entscheidung!

→ Antworten und Kommentar Seite 233

68 50-jähriger Patient mit akutem Schwindel und Bewusstseinsstörung

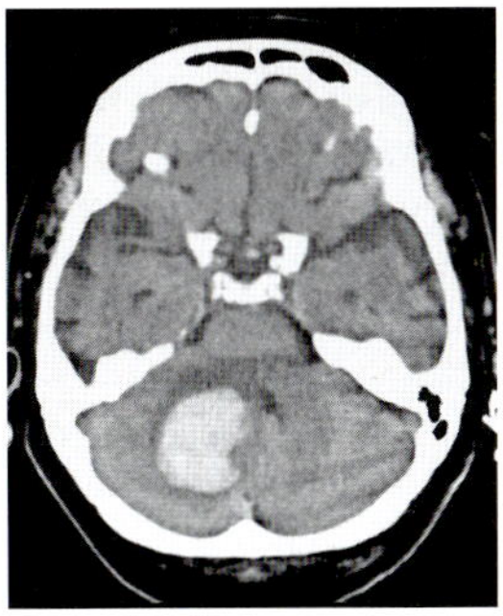

Ein 50-jähriger Patient wird vom Notarzt in die Klinik gebracht. Bei der orientierenden Untersuchung in der Notfallaufnahme finden Sie einen schläfrigen, aber noch kontaktfähigen Patienten vor, der Ihnen nur eingeschränkt anamnestische Angaben machen kann. Er beklagt einen heftigen Drehschwindel und okzipitale Kopfschmerzen, die etwa 1 Stunde zuvor akut eingesetzt hätten. Nachdem er mehrfach erbrochen habe und schließlich nicht mehr hätte stehen können, hätte die Ehefrau den Rettungsdienst verständigt. In der Untersuchung finden Sie einen grobschlägigen Nystagmus in den Vorhalteversuchen besteht eine Absinktendenz der rechten Extremitäten, keine sicheren Paresen. Auffällig ist ein deutliches „Danebenzeigen" im Finger-Nase-Versuch mit der rechten Hand. Ansonsten ist der neurologische Befund nicht sicher auffällig. Der gemessene Blutdruck beträgt 220/120 mmHg. Sie veranlassen ein CCT (s. Abb.).

68.1 Welche Diagnose stellen Sie anhand der Computertomographie?

68.2 Welche Akutmaßnahmen treffen Sie?

! 68.3 Welche Kriterien des CT-Befundes helfen Ihnen bei Ihren Entscheidungen über das weitere therapeutischen Vorgehen?

68.4 Nennen Sie die klinischen Charakteristika der Kleinhirnschädigung (Kleinhirnsyndrom)!

→ Antworten und Kommentar Seite 237

69 45-jährige Patientin mit neu aufgetretenen Doppelbildern

Eine 45-jährige Patientin stellt sich in Ihrer Arztpraxis vor, da sie seit einigen Tagen Doppelbilder sehe. Diese wären nur leicht ausgeprägt und auch nicht immer vorhanden. Die Doppelbilder würden vor allem beim Autofahren stören. Sie würde daher meist ein Auge schließen. Weiterhin bestünde ein Druckgefühl hinter dem linken Auge, andere Symptome werden nicht berichtet. Ihr Augenarzt habe eine Augenmuskelschädigung vermutet und die Patientin deshalb weiter überwiesen.

69.1 Worauf achten Sie in Ihrer klinischen Untersuchung besonders, bzw. welche Tests können Sie durchführen, um den Ort der Schädigung zunächst klinisch zu lokalisieren?

69.2 Nennen Sie die Funktionen der von den Hirnnerven III, IV und VI versorgten Augenmuskeln! Beschreiben Sie die klinischen Charakteristika einer Schädigung der zu den Augenmuskeln führenden Hirnnerven III, IV und VI!

Sie stellen fest, dass die Doppelbilder nicht konstant in eine Richtung auftreten. Am geringsten scheinen sie beim Blick zur linken Seite vorzuliegen. Außerdem haben Sie das Gefühl, dass die linke Pupille etwas erweitert ist und träger auf Licht reagiert.

69.3 Stellen Sie eine Verdachtsdiagnose!

69.4 An welche anderen Differenzialdiagnosen – außer Hirnnervenläsionen – müssen Sie bei Doppelbildern außerdem denken?

→ Antworten und Kommentar Seite 238

70 61-Jähriger mit progredientem sensibel betonten sensomotorischen Defizit

Ein 61-jähriger Mann wird zu Ihnen aus einem Kreiskrankenhaus zur weiteren Diagnostik und Therapie verlegt. Die primäre Aufnahme erfolgte dort wegen einer zunehmenden „allgemeinen Schwäche" über viele Wochen. Klinisch werden mittelgradige Paresen der unteren Extremitäten sowie Par- und Hypästhesien mit strumpfförmiger Begrenzung etwa in der Mitte beider Unterschenkel beschrieben. Im Verlegungsbrief wird von einer langsamen Zunahme v. a. der Sensibilitätsstörungen im weiteren Verlauf berichtet. Folgende Befunde erheben Sie: Areflexie an den Beinen; mittellebhafte Muskeleigenreflexe an den Armen, Pyramidenbahnzeichen negativ; deutliche symmetrische Hypästhesie/-algesie mit strumpfförmiger Begrenzung in Höhe der Kniegelenke mit Kribbelparästhesien in diesem Bereich; ausgeprägte Pallhypästhesie mit einem Vibrationsempfinden von 1–2/8 an Großzehen/Fußknöcheln/präpatellar beidseits; übriges Vibrationsempfinden normal; deutlich gestörtes Bewegungsempfinden beider Großzehen; schlaffe Paresen v. a. der proximalen Beinmuskulatur. An den Händen finden Sie ebenfalls ein sensibles Defizit bis etwa in Höhe der Handgelenke.

70.1 Wie nennt man das vorliegende neurologische Syndrom?

Im Verlegungsbrief wird eine Verdachtsdiagnose genannt.

70.2 Können Sie sich vorstellen, welche?

Im Verlauf der nächsten Wochen ist die Symptomatik progredient. Folgende Untersuchungsergebnisse liegen nun vor: Liquor: Zellzahl 6/µl, Eiweiß 620 mg/l; Routinelabor: unauffällig; immunologische Parameter: ANA-Titer (↑), Rheumafaktor positiv, M-Gradient in der Immunelektrophorese positiv (IgG); Urin: geringer Nachweis von κ-Leichtketten; Röntgen von Achsenskelett/Schädel: unauffällig; Knochenmark: unauffällig; ENG: verzögerte NLG und F-Wellen an den Beinen; EMG: geringe pathologische Spontanaktivität.

70.3 Welche Grunderkrankung liegt vor? Sehen Sie einen Zusammenhang zwischen dieser Grunderkrankung und den neurologischen Symptomen?

! **70.4** Wie nennt man diese neurologische Erkrankung, wenn sie eine Krankheitsprogression über mindestens 8 Wochen zeigt?

! **70.5** Welche Behandlungsmöglichkeiten stehen Ihnen prinzipiell zur Verfügung?

→ Antworten und Kommentar Seite 241

71 74-jährige Patientin mit akut aufgetretener Paraparese

Ein 74-jährige Bäuerin wird von Angehörigen abends gegen 22:00 Uhr vor der Scheune gefunden. Dort habe sie offenbar mehrere Stunden gelegen. Sie berichtet, sie habe plötzlich die Kontrolle über die Beine verloren, sei in sich zusammengesackt und habe nicht mehr aufstehen können. Der Notarzt wurde gerufen und die alte Dame abends in die Notaufnahme Ihrer Klinik gebracht. Anamnese und Untersuchung gestalten sich etwas schwierig, da die Patientin sehr aufgeregt ist und schlecht mitarbeitet. An Vorerkrankungen gibt sie „Herzprobleme" an und zeigt Ihnen eine Tüte, die u. a. verschiedene Diuretika, Kalziumantagonisten und ASS 100 enthält. Beim Entkleiden der Patientin fällt eine eingenässte Strumpfhose auf, die Patientin ist unterkühlt (rektale Temperatur 35,1 °C). Ein freier Stand oder Gehen ist der Patientin nicht möglich, in der Einzelkraftprüfung findet sich eine symmetrische Paraparese höheren Grades, die Muskeleigenreflexe an den unteren Extremitäten sind nicht auslösbar, eine differenzierte Sensibilitätsprüfung ist nicht durchführbar. Schmerzen beschreibt sie weniger im Bereich des Rückens als gürtelförmig um den gesamten Thorax.

71.1 Stellen Sie eine Syndromdiagnose! Nach welchen Symptomen fragen bzw. suchen Sie noch gezielt?

An diagnostischen Möglichkeiten steht Ihnen abends zu dieser Uhrzeit nur die Computertomographie zur Verfügung. Die folgende Abbildung zeigt den dabei auffälligsten Befund.

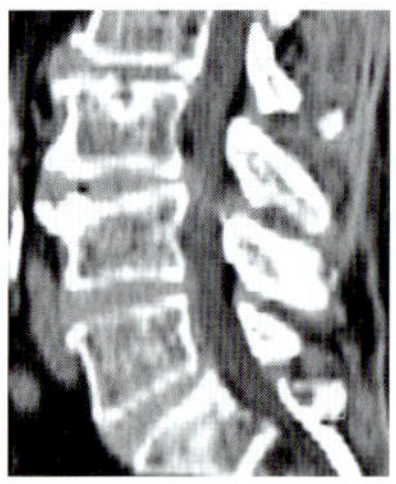

! **71.2** Beschreiben Sie die Auffälligkeiten! Ist der klinische Befund hierdurch hinreichend erklärt?

! **71.3** An welche Differenzialdiagnosen denken Sie in Kenntnis des CT-Befundes?

71.4 Welche weiteren diagnostischen und therapeutischen Schritte tragen Sie in das Krankenblatt ein?

→ Antworten und Kommentar Seite 243

72 56-Jährige mit Kopfschmerzen, Psychosyndrom und Krampfanfall

Eine 56-jährige Patientin kommt begleitet von ihrem Ehemann nach erstmalig aufgetretenem epileptischem Anfall in die Klinik. Der Ehemann beschreibt ein plötzlich aufgetretenes unwillkürliches „Zucken" der rechten Hand, danach habe „der ganze rechte Arm gewackelt". Sie sei dabei bei vollem Bewusstsein gewesen. Nebenbei sei ihm aufgefallen, dass seine Frau seit einigen Wochen „irgendwie verändert sei". Sie klage seit etwa 1 Monat über ständige Kopfschmerzen, die sie mit „reichlich Schmerztabletten bekämpfe". Möglicherweise seien die vielen Medikamente daran schuld, dass sie sich „so merkwürdig verhalte". Bei der Untersuchung finden Sie eine leichte armbetonte Hemiparese rechts, die Patientin wirkt psychomotorisch verlangsamt. Der weitere Untersuchungsbefund ist unauffällig.

72.1 Welche Erklärungsmöglichkeiten bieten sich für die Hemiparese, das Psychosyndrom und den epileptischen Anfall an?

72.1 Könnte der angegebene Kopfschmerz ein so genannter analgetikainduzierter Kopfschmerz sein? Begründen Sie Ihre Antwort!

72.3 Wie nennt man im Klinikjargon einen epileptischen Anfall, der sich über eine Körperregion räumlich ausbreitet? Handelt es sich hier nach offizieller Nomenklatur um einen einfach-fokalen, komplex-fokalen oder generalisierten Anfall?

Sie haben ein CCT veranlasst (s. Abb.), im Anschluss daran ein MRT mit Kontrastmittel.

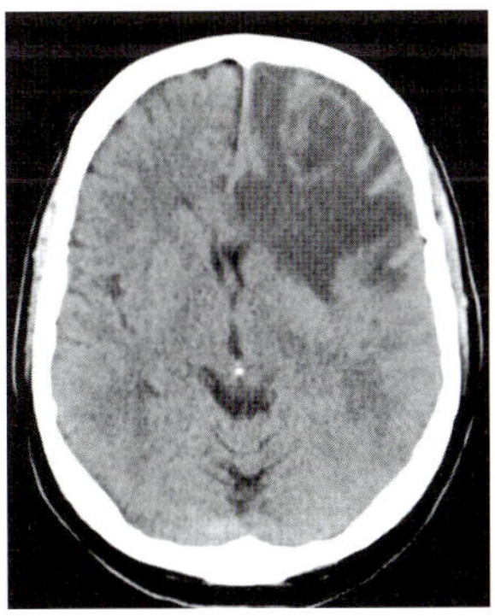

CCC (nativ)

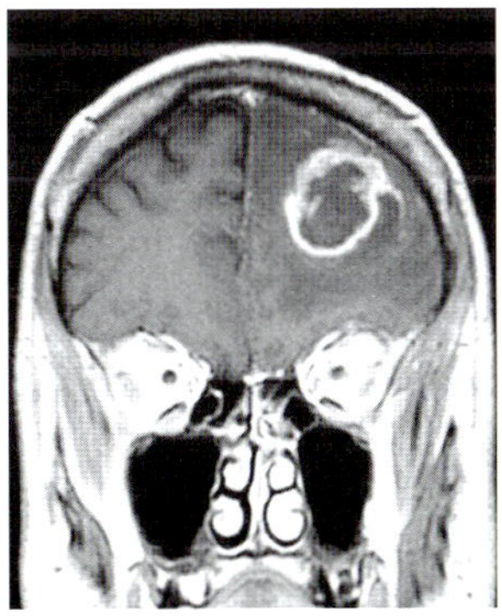

MRT mit Kontrastmittel (T1-gewichtet, coronar)

72.4 Beschreiben Sie den Befund, und stellen Sie eine Verdachtsdiagnose!

→ Antworten und Kommentar Seite 245

73 Geschwisterpaar (10 und 12 Jahre) mit Ataxie und Ungeschicklichkeit

Ein Kommilitone ruft Sie an. Er famuliert gerade in einer Kinderarztpraxis. Dort stellte sich eine Mutter mit ihrem 12-jährigen Sohn vor, weil dieser in den letzten Jahren zunehmend Probleme im Sportunterricht habe. Er würde sich „spastisch" bewegen und könne mit den anderen Kindern nicht mehr mithalten. Aufgefallen wären der Mutter und den Lehrern auch eine Ungeschicklichkeit der Feinmotorik, ein Zittern und Danebengreifen beim Greifen nach Gegenständen. Der Junge habe einen 10-jährigen Bruder, auch dieser würde sich ungeschickt bewegen, die übrige Familie sei aber gesund. In der klinischen Untersuchung habe der 12-jährige Junge mit geschlossenen Augen nicht frei stehen können und tatsächlich ein auffälliges, „eckiges" Gangbild gezeigt. Außerdem habe er etwas verwaschen und abgehackt gesprochen.

73.1 **Welche Informationen über das Krankheitsbild können Sie dieser Beschreibung entnehmen?**

Ihr Kommilitone fragt Sie, ob Ihnen Krankheiten einfallen, die einen derartigen Verlauf nehmen können.

73.2 Was antworten Sie?

Ihr Kommilitone fragt, auf welchen Symptome er bei Wiedervorstellung der Kinder in der Praxis besonders achten soll.

73.3 Was raten Sie?

73.4 Welche Zusatzdiagnostik halten Sie für erforderlich, um das Krankheitsbild weiter einzugrenzen?

→ Antworten und Kommentar Seite 247

74 44-Jährige mit Fieber und Kopfschmerzen nach Urlaub in Österreich

Eine 44-jährige Patientin wird mit seit 2 Tagen bestehenden heftigen Kopfschmerzen und Zeichen eines Allgemeininfektes mit hohem Fieber bis 40 °C in die Klinik gebracht. Bei Beugung des Kopfes nach vorn gibt die Patientin eine Schmerzverstärkung an. Ansonsten ist der neurologische Befund unauffällig. Anamnestisch ist zu erfahren, dass die Patientin sich 2 Wochen zuvor im Urlaub in Österreich befunden habe und dort auch von einer Zecke gestochen worden war. Die besorgten Angehörigen fragen Sie, ob es sich bei der Erkrankung um eine Borreliose handeln könnte, da sich an der Stelle des Zeckenstiches eine deutliche Rötung gebildet habe.

74.1 Nennen Sie zeckenstichassoziierte Infektionskrankheiten und ihre Erreger!

Sie sind sich nicht ganz sicher, ob bei der Patientin tatsächlich ein Meningismus besteht.

74.2 Welche weiteren klinischen Zeichen einer meningealen Reizung können Sie überprüfen?

74.3 Für wie wahrscheinlich halten Sie die von den Angehörigen befürchtete Verdachtsdiagnose? Welche Verdachtsdiagnose stellen Sie? Begründen Sie Ihre Antworten!

74.4 Wie sichern Sie Ihre Verdachtsdiagnose?

74.5 Welche anderen klinischen Symptome können bei dieser Erkrankung auftreten?

→ Antworten und Kommentar Seite 249

75 7-jähriges Mädchen mit Verhaltensauffälligkeiten

Eltern eines 7-jährigen Mädchens suchen Sie in Ihrer Arztpraxis auf und bitten Sie um Rat. Ihre Tochter war bislang gesund, wirke aber in letzter Zeit häufig wie abwesend. Manchmal verharre sie mitten im Spiel. Auch in der Schule wirke sie verträumt und könne nach Aussagen der Lehrerin dem Unterricht nur schwer folgen. Die Eltern sind hierüber besonders erstaunt, da sich ihr Kind bis dahin völlig unauffällig entwickelt hatte und eigentlich immer einen aufgeweckten Eindruck gemacht habe. In Ihrem Sprechzimmer wirkt das Mädchen quengelig und will sich zunächst nicht untersuchen lassen, verharrt dann aber einen Moment mit starrem Blick und halb geöffneten Augen. Anschließend bewegt es sich normal weiter. Auf Nachfrage der Eltern, was es denn habe, gibt es keine Antwort sondern beginnt zu weinen.

75.1 Welche Verdachtsdiagnose liegt nahe?

Sie leiten ein EEG ab.

75.2 Welchen Befund erwarten Sie?

75.3 Nennen Sie andere Formen der altersgebundenen idiopathischen Epilepsien!

Die Eltern sind in Sorge über die weitere Entwicklung ihres Kindes.

75.4 Wie schätzen Sie die Prognose dieser Erkrankung ein?

→ Antworten und Kommentar Seite 250

76 72-Jähriger mit Sopor, Tetraparese und Pyramidenbahnzeichen

Ein 72-jähriger Mann kommt in die Klinik und berichtet Ihnen, dass er am Vormittag und Tag zuvor plötzlich Schwindel verspürt hätte, weiterhin hätte seine Ehefrau eine leicht verwaschene Sprache bemerkt, und er hätte für ca. 1 Stunde „alles doppelt gesehen". Jetzt sei alles wieder normal. An Vorerkrankungen bestehen eine arterielle Hypertonie, eine Adipositas und fraglich „Herzrhythmusstörungen". Aktuelle Medikation: Captopril, Hydrochlorothiazid. Die neurologische Untersuchung ist unauffällig.

76.1 Welche Verdachtsdiagnose haben Sie?

76.2 Welche diagnostischen Maßnahmen führen Sie durch?

Tags darauf werden Sie zum Patienten auf die Station gerufen: Der Patient sei plötzlich kollabiert, kurz zuvor fiel eine ausgeprägte Dysarthrie auf. Der Blutdruck beträgt 180/90 mmHg, der Mann reagiert nicht auf Ansprache und starke Schmerzreize. Nach ca. 5 Minuten kommt der Patient wieder zu sich, ist jedoch somnolent, die Pupillen sind anisokor, es bestehen ein vertikaler Spontannystagmus und eine vertikale Blickparese. Nach weiteren 10 Minuten wird der Patient soporös. Sie finden eine schlaffe rechtsbetonte Tetraparese, die Pyramidenbahnzeichen sind beidseits positiv.

76.3 In welchem anatomischen Gefäßversorgungsgebiet vermuten Sie die Läsion, und wie erklären Sie sich die Tetraparese mit beidseits positiven Pyramidenbahnzeichen?

Sie veranlassen ein CCT (unauffällig) und ein EKG (s. Abb.).

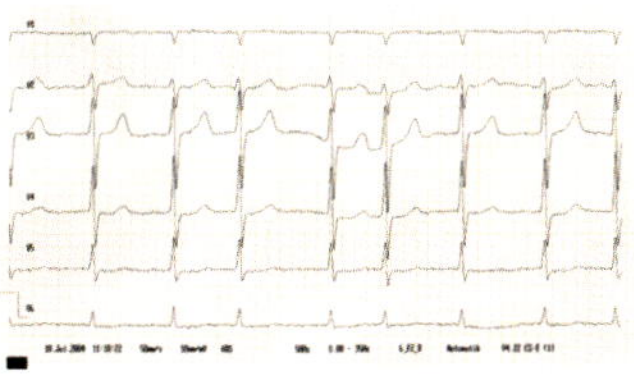

EKG: Brustwandableitungen V_1–V_6

76.4 Befunden Sie das EKG!

76.5 Was ist Ihr nächster diagnostischer Schritt? Diskutieren Sie Vor- und Nachteile der jeweiligen Verfahren!

Ihre Verdachtsdiagnose hat sich bewahrheitet.

! 76.6 Wie lautet Ihr Therapievorschlag?

→ Antworten und Kommentar Seite 253

77 25-jährige Frau mit rezidivierenden Stürzen und Tagesmüdigkeit

Eine 25-jährige Frau kommt mit einem Artikel aus einer Apothekenzeitung in Ihre Sprechstunde. Sie erzählt, dass sie seit 2 Jahren aus unerfindlichen Gründen hinstürze. Sie könne das nicht beeinflussen, manchmal geschehe es bei Stress, oft aber auch in Situationen in denen sie sich gerade besonders wohl fühle oder mit Freunden unterwegs sei. Anschließend könne sie aufstehen, als wäre nichts geschehen, bewusstlos wäre sie dabei nie. Ein Kardiologe hatte „Synkopen" diagnostiziert und eine Behandlung mit Stützstrümpfen und β-Blockern eingeleitet, die aber kaum etwas gebracht hätte. Sie sei schließlich zu diesem Arzt nicht mehr gegangen. Jetzt glaube sie aber, in der Apothekenzeitung des Rätsels Lösung gefunden zu haben. Dort werden weitere Symptome einer Erkrankung beschrieben, die sie auch an sich beobachte, denen sie aber bislang nie besondere Bedeutung beigemessen habe. Sie berichtet, dass sie schon während der Schulzeit von Eltern und Freunden darauf angesprochen und teilweise bewundert wurde, dass sie tagsüber bei jeder Gelegenheit ein „kurzes Schläfchen" halten konnte. Für sie selbst sei es eher lästig gewesen, da der Schlafdrang oft auch tagsüber kaum unterdrückbar gewesen sei. Sie habe sich aber schließlich damit abgefunden, mehr Schlaf als andere zu benötigen.

77.1 Welches Krankheitsbild wird vermutlich in der Apothekenzeitung beschrieben?

77.2 Warum war die ursprüngliche Verdachtsdiagnose „Synkopen" ohnehin unwahrscheinlich?

77.3 Welche Symptome können bei dem Krankheitsbild noch auftreten?

77.4 Welche Untersuchungen veranlassen Sie, um die Diagnose zu sichern?

Die Patientin fragt Sie, was Sie von dem in der Apothekenzeitung zur Therapie empfohlenen Medikament Methylphenidat halten.

! 77.5 Was antworten Sie?

→ Antworten und Kommentar Seite 256

78 18-Jährige mit subakuter Paraparese und Sensibilitätsstörungen am Rumpf

Eine 18-jährige Schülerin ist mit ihrer Schulklasse 1 Woche auf einem Zeltplatz in Südfrankreich gewesen. Nach ihrer Heimkehr wird sie mit dem Rettungsdienst in die Klinik gebracht. Sie sind der aufnehmende Arzt und erfahren, dass die Patientin bereits in den letzten Tagen in Frankreich Sensibilitätsstörungen am Rumpf bemerkt habe und auch Schwierigkeiten beim Wasserlassen gehabt hätte. Dies habe sie zunächst für einen Infekt gehalten, sie sei bereits vor der Fahrt „erkältet" gewesen, wollte aber nicht zu Hause bleiben. In den letzten 2 Tagen hätten die Symptome massiv zugenommen. An diesem Morgen sei sie nun aufgewacht und habe beide Beine nicht mehr gespürt, habe auch nicht mehr aus dem Bett aufstehen oder laufen können.

78.1 An welche Krankheitsbilder müssen Sie allein aufgrund der Anamnese denken? Auf welche Symptome achten Sie bei der neurologischen Untersuchung daher besonders?

In der Untersuchung finden Sie eine symmetrische Paraparese (Paresegrad 3) sowie eine Sensibilitätsstörung für alle Qualitäten, welche etwa 3 Querfinger oberhalb des Nabels scharf begrenzt ist. Die Beineigenreflexe sind auslösbar. Die oberen Extremitäten sind unauffällig, auch im Kopf- und Hirnnervenbereich bestehen keine Auffälligkeiten.

78.2 Stellen Sie eine Syndromdiagnose!

78.3 Fassen Sie die Besonderheiten dieses Falles zusammen, und nennen Sie die in diesem Fall wahrscheinlichen Differenzialdiagnosen!

78.4 Geben Sie an, welche diagnostischen Schritte Sie als erstes unternehmen!

→ Antworten und Kommentar Seite 258

79 19-jähriger Mann mit proximaler Muskelschwäche

Ein 19-jähriger Schüler wird auf Veranlassung eines Arztes im Kreiswehrersatzamt in Ihrer Sprechstunde mit der Frage „neuromuskuläre Erkrankung?" vorgestellt. Er war bei der Musterung durch seine „Körperhaltung" aufgefallen. Er selbst beschreibt sich als „immer schon unsportlich", besonders in Leichtathletik und beim Werfen sei er schlecht gewesen. Bei körperlicher Arbeit ermüde er rasch, aber er würde ohnehin lieber am Computer arbeiten. Andere subjektive Beschwerden gibt er nicht an. Vom Aspekt fällt Ihnen am entkleideten Patienten ein Hohlkreuz, sowie eine Scapula alata und eine deutlich verschmächtigte Muskulatur im Schulterbereich auf (s. Abb.). Bei der Kraftprüfung an den oberen Extremitäten sind v. a. Außen- und Innenrotation leicht überwindbar (Paresegrad 4), die Muskeleigenreflexe sind allseits nur unter Bahnung schwach auslösbar. Sensibilitäts- und Koordinationsprüfungen sind unauffällig. Im Gesicht findet sich eine Schwäche der mimischen Muskulatur, insbesondere beim Versuch den Mund zu spitzen oder zu pfeifen.

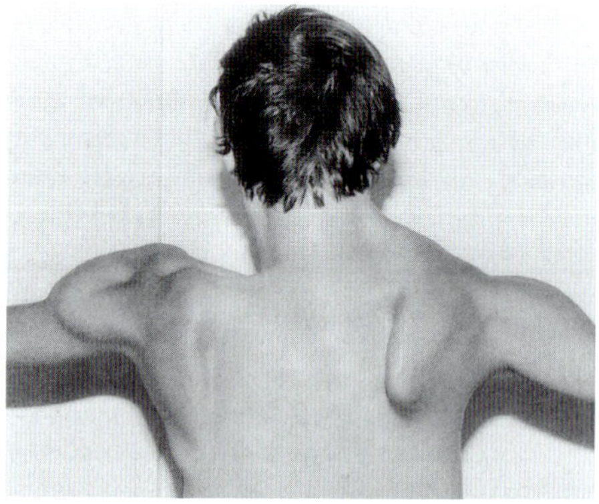

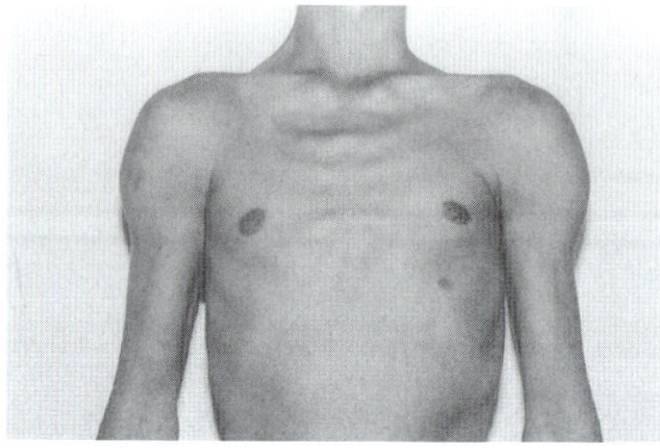

79.1 Nennen Sie allgemein Symptome, die den Verdacht auf das Vorliegen einer degenerativen Muskelerkrankung lenken!

Die untere Abbildung zeigt einen wesentlichen Befund, der nahezu eine Blickdiagnose erlaubt.

79.2 Beschreiben Sie den Befund, und nennen Sie Ihre Verdachtsdiagnose!

79.3 An welche anderen Erkrankungen muss beim Vorliegen der Leitsymptome „Parese und Muskelatrophie" gedacht werden?

79.4 Welche Zusatzuntersuchungen werden Sie in diesem Fall durchführen? Welche Befunde würden Sie bei Ihrer Diagnose erwarten?

→ Antworten und Kommentar Seite 260

! 80 75-Jährige mit Krampfanfall, Fieber, Rigor, Somnolenz und Psychosyndrom

Eine bislang rüstige Rentnerin wird Ihnen von den Sanitätern in die Notaufnahme gebracht. Laut Ehemann habe sie sich schon die letzten Tage nicht mehr wohl gefühlt und das Bett gehütet, seit 3 Tagen sei sie schon „etwas komisch im Kopf". 1 Stunde zuvor habe plötzlich der rechte Arm für ca. 5 Minuten gezuckt. Nähere Angaben kann der Ehemann nicht machen. Die Sanitäter liefern Ihnen folgende Informationen: Bewusstseinsminderung, Blutzucker 105 mg/dl, Blutdruck 100/65 mmHg, Puls 100/min und rhythmisch. Bei der körperlichen Untersuchung erheben Sie folgende Befunde: leichte Exsikkose; Somnolenz; Psychosyndrom mit psychomotorischer Verlangsamung, unscharfer zeitlicher und örtlicher Orientierung; erhöhter Muskeltonus an den Extremitäten; Körpertemperatur 35,9 °C. Die Laboruntersuchung zeigt folgende auffällige Werte: Leukozyten 3200/µl, Hb 10,7 g/dl, Thrombozyten 497 000/µl, Kreatinin 1,5 g/dl, Quick 65 %, PTT 49 s, CRP 181 mg/l.

80.1 Stellen Sie eine Verdachtsdiagnose!

80.2 Welche weiteren Untersuchungen veranlassen Sie, um Ihre Verdachtsdiagnose zu bestätigen?

Die Patientin muss wegen zunehmender arterieller Hypotonie und Vigilanzminderung auf der Intensivstation behandelt werden. Es gelingt Ihnen unter Katecholamin- und Volumengabe den Zustand der Patientin zu stabilisieren. Mittlerweile liegen Ihnen weitere Befunde vor: CCT unauffällig; Lumbalpunktion: Zellzahl 6/µl, Eiweiß 520 mg/l, Laktat 5,9 mmol/l; Urinstix: Eiweiß ++, Erythrozyten +++, Nitrit –. Sie beobachten bei der Patientin jetzt eine Hemiparese des linken Armes für 10 min, das Babinskizeichen ist links positiv. Sie auskultieren ein 2–3/6 Systolikum mit p.m. über Erb und Mitralklappe ohne Fortleitung.

80.3 Welche Verdachtsdiagnose stellen Sie jetzt? Und welche Notfalluntersuchungen sollten spätestens jetzt durchgeführt werden?

80.4 Wie müssen Sie die Patientin behandeln, noch bevor weitere diagnostische Schritte unternommen werden?

→ Antworten und Kommentar Seite 262

81 74-jähriger Schlaganfallpatient mit zunehmender Bewusstseinstrübung

Sie werden im Nachtdienst zu einem 74-jährigen Patienten auf Station gerufen, der nach Aussage der Schwestern nicht mehr adäquat reagiere. Als Grunderkrankung liegt bei dem Patienten ein „rechtshirniger Schlaganfall" vor. Laut Krankenakte befindet sich der Patient seit 2 Tagen auf der Station. Bei Aufnahme habe eine mittelgradige Halbseitenlähmung links bestanden, die im Verlauf weiter zugenommen habe. Im Aufnahme-CT sind Infarktfrühzeichen im Mediastromgebiet rechts zu erkennen. Aufgrund eines neu diagnostizierten Vorhofflimmerns wurde der Patient PTT-wirksam vollheparinisiert (aktueller PTT-Wert vom Morgen 66 s). Im Krankenblatt sind als weitere Medikamente Delix (2 × 5 mg), Metoprolol (2 × 50 mg) sowie Mischinsulin (12–0–8 IE) verzeichnet. Der zuletzt gemessene Blutdruck beträgt 190/90 mmHg, die Pulsfrequenz 104/min. Sie finden einen Patienten vor, der nicht auf Ansprache reagiert. Der Patient atmet spontan und sehr regelmäßig mit vertieften, schnellen Atemzügen. Die Pupillen reagieren nur träge auf Lichtreize, die rechte Pupille wirkt leicht erweitert. Auf Schmerzreize werden rechts die Extremitäten gestreckt, links kommt es zu keiner motorischen Antwort. Das Babinski-Zeichen ist links positiv.

81.1 Welches Syndrom liegt klinisch bei dem Patienten vor?

81.2 Welche Ursache vermuten Sie für die klinische Verschlechterung? Welche 2 wesentlichen Gründe hierfür müssen Sie zur Planung der Therapie umgehend abgrenzen?

Sie haben ein CT des Schädels anfertigen lassen (s. Abb.).

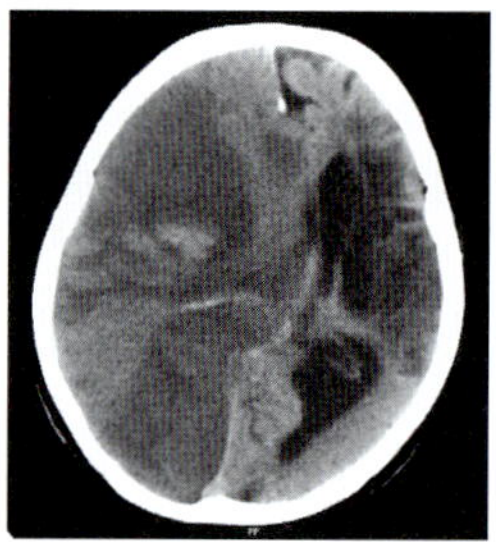

81.3 Befunden Sie das CT!

81.4 Welche Maßnahmen ergreifen Sie nun?

!! 81.5 Angenommen die Symptome des Patienten wären nicht durch einen Hirninfarkt sondern durch einen Hirntumor als Grunderkrankung verursacht, würden sich dann andere therapeutische Konsequenzen ergeben? Wenn ja, welche?

→ Antworten und Kommentar Seite 265

82 60-jähriger Patient mit chronischen Schulter-Arm-Schmerzen rechts

Ein Patient stellt sich bei Ihnen in der Sprechstunde vor, weil er seit 1,5 Jahren chronische Beschwerden im Bereich der rechten Schulter und des rechten Oberarms habe. Dabei verspüre er ziehende Schmerzen und ein Steifigkeitsgefühl in dieser Region. In den letzten Monaten sei noch eine verminderte Beweglichkeit der rechten Hand hinzugekommen, er sei mit der rechten Hand nicht mehr so geschickt wie früher, auch habe sich das Schriftbild verändert. Bereits bei der orientierenden klinischen Untersuchung fällt Ihnen ein erhöhter Muskeltonus der rechten oberen Extremität, aber auch des rechten Beines auf.

82.1 Welche Verdachtsdiagnose kommt in erster Linie in Betracht?

82.2 Welche Fragen stellen Sie dem Patienten und – nach Zustimmung des Patienten – einem Angehörigen, um Ihre Verdachtsdiagnose zu bestätigen?

82.3 Auf welche Funktionen und Befunde legen Sie bei der klinisch-neurologischen Untersuchung besonderes Augenmerk?

82.4 Welche diagnostischen Verfahren würden Sie weiter einsetzen?

→ Antworten und Kommentar Seite 268

83 73-jährige Patientin mit Beinlähmung nach Hüftoperation

Sie werden zu einer 73-jährigen Patientin gerufen, die 2 Tage zuvor in der orthopädischen Abteilung der Klinik eine Hüftendoprothese links implantiert bekam. Sie berichtet, dass sie seither den linken Fuß „nicht mehr spüre". Die Patientin gibt bei der Untersuchung eine Hypästhesie des lateralen Unterschenkels und des gesamten Fußes an. Es besteht eine höhergradige Schwäche der Fußhebung und Zehenstreckung (Paresegrad 3–4), allerdings sind auch die Fußsenkung, sowie die Zehenbeuger und die Kniebeugung mitbetroffen, wenn auch in geringerem Ausmaß (Paresegrad 4–5). Die Bewegung in der Hüfte ist aufgrund der Drainagen und Verbände nicht ausreichend prüfbar. Der Patellarsehnenreflex links ist jedoch gut auslösbar, im Gegensatz zum Achillessehnenreflex links.

83.1 Stellen Sie eine Verdachtsdiagnose!

83.2 Welchen Schädigungsort und -mechanismus vermuten Sie?

83.3 Nennen Sie eine Einteilung, die das Ausmaß der Schädigung eines peripheren Nerven beschreibt!

Der orthopädische Kollege wünscht eine „elektrophysiologische" Bestätigung Ihrer Verdachtsdiagnose.

! 83.4 Welche Möglichkeiten bestehen zu diesem Zeitpunkt?

83.5 Stellen Sie eine Prognose für die Nervenschädigung!

→ Antworten und Kommentar Seite 269

84 78-jähriger Intensivpatient mit Z. n. Pneumonie und prolongiertem Koma

Sie werden als Konsiliar zu einem 78-jährigen Mann auf die internistische Intensivstation gerufen. Ihnen wird berichtet: Aufnahme des Patienten 16 Tage zuvor wegen einer ambulant erworbenen Pneumonie mit zunehmender respiratorischer Insuffizienz; Intubation des Patienten am Tag nach der Aufnahme; initial parenterale Ernährung. Der Patient entwickelte eine Sepsis, die antibiotisch nach Antibiogramm behandelt wurde. Für 7 Tage bestand Katecholaminpflichtigkeit wegen ausgeprägter arterieller Hypotonie. Seit einigen Tagen bessere sich der Zustand des Patienten; mittlerweile wieder enterale Ernährung, der Einsatz von Katecholaminen ist nicht mehr notwendig. An Vorerkrankungen bestehen: langjähriger Nikotinabusus, Diabetes mellitus, arterielle Hypertonie. Aus internistischer Sicht ist der körperliche Untersuchungsbefund unauffällig. Seit 2 Tagen wird versucht, den Patienten zu extubieren. Aufgrund einer deutlichen Vigilanzminderung ungeklärter Genese wurde bislang darauf verzichtet. Die Analgosedierung (Fentanyl + Dormicum) wurde 24 Stunden zuvor beendet. Bei der neurologischen Untersuchung reagiert der Patient auf stärkste Schmerzreize nur mit einem leichten Grimassieren, die Pupillen wirken beidseits etwas geweitet, sind aber gut lichtreagibel. Die Haut ist etwas trocken und gerötet, es besteht eine leichte Tachykardie von 94/min. Der übrige Befund ist unauffällig.

84.1 Welche diagnostischen Schritte sollten zunächst aus neurologischer Sicht unbedingt erfolgen, um die Ursache des prolongierten Komas zu klären?

Alle durchgeführten Untersuchungen konnten die Komaursache nicht klären. Auch ein MRT des Kopfes zeigt nur einige ältere vaskuläre Läsionen, die sich auf die bekannten Gefäßrisikofaktoren des Patienten zurückführen lassen.

! 84.2 Für welches Syndrom könnten die geweiteten Pupillen, die trockene gerötete Haut und die Tachykardie sprechen? Wie können Sie Ihren Verdacht beweisen?

! 84.3 Nennen Sie Ursachen für dieses Syndrom!

! 84.4 Worin besteht die Therapie dieses Syndroms?

→ Antworten und Kommentar Seite 272

85 29-jähriger HIV-Patient mit Kopfschmerz und fokal-neurologischen Zeichen

Ein 29-jähriger, seit 7 Jahren HIV-positiver Patient wird von seinem Lebensgefährten in Ihrer Praxis vorgestellt. Aufgefallen war, dass der Patient seit etwa 1 Woche zunehmend müde und verlangsamt erschien sowie über Kopfschmerzen geklagt hat. Der behandelnde Internist sei in letzter Zeit nicht zufrieden mit dem Verlauf gewesen, weil die Zahl der CD4+-T-Zellen trotz Therapieintensivierung abfallend war und zuletzt noch 80/µl betrug. Die antivirale Therapie besteht z.Zt. aus 2 Nukleosidanaloga und 1 Protease-Inhibitor. Der Patient wirkt bei der neurologischen Untersuchung apathisch, unkonzentriert und zeitlich nicht vollständig orientiert. Vereinzelt fallen Ihnen Wortfindungsstörungen auf. Er gibt holozephale Kopfschmerzen mittlerer Intensität an. Sie stellen einen leicht erhöhten Nackenbeugetonus fest, es fällt Ihnen jedoch schwer, dies bereits als Meningismus anzusehen. Die Reflexe an den oberen Extremitäten wirken rechts betont, an den unteren Extremitäten sind sie nicht auslösbar. Im Vorhalteversuch besteht ein leichtes Absinken der rechten Extremitäten, außerdem eine distal symmetrische Sensibilitätsstörung an beiden Füßen und Unterschenkeln bis zur Kniehöhe für alle sensiblen Qualitäten.

85.1 Nennen Sie mögliche neurologische Manifestationen einer HIV-Erkrankung! In welchen Stadien der Erkrankung treten diese typischerweise auf?

85.2 Beschreiben Sie die Syndrome, die bei diesem Patienten vorliegen! Welche davon müssen Sie vordringlich abklären?

Sie haben ein zerebrales CT mit Kontrastmittelgabe veranlasst (s. Abb.).

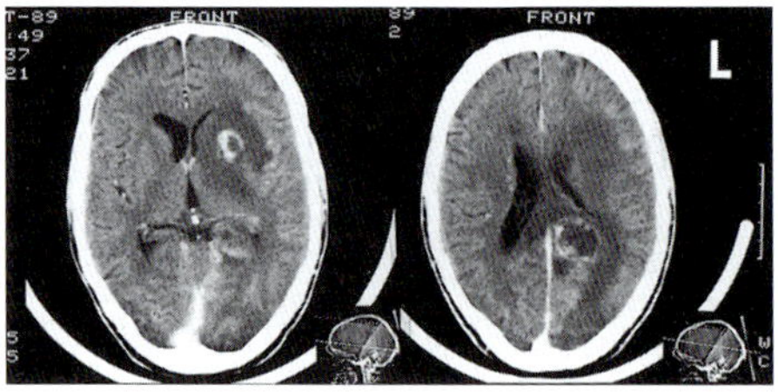

85.3 Beschreiben Sie den Befund! An welche Differenzialdiagnosen müssen Sie in diesem Fall denken?

! **85.4** Gibt es Möglichkeiten zur Vorbeugung neurologischer Komplikationen bei HIV-Patienten?

→ Antworten und Kommentar Seite 274

86 66-Jähriger mit Halluzinationen, Rigor, Hypokinese und Demenz

Ein 66-jähriger Mann wird wegen eines schwer behandelbaren Parkinson-Syndroms stationär eingewiesen. Sie sind der aufnehmende Arzt und erfahren vom Sohn des Patienten, dass mehrfache ambulante Behandlungsversuche mit L-Dopa, aber auch mit Amantadin und Dopamin-Analoga selbst in relativ niedrigen Dosierungen zum Auftreten psychotischer Symptome mit intermittierender Desorientierung, Wahnideen und Halluzinationen bei initial gutem Ansprechen der Parkinsonsymptomatik geführt hätten. Außerdem scheint – meint der behandelnde Neurologe - eine beginnende „Parkinson-Demenz“ vorzuliegen.

Bei der Untersuchung finden Sie tatsächlich Zeichen eines mäßig ausgeprägten hypokinetisch-rigiden Parkinsonsyndroms. Obwohl der Patient bei Aufnahme keine Parkinson-Medikation mehr hat, halluziniert er visuell. Zugleich fluktuieren im Gespräch Aufmerksamkeit und Konzentration erheblich, und es liegt eine Merkfähigkeitsstörung vor.
Aufgrund der Halluzinationen schlägt ein Kollege vor, den Patienten antipsychotisch mit Neuroleptika zu behandeln.

86.1 Halten Sie das Vorliegen einer originären Psychose für wahrscheinlich?

86.2 Mit welchem Problem müssen Sie rechnen, wenn Sie in diesem Fall mit Neuroleptika behandeln?

Auf nochmaliges Befragen des Sohnes stellt sich heraus, dass die Demenz schon vor Eintreten der Parkinson-Symptome bestanden hätte. Zudem wird angegeben, dass der Vater seit etwa 1 Jahr immer wieder aus ungeklärten Gründen stürzen würde.

86.3 Welche Verdachtsdiagnose legen die vorliegenden Symptome nahe?

86.4 Welche therapeutische Strategie wäre bei dieser Erkrankung am ehesten Erfolg versprechend?

→ Antworten und Kommentar Seite 276

87 72-Jähriger mit Hemi- und Fazialisparese und sensomotorischer Aphasie

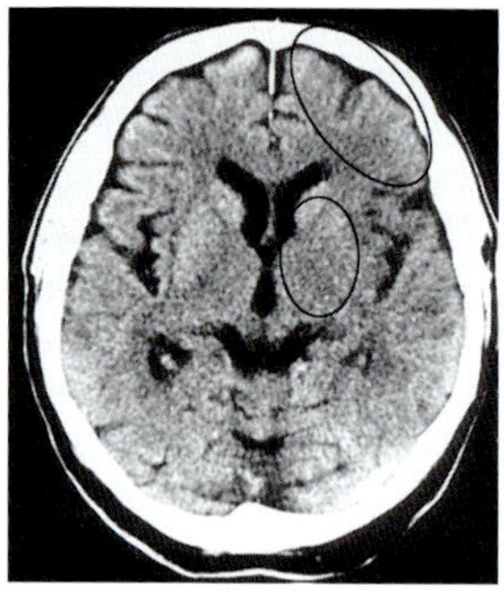

Ein 72-jähriger Mann wird vom Notarzt in die Notaufnahme gebracht. Etwa eine $^3/_4$ Stunde zuvor sei plötzlich eine Halbseitenschwäche rechts mit anschließendem Sturz aufgetreten. Außerdem sei Speichel aus dem rechten Mundwinkel getreten. Er rede auch wirres Zeug, so der Notarzt. Bei der neurologischen Untersuchung finden Sie eine mittel- bis höhergradige schlaffe Hemiparese und eine zentrale Fazialisparese rechts. Der Babinski-Reflex ist rechts positiv, die Muskeleigenreflexe der rechten Körperhälfte sind gegenüber der Gegenseite deutlich abgeschwächt. Einfache Aufforderungen (z. B. den linken Arm heben) werden nicht verstanden, die Sprache ist aufgrund ausgeprägter Paraphasien kaum verständlich. Sie haben ein CCT veranlasst (s. Abb.).

87.1 Befunden Sie das CCT!

Ihrer Meinung nach kommt der Patient möglicherweise für eine Lysetherapie in Betracht.

87.2 Welche Maßnahmen müssen Sie vor einer Lyse durchführen, was müssen Sie unbedingt abklären bzw. erfragen?

87.3 Welche Ursachen können zu einem ischämischen Schlaganfall führen?

87.4 Wie sieht die sog. Basistherapie des Schlaganfalles – meist durchgeführt auf einer „stroke unit" oder Intensivstation – aus?

87.5 Nennen Sie den wichtigsten Risikofaktor für das Entstehen eines Hirninfarktes!

→ Antworten und Kommentar Seite 277

88 29-Jähriger mit Doppelbildern und beidseitiger Ptosis

Ein 29-jähriger Chemiker sucht Sie am Sonntagabend in der Notaufnahme auf. Er habe bemerkt, dass er gegen Ende des „Sonntagskrimis“ plötzlich doppelt gesehen habe, und seine Ehefrau habe ihn auf seine hängenden Augenlider aufmerksam gemacht. So etwas sei ihm jetzt schon 2-mal aufgefallen. Da er starker Raucher sei, habe er Sorge, dass es sich um einen Schlaganfall handeln könne. Seit ca. 5–6 Wochen fühle er sich zudem v. a. in den Abendstunden müde und schwach, nach dem morgendlichen Aufstehen sei er aber wieder voll leistungsfähig. Relevante Vorerkrankungen sind nicht bekannt; Medikamente werden nicht eingenommen. Bei der körperlichen Untersuchung gibt der Patient Doppelbilder beim Blick nach oben an, eine beidseitige mittelgradige Ptosis ist gut sichtbar. Alle anderen internistischen und neurologischen Befunde sind unauffällig.

88.1 **Welcher Hinweis aus der Anamnese könnte Sie veranlassen, die Kraftprüfung noch ausführlicher durchzuführen? Auf was richten Sie besonders Ihr Augenmerk?**

88.2 **Warum sind Doppelbilder und Ptosis in diesem Fall wahrscheinlich nicht Symptome eines Schlaganfalls?**

Eine ausführlichere Kraftprüfung des durchtrainiert wirkenden Patienten erbringt folgende Befunde: distale Muskelgruppen unauffällig; Absinken der Arme nach ca. 90 s im Armvorhalteversuch, Absinken der Beine nach ca. 40 s im Beinvorhalteversuch; Verstärkung der Ptosis nach ca. 30 s bei permanentem Aufwärtsblick.

88.3 **Welche Verdachtsdiagnose stellen Sie, und mit welchen Verfahren können Sie diese untermauern?**

88.4 **Nennen Sie Erkrankungen, die häufig mit diesem Krankheitsbild assoziiert sind! Welche ist dabei besonders wichtig?**

88.5 **Welche Therapiemöglichkeiten stehen Ihnen prinzipiell zur Verfügung?**

Eine ähnliche Erkrankung zeigt neben der beschriebenen proximal betonten Schwäche oft abgeschwächte Muskeleigenreflexe und autonome Störungen. Okuläre Symptome finden sich dagegen sehr selten.

! **88.6** **Um welche Erkrankung handelt es sich, und mit welcher anderen Diagnose ist diese Erkrankung meist verknüpft?**

→ Antworten und Kommentar Seite 281

89 65-Jährige mit Schwindel und Sprachstörung während Friseurbesuch

Eine 65-jährige Patientin wird aus einem Friseurladen vom Notarzt in Ihre Notaufnahme gebracht. Während des Haarewaschens hatte sie plötzlich eine heftige Schwindelattacke entwickelt, gleichzeitig wäre ihr ein Taubheitsgefühl um den und im Mund aufgefallen, nach Aussagen der Umherstehenden habe sie auch verwaschen gesprochen und unsicher gestanden. Die Symptome hätten nur kurz, wenige Minuten, angehalten und sich dann langsam zurückgebildet. Bei der Erstuntersuchung der Patientin fällt Ihnen ein ganz diskret zur linken Seite verzogenes Gaumensegel auf, ansonsten ist die Patientin neurologisch unauffällig. Beim Nachsprechen von Testsätzen können Sie keine groben Auffälligkeiten mehr feststellen. Anamnestisch ist noch zu erfahren, dass bei der Patientin 1 Jahr zuvor ein klinisch stumm verlaufener Herzinfarkt im EKG festgestellt worden war.

89.1 Nennen Sie eine Klassifikation der häufigen Sprachstörungen! Um welche Art der Sprachstörung hat es sich wahrscheinlich bei dieser Patientin gehandelt?

89.2 Stellen Sie eine Verdachtsdiagnose!

89.3 Nennen Sie eine weitere klinische Manifestationsform dieser Erkrankung!

89.4 Welche diagnostischen Maßnahmen führen Sie vordringlich durch?

! **89.5** Welche elektrophysiologischen Untersuchungen können Ihnen Informationen über Hirnstammläsionen liefern?

→ Antworten und Kommentar Seite 284

90 45-jähriger Patient mit Zuckungen des linken Armes

In Ihrer Arztpraxis stellt sich ein 45-jähriger Bauarbeiter wegen mindestens 4-mal aufgetretener Zuckungen des linken Armes im Verlauf der letzten Woche vor. Die Zuckungen würden immer an der Hand beginnen und sich nach einigen Sekunden auf den gesamten Arm ausbreiten. Bislang hätten diese „Attacken" maximal 15 Sekunden angehalten, heute jedoch ca. 1–2 Minuten. Seitdem könne er den Arm auch nicht mehr bewegen, die Zuckungen lägen 2 Stunden zurück. Eine Bewusstseinstrübung hätte nicht vorgelegen. Er müsse jetzt wieder „auf den Bau" und weiterarbeiten und man müsse ihm „irgend etwas geben", damit er wieder arbeiten könne. Er habe Angst, seinen Arbeitsplatz zu verlieren. Vorerkrankungen seien dem Patienten nicht bekannt, er nimmt keine Medikamente ein; der Alkoholkonsum wird mit ca. 3 Flaschen Bier/Tag, der Nikotinkonsum mit 1 Schachtel Zigaretten/Tag angegeben, Drogenabusus wird verneint. Bei der Untersuchung finden Sie eine hochgradige Armparese links, wobei alle Muskeln relativ gleichmäßig betroffen erscheinen, der übrige Neurostatus ist mit Ausnahme abgeschwächter Achillessehnenreflexe beidseits unauffällig. Die Reflexe an den Armen sind seitengleich, es besteht am linken Arm auch kein sicheres sensibles Defizit. Die Leber wirkt palpatorisch vergrößert (ca. 15 cm in der MCL), Cor, Pulmo und restliches Abdomen unauffällig.

90.1 Stellen Sie eine Verdachtsdiagnose!

90.2 Wie werten Sie die Armparese? Könnte ein Zusammenhang mit Ihrer Verdachtsdiagnose vorliegen oder ist eine Zweiterkrankung anzunehmen?

Der Patient möchte unbedingt weiterarbeiten.

90.3 Raten Sie ihm zu einer ambulanten Abklärung oder drängen Sie auf eine stationäre Einweisung? Begründen Sie Ihre Entscheidung!

90.4 Welche Untersuchungen halten Sie in diesem speziellen Fall für notwendig?

90.5 Welche Bedingungen müssen generell erfüllt sein, um epileptische Anfälle medikamentös zu behandeln?

Der Patient ist mit einer stationären Abklärung schließlich einverstanden, meint aber, er müsse „erst noch sein Auto nach Hause fahren".

90.6 Wie reagieren Sie?

→ Antworten und Kommentar Seite 286

91 73-jährige mit Sehstörung und Schläfenkopfschmerzen

Eine 73-jährige Patientin kommt in Ihre Sprechstunde. Sie klagt über heftige Kopfschmerzen die seit ca. vier Wochen bestehen. Außerdem habe sie seit dem vorigen Abend immer wieder „Sehstörungen". Sie sei deshalb heute schon beim Augenarzt gewesen, der konnte aber nichts Besonderes finden. Sie habe jetzt Angst, dass es sich bei den Sehstörungen um Nebenwirkungen der Kopfschmerztabletten handeln könnte.

Sie untersuchen die Patientin, der neurologische Untersuchungsbefund ist jedoch unauffällig.

91.1 Welche Fragen könnten Ihnen bei der Diagnosefindung helfen?

Die Patientin gibt an, dass sie bisher eigentlich sehr selten Kopfschmerzen hatte. Aktuell wären die Schmerzen stark, eher bohrend und beidseits an den Schläfen lokalisiert. Es wäre ein Dauerschmerz, Übelkeit bestünde nicht. Sie habe derzeit keine Erkältung und kein Fieber. Gestern habe sie mehrmals für ein bis zwei Sekunden auf dem rechten Auge nichts gesehen, heute Morgen hätte sie den Eindruck flüchtigen Doppeltsehens gehabt. Die Augen seien weder schmerzhaft noch gerötet gewesen. Sie habe jeden 2. Tag 1 Tablette Ibuprofen 600 eingenommen, ab und zu auch Novalgintropfen (25gtt), aber ohne nennenswerte Besserung.

91.2 Welche Differenzialdiagnosen von Kopf- und Gesichtsschmerzen können Sie nun aller Wahrscheinlichkeit nach ausschließen?

91.3 Weshalb ist es bei dieser Patientin wichtig, die Schmerzen weiter abzuklären? An welche Verdachtsdiagnosen müssen Sie noch denken und welche Untersuchungen führen Sie durch?

Der Blutdruck ist im Normbereich. Laborchemisch findet sich lediglich eine leichte Anämie (Hb 11,0 g/dl), die BKS ist mit 95 mm n.W. in der ersten Stunde deutlich erhöht. Das CCT zeigt keinen pathologischen Befund.

91.4 Welche Erkrankung liegt wahrscheinlich vor? Mit welcher anderen Erkrankung ist sie oft vergesellschaftet und wie können Sie das bei der Patientin überprüfen?

91.5 Wann und wie therapieren Sie?

→ Antworten und Kommentar Seite 288

92 86-jähriger Patient mit Schlaganfall und Demenz

Der Notarzt liefert einen 86-jährigen Mann in Ihre Klinik ein. Es besteht eine sensomotorische Hemiparese rechts mit positiven Pyramidenbahnzeichen, die Vigilanz ist intakt. Die Ehefrau berichtet, dass ihr Mann innerhalb der letzten beiden Jahre schon viermal wegen Schlaganfällen auf sogenannten „Stroke Units" behandelt wurde. Man habe aber nie irgendwelche Schlaganfallursachen finden können. Die Blutwerte seien immer gut gewesen. Ihr Mann habe keinen „Zucker". Leber und Niere, sowie die „Fette im Blut" waren immer „in Ordnung". Die „Halsadern" wurden auch mehrmals kontrolliert, bis auf eine geringe „Verkalkung" sei alles in Ordnung. Die letzten beiden Schlaganfälle seien durch Gehirnblutungen ausgelöst worden. Es habe sich glücklicherweise bislang immer alles gut zurückgebildet, in letzter Zeit sei ihr jedoch aufgefallen, dass ihr Mann geistig immer mehr abgebaut habe.

Sie führen ein EKG durch und nehmen Blut ab. Das EKG zeigt einen Sinusrhythmus, im Labor findet sich allenfalls eine diskrete Hypercholesterinämie. Der Blutdruck beträgt 150/80 mmHg. Ein Notfall-CCT zeigt folgenden Befund:

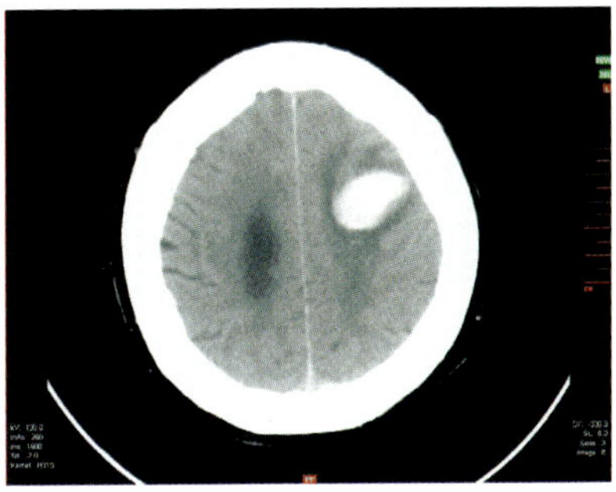

92.1 Beschreiben Sie den CT-Befund!

92.2 Handelt es sich um eine typische oder atypische Blutung? Nennen Sie für beide Blutungsformen anatomische Prädilektionsstellen und häufigste Ursachen!

Auf genaueres Nachfragen wegen des geistigen Abbaus erzählt Ihnen die Ehefrau, dass sich ihr Mann seit ca. einem Jahr neue Sachverhalte nicht mehr gut merken könne. Er hätte nun auch Schwierigkeiten, sich in fremder Umgebung zurechtzufinden, man würde ihm das aber von außen kaum anmerken.

92.3 Für welche Demenzform wäre diese Beschreibung charakteristisch?

92.4 Welche Verdachtsdiagnose haben Sie nun und warum? Wie würden Sie in diesem speziellen Fall diagnostisch weiter vorgehen? Bitte begründen Sie Ihre Entscheidung!

→ Antworten und Kommentar Seite 291

93 Kassiererin mit unwillkürlicher Verkrampfung der Halsmuskulatur

An der Kasse im Supermarkt fällt Ihnen die Kassiererin auf. Während sie die Waren über den Scanner zieht, wendet sie die ganze Zeit den Blick von Ihnen ab und blickt stattdessen nach rechts gegen die Wand. Zunächst finden Sie dies nur merkwürdig und einigermaßen unhöflich. Dann beobachten Sie, dass die Frau den Zeigefinger an die Ihnen abgewandte rechte Kinnseite legt und Ihnen daraufhin den Kopf für einen kurzen Moment zudreht. Schon im nächsten Moment bewegt sie den Kopf aber wieder Richtung Wand. Jetzt erst fällt Ihnen die deutliche Tonisierung der Halsmuskulatur auf der linken Seite auf.

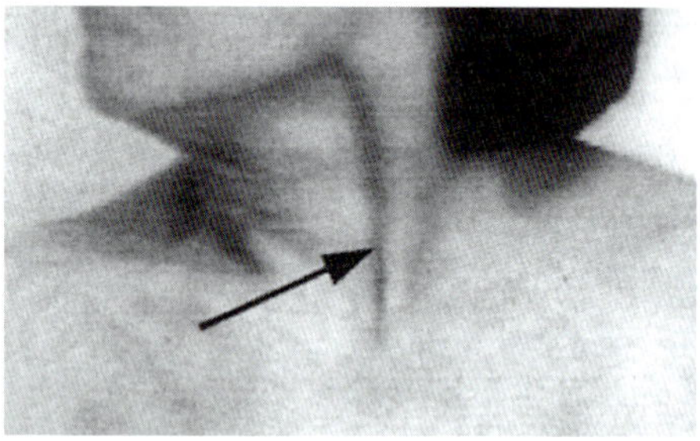

93.1 Stellen Sie eine Blickdiagnose! Zu welcher Gruppe von Erkrankungen gehört das Krankheitsbild? Was ist für alle Erkrankungen dieser Gruppe typisch?

93.2 Nennen Sie weitere Krankheitsbilder, die zur gleichen Krankheitsgruppe gezählt werden!

93.3 Wie wirkt die im Fallbeispiel erwähnte Berührung des Kinns mit dem Zeigefinger? Nennen Sie den Fachbegriff für diese Handlung!

93.4 Was ist in diesem Fall die Behandlung der Wahl? Nennen Sie weitere Indikationen dieses Medikaments!

93.5 Neben der beschriebenen Form gibt es noch andere Formen der Muskeltonuserhöhung. Benennen und beschreiben Sie 2! Bei welchen Erkrankungen kommen diese jeweils vor?

→ Antworten und Kommentar Seite 293

94 57-jähriger Patient mit Rückenschmerzen und Fußlähmung

Ein 57-jähriger Patient stellt sich in der Notaufnahme vor, weil er seit Tagen an heftigen gürtelförmigen Rückenschmerzen leidet. Schmerzmittel, zuletzt Tramal, hätten kaum geholfen. Besonders nachts seien die Schmerzen so heftig, dass er kaum noch schlafen könne. Sie würden zunehmend ins linke Bein ausstrahlen, am Vortag wäre an diesem Bein nun auch eine Lähmung aufgetreten. Der Hausarzt habe Blut abgenommen, ein MRT der LWS veranlasst (siehe Abb.) und ihn dann in die Klinik weiterverwiesen. Vorerkrankungen bestünden nicht.

In der klinischen Untersuchung des Patienten finden Sie links eine Fußheberparese und Zehenheberparesen (Kraftgrad 3), ferner sind die Fußeversion und -inversion, sowie die Hüftabduktion kraftgemindert (Kraftgrad 4–5). Über dem Fußrücken und am Unterschenkel entlang der Tibiakante ist die Sensibilität eingeschränkt. ASR und PSR sind seitengleich auslösbar, das Lasègue-Zeichen ist links positiv.

Sie lesen sich die mitgebrachten Laborwerte durch: Leukozyten 5,2/nl, Hb 14,0 g/dl, HKT 41.2%, Thrombozyten 232/nl, Glucose 95 mg/dl, Bilirubin ges. 1,4 mg/dl, GOT(AST) 29 U/l, GPT(ALT) 43 U/l, LDH 231 U/l, γGT 34 U/l, CHE 10,0 kU/l, CRP < 0,5 mg/dl

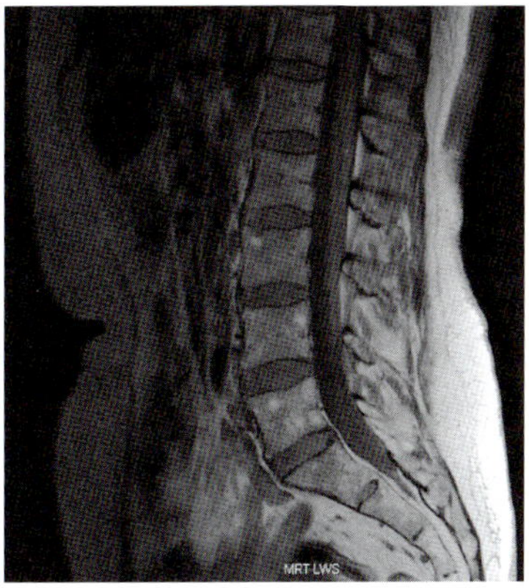

LWS-MRT des Patienten

94.1 Können Sie den klinischen Befund zu einem Syndrom zusammenfassen? Begründen Sie!

94.2 Befunden Sie das MRT-Bild und die Laborwerte!

94.3 Welche Differenzialdiagnosen stellen sich und für wie wahrscheinlich halten Sie diese angesichts der bisherigen Befunde?

94.4 Welche Verdachtsdiagnose haben Sie nun und welche anamnestische Frage könnte einen Hinweis geben? Wie sichern Sie Ihre Verdachtsdiagnose?

94.5 Nennen Sie die Stadien und die jeweils dazu gehörigen neurologischen Symptome der von Ihnen vermuteten Erkrankung!

→ Antworten und Kommentar Seite 296

95 74-Jährige mit „diskreten Halbseitensymptomen" nach erstem Krampfanfall

Eine 74-jährige Patientin wurde nach einem ersten Krampfanfall vom Dienstarzt aufgenommen. Bei der Visite am nächsten Tag treffen Sie eine rüstige, etwas verlangsamte Patientin an. Zeitlich und situativ ist sie nicht vollständig orientiert. Der am Vorabend dokumentierte Aufnahmebefund lautet: „Pat. verlangsamt, schlechte Mitarbeit, diskrete Halbseitensymptome rechts. Herzschrittmacher aufgrund bradykarder Rhythmusstörungen, Hypertonus. Medikamentenanamnese: Delix 5 mg 1-0-0, ASS 100 0-1-0, Lorazepam 2 mg zur Nacht." Aufnahmelabor, Blutdruck und Temperatur sind normal.

95.1 Was könnte mit „diskrete Halbseitensymptome" (typischer Klinikjargon) gemeint sein? Auf was muss man daher bei der Untersuchung besonders achten?

95.2 Nennen Sie die Differenzialdiagnosen eines erstmaligen Krampfanfalls im höheren Lebensalter!

Das Aufnahme-CCT zeigt folgenden Befund (übrige Schichten o.p.B.):

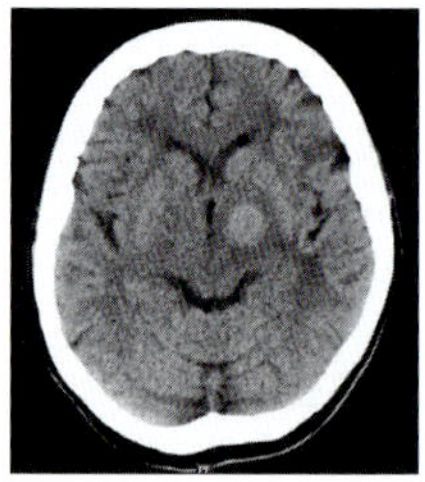

CCT der Patientin bei Aufnahme

95.3 Befunden Sie das CT und nennen Sie mögliche Differenzialdiagnosen! Welche Diagnostik könnte zur Eingrenzung des Befundes weiterhelfen?

Liquordiagnostik und Angiografie zeigten unauffällige Befunde, eine MRT konnte aufgrund des Herzschrittmachers nicht durchgeführt werden. Eine systemische Tumorsuche blieb negativ.
Mit der Empfehlung einer Verlaufskontrolle in 4 Wochen wird die Patientin beschwerdefrei entlassen. Bereits eine Woche später wird sie jedoch mit einem erneuten Krampfanfall und nun deutlichen Halbseitensymptomen wieder aufgenommen. Im neuen CCT zeigt sich neben dem unveränderten bekannten Befund nun folgende Läsion:

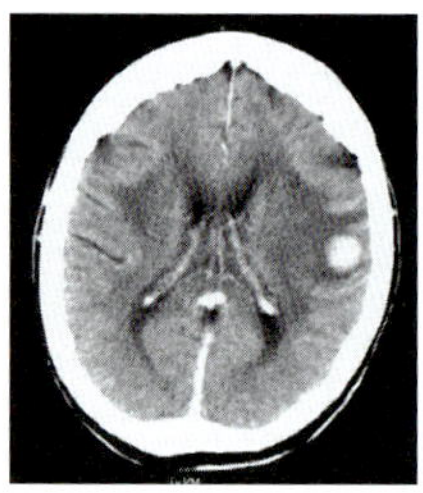

CCT der Patientin bei Wiederaufnahme

95.4 Beschreiben Sie den Befund! Welche Verdachtsdiagnose haben Sie nun und warum?

95.5 Aufgrund des raumfordernden Effektes hat der Dienstarzt 4 × 4mg Dexamethason angesetzt. Hätten Sie dies auch getan? Begründen Sie!

→ Antworten und Kommentar Seite 298

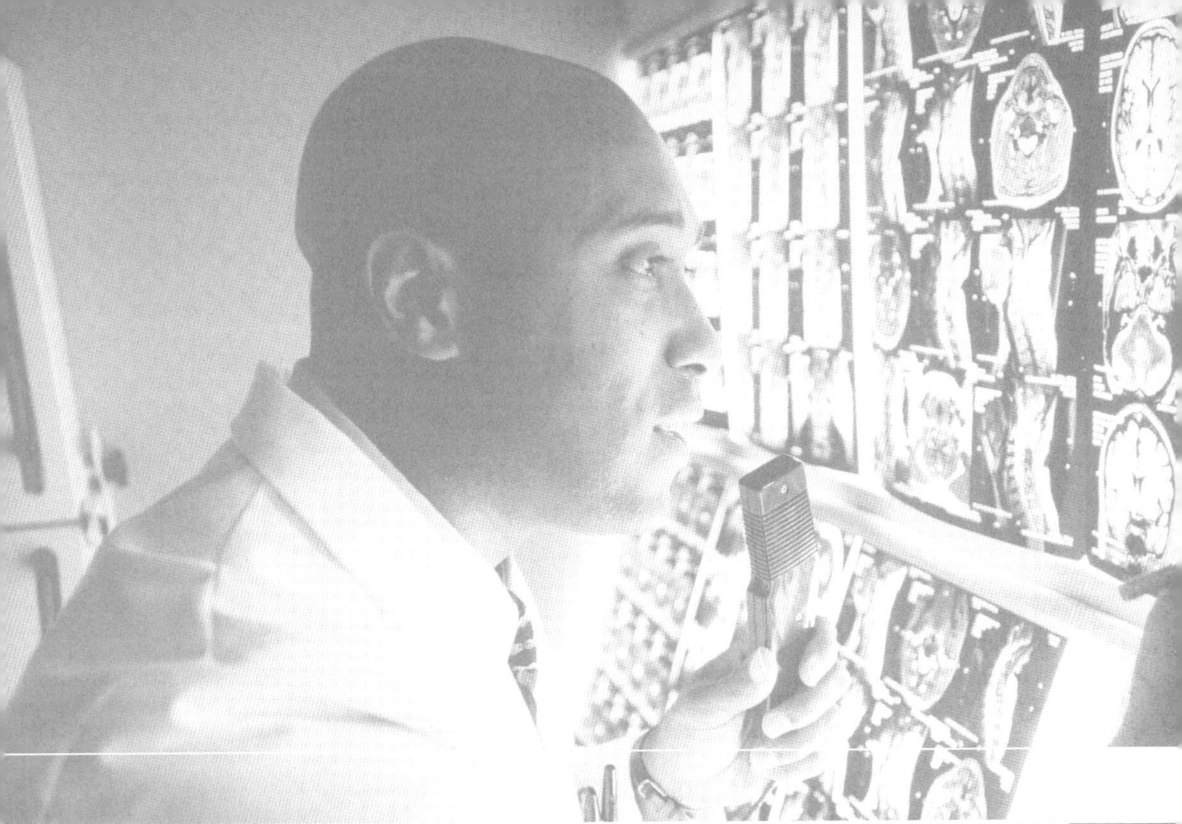

Antworten und Kommentare

1 Medikamenteninduzierte Frühdyskinesie

1.1 Nennen Sie die wesentlichen klinischen Auffälligkeiten!

- Unwillkürliche tonische Verdrehung der Blickachse: Blickkrämpfe („okulogyre Krise“)
- Torticollis
- Pharyngeale Dystonie („Schlundkrämpfe“).

1.2 Welche Differenzialdiagnosen müssen bedacht werden?

- **Medikamenteninduzierte Frühdyskinesie:** typische Klinik, v. a. Vorliegen von Blickkrämpfen ist richtungsweisend (s. Antwort zur Frage 1.1); Medikamentenanamnese (Einnahme eines antidopaminerg wirkenden Medikaments, z. B. Neuroleptika, Antiemetika [z. B. Metoclopramid])
- **Idiopathische Dystonie** (z. B. Torticollis spasmodicus): unwillkürliche, dystone Bewegungen jedoch schleichende, keine akute Entwicklung
- **Enzephalitiden mit Beteiligung der Basalganglien:** extrapyramidale Bewegungsstörungen, meist mit Infektionszeichen (z. B. Fieber) und Bewusstseinstrübung
- **Tetanus:** verunreinigte Wunde bei fehlender Tetanusimmunisierung (Anamnese); tonische, generalisierte Muskelverkrampfungen, oft vegetative Begleitsymptome
- **Strychninvergiftung:** tonische, generalisierte Muskelverkrampfungen, oft vegetative Begleitsymptome
- **Tollwut:** Tierbiss nach Auslandsaufenthalt (in Deutschland ist Tollwut sehr selten, in Ländern der 3. Welt vergleichsweise häufig); unspezifisches Prodromalstadium (Fieber, Kopfschmerz), dann Muskelspasmen (Beginn oft im Kopf-Schlundbereich), Schluckstörung und Hydrophobie; Symptome fluktuieren, sind über Tage und Wochen progredient, Verstärkung durch äußere Reize; im Verlauf Muskelparalyse und Tod.

1.3 Welche Diagnose ist nun wahrscheinlich, und welche therapeutischen Maßnahmen ergreifen Sie daher?

Aufgrund der Medikamentenanamnese ist die Diagnose „Medikamenteninduzierte Frühdyskinesie“ sehr wahrscheinlich; Therapie:

- Langsame i. v.-Injektion des **Anticholinergikums** Biperiden (5 mg über 10 min)
- Bei anhaltender Symptomatik: nach 30 min Wiederholung der Biperiden-Gabe und weitere Gabe des Medikaments per os (3 × 1 Tbl.) für einige Tage, um das Wiederauftreten der Symptome zu verhindern.

1.4 Geben Sie der Patientin Ratschläge für zukünftiges Verhalten? Wenn ja, was für welche?

- Keine Einnahme bzw. Einnahme nur in niedriger Dosis von Metoclopramid
- Vorsicht bei Einnahme anderer antidopaminerg wirkender Medikamente (v. a. Neuroleptika).

Kommentar

Definition: Bei **Frühdyskinesien** handelt es sich um extrapyramidal-motorische Bewegungsstörungen, die als akute Nebenwirkung nach Einnahme antidopaminerg wirksamer Substanzen auftreten. Abzugrenzen hiervon sind **Spätdyskinesien** („tardive Dyskinesien“), die nach Wochen bis Jahren unter einer Dauertherapie mit Substanzen aus dieser Medikamentengruppe auftreten.

Ätiopathogenese: Die Einnahme von **Medikamenten mit antidopaminerger Wirkung**, z. B. Neuroleptika, einige Antiemetika (Metoclopramid [z. B. Paspertin], Domperidon [z. B. Motilium]) und gelegentlich auch Kalziumantagonisten vom Flunarizin-Typ (z. B. Flunarizin, Cinnarizin), ist die häufigste Ursache von akuten Bewegungsstörungen bei ansonsten „gesunden“ Personen. Die Auftretenswahrscheinlichkeit von Frühdyskinesien korreliert mit der Dosis des Medikaments; jüngere Patienten sind häufiger betroffen.
Pathophysiologisch nimmt man an, dass es zu einer Blockade hemmender und exzitatorischer D_2-Dopaminrezeptoren im Corpus striatum kommt. Eine sekundär vermehrte Ausschüttung von Acetylcholin führt zu einem Überwiegen cholinerger Systeme und löst die Symptome (s. u.) aus. Hierdurch wird auch die gute Wirksamkeit von Anticholinergika bei der Therapie erklärt.

Klinik: Typisch sind **fokale bzw. segmentale Dystonien** v. a. **im Kopf-Halsbereich**. **Tonische Blickkrämpfe** sind pathognomonisch. Weitere Symptome sind Akathisie (motorische Unruhe im Bereich der Beine, Unfähigkeit zu Sitzen), Parkinsonoide mit Rigor und Akinese, Blepha-

→ Fall 1 Seite 2

rospasmus, Torticollis, Krämpfe im Bereich der Mundbodenmuskulatur, selten auch generalisierte Dystonien.

Differenzialdiagnosen: s. Antwort zur Frage 1.2.

Diagnostik: Anhand von **Anamnese** (Einnahme antidopaminerg wirksamer Medikamente), **Klinik** und therapeutischer Wirksamkeit von Anticholinergika (s. o.) kann die **Diagnose** gestellt werden.

Therapie: s. Antwort zur Frage 1.4. Nach **Gabe von Anticholinergika** (z. B. Biperiden) sistieren die Symptome meist innerhalb weniger Minuten vollständig. Die Gabe von Biperiden kann daher auch in diagnostisch unklaren Fällen erfolgen. Bei Kontraindikationen gegen Anticholinergika (z. B. Engwinkelglaukom, Blasenentleerungsstörungen) kann ein Therapieversuch mit Benzodiazepinen (z. B. Diazepam 5–10 mg i. v.) durchgeführt werden.

ZUSATZTHEMEN FÜR LERNGRUPPEN
- **Spätdyskinesien (Tardive Dyskinesien)**
- **Malignes neuroleptisches Syndrom**
- **Idiopathische Dyskinesien**
- **Chorea minor Sydenham**
- **Botulismus**

2 Migräne

2.1 Für welche Erkrankung sprechen die Symptome?

Migräne mit Aura; Begründung: Auracharakteristika (Seh- und Sprachstörung 30 min vor Einsetzen der Kopfschmerzen), Intervall zwischen Aura und Kopfschmerz < 1 h, einseitiger Kopfschmerz, pulsierender Schmerzcharakter, vegetative Begleitsymptomatik (Übelkeit, Erbrechen); rezidivierendes Auftreten seit dem 17. Lebensjahr, typisches Erstmanifestationsalter, familiäre Häufung (Schwester).

2.2 Welche Differenzialdiagnosen müssen Sie in Erwägung ziehen? Geben Sie zu jeder Differenzialdiagnose ein mögliches weiteres Symptom an, welches Sie zu dieser Erwägung veranlassen könnte!

- **Subarachnoidalblutung:** Vernichtungskopfschmerz, Nackensteife, perakuter Beginn
- **Meningitis/Meningoenzephalitis:** Nackensteife, Photo-Phonophobie, hohes Fieber, Bewusstseinstrübung
- **Fokaler epileptischer Anfall:** (als Differenzialdiagnose zur Aura) bekanntes Anfallsleiden in der Anamnese, motorische Phänomene, fokalneurologische Symptome
- **Zerebrale Blutung:** Hirnnervenausfälle, Pyramidenbahnzeichen, Hemiparese
- **Hypertensive Krise:** exzessiv erhöhter Blutdruck.

2.3 Welche weiteren Untersuchungen veranlassen Sie? Begründen Sie dies!

- Es sind **keine** weiteren Untersuchungen notwendig, denn die **Migränekriterien sind erfüllt** (s. Kommentar). Der leicht erhöhte Blutdruck kann auch Folge der Aufregung in der Untersuchungssituation sein („Weißkittel-Hypertonus"); eine leicht erhöhte Körpertemperatur findet sich v. a. bei jungen Menschen häufig in Stresssituationen, ohne dass eine Infektion vorliegen muss.
- Hat ein Patient ausgeprägte Angst vor einer schwerwiegenden Hirnerkrankung und ist bislang noch keine Bildgebung erfolgt, so kann **im Einzelfall** eine **CT-Untersuchung** durchgeführt werden.

2.4 Befunden Sie das CCT!

Normalbefund.

2.5 Können Sie anhand dieses CT eine Subarachnoidalblutung auf jeden Fall ausschließen, oder müssten Sie ggf. eine weitere Untersuchung durchführen? Wenn ja, welche?

Mit einer unauffälligen CT des Schädels ist der Ausschluss einer (kleinen) Subarachnoidalblutung (SAB) **nicht** möglich. Bei bestehendem Verdacht auf eine SAB (Nackensteife, Angabe von „Kopfschmerzen wie noch nie" = Vernichtungskopfschmerz, Migränekriterien nicht erfüllt) muss eine **Lumbalpunktion** zum Nachweis von Blut erfolgen.

→ Fall 2 Seite 3

Kommentar

Definition: Unter Migräne versteht man **intermittierende Kopfschmerzattacken mit neurologischer und/oder vegetativer Begleitsymptomatik**. Um die Diagnose „Migräne" zu stellen, müssen die Kriterien der International Headache Society (IHS-Kriterien) erfüllt sein (s. u.).

Epidemiologie: Die Prävalenz liegt zwischen 10 und 30%; Frauen sind etwa 3-mal häufiger als Männer betroffen. In vielen Fällen besteht eine familiäre Migränebelastung. Meist tritt die Migräne erstmalig zwischen der Pubertät und dem 25. Lebensjahr auf; eine Erstmanifestation jenseits des 40. Lebensjahres ist selten. Bei einer im Kindesalter auftretenden Migräne (ca. 10% der Migränefälle) dominieren eher atypische Symptome.

Pathophysiologie: Die genaue Ursache der Erkrankung ist unbekannt. Man geht von einer **Aktivierung des trigeminovaskulären Systems unklarer Genese mit konsekutiver neurogener (steriler) Entzündung** aus. Mittels PET-Untersuchungen konnte eine Art „Migränegenerator" im Hirnstamm lokalisiert werden. Eine wellenförmig wandernde Funktionsstörung der Nervenzellen ist vermutlich für die Aura verantwortlich, die je nach Lokalisation zu unterschiedlichen flüchtigen Herdsymptomen (z. B. visuelle, motorische und sensible Störungen) führen kann.
Migräneanfälle können durch vielfältige Ursachen, z. B. Lärm, Stress, aber auch nach Stressentlastung („Wochenendmigräne"), bestimmte Nahrungsmittel (z. B. Käse, Schokolade, Rotwein, Nüsse), Änderung des Schlaf-Wach-Rhythmus, hormonelle Umstellung (z. B. Menstruation, orale Kontrazeptiva), ausgelöst werden.

Klinik: In etwa **85%** der Fälle handelt es sich um eine einfache Migräne oder **Migräne ohne Aura**, die sich durch allmählich zunehmende, **meist einseitig betonte Kopfschmerzen** (Hemikranie) äußert. Sie dauert in der Regel 4 bis 72 Stunden an und ist **mit vegetativen Symptomen**, wie Licht- und Geräuschempfindlichkeit (Photo- und Phonophobie), Übelkeit und Erbrechen, verbunden. In etwa **15%** der Fälle liegt eine **Migräne mit Aura** (früher: Migraine accompagnée) vor. Hier gehen der Migräne **visuelle Begleiterscheinungen**, wie Flimmerskotome, Gesichtsfeldausfälle, Lichtblitze, Halluzinationen, oder andere **zentral bedingte Symptome**, wie Parästhesien, Sprech- und Sprachstörungen, (Halbseiten-)Lähmung, voraus. Ab einer Kopfschmerzdauer von über 72 Stunden handelt es sich um einen **„Status migraenosus"**.

→ Fall 2 Seite 3

Diagnostik: Die Diagnose Migräne ist eine **klinische Diagnose!** 2 der 4 Kriterien müssen laut IHS erfüllt sein:
- Hemikranie (Seitenwechsel möglich!)
- Pulsierender oder pochender Schmerzcharakter
- Verstärkung durch körperliche Aktivität
- Erhebliche Beeinträchtigung der Alltagsaktivitäten.
- Zusätzlich muss mindestens ein vegetatives Symptom vorhanden sein und eine rezidivierende Störung vorliegen (mindestens 5-maliges Auftreten). Symptomatische Ursachen müssen ausgeschlossen sein.

Eine Migräne mit Aura erfüllt **zusätzlich noch mindestens 2** weitere der folgenden **Kriterien**:
- Zentral erklärbare Symptome während der Aura
- Auradauer < 1 Stunde (es gibt jedoch auch sog. prolongierte Auren bis zu mehreren Tagen)
- Intervall zwischen Aura und Kopfschmerz < 1 Stunde.
- Mindestens 1 Aurasymptom entwickelt sich über mehrere Minuten.

Nur in anamnestisch unklaren Fällen oder **bei Vorliegen einer definierten neurologischen Herdsymptomatik** sollte eine **Bildgebung** v. a. zum Ausschluss einer Subarachnoidalblutung, eines Hirninfarktes oder einer intrakraniellen Raumforderung bzw. eine **Lumbalpunktion** zum Ausschluss eines entzündlichen Geschehens oder einer Subarachnoidalblutung erfolgen. Eine bizarre Symptomschilderung kann im Einzelfall auch die Durchführung eines **EEG** bei Verdacht auf ein epileptisches Geschehen notwendig machen.

Komplikationen: Komplikationen sind **selten**. Dauern im Rahmen einer Migräne mit Aura die Herdsymptome mehrere Tage an, lässt sich oft mittels MRT (selten im CCT) eine Ischämie nachweisen. Es handelt sich dann um einen **migränösen Infarkt**. Dieser tritt v. a. bei gleichzeitiger Einnahme von Kontrazeptiva auf. Manchmal finden sich auch klinisch „stumme" Ischämien als Zufallsbefund im Rahmen einer MRT-Untersuchung bei Migräne-Patienten, die als migränöse Infarkte gedeutet werden können.

Therapie: Im akuten Anfall empfiehlt sich neben **reizabschirmenden Maßnahmen** (z. B. Bettruhe, Abdunkeln des Zimmers, kein Fernsehen/Lesen, keine lauten Geräusche) die **Gabe eines Antiemetikums** wie Metoclopramid (z. B. Paspertin 10–20 mg). Dieses lindert die vegetativen Begleitsymptome wie Übelkeit und Erbrechen, regt die Darmperistaltik an und führt somit zu

einer besseren Resorption des Analgetikums. Gegen die Schmerzen verabreicht man am besten 15 bis 20 Minuten nach dem Antiemetikum **Acetylsalicylsäure** (z. B. ASS 1 g) **oder Paracetamol** (1 g). Bei unzureichender Schmerzstillung oder auch primär bei sehr schweren Anfällen sollte ein **Serotonin-Agonist** (5-HT-Agonist, „Triptan") wie Rizatriptan (z. B. Maxalt 5–10 mg p. o.) oder Sumatriptan (z. B. Imigran 10–20 mg nasal oder 6 mg s. c. oder 50–100 mg p. o.) unter Berücksichtigung der Kontraindikationen (v. a. koronare Herzkrankheit) gegeben werden. Triptane wirken nicht während der Aura und sollten daher erst mit Beginn der Kopfschmerzsymptomatik gegeben werden. Sie hemmen die neurogene Entzündung und wirken vasokonstriktiv. Nebenwirkungen können vor allem bei kardiovaskulärer Vorbelastung koronare Ischämien mit retrosternalem Engegefühl, Herzrhythmusstörungen bis hin zum Myokardinfarkt sowie Parästhesien und Kältegefühl der Extremitäten sein. Chronische Triptaneinnahme kann zu medikamenteninduzierten Kopfschmerzen führen (s. Fall 28). Ebenfalls wirksam sind vasokonstriktive Substanzen aus der Gruppe der Ergotamine (derzeit einzig zugelassenes Präparat: Ergo-Kranit), die früher als einzige Migränemedikamente zur Verfügung standen. Ihre Gabe wird heute aufgrund der höheren Nebenwirkungsrate nicht mehr empfohlen (*cave:* Keine gleichzeitige Gabe von Ergotaminen und Triptanen, da die Rate vasokonstriktiv bedingter Nebenwirkungen erhöht ist!).
Zur **Migräneprophylaxe** ist die Kombination nichtmedikamentöser und medikamentöser Maßnahmen sinnvoll. Therapiebegleitend sollte ein **Kopfschmerztagebuch** geführt werden, um auslösende Faktoren zu finden und den Therapieerfolg oder -misserfolg zu dokumentieren. Erfasst werden zeitliches Auftreten, Lokalisation, Quantität und Qualität der Kopfschmerzen und deren Therapie. Auslösende Faktoren sollten möglichst gemieden werden. Ein **geregelter Tagesablauf** mit ausreichend Schlaf sollte angestrebt werden. Akupressur und Akupunktur, verhaltenstherapeutische Maßnahmen (z. B. Biofeedback), Ausdauersport und Entspannungstechniken können im Einzelfall Linderung verschaffen. Sind Nahrungsmittel als Anfallstrigger identifiziert worden (sehr selten), kann eine Eliminationsdiät versucht werden. Eine **medikamentöse Prophylaxe** ist indiziert bei mehr als 3 Attacken/Monat, einer Attackendauer > 48 Stunden, bei Unverträglichkeit der Akutmedikation, nach migränösem Infarkt, bei mindestens 2 Attacken mit prolongierter Aura > 1 Woche oder bei mindestens 2 Attacken mit schwerster Symptomatik trotz adäquater Therapie. Mittel der ersten Wahl sind **β-Blocker** (z. B. Metoprolol 50–150 mg/d p. o.), alternativ, z. B. bei orthostatischen Nebenwirkungen der β-Blockertherapie, kann der Kalziumantagonist Flunarizin (5–10 mg zur Nacht) gegeben werden. Neu zugelassen zur Migräne-Prophylaxe ist Topiramat (typische Dosis 2 × 25–2 × 50 mg), eine Substanz, die auch als Antiepileptikum eingesetzt wird.

Prognose: Migräne ist nicht heilbar, kann jedoch durch eine adäquate Therapie gut beherrscht werden.

ZUSATZTHEMEN FÜR LERNGRUPPEN

- **Kopfschmerzen anderer Genese**
- **Sonderformen der Migräne**
- **Status migraenosus**

3 Commotio cerebri (Schädel-Hirn-Trauma Grad I)

3.1 Nennen Sie eine Einteilung der Schädel-Hirn-Traumata nach dem klinischem Schweregrad!

Die primäre Einteilung des Schweregrades eines Schädel-Hirn-Traumas (SHT) nach klinischen Kriterien richtet sich nach dem Wert, den der Patient in der Glasgow-Coma-Scale (GCS) erzielt (s. Tab.).
Die Einschätzung des Schweregrades erlaubt prognostische Aussagen (s. Kommentar) über die Wahrscheinlichkeit von strukturellen Hirnschäden und korreliert auch mit der Gesamtletalität.

3.2 Wie lautet Ihre Verdachtsdiagnose?

Leichtes Schädel-Hirn-Trauma (Commotio cerebri); Begründung: Schädeltrauma nach Sturz vom Fahrrad, kurzdauernde Bewusstlosigkeit und Amnesie, keine neurologischen Defizite, Kopfschmerzen, vegetative Begleitsymptomatik (Übelkeit).

3.3 Welche Differenzialdiagnosen sind bei einem „Sturz mit Bewusstlosigkeit" zu bedenken?

- Fallbeispiel: bekannte Anamnese (Fahrradsturz) + Klinik (leichtes SHT) lassen eine eindeutige Diagnose zu
- Problematische Fälle: unklare Anamnese (Patient mit Amnesie + keine Fremdanamnese verfügbar); hier muss auch daran gedacht

→ Fall 3 Seite 4

Glasgow Coma Scale (GCS)

beste motorische Äußerung	beste verbale Äußerung	Augenöffnen	Punkte
befolgt Aufforderungen	–	–	6
gezielt auf Schmerzreiz	orientiert	–	5
ungezielt auf Schmerzreiz	desorientiert	spontan	4
abnormes Beugen der Extremitäten auf Schmerzreiz	inadäquate Äußerungen	auf Ansprechen	3
abnormes Strecken der Extremitäten auf Schmerzreiz	unverständliche Laute	auf Schmerzreiz	2
keine Reaktion	keine Äußerung	keine Reaktion	1

Beurteilung (Score) = Summe der 3 Punktzahlen → zwischen 15 (kein neurologisches Defizit) und 3 Punkten (schwerstes Koma)

Graduierung	GCS	Typische Klinik
Leichtes SHT (Grad I)	13–15	Fehlende Bewusstseinsstörung oder Bewusstseinsstörung (Bewusstseinsverlust/Amnesie) <1 h, Kopfschmerz, evtl. vegetative Symptome (z. B. Übelkeit, Schwindel), neurologischer Status unauffällig
Mittelschweres SHT (Grad II)	9–12	Bewusstseinsstörung/Amnesie <24 h, fokal-neurologische Ausfälle entsprechend einer begleitenden substanziellen Hirnschädigung möglich
Schweres SHT (Grad III)	3–8	Bewusstseinsstörung >24 h, meist fokale Zeichen ausgedehnter Hirnschädigung oder Hirndrucksteigerung durch Kontusionen, Blutungen usw.

werden, dass der Sturz primär anderer Ätiologie sein kann (z. B. Synkope, epileptischer Anfall, Intoxikation, TIA); Suche nach entsprechenden anamnestischen Hinweisen und klinischen Zeichen (z. B. Zungenbiss, Herzrhythmusstörungen, Labor).

3.4 Halten Sie die Durchführung eines CCT in diesem Fall für erforderlich?

Die Entscheidung zur Durchführung eines CCT (v. a. zur „Nichtdurchführung") bei Commotio cerebri ist nicht einfach (mögliche Kriterien s. Kommentar):

- Wenn keine zusätzlichen Hinweise auf eine intrakranielle Verletzung vorliegen und die Bewusstseinsstörung nur kurz war, ist ein CCT nicht zwingend erforderlich
- Es sollte jedoch eine stationäre Überwachung des Patienten für ca. 24 Stunden erfolgen, da gefährliche Komplikationen eines SHT (z. B. subdurales Hämatom) verzögert auftreten können; bei klinischer Verschlechterung → Durchführung eines CCT.

3.5 Welche therapeutischen Maßnahmen sind indiziert?

- Stationäre Aufnahme auf Allgemeinstation und Überwachung für 24 h (Kontrolle Blutdruck, Herzfrequenz, Atmung, Pupillenreaktionen)
- Körperliche Schonung, eingeschränkte Bettruhe
- Nahrungskarenz, Flüssigkeitssubstitution (Aspirationsprophylaxe bei Übelkeit/Erbrechen)
- Analgetika (z. B. Paracetamol)
- ggf. Antiemetika (z. B. Metoclopramid)
- Bei klinischer Verschlechterung: weitere Diagnostik (CCT)
- Bei Fehlen neurologischer Auffälligkeiten am nächsten Tag: Klinikentlassung, jedoch auch danach körperliche Schonung für ca. 1 Woche.

Kommentar

Definitionen und Einteilung: Als Schädel-Hirn-Trauma (SHT) werden Verletzungen von Kopfschwarte, Schädel und Gehirn durch äußere Gewalteinwirkung bezeichnet. SHT werden zunächst in **geschlossene** und **offene** unterteilt. Beim offenen SHT kommt es zu einer Eröffnung der Dura mater und damit meist auch zu strukturellen Verletzungen des Gehirns. Beim geschlossenen SHT, der wesentlich häufigeren Form, ist die Dura mater intakt, äußere Schädelverletzungen und -frakturen können vorliegen.

→ Fall 3 Seite 4

Die **klinische Einteilung des Schweregrades** erfolgt mittels der GCS (s. Antwort zur Frage 3.1). Daneben werden im klinischen Alltag, v. a. auch zur Diagnosestellung, die älteren Begriffe Schädelprellung, Commotio und Contusio cerebri verwendet. Die **Schädelprellung** ist die leichteste Form eines SHT. Eine primäre Bewusstlosigkeit liegt nicht vor, und es finden sich keine Hinweise auf eine substanzielle Hirnschädigung. Die **Commotio cerebri** entspricht im Wesentlichen dem SHT Grad I. Der Bewusstseinsverlust liegt unter 1 Stunde, der neurologische Status ist unauffällig und Hinweise auf eine substanzielle Hirnschädigung liegen nicht vor. Bei einer **Contusio cerebri** ist Hirngewebe verletzt worden. Das klinische Verdachtsmoment ergibt sich aus einer länger anhaltenden Bewusstseinsstörung (>1 Stunde) oder fokalneurologischen Zeichen. Je nach Ausmaß der Schädigung entspricht die Contusio cerebri damit dem SHT Grad II oder III. Strenggenommen sollte der Begriff nur verwendet werden, wenn mittels Bildgebung ein Kontusionsherd im Hirngewebe nachgewiesen wurde. Diese Einteilung spielt auch eine Rolle im Begutachtungswesen bei Unfallpatienten. Bei einer Contusio cerebri ist mit Spätfolgen zu rechnen, eine reine Commotio cerebri heilt dagegen aus, persistierende Beschwerden werden damit in der Regel nicht als Unfallfolge anerkannt.
Cave: Das Problem bei allen klinischen Einteilungsformen ist, dass aus Dauer und Ausprägung der Bewusstseinsstörung auf das Ausmaß der Hirnschädigung geschlossen wird. Ein Koma oder fokale Ausfälle sprechen zwar für das Vorliegen einer Hirnschädigung, das Fehlen von groben Auffälligkeiten erlaubt aber nicht zwangsläufig den Ausschluss derselben. Abhängig vom Verletzungsmechanismus können Mikroblutungen oder kleine Kontusionsherde auch vorliegen, wenn klinisch nur die Diagnose eines SHT Grad I gestellt worden ist. Komplikationen, wie subdurale Hämatome (s. u.), können auch zeitlich versetzt noch auftreten.

Epidemiologie: Die Inzidenz der SHT liegt bei 1:1000 pro Jahr, die häufigste Ursache sind Verkehrsunfälle. Bei 80% der Patienten liegt „nur" ein SHT Grad I vor, dennoch sind SHT die häufigste Todesursache für Männer vor dem 35. Lebensjahr und sind für etwa die Hälfte aller Todesfälle im Lebensalter bis 45 Jahre verantwortlich.

Klinik: Bei den **leichten Formen eines SHT** (SHT Grad I) bestehen **keine neurologischen Auffälligkeiten**. Typische Symptome sind Übelkeit und Schwindel. Bei der reinen Schädelprellung besteht keine primäre Bewusstlosigkeit. Eine Commotio cerebri liegt vor, wenn es im Rahmen eines Traumas zu einer kurzdauernden Bewusstlosigkeit (< 1 Stunde) kommt und das amnestische Intervall nicht länger als 8 Stunden dauert. Diese zeitlichen Angaben sind jedoch immer nur als Orientierung anzusehen. Auch bei leichten SHT können Begleitverletzungen, wie Schädelfrakturen, vorliegen.
Ein **deutliches Psychosyndrom**, **mehrmaliges Erbrechen** oder **fokal-neurologische Auffälligkeiten** sind stets verdächtig auf das Vorliegen struktureller Läsionen. Bei schwereren SHT (Grad II und III) sowie bei jedem offenen SHT kommt es zu einer Schädigung des Hirngewebes, meist in Form einer direkten lokalen Gewebezerstörung (**Hirnkontusion**). Bei Beschleunigungstraumen können diffuse **axonale Scherverletzungen** auftreten, die bis zum Abriss von Hirnstrukturen (z. B. Balkenabriss, Scherverletzungen des Hirnstamms) führen können. Darüber hinaus ist aber auch mit der Zerreißung von Blutgefäßen oder der Eröffnung des Liquorraums zu rechnen. Traumatische **Subarachnoidalblutungen**, **Subdural**-, oder **Epiduralhämatome** (s. Fall 46) entstehen durch Einriss von subdural verlaufenden Brückenvenen oder epiduralen arteriellen Gefäßen (Ästen der A. meningea media). Innerhalb größerer Kontusionsherde sind **Kontusionsblutungen** häufig, die zusammen mit einem um das geschädigte Hirngewebe herum entstehende **Hirnödem** die Situation zusätzlich verschlechtern. Ebenso wie bei primären Blutungen kommt es durch die hierdurch bedingte Raumforderung zu einer Erhöhung des Hirndrucks. Subarachnoidalblutungen können zusätzlich **Vasospasmen** erzeugen, so dass **sekundäre Ischämien** auftreten können. Traumatische **Liquorfisteln** sind potenzielle Eintrittspforten für Erreger mit der Folgen einer bakteriellen Meningoenzephalitis.

Diagnostik: Die Basisdiagnostik bei Patienten mit SHT besteht in der **Überprüfung der Vitalparameter** (Atmung, Blutdruck, Herzfrequenz) und einer sorgfältigen **neurologischen Untersuchung** (v. a. Suche nach Halbseitensymptomen, Mydriasis). Außerdem sollte nach knöchernen Verletzungen des Schädels und der Halswirbelsäule gefahndet werden und bei Verdacht auf das Vorliegen derartiger Verletzungen weitere Diagnostik erfolgen (Röntgen-Schädel, Röntgen-Halswirbelsäule in mehreren Ebenen). Bezüglich der **Durchführung eines CCT beim SHT** bestehen keine einheitlichen Richtlinien. Zweifellos muss jedes SHT Grad II oder III mittels CCT abgeklärt werden. Die absolute Häufigkeit des Krankheitsbildes, die verbundene Strahlenbelastung und nicht immer gegebene Verfügbarkeit der Untersuchungsmethode lassen es jedoch nicht sinnvoll erscheinen, bei jedem Patienten mit SHT Grad I immer sofort ein CCT durchzuführen, andererseits dürfen neurochirurgisch behandlungsbedürftige Komplikationen (z. B. subdurale Hämatome, Schädelbasisfrakturen) nicht übersehen werden. Indikationen für ein CCT sind:

- fokal-neurologische Ausfälle (z. B. Halbseitensymptome, Mydriasis)
- jede anhaltende Bewusstseinstrübung (> 1–2 Stunden)
- Hinweise auf Schädelbasisfraktur (z. B. Brillenhämatom, Rhino- oder Otoliquorrhoe)
- klinische Verschlechterung im Verlauf
- zwei- oder mehrmaliges Erbrechen
- Auftreten von epileptischen Anfällen
- Patientenalter > 65 Jahre
- äußere Verletzungszeichen oberhalb der Klavikula
- potenziell gefährlicher Unfallmechanismus (Sturz aus mehr als 1 m Höhe; vom Auto angefahrener Fußgänger)
- Patienten mit erhöhtem Blutungsrisiko (z. B. Alkoholiker, medikamentöse Antikoagulation).

Therapie: Zur Therapie des SHT Grad I s. Antwort zur Frage 3.5. Die Therapie der schwereren geschlossenen SHT und jedes offenen SHT beinhaltet intensivmedizinische Maßnahmen sowie (neuro-) chirurgische Interventionen je nach Art und Ausmaß der Hirnschädigung.

Prognose: Beim SHT Grad I ist von einer vollständigen Genesung auszugehen. In manchen Fällen kann aber ein **„postcommotionelles Syndrom"** mit Wochen bis Monaten anhaltenden Kopfschmerzen, Schwindel, Reizbarkeit, vermehrter Ermüdbarkeit und orthostatischen Beschwerden auftreten. Gelegentlich entwickeln sich auch anhaltende **posttraumatische Kopfschmerzen**. Die Pathogenese dieser Syndrome ist ungeklärt, posttraumatische Beschwerden scheinen gehäuft bei primär vegetativ labilen Personen aufzutreten, eine unzureichende körperliche Schonung nach einem SHT scheint das Auftreten ebenfalls zu begünstigen. Die Abgrenzung zu Somatisierungsstörungen gelingt nicht immer.
Bei Zerstörung von Hirngewebe kann es zu bleibenden Störungen kommen. Eine mögliche Spätkomplikation ist die Entwicklung einer **posttraumatischen Epilepsie**. Die Mortalität schwererer SHT korreliert mit dem GCS-Wert und liegt zwischen 10% (GCS 7–13) und 80% (GCS 3).

ZUSATZTHEMEN FÜR LERNGRUPPEN

- **Intensivmedizinische Behandlung schwerer Schädel-Hirn-Traumata**
- **Spezifische Klinik und Therapie der Komplikationen**
- **Posttraumatische Kopfschmerzen**
- **HWS-Schleudertrauma**
- **Primärversorgung des polytraumatisierten Patienten**

4 Nervus-radialis-Läsionen

4.1 Welche periphere Nervenläsion ist für die genannten Symptome verantwortlich?

Läsion des N. radialis links; Begründung: Schwäche der Finger- und Handgelenkstrecker, Abschwächung der Armbeugung bei normalem Bizepssehnenreflex (= Einschränkung der Armbeugung durch Parese des M. brachioradialis bei erhaltener Armbeugefähigkeit durch den M. biceps brachii), abgeschwächter Radiusperiostreflex (Reflexbogen des Radiusperiostreflexes über N. radialis), eingeschränkte Supination (Innervation aller betroffenen Muskeln durch N. radialis), sensibles Defizit über Spatium interosseum dorsalis I (sensibles Autonomgebiet des N. radialis).

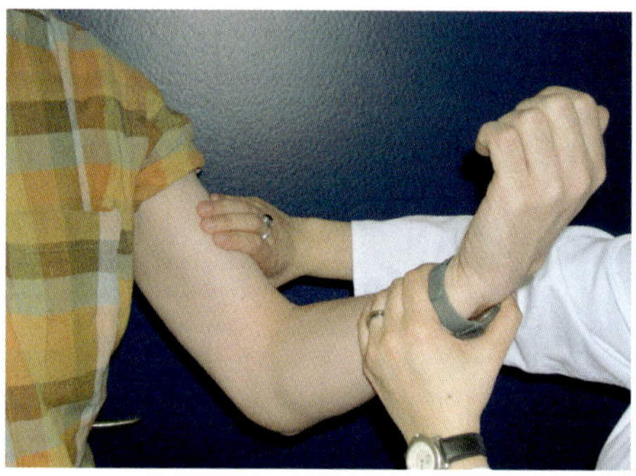

Prüfung des M. biceps (Armbeugung in Supinationsstellung durch den Patienten; eine Hand des Untersuchers wird auf den M. biceps gelegt, die andere Hand versucht den Arm gegen den Widerstand des Patienten zu strecken)

→ Fall 4 Seite 5

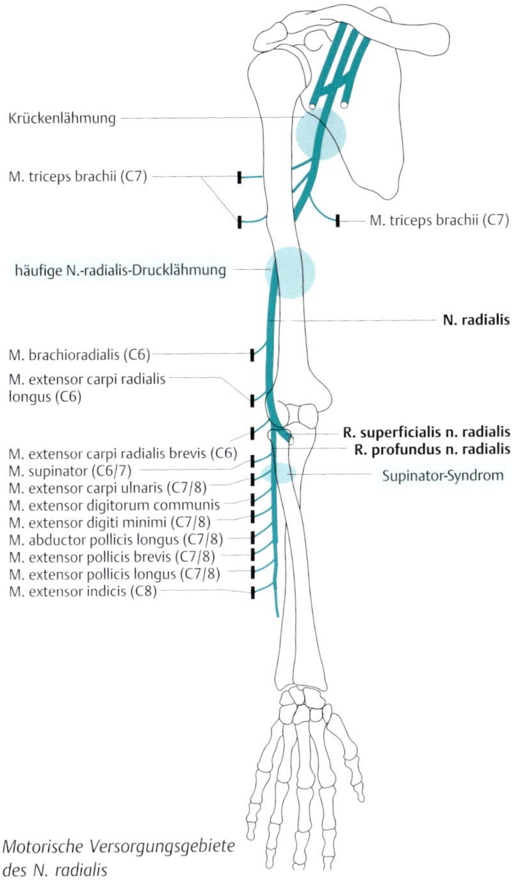

Motorische Versorgungsgebiete des N. radialis

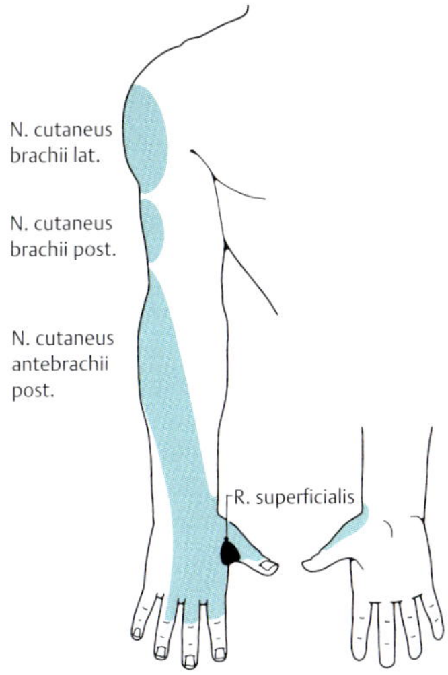

Sensible Versorgungsgebiete des N. radialis

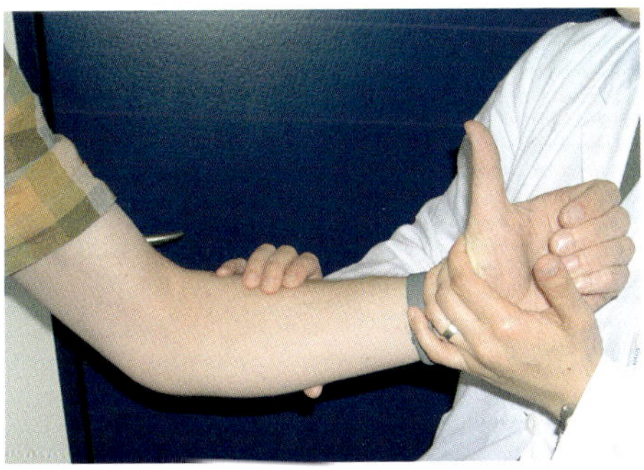

Prüfung des M. brachioradialis (Armbeugung in Mittelstellung durch den Patienten; der Daumen kann dabei auf den Patienten zeigen; eine Hand des Untersuchers wird auf den M. brachioradialis gelegt, die andere Hand versucht den Arm gegen den Widerstand des Untersuchers zu strecken)

4.2 In welcher Höhe ist wahrscheinlich die Läsion zu erwarten?

Im mittleren Oberarmbereich; Begründung: erhaltene Fähigkeit zur Armstreckung; unauffällige Auslösung des Trizepssehnenreflexes, keine Sensibilitätsstörung im Oberarmbereich.

4.3 Nennen Sie einen medizinischen „Jargonausdruck“ für diese Läsion!

„Parkbanklähmung“, „saturday night palsy“, „Schlaflähmung“.

! 4.4 Die Funktionsprüfung welcher Muskeln und Reflexe ist für die klinische Höhenzuordnung dieser Läsion entscheidend?

- Armstreckung: M. triceps brachii
- Armbeugung in Mittelstellung mit nach oben gerichtetem Daumen: M. brachioradialis
- Handstreckung: M. extensor carpi radialis longus
- Trizepssehnenreflex (TSR)
- Radiusperiostreflex (RPR)

→ Fall 4 Seite 5

4.5 Ist eine Akuttherapie notwendig?

Es handelt sich wahrscheinlich um eine reine Drucklähmung (Neurapraxie) des N. radialis mit rascher Spontanheilung, daher genügt eine Schienenversorgung und Physiotherapie.

Kommentar

Anatomie: Der N. radialis erhält über den Fasciculus posterior Fasern aus den Segmenten **C5 bis Th1**. Er versorgt motorisch die Mm. triceps brachii (Armstreckung), brachioradialis (Armbeugung) und supinator (Supination) sowie sämtliche Streckmuskeln von Hand-, Daumen- und Fingergelenken. Sensibel versorgt der N. radialis dorsale Hautbezirke am Ober- und Unterarm sowie Teile des dorsalen Handrückens mit einem Autonomgebiet über dem Spatium interosseum dorsalis I.

Radialisläsionen: Die klinische Symptomatik einer Nervus-radialis-Läsion hängt von der Höhe der Schädigung ab. Im Folgenden werden die häufigsten Schädigungsorte mit ihren typischen Ausfällen vorgestellt.
Zur **Diagnosestellung** genügen in den meisten Fällen Anamnese und Klinik. In Zweifelsfällen kann eine elektrophysiologische Abklärung mittels EMG und ENG erfolgen; mit diesen Verfahren ist auch eine Prognoseabschätzung möglich.
Therapeutisch genügt es meist, abzuwarten bzw. den betroffenen Arm zu schonen, ruhig zustellen und auslösende Bewegungen zu meiden. Bei vorliegenden knöchernen Verletzungen sollte das weitere Vorgehen mit dem behandelnden Chirurgen oder Orthopäden abgesprochen werden (z. B. Röntgenkontrollaufnahmen, Änderung des Gipsverbandes, exploratives Freilegen der Verletzung, operative Rekonstruktion des N. radialis).

Schädigungsort Hand („Cheiralgia paraesthetica“): Bei einer isolierten Schädigung des sensiblen R. superficialis, z. B. durch zu enge Armbänder, Schneiden von hartem Karton oder durch häufige Pro- und Supinationsbewegungen, finden sich **rein sensible Symptome**, wie Hypästhesie, Hypalgesie und Dysästhesien, **im Spatium interosseum dorsale I**.

Schädigungsort unter dem M. supinator („Supinatorlogensyndrom“): Der R. profundus des N. radialis kann beim Durchtritt durch den M. supinator komprimiert werden. Ursache hierfür ist z. B. eine Überbeanspruchung des M. supinator (z. B. beim Tennis-/Geigespielen). Es findet sich ein **rein motorisches Defizit** mit Einschränkung der Supination, der Ulnarextension und -abduktion im Handgelenk sowie der Finger- und Daumenextension (**Fallfinger**).

Schädigungsort distaler Oberarm („Parkbanklähmung“): Häufigste Lokalisation! Durch Oberarmschaftfrakturen sowie Lagerungsschäden oder Gipsverband am dorsalen Oberarm kann der N. radialis auch im Bereich des Sulcus radialis geschädigt werden. Typische Symptome dieser Läsion sind Einschränkungen der Supination, der Ulnarextension und -abduktion im Handgelenk, der radialen Handgelenksextension, der Radialabduktion (Ausfall M. extensor carpi radialis) sowie der Streckung im Finger- und Handgelenk (Fall**finger und** Fall**hand**). Ebenso eingeschränkt ist die Armbeugung in Mittelstellung durch Parese des M. brachioradialis. Der M. triceps brachii ist nicht betroffen, somit ist auch der Trizepssehnenreflex normal auslösbar. **Sensibilitätsstörungen** finden sich meist am radialen Unterarm, immer im Spatium interosseum dorsalis I, jedoch **nicht am Oberarm**.

Schädigungsort Axilla („Krückenlähmung“): Wird der N. radialis in der Axilla, z. B. durch Krücken, Gipsverband oder Trauma (Humeruskopffraktur), geschädigt, resultiert eine Parese **aller vom N. radialis versorgten Muskeln**. Typische Symptome sind Defizite bei der Daumenabduktion, der Fingerextension (**Fallfinger**), der Ulnar- und Radialabduktion, der Extension im Handgelenk, der Supination (**Fallhand**), der **Armstreckung** (Ausfall M. triceps brachii) und **Armbeugung** in Mittelstellung zwischen Pro- und Supination (Ausfall M. brachioradialis) mit Abschwächung des Trizepssehnen- und Radiusperiostreflexes. **Sensible Ausfälle** finden sich radialseitig am **Unter- und Oberarm**.

ZUSATZTHEMEN FÜR LERNGRUPPEN
- **Indikation und Zeitpunkt eines etwaigen chirurgischen Vorgehens**
- **Läsionen weiterer peripherer Nerven des Arms (N. medianus, N. ulnaris)**

→ Fall 4 Seite 5

5 Hereditäre motorisch-sensible Neuropathie Typ I (HMSN-I)

5.1 Stellen Sie zunächst eine Syndromdiagnose! Welche anamnestischen Hinweise und Befunde erscheinen in diesem Fall bei der Eingrenzung der Diagnose hilfreich?

- Syndromdiagnose: **polyneuropathisches Syndrom**; Begründung: symmetrischer Reflexverlust, distale Paresen, Pallhypästhesie
- Anamnestische Hinweise und Befunde bezüglich der Ätiologie: symmetrische Polyneuropathie mit Paresen, Muskelatrophien und Sensibilitätsstörungen (v. a. Tiefensensibilität), früher Krankheitsbeginn, langsamer Verlauf, Vorliegen von Hohlfüßen seit der Kindheit, evtl. positive Familienanamnese. Am wahrscheinlichsten ist damit eine **hereditäre Form einer Polyneuropathie**. Andere mögliche Ursachen einer Polyneuropathie (z. B. Diabetes, Alkohol) sind damit natürlich zunächst nicht völlig ausgeschlossen.

5.2 Für welche Erkrankung spricht diese Befundkonstellation? Und wie sichern Sie Ihre Verdachtsdiagnose weiter ab?

- ENG-Befund: **ausgeprägte Verlangsamung der Nervenleitgeschwindigkeit** auf 21 m/s (Norm: > 48 m/s) und **Verlängerung der distal-motorischen Latenz** auf 6,7 ms (Norm: < 4,2 ms); Amplitude dagegen im Normbereich → Hinweis auf demyelinisierende Neuropathie
- Vorkommen bei: hereditär-demyelinisierenden oder entzündlich-demyelinisierenden Neuropathien (z. B. Guillain-Barré-Syndrom, CIDP); evtl. auch bei Diabetes mellitus und Urämie (NLG-Verlangsamung aber selten derart ausgeprägt; Amplitude zusätzlich erniedrigt)
- Verdachtsdiagnose: **Hereditäre motorisch-sensible Neuropathie Typ I** (HMSN-I); Begründung: Verdacht auf hereditäre Erkrankung (s. Antwort zur Frage 5.1), HSMN-I ist die häufigste Form einer hereditären Neuropathie, typisch sind stark verzögerte Nervenleitgeschwindigkeiten (< 38 m/s an den oberen Extremitäten [N. medianus])
- **Diagnosesicherung:**
  - Molekulargenetik: Nachweis einer Duplikation am PMP22-Gen auf dem Chromosom 17 (bei ca. 70 % der HMSN-I-Patienten)
  - Nervenbiopsie: Nachweis von Zwiebelschalenformationen und Hypertrophie des Perineuriums; typisch, aber unspezifisch und daher heute kaum noch indiziert.

5.3 Was raten Sie ?

Aufklärung der Patientin:

- HMSN-I ist eine autosomal-dominant vererbte Erkrankung, d. h. für die Nachkommen besteht eine 50 %ige Erkrankungswahrscheinlichkeit
- HMSN-I ist eine meist gutartig verlaufende Erkrankung, von einem Kinderwunsch ist nicht prinzipiell abzuraten
- Keine Indikation für pränatale Diagnostik oder Schwangerschaftsabbruch.

Hereditäre motorisch-sensible Neuropathien Typ II–VII

	HMSN-II (axonale Form)	HMSN-III	HMSN-IV (Morbus Refsum)	HMSN-V-VII
Erbgang	Autosomal-dominant	Autosomal-rezessiv	Autsomal-rezessiv	Autosomal-dominant (?)
Ätiologie			Mangel an Phytansäure-α-Dehydrogenase	
Erkrankungs-Alter	5.–20. Lebensjahr	1.–10. Lebensjahr	5.–20. Lebensjahr	>10. Lebensjahr
Klinik	s. Typ I	Verzögerte motorische Entwicklung, Krallenfüße/-hände; ungünstige Prognose	Zeichen einer demyelinisierenden Polyneuropathie, Retinitis pigmentosa, zerebelläre Ataxie	s. Typ I + Paraparese, Spastik (V), Optikusatrophie (VI), Retinitis pigmentosa (VII)
Diagnostik	ENG: **Amplitude** ↓ ↓, NLG normal, Genetik	Periphere Nerven gelegentlich verdickt tastbar. ENG: NLG <10 m/s (nahezu pathognomonisch), Nervenbiopsie	ENG: NLG ↓ ↓; Phytansäure i. S. erhöht, Phytansäure-α-Dehydrogenase ↓	

→ Fall 5 Seite 6

Epidemiologie und Ätiologie: Die hereditäre motorisch-sensible Neuropathie Typ I (**HMSN-I**) ist mit einer Prävalenz von 20–40/100 000 die **häufigste hereditäre Neuropathie**. Sie wird **autosomal-dominant vererbt**. Der häufigste Gendefekt ist eine Duplikation am PMP22-Gen auf Chromosom 17, mittlerweile sind auch andere Genorte beschrieben worden.

Einteilung der HMSN-Formen: Bei den hereditären motorischen und sensiblen Neuropathien (HMSN) unterscheidet man neben der HMSN-I noch weitere 6 Typen (s. Tab.), von denen aber nur die Formen II–IV klinisch relevant sind. Die übrigen Formen sind unscharf definiert. Diese Einteilung der HMSN-Typen nach Dyck erfolgt nach dem Vorliegen **demyelinisierender oder axonaler Schädigungen** sowie dem **Vorliegen von Zusatzsymptomen**. Durch die Fortschritte der molekulargenetischen Diagnostik wird sie jedoch zunehmend in Frage gestellt, da sich für jede HMSN-Form mehrere verschiedene Genloci finden, andererseits gleiche Genotypen zu unterschiedlichen Phänotypen der Erkrankung führen können. In der genetischen Literatur wird meist nicht von HMSN sondern von CMD (**Charcot-Marie-Tooth**)-Erkrankung gesprochen.

Klinik: Die HMSN-I ist eine chronisch verlaufende Erkrankung. Erstes Zeichen ist das Auftreten von **Hohlfüßen in der Kindheit**, klinische Ausfälle werden meist in der Jugend bis zum 20. Lebensjahr in Form einer **motorischen Ungeschicklichkeit** oder **Gangstörung** bemerkt. Im weiteren Verlauf kommen **distal betonte Paresen**, zunächst an den unteren, später an den oberen Extremitäten hinzu, welche meist peronaeal und ulnar betont sind (Fußheberschwäche, „Steppergang"). Typisch ist ein **vollständiger Reflexverlust**. Sensibilitätsstörungen stehen meist im Hintergrund und werden von den Patienten aufgrund des chronischen Verlaufs häufig nicht selbst bemerkt. Schmerzen bei körperlicher Arbeit durch Überlastung aufgrund der muskulären Imbalance sind dagegen ein häufiges Symptom. Weiterhin können vegetative Störungen, wie gestörte Haut- und Muskeltrophik oder Störungen des Nagelwachstums, vorliegen.

Diagnostik: Anamnese (familiäre Belastung) und Klinik lenken den Verdacht auf die Diagnose. Zur Zusatzdiagnostik s. Antwort zur Frage 5.2. Die sensiblen Nerven sind elektroneurographisch meist nicht mehr ableitbar. In der Elektromyographie finden sich ausgeprägte chronisch-neurogene Umbauzeichen (gelichtetes Innervationsmuster, erhöhte und verbreiterte Willkürpotenziale), selten eine Spontanaktivität.

Differenzialdiagnosen: Differenzialdiagnostisch kommen **andere hereditäre Neuropathien** (z. B. Unterformen der HMSN [s. o.], hereditäre sensible und autonome Neuropathie [HSAN], tomakulöse Neuropathie), **entzündlich-demyelinisierende Polyneuropathien** (v. a. CIDP), **Morbus Friedreich** (Reflexverlust und Hohlfüße!, klinisch steht bei dieser Erkrankung jedoch die Ataxie im Vordergrund) oder **erworbene Polyneuropathien** in Frage. Gerade bei nicht eindeutigem ENG-Befund, negativer Familienanamnese und negativen molekulargenetischen Befunden müssen auch andere Formen einer erworbenen Polyneuropathie ausgeschlossen werden, v. a. Neuropathien bei Stoffwechselstörungen (z. B. diabetische Polyneuropathie).

Therapie: Spezifische Therapieoptionen gibt es nicht. Insofern muss sich die Therapie auf symptomatische Maßnahmen, wie Physiotherapie oder Peronaeusschienen bei Peronaeusparese, beschränken.

Prognose: Die Krankheit verläuft **langsam progredient** mit einer zunehmenden Beeinträchtigung der Gehfähigkeit und Feinmotorik. Dies sollte v. a. bei der Beratung bezüglich einer Berufswahl berücksichtigt werden. Ausgeprägte Behinderungen mit komplettem Verlust der Gehfähigkeit sind aber selten, der Verlauf der Erkrankung ist insgesamt gutartig, die Lebenserwartung nicht reduziert.

ZUSATZTHEMEN FÜR LERNGRUPPEN

- **Erworbene Polyneuropathien (z. B. Diabetische Polyneuropathie)**
- **Klinik und Genetik der tomakulösen Neuropathie (HNPP)**
- **Kriterien zur Unterteilung von Polyneuropathien (z. B. klinisches Ausfallmuster, Lokalisation, Beginn, Ätiologie, Elektrophysiologie)**

→ Fall 5 Seite 6

6.1 Welche Verdachtsdiagnose stellen Sie? Begründen Sie diese!

Demenz vom Alzheimer-Typ; Begründung: schleichender Verlauf, Alter >40 Jahre (Beginn meist erst ab 60 Jahre), Merkfähigkeitsstörung, erhaltene Persönlichkeitsstruktur, Prosopagnosie (bekannte Gesichter werden nicht mehr erkannt), räumlich-konstruktive Störung (pathologischer „Uhrentest"), Apraxie (in diesem Fall die Unfähigkeit, mit einem Kamm richtig umzugehen), positive Familienanamnese (Vater).

! 6.2 Was wissen Sie über die Ursache und Pathologie der Erkrankung?

- Die genaue Ursache der Erkrankung ist unbekannt
- Genetische und externe Faktoren führen zur proteolytischen Freisetzung von löslichen Amyloid-Beta-Peptiden extrazellulär im ZNS; Aggregation von Amyloid-Beta-Peptiden führt zur Bildung sog. Alzheimer-Plaques mit konsekutiver Entzündungsreaktion und langsamem Untergang von Neuronen
- Bildung von intrazellulären Neurofibrillen aus abnorm phosphoryliertem Tau-Protein, welches für die Stabilisierung von Mikrotubuli (wichtig für Zytoskelett) notwendig ist
- Dabei ist unklar, welcher der beiden Mechanismen für die Entstehung der Erkrankung maßgeblich ist; evtl. sorgt ein noch unbekannter übergeordneter Mechanismus für die Entstehung beider morphologischer Auffälligkeiten
- Der Nervenzelluntergang findet v. a. in cholinergen Neuronen statt, die vom Ncl. basalis Meynert aus den Kortex versorgen (Bindeglied zwischen Kortex und limbischem System).

6.3 Welche Behandlungsmöglichkeiten stehen Ihnen zur Verfügung?

- **Allgemeinmaßnahmen:**
  - Psychosoziale Betreuung der Angehörigen
  - Förderung vorhandener Fähigkeiten
  - evtl. Betreuung in gerontopsychiatrischen Tageskliniken
- **Medikamentöse Therapie:**
  - Bei leichten und mittelschweren Fällen: Acetylcholinesterasehemmer (z. B. Donepezil, Rivastigmin, Galantamin)
  - Bei mittelschweren und schweren Fällen: Glutamatantagonisten (z. B. Memantine)
  - Noch Studiengegenstand: Antioxidanzien (Statine, Vitamin E, Selegilin), Entzündungshemmung (NSAR), aktive oder passive Impfung gegen Amyloid-Beta, „Beta-Sheet-Breaker" zum Aufbrechen der Beta-Faltblattstruktur.

Kommentar

Epidemiologie: Die Alzheimer-Demenz (AD) ist mit etwa 2/3 aller Demenzerkrankungen die **häufigste Demenzform.** In 5 bis 10% der Fälle findet sich eine familiäre Häufung. **Pathologie:** s. Antwort zur Frage 6.2.

Klinik: Die Erkrankung beginnt **schleichend** meist ab dem 60. Lebensjahr, die familiäre Alzheimer-Erkrankung ab dem 40. Lebensjahr. Typisch ist eine **kortikale Demenz** mit im Vordergrund stehender **Merkfähigkeitsstörung** und weiteren höheren kognitiven Leistungseinbußen (z. B. Beeinträchtigung des Denkvermögens, Verlust der Fähigkeit zu planen). **Neuropsychologische Syndrome**, wie Apraxie, Aphasie oder Prosopagnosie, sowie räumlich-konstruktive Störungen sind häufig vorhanden. Die **Persönlichkeit der Patienten** („Fassade") **bleibt lange erhalten.** Nach einigen Jahren treten oft psychomotorische Unruhe und Verlust des Planens und Urteilens auf; das Endstadium (meist nach 8 bis 10 Jahren) ist durch Bettlägerigkeit, Kachexie und vollständigen Verlust der Kontaktfähigkeit gekennzeichnet.

Diagnostik: Die Alzheimer-Demenz ist v. a. im Anfangsstadium eine **Ausschlussdiagnose** (Lumbalpunktion, Bildgebung). Nach erfolgtem Ausschluss anderer Demenzsyndrome unterstützen folgende Kriterien die Verdachtsdiagnose: schleichender, kein plötzlicher Beginn, keine frühen fokalen Symptome (im Spätstadium möglich), Beginn nach dem 60. Lebensjahr (in familiären Fällen auch früher), positive Familienanamnese, assoziierte Symptome (z. B. Schlafstörungen, Depressionen, Halluzinationen, Wahn, Erregungszustände, Myoklonien). Im **CT oder MRT des Schädels** zeigt sich als richtungsweisender, aber nicht pathognomonischer Befund eine **beidseits temporoparietal betonte deutliche Atrophie** mit frühzeitiger Erweiterung der Temporalhörner der Seitenventrikel. Ebenfalls hinweisend sind der Nachweis einer temporoparietalen Hypoperfusion in der

→ Fall 6 Seite 7

Hirn-SPECT-Untersuchung sowie der Nachweis eines Hypometabolismus im PET in der gleichen Region. Spezielle Liquoruntersuchungen zeigen meist ein erhöhtes Tau-Protein bei gleichzeitig erniedrigtem Amyloid β42; insbesondere kommt es zu einer deutlichen Erhöhung von phospho-Tau (= hyperphosphoryliertes Tau), da hier noch keine sicher reproduzierbaren Ergebnisse erhältlich sind, ist diese Untersuchung für die Routinediagnostik derzeit nicht geeignet und spezialisierten Abteilungen vorbehalten.

Therapie: s. Antwort zur Frage 6.3.

ZUSATZTHEMEN FÜR LERNGRUPPEN

- **Limbische Enzephalitis**
- **Demenz bei Dialysepatienten**
- **Weitere Demenzerkrankungen (z. B. Vaskuläre Demenz)**

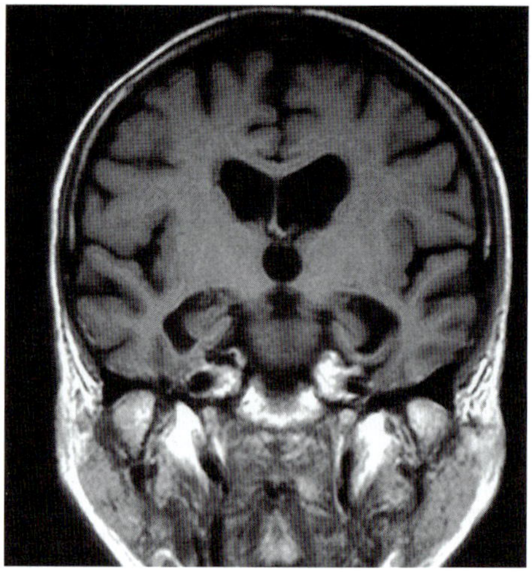

MRT-Schädel coronar: Deutliche innere und äußere Hirnatrophie mit betonten Liquoraußenräumen und erweitertem Ventrikelsystem; atrophisches Hirnparenchym v. a. temporal beidseits

7 Benigner paroxysmaler Lagerungsschwindel (BPLS)

7.1 Erläutern Sie Ursachen und Pathophysiologie des systematischen und unsystematischen Schwindels!

- **Systematischer Schwindel:**
  - Ätiologie: Läsion im Bereich des peripheren oder zentral vestibulären Systems, z. B. Neuritis vestibularis, benigner paroxysmale Lagerungsschwindel (BPLS), zentraler Schwindel bei Hirnstamm- oder Kleinhirnläsionen
  - Pathophysiologie: widersprüchliche Informationen aus verschiedenen sensorischen Systemen (z. B. vestibulär/okulär) führen zu einer Scheinbewegung der Umwelt, die vom Patienten als Schwindel wahrgenommen wird
  - Klinik: Drehschwindel, Liftschwindel, Schwankschwindel
  - *Hinweis:* Auch „physiologische" Schwindelformen, z. B. der Höhenschwindel, entstehen durch derartige widersprüchliche Informationen aus verschiedenen sensorischen Systemen.
- **Unsystematischer Schwindel:**
  - Ätiologie: Ursache außerhalb des vestibulären Systems, z. B. psychogene Schwindelformen (z. B. phobischer Schwankschwindel), Schwindel bei Orthostase, Anämie
  - Klinik: „Schwarzwerden vor Augen", Herzrasen, Palpitationen, Blässe, Schweißausbruch.

7.2 Welche anamnestischen Angaben können Ihnen bei Patienten mit Schwindel bei der Diagnosestellung weiterhelfen?

- **Art des Schwindels:** systematisch oder unsystematisch? (s. Antwort zur Frage 7.1); es bereitet oft Schwierigkeiten, diesen Unterschied herauszuarbeiten, da „Schwindel" im Volksmund ein sehr unpräzise definierter Begriff ist, der für eine Vielzahl von Körpersensationen gebraucht wird; die im englischen Sprachgebrauch üblichen Begriffe „vertigo" (systematischer Schwindel) und „dizziness" (unsystematischer Schwindel) spiegeln diese Unterteilung besser wieder.
- **Dauer des Schwindelgefühls:**
  - **Dauerschwindel:** Hinweis auf Läsion im vestibulären Bahnsystem, z. B. Neuritis vestibularis, Hirnstammgeschehen
  - **Attackenschwindel:** Hinweis auf passagere Irritation des vestibulären Systems, z. B. benigner Lagerungsschwindel, bei länger anhaltenden Attacken Morbus Ménière
- **Auslöse- und Verstärkungsmechanismen:**
  - Lage- oder Lagerungsschwindel: durch bestimmte Kopf-/Körperbewegungen auslösbar, z. B. bei benignem paroxysmalen Lagerungsschwindel
- **Begleitsymptome:**
  - s. Antwort zur Frage 7.3
  - Palpitationen, Kollapsneigung, Blässe, Herzrasen → kardiovaskuläre Ursache.

→ Fall 7 Seite 8

7.3 Auf welche Symptome achten Sie bei der Schwindelabklärung in der klinischen Untersuchung besonders?

- **Nystagmus:** jeder Nystagmus spricht für einen systematischen Schwindel, das Fehlen von Nystagmus eher für einen unsystematischen Schwindel; zu unterscheiden sind Spontannystagmen von durch Lagerung bzw. Blickrichtung induzierten Nystagmen (s. Fall 29)
- **Neurologische Symptome als Zeichen einer Hirnstamm- oder Kleinhirnläsion:** z. B. periorale Hypästhesie, Gaumensegelparese, Dysarthrie, Schluckstörung, Störung der Okulomotorik, Doppelbilder, Hemiataxie in den Zeigeversuchen (Kleinhirnläsion!), fakultativ zusätzliche Halbseitensymptome
- **Zeichen einer peripheren vestibulären Schädigung:** gerichtete Fallneigung im Romberg-Stehversuch zur Seite der Labyrinthschädigung, begleitende Hörminderung oder Tinnitus (→ immer periphere Ursache!, z. B. Morbus Ménière).
- **Auslösemechanismen von Schwindel und Nystagmen:** z. B. durch Lagerung.

7.4 Welche Verdachtsdiagnose stellen Sie bei der Patientin aufgrund der anamnestischen Angaben und des klinischen Befundes?

Benigner paroxysmaler Lagerungsschwindel (BPLS); Begründung: systematischer Schwindel (Drehschwindel mit vegetativen Begleiterscheinungen), Lagerungsschwindel (durch bestimmte Kopfbewegungen auslösbar), keine Hinweise auf Hirnstamm- oder Kleinhirnläsion, in Ruhe kein Schwindel und kein Nystagmus; Vorerkrankungen (z. B. arterielle Hypertonie, Depression) können auch den Verdacht auf eine zerebrovaskuläre bzw. psychogene Schwindelursache nahe legen; beide Erkrankungen sind bei älteren Patienten so häufig, dass sie nicht zwangsläufig im Zusammenhang mit neu aufgetretenen Symptomen stehen; *wichtig bei derartigen Angaben:* Niemals voreilig Schlüsse ziehen, nicht auf ein gezieltes Nachfragen spezifischer Symptome und eine gründliche körperliche Untersuchung verzichten!

7.5 Welchen klinischen Test führen Sie durch, um Ihre Verdachtsdiagnose zu sichern?

Lagerungsprobe in Richtung des betroffenen Bogengangs (möglichst mit Frenzelbrille):

- Bei der häufigsten Form (BPLS des hinteren vertikalen Bogengangs): Patient sitzt, Drehung des Kopfes um 45° zur nicht-betroffenen Seite
- Unter Beibehaltung der Kopfposition wird der Patient rasch zur Seite gelegt, danach zur Gegenseite
- Befund bei BPLS:
  - Lagerung zur betroffenen Seite: nach kurzer Latenz heftiger Drehschwindel und richtungsbestimmter Nystagmus zum nach unten liegenden Ohr, Abklingen der Beschwerden nach einigen Sekunden bis Minuten (meist nach ca. 30 s); beim Wiederaufrichten evtl. kurzer Schwindel und Nystagmus zur Gegenseite
  - Lagerung zur Gegenseite: unauffällig.

7.6 Was raten Sie?

- **Einnahme von Antivertiginosa (z. B. MCP): eher kontraproduktiv**
  - Nur symptomatisch wirksam, keine kausale Therapie
  - Behinderung zentraler Kompensationsmechanismen → Begünstigung einer Chronifizierung der Beschwerden
- **Durchführung eines Befreiungsmanövers: Therapie der Wahl**
  - Kausaler Therapieansatz; bei Misslingen wiederholte Durchführung von Lagerungsübungen durch den Patienten selbst (s. Kommentar)
  - Führt meist zur rascher Besserung oder komplettem Sistieren der Beschwerden.

Kommentar

Epidemiologie: Der benigne paroxysmale Lagerungsschwindel (BPLS) ist die häufigste Ursache eines **akut auftretenden Attackendrehschwindels**. Die Erkrankungshäufigkeit nimmt mit dem Lebensalter zu.

Pathogenese und Klinik: Der BPLS entsteht durch eine **Canalolithiasis** des Bogengangsystems, am häufigsten des hinteren vertikalen, selten des horizontalen Bogengangs. Die im Bogengangsystem frei beweglichen Konglomerate verlagern sich bei Kopfbewegungen in Richtung des Bogengangs und verursachen durch Auslenkung der Cupula eine unzutreffende Information über die Kopfposition im Raum. Durch widersprüchliche Informationen zwischen dem betoffenen und dem nicht betroffenen Gleichgewichtsorgan kommt es bei Körper- oder Kopfbewegungen zu **starken Drehschwindelattacken** (<1 min) und **Nystagmus**. Begleitend können Übelkeit und Erbrechen auftreten.

→ Fall 7 Seite 8

Diagnostik: s. Antworten zu Fragen 7.3, 7.4 und 7.5.

Differenzialdiagnosen:
- **Akuter einseitiger Vestibularisausfall:** Dauerdrehschwindel, horizontaler Spontannystagmus zur betroffenen Seite, gerichtete Fallneigung zur Gegenseite.
- **Zentraler Lagenystagmus** (z. B. bei Hirninfarkt, Wallenberg-Syndrom, Multipler Sklerose): gering ausgeprägte vegetative Symptomatik, zusätzlich Zeichen einer Hirnstammläsion.
- **Vestibularisparoxysmie** (selten): rezidivierende Schwindelattacken ausgelöst durch eine Gefäß-Nervenirritation im Hirnstammbereich, ähnlich einer Trigeminusneuralgie, evtl. in Kombination mit Hörminderung und Tinnitus. Bei Vestibularisprüfung und AEP finden sich häufig Zeichen einer Läsion der Hörbahn. Der Verlauf ist eher chronisch mit schleichendem Beginn der Symptome.

Therapie: Ziel der Behandlung ist die Entfernung des pathogenen Materials aus dem Bogengang. Hierzu wurden eine Reihe von **Befreiungsmanövern**, z. B. nach Sémont oder Epley, entwickelt (s. Abb.). Allen gemeinsam ist, dass durch die Kopfbewegung die freibeweglichen Konglomerate in Richtung des Utriculus bewegt und so aus dem Bogengang entfernt werden. Bei Unwirksamkeit des Befreiungsmanövers soll der Patient zu Lagerungsübungen angeleitet werden, bei denen der BPLS bewusst induziert wird. Auch bei diesen kann es langfristig zu einer Entfernung der Konglomerate aus den Bogengängen kommen. Zusätzlich ist wahrscheinlich, dass durch wiederholte Lagerungen die Konglomerate in kleinere Teilchen zerfallen, die ab einer gewissen Größe keine Auslenkung der Cupula mehr verursachen. Medikamente wirken nur symptomatisch. Eine kurzfristige Gabe von Antivertiginosa (z. B. Dimenhydrinat 100 mg) ist nur bei sehr empfindlichen Patienten indiziert, um die Durchführung des Befreiungsmanövers zu ermöglichen.

Prognose: Ohne Therapie hat der BPLS die Tendenz zur spontanen Besserung innerhalb von Tagen bis Wochen. Rezidive sind relativ häufig. Ohne adäquate Aufklärung und Behandlung neigen betroffene Patienten dazu, eine Schonhaltung mit Vermeidung der auslösenden Kopfbewegungen einzunehmen, die einer Besserung gerade entgegensteht. Ein nicht erkannter bzw. falsch therapierter BPLS stellt ein erhöhtes Risiko für eine Chronifizierung der Beschwerden und die Entwicklung eines phobischen Schwindels dar.

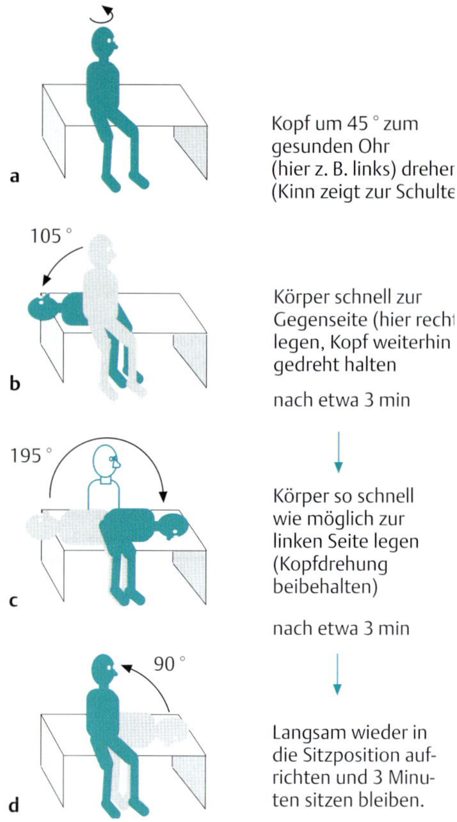

Befreiungsmanöver nach Sémont

ZUSATZTHEMEN FÜR LERNGRUPPEN
- **Schwindel anderer Genese (z. B. Phobischer Schwankschwindel)**
- **Nystagmus (Formen und Differenzialdiagnosen)**
- **Selbstbefreiungsmanöver bei BPLS**

→ Fall 7 Seite 8

8 Herpes-simplex-Meningoenzephalitis (HSV-Meningoenzephalitis)

8.1 An welche Erkrankungen denken Sie differenzialdiagnostisch?

Bei fokal-neurologischen Ausfällen (Hemiparese, Aphasie), epileptischem Anfall, Fieber, beginnendem Psychosyndrom und Kopfschmerzen müssen folgende Ursachen in Erwägung gezogen werden:

- Meningoenzephalitis
- Septische Sinusthrombose
- Hirninfarkt/Hirnblutung mit Begleitinfektion.

8.2 Was sind Ihre nächsten beiden wichtigsten Untersuchungsschritte?

- Lumbalpunktion mit **sofortiger mikrobiologische Untersuchung des Liquors** (Notfall), dringliche Anforderung einer Herpes-simplex-PCR
- MRT-Schädel (möglichst mit venöser MR-Angiographie [= vMRT], falls nicht verfügbar CT-Angiographie mit Darstellung der venösen Phase).

8.3 Welche Erkrankung ist am wahrscheinlichsten?

HSV-Meningoenzephalitis; Begründung: fokalneurologische Ausfälle; hohes Fieber; beginnendes Psychosyndrom; „grippaler" Infekt als Vorstadium; linksfokal beginnender, dann generalisierter epileptischer Anfall; Immunsuppression (Diabetes mellitus, möglicher Alkoholabusus [γ-GT ↑, GOT ↑, GPT ↑]) als Risikofaktor, Labor (Blut: CRP ↑, leichte Leukopenie mit relativer Lymphozytose → Hinweis auf viralen Infekt, Thrombozytose → unspezifischer Hinweis auf entzündliches Geschehen; Liquor: Pleozytose <300 Zellen/µl (eher viral als bakteriell), Protein leicht erhöht, Glukose normal, Laktat ↑); CT-Angiographie unauffällig (Ausschluss einer Sinusthrombose).

8.4 Welche Therapie ist jetzt unbedingt indiziert?

- **Aciclovir** (10 mg/kg KG i. v. alle 8 h für 2 Wochen) Dosisanpassung bei Niereninsuffizienz
- Zusätzlich Breitspektrumpenicillin (z. B. Ampicillin 3 × 4 g/d i. v.) bis zum Ausschluss bakterieller Erreger (anschließend Anpassung der Therapie)
- Zusätzlich Durchführung allgemeiner intensivmedizinischer Maßnahmen in Abhängigkeit vom Zustand des Patienten (z. B. Lagerung des Patienten, ggf. Behandlung eines erhöhten Hirndrucks, Therapie epileptischer Anfälle, Intubation und adäquate Beatmung).

! 8.5 Welche charakteristischen Befunde würden Sie im EEG sowie in einem zerebralen MRT v. a. bei fehlender oder inadäquater Behandlung erwarten?

- **EEG:** periodische (ca. alle 2 Sekunden auftretende) steile Abläufe, evtl. auch epileptiforme Potenziale v. a. temporal bis frontotemporal ein- oder beidseitig; Herdbefund (meist Verlangsamungsherd)
- **MRT:** hyperintense Läsionen ein- oder beidseitig frontotemporal im t2-gewichteten Bild.

! 8.6 Wäre eine unauffällige MRT des Schädels am 1. Erkrankungstag ein Ausschlusskriterium für Ihre Verdachtsdiagnose?

Nein.

113

Fall 8

Kommentar

Epidemiologie: Die Inzidenz der HSV-Enzephalitis liegt bei 0,5/100 000 pro Jahr.

Ätiopathogenese: **Herpes-simplex-Viren Typ I**, seltener Typ II, verursachen eine **nekrotisierend-hämorrhagische Meningoenzephalitis**. Meist liegt eine endogene Reaktivierung früherer HSV-Infektionen vor. Im Falle einer Neuinfektion ist die Nase Eintrittspforte für die Viren; es erfolgt eine transaxonale Penetration der Viren von der Riechschleimhaut über den N. olfactorius in das Frontalhirn und später v. a. in die Temporallappen.

Klinik und Diagnostik: Die Fallbeschreibung ist ein typisches Beispiel für den Verlauf einer HSV-Meningoenzephalitis. Die Charakteristika sind folgende:

- „grippale" Prodromalphase für wenige Tage
- im Anschluss meist hochfieberhafter Infekt
- schwerkranker Patient
- deutliche hirnorganisch begründbare Veränderungen im Sinne eines Psychosyndroms, psychomotorische Verlangsamung
- aphasische Störungen und fokale bzw. sekundär generalisierte Krampfanfälle bedingt durch die frontotemporale Lokalisation
- Liquorsyndrom: Pleozytose meist < 300 Zellen/µl (im Gegensatz zur bakteriellen Meningitis!), Gesamteiweiß normal oder

→ Fall 8 Seite 9

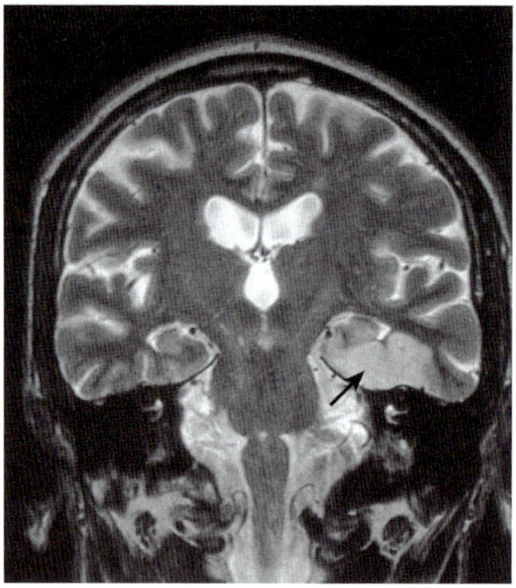

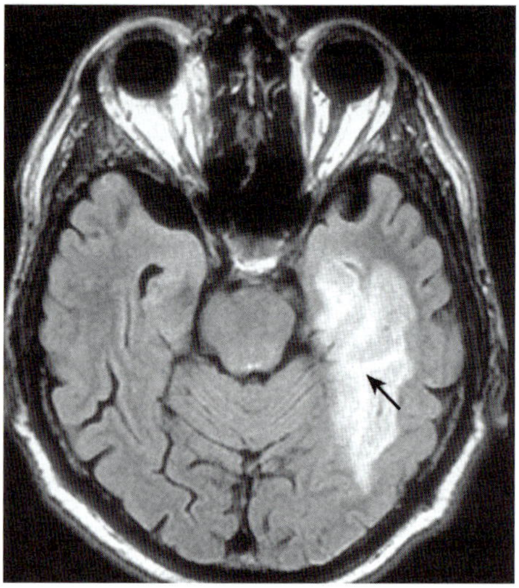

MRT des Schädels: Deutliche hyperintense Signalsteigerung im Temporallappen links bei florider HSV-Enzephalitis (a – coronar; b – axial)

leicht erhöht, Glukose normal, Laktat oft erhöht

- frontotemporaler Herdbefund im EEG (s. Antwort zur Frage 8.5), oft mit Stromkurvenverlangsamung
- **CCT initial oft ohne pathologischen Befund**; bei zu spätem Therapiebeginn zeigen sich im CT hypodense Läsionen oft beidseits frontotemporal als Ausdruck einer nekrotisierenden Entzündung
- im zerebralen MRT oft ab dem 2. Tag nach Symptombeginn Nachweis der Läsionen möglich.

Beweisend für die Erkrankung ist der **Nachweis der viralen DNA mittels PCR im Liquor**, der jedoch meist erst nach einigen Tagen vorliegt.

Differenzialdiagnosen: Eine wichtige Differenzialdiagnose ist die **septische Sinusthrombose**, die mit einem CCT nicht sicher ausgeschlossen werden kann. In den meisten Fällen können mit einer CT-Angiographie mit Aufzeichnung der venösen Phase große und mittelgroße Sinusthrombosen sicher ausgeschlossen werden, kleine Hirnvenenverschlüsse jedoch nicht. Man kann jedoch in unserem Fallbeispiel davon ausgehen, dass die z. T. sehr ausgeprägte Symptomatik nicht durch einen kleinen Verschluss hervorgerufen wurde. Mit einem zerebralen MRT lassen sich zwar venöse Thrombosen oder entzündlich bedingte Läsionen einer HSV-Enzephalitis nachweisen, es ist aber nicht überall verfügbar. Oft sind die Patienten auch sehr unruhig oder stark vigilanzgemindert, so dass ein MRT nur nach Intubation mit entsprechend großem Aufwand und Zeitverzug möglich ist. Daher kann als Empfehlung gelten: MRT und vMRT (MRT mit Darstellung der venösen Phase) sollten erfolgen, wenn sie verfügbar und mit dem Patienten durchführbar sind; ansonsten sollte eine CT-Angiographie mit Darstellung der venösen Phase, evtl. auch ein CT mit Kontrastmittelgabe durchgeführt werden. Konnte eine (größere) Sinusthrombose ausgeschlossen werden, muss unverzüglich eine Lumbalpunktion durchgeführt werden!
Weitere wichtige Differenzialdiagnosen sind **Hirninfarkt** und **Hirnblutung** mit zufälliger Begleitinfektion.

Therapie: Das Ergebnis der HSV-PCR abzuwarten, ist ein Kunstfehler, den ein Patient mit dem Leben oder mit schwerster Behinderung bezahlen muss! Bei geringstem Krankheitsverdacht muss behandelt werden! *Merke:* **Ein Patient in schlechtem Allgemeinzustand mit Fieber, Zeichen eines Psychosyndroms und unklarer Aphasie hat bis zum Beweis des Gegenteils eine HSV-Meningoenzephalitis und muss sofort und ausreichend hoch dosiert mit Aciclovir behandelt werden!** Eine Niereninsuffizienz ist kein Grund, dem Patienten eine potenziell lebensrettende Therapie vorzuenthalten. Eine Dosisanpassung des Aciclovirs erfolgt nach abgeschätzter Kreatininclearance anhand des Beipackzettels oder eines Nomogrammes (Keine Bestimmung der Clearance über 24 Stunden!). Gegebenenfalls wird therapiebedingt eine intermittierende Hämodialysebehandlung erforderlich, dies ist jedoch das kleinere Übel in Anbetracht der hohen Letalität bei inadäquater oder nichtdurchgeführter Aciclovir-Therapie.

→ Fall 8 Seite 9

Bei dem oben beschriebenen Liquorbefund ist eine bakterielle Genese sehr unwahrscheinlich. Hierfür wären eine höhere Zellzahl und ein höheres Eiweiß typisch. Dennoch sollte sicherheitshalber die additive Gabe eines gut liquorgängigen Antibiotikums (z. B. Ampicillin) erfolgen, welches die meisten Bakterien suffizient bekämpft. Nach Ausschluss bakterieller Erreger kann die Therapie ggf. umgestellt werden.

Prognose: Die Letalität der HSV-Meningoenzephalitis liegt unbehandelt bei 80%, behandelt bei 20%. Bei den Überlebenden finden sich in 30% der Fälle neurologische Defizite (z. B. Paresen, kognitive Defizite, Antriebs- und Affektstörungen).

ZUSATZTHEMEN FÜR LERNGRUPPEN

- **Andere virale Meningoenzephalitiden (v. a. Behandlung der CMV-Meningoenzephalitis)**
- **Hirndrucktherapie**

9 Claudicatio intermittens spinalis bei lumbaler Spinalkanalstenose

9.1 Welche beiden wesentlichen Differenzialdiagnosen dieses Syndroms kennen Sie, und wie unterscheiden sich diese klinisch?

Eine Claudicatio intermittens („Schaufensterkrankheit") kommt bei peripherer arterieller Verschlusskrankheit (pAVK) und bei spinaler Stenose vor. Beiden Formen gemeinsam sind belastungsabhängige Schmerzen in den unteren Extremitäten, meist mit Einschränkung der Gehstrecke. Klinische Unterscheidung:

- **Claudicatio intermittens bei pAVK:** Zunahme der Beschwerden bei körperlicher Belastung (v. a. beim Treppensteigen, **Bergaufgehen**); Beginn oft einseitig; kalte, blasse Extremitäten; abgeschwächte Fußpulse
- **Claudicatio intermittens spinalis bei spinaler Stenose:** Zunahme der Beschwerden beim **Bergabgehen** (Lordosierung der Lendenwirbelsäule mit zusätzlicher funktioneller Einengung), Besserung beim Bergaufgehen und Vornüberbeugen (Kyphosierung der Lendenwirbelsäule mit funktioneller Entlastung); Beschwerden oft beidseitig; in späteren Stadien neurologische Ausfälle entsprechend der radikulären Schädigung (z. B. Reflexabschwächung, Sensibilitätsstörungen, Paresen).

9.2 Stellen Sie eine Verdachtsdiagnose! Welche der angegebenen neurologischen Symptome halten Sie für spezifisch?

- Verdachtsdiagnose: **Claudicatio intermittens bei Spinalkanalstenose**; Begründung: Anamnese (Beschwerdezunahme beim Bergabgehen, Lumboischialgien); neurologische Ausfälle (abgeschwächter Patellarsehnenreflex links, diskrete Hüftbeugerparese rechts) → polyradikuläre Schädigung der lumbalen Nervenwurzeln
- Keines der Symptome ist spezifisch: fehlende Reflexe, überwindbare Hüftbeugung und eine Pallhypästhesie von 5/8 sind bei einem 75-Jährigen nicht sicher als pathologisch zu verwerten; andere Ursachen (z. B. Polyneuropathie) sind zu bedenken; Befundkonstellation und Auslösefaktoren (s. o.) sind aber richtungsweisend.

9.3 Befunden Sie das MRT!

Typischer MRT-Befund bei Claudicatio intermittens bei Spinalkanalstenose (T2-Sequenz, sagittal): deutliche Einengung des Spinalkanals in mehreren Etagen der Lendenwirbelsäule (v. a. L3–5) durch knöchern-degenerative Veränderungen; Osteochondrosen; Retrolisthesis des Wirbelkörpers L5; Bandscheibenprotrusionen; der den Duralsack mit den kaudalen Nervenwurzeln umgebende Liquorraum (hell) ist in diesen Etagen fast nicht mehr vorhanden.

Kommentar

Definition: Die Claudicatio intermittens spinalis ist ein häufiges Krankheitsbild bei fortgeschrittenen degenerativen Veränderungen der Lendenwirbelsäule mit Einengung des Spinalkanals.

Pathogenese: Die Pathogenese ist nicht eindeutig geklärt. Neben der mechanischen Irritation und Schädigung der Nervenwurzeln im Sinne eines polyradikulären Syndroms werden die passageren Symptome unter Belastung

→ Fall 9 Seite 10

durch eine intermittierende Minderdurchblutung des Myelons erklärt.

Klinik und Diagnostik: Die Symptome sind unspezifisch und variabel. Typisch sind **belastungsabhängige Beschwerden mit Besserung bei Kyphosierung der Lendenwirbelsäule und Verschlechterung bei Lordosierung**. Am häufigsten werden Schmerzen und passagere Parästhesien der unteren Extremitäten beklagt.
Der neurologische Befund kann in Frühstadien normal sein, später finden sich Zeichen einer polyradikulären Schädigung beidseits mit entsprechenden Paresen, Sensibilitätsstörungen und Reflexausfällen.
Entsprechend der klinischen Symptomatik ist eine Einteilung in 3 Stadien möglich:

- **Stadium 1 (Claudicatio intermittens spinalis):** belastungsabhängige Schmerzen und Sensibilitätsstörungen
- **Stadium 2:** Zunahme der Beschwerden, Verkürzung der Gehstrecke, intermittierende Paresen, persistierende Sensibilitätsstörungen und Reflexausfälle
- **Stadium 3:** persistierende Paresen.

Mittels **MRT der Lendenwirbelsäule** kann die Diagnose gestellt werden. Zu den typischen Befunden s. Antwort zur Frage 9.3. Zur Frage einer OP-Indikation (s. u.), zur Abgrenzung von Begleiterkrankungen (z. B. Polyneuropathie) und zur Abschätzung des Ausmaßes der Wurzelschädigung sind auch elektrophysiologische Untersuchungen (ENG, EMG) sinnvoll.

116

Fall 10

Differenzialdiagnosen:

- **Claudicatio intermittens bei peripherer arterieller Verschlusskrankheit** (s. Antwort zur Frage 9.1). Einfache Screeningmethode ist die Messung des arteriellen Verschlussdrucks mittels Blutdruckmanschette und Dopplerstiftsonde mit Bestimmung des Crurobrachialindex.
- Einengung des Spinalkanals mit entsprechender Symptomatik durch Wurzelschädigung durch **spinale raumfordernde Prozesse** und **Bandscheibenvorfälle**.
- **Polyneuropathie oder Plexusläsion:** normalerweise sind hier die Beschwerden jedoch nicht belastungsabhängig und zeigen ein typisches Verteilungsmuster.

Therapie: Eine konservative Therapie, z. B. mit Physiotherapie und Analgetika, ist indiziert, solange die Schmerzen beherrschbar sind und keine wesentlichen neurologischen Ausfälle vorliegen. Eine günstige Bewegungsart ist z. B. Fahrradfahren (Kyphosierung der Wirbelsäule). Bei therapieresistenten Schmerzen oder Auftreten von Paresen ist eine Hemilaminektomie oder Laminektomie, ggf. über mehrere Segmente, erforderlich.

ZUSATZTHEMEN FÜR LERNGRUPPEN

- **Claudicatio intermittens bei pAVK**
- **Zervikale spinale Stenose**
- **Lumbaler Bandscheibenvorfall**
- **Differenzialdiagnose von Gangstörungen**

10 Restless-legs-Syndrom (RLS)

10.1 Welche Verdachtsdiagnose stellen Sie? Nennen Sie die charakteristischen Kriterien der Erkrankung!

- Verdachtsdiagnose: **Restless-legs-Syndrom** (RLS) mit Periodic limb movements in sleep (PLMS); Begründung: Missempfindungen in den Extremitäten in Ruhe, Besserung bei Aktivität → Bewegungsdrang; ausladende Bewegungen der Beine im Schlaf; Durchschlafstörung; Tagesschläfrigkeit; Allgemeinbefinden ↓
- Diagnosekriterien der internationalen RLS-Study-Group:
  - Sensible Störungen in den Extremitäten (z. B. Kribbeln, Schmerzen) verbunden mit Bewegungsdrang der Beine
  - Motorische Unruhe
  - Auftreten der Symptome ausschließlich in Ruhe mit Erleichterung durch Aktivität
  - Tagesrhythmik: Zunahme der Symptome abends und nachts.

10.2 Nennen Sie Einteilung und mögliche Ursachen der Erkrankung!

Zur Klärung, ob es sich um ein primäres (idiopathisches) oder sekundäres (symptomatisches) RLS handelt, sollten ausgeschlossen werden:

- Niereninsuffizienz: Nierenretentionsparameter (Kreatinin, Harnstoff)
- Mangel an Vitamin B_{12}/Folsäure/Eisen: Blutbild, Ferritin, Retikulozyten, Serumeisen, Vitamin B_{12}, Folsäure
- Kryoglobulinämie: Bestimmung der Kryoglobuline im körperwarmen Blut (nicht im gekühlten, da die Kryoglobuline sonst ausfallen!)
- Polyneuropathien: klinische Untersuchung, ggf. ENG, EMG, Ausschluss Diabetes mellitus, Alkoholkrankheit, Paraneoplasie

→ Fall 10 Seite 11

- Rheumatoide Grunderkrankungen: klinische Untersuchung, ggf. Bestimmung von Rheumafaktoren, ANA, ANCA
- Radikulopathien: klinische Untersuchung, ggf. EMG, Bildgebung
- Morbus Parkinson: klinische Untersuchung
- Spinozerebelläre Ataxien: klinische Untersuchung
- Spinale Raumforderung: klinische Untersuchung, ggf. Bildgebung
- Gravidität: β-HCG, Sonographie
- Diabetes mellitus: 3-mal Bestimmung der Nüchtern-Blutglukose, bei grenzwertigem Befund oraler Glukosetoleranztest
- Schilddrüsenerkrankungen: TSH, ggf. fT_3 und fT_4.
- Für ein primäres RLS sprechen: neurologische Untersuchung/Labor/EMG/ENG unauffällig; Polysomnographie → Nachweis einer PLMS, außerdem Dokumentation des Ausmaßes der Schlafstörung, Hinweise auf Assoziation mit anderen schlafbezogenen Erkrankungen (z. B. Schlaf-Apnoe-Syndrom).

10.3 Erklären Sie die Zunahme der Beschwerden unter trizyklischen Antidepressiva und Neuroleptika! Die Abgrenzung zu welchem Syndrom ist dabei wichtig?

- Trizyklische Antidepressiva und Neuroleptika können ein RLS verstärken.
- Nebenwirkungen v. a. mittel- und hochpotenter Neuroleptika ist eine Bewegungsunruhe des ganzen Körpers, eine sog. **Akathisie**, welche vom RLS abgegrenzt werden muss.

10.4 Wie behandeln Sie die Patientin?

- Symptomatisches RLS: Therapie der Grundkrankheit
- Primäres RLS:
  - Mittel der 1. Wahl: **L-Dopa** (z. B. Restex 1 × 50–[max.] 400 mg/d 3 h vor dem Schlafengehen, ggf. Dosissteigerung um 50 mg alle 2 d)
  - Alternativ bei Therapieversagen oder primär bei Patienten < 70 Jahre: Dopaminagonisten (z. B. Ropimirol, Pramipexol, Rotigotin-Pflaster), Antikonvulsiva (z. B. Carbamazepin); Reservemittel mit strenger Indikationsstellung sind Opiate oder Benzodiazepine
- Evtl. Prophylaxe vor langen Reisen oder Veranstaltungen mit einem schnell wirksamen unretardierten L-Dopa-Präparat (z. B. Madopar LT 50–100 mg)
- Absetzen von Medikamenten, die ein RLS verstärken können, z. B. trizyklische Antidepressiva, Neuroleptika, Metoclopramid.

10.5 Erläutern Sie Epidemiologie und Verlauf der Erkrankung!

- **Epidemiologie:** Prävalenz 5–7 %, Frauen > Männer, im Alter Häufigkeitszunahme auf über 15 %; Vorkommen auch schon bei Kleinkindern; im Rahmen einer Schwangerschaft sind bis zu 20 % der Patientinnen betroffen
- **Verlauf:** anfangs fluktuierender Verlauf, später Progredienz; echte Spontanremissionen fast nur bei symptomatischen Verlaufsformen; bei Schwangeren gute Remission nach Entbindung; Therapie mit Dopaminergika bei idiopathischem RLS in etwa 70 % der Fälle effektiv.

Kommentar

Definition: Beim Restless-legs-Syndrom (RLS) handelt es sich um **Missempfindungen und unwillkürliche Bewegungen der Beine**, die **in Ruhe** – v. a. während der Nacht – auftreten und zu einem ausgeprägten Bewegungsdrang mit Beschwerdelinderung führen.

Epidemiologie: s. Antwort zur Frage 10.5. Beim RLS mit oder ohne PLMS handelt es sich um eine häufige Erkrankung, die oft, z. B. als Schlafstörung oder Depression, verkannt wird. Wie in unserem Beispiel werden die Patienten erst mit verschiedenen Sedativa und anderen Psychopharmaka behandelt, die das Krankheitsbild noch verschlechtern können.

Ätiologie: Die Ursache der Erkrankung ist **unklar**. Es werden Störungen im dopaminergen System angenommen, die jedoch für eine alleinige Verursachung der Symptome nicht ausreichen dürften. In 50 % der Fälle findet sich v. a. bei den primären Formen eine positive Familienanamnese. Unter den sekundären Formen ist die Hauptursache die chronische Niereninsuffizienz, ca. 1/3 aller Dialysepatienten sind betroffen.

Klinik: Die Patienten klagen über **ausgeprägte Missempfindungen und Bewegungsdrang**, die **in Ruhe** auftreten und zu **Ein- und Durchschlafstörungen** sowie **Tagesmüdigkeit** führen (s. Fallbeispiel). Ein PLMS kann auch isoliert vorkommen und z. T. exzessive Ausmaße mit Flexionen im Hüftbereich während des Schlafes annehmen. Etwa bei einem Drittel der Patienten treten unwillkürliche Bewegungen auch während des Tages auf, die manchmal an eine Dystonie erinnern. Oftmals geschieht dies im

→ Fall 10 Seite 11

Rahmen einer höher dosierten L-Dopa-Therapie (= „time shifting"), unter welcher es auch zu einer Verstärkung (Augmentation) der Beschwerden kommen kann.

Diagnostik: s. Antwort zur Frage 10.2.

Therapie: Therapeutisch ist v. a. die **gute Wirksamkeit von L-Dopa** belegt. Die Wirkung tritt bereits am 1. Tag ein. Als Monotherapeutikum ist L-Dopa bei mindestens 70% der Patienten initial ausreichend. Eine Umstellung der Medikation wird durch „time shifting" und „Augmentation" (s. o.) bei den meisten Patienten notwendig. Da sich bei hoher L-Dopa-Dosis das Risiko beider Phänomene deutlich erhöht, sollte eine Tagesdosis von 400 mg nicht überschritten werden. Insbesondere der Einsatz von Dopaminagonisten scheint dann vielversprechend zu sein. Wird ein Eisen- oder Elektrolytmangel nachgewiesen, so sollte eine Substitutionstherapie erfolgen. Bei chronischer Niereninsuffizienz führt eine Nierentransplantation in den meisten Fällen zu einer Besserung der Symptomatik. Während einer Schwangerschaft sollten Eisen und Folsäure substituiert werden. Bei Kindern gibt es bislang kaum Therapieerfahrung, ein Versuch mit Clonazepam kann unternommen werden.

Prognose: s. Antwort zur Frage 10.5.

ZUSATZTHEMEN FÜR LERNGRUPPEN
- **Schlaflabor und Polysomnographie (Möglichkeiten, Indikationen)**
- **Schlafstörungen**

11 Carotis-Dissektion

11.1 Welche Verdachtsdiagnose stellen Sie?

Hirninfarkt links mit vorausgegangenen **rezidivierenden transitorisch ischämischen Attacken** (TIA) bei Dissektion der A. carotis interna links; Begründung: persistierende Halbseitensymptomatik rechts; im CCT frühe unscharfe Infarktdemarkierung, vorausgegangene kurzandauernde Halbseitensyndrome; Horner-Syndrom (Ptosis, Miosis) durch Läsion sympathischer Nervenfasern, die extrakraniell mit der A. carotis interna verlaufen; Farbdoppler-Bild (langstreckige Einengung der A. carotis interna, Darstellung eines Wandhämatoms).

11.2 Definieren Sie die Begriffe „TIA", „PRIND", „Hirninfarkt"!

- **TIA (transitorische ischämische Attacke):** passagere zerebrale Durchblutungsstörung mit vollständiger Rückbildung zentralbedingter neurologischer Defizite innerhalb von 24 Stunden
- **PRIND (prolongiert reversibles ischämisches neurologisches Defizit):** zerebrale Durchblutungsstörung mit vollständiger Rückbildung zentralbedingter neurologischer Defizite innerhalb von 7 Tagen
- **Hirninfarkt:** zerebrale Durchblutungsstörung mit bleibenden zentralbedingten neurologischen Defiziten, Gewebeuntergang.

Anmerkung: Bei dieser im klinischen Alltag üblichen – aber historischen – Einteilung werden „ischämische Schlaganfälle" retrospektiv nach dem klinischen Verlauf und nicht nach der Ätiopathogenese eingeteilt. Heute lassen sich mittels CCT und MRT bei Personen mit „PRIND"-Symptomatik fast immer zerebrale Infarzierungen nachweisen, auch wenn die Symptomatik sich wieder zurückgebildet hat. Angesichts einer Ischämietoleranz des Hirngewebes von nur wenigen Minuten ist dies naheliegend. Die typische Dauer einer tatsächlichen „TIA" ist daher wenige Minuten, bei länger anhaltenden Symptomen ist von einer Gewebeschädigung auszugehen, v. a. der Begriff „PRIND" sollte mit Zurückhaltung verwendet werden. Eine Neudefinition der Begriffe ist derzeit Gegenstand der Fachdiskussion.

11.3 Nennen Sie andere Ursachen eines Hirninfarkts bei jungen, ansonsten „gesunden" Personen!

- **Gerinnungsstörungen mit Hyperkoagulopathie:** Faktor-V-Mutation (APC-Resistenz), Antiphospholipid-Antikörper-Syndrom, Prothrombin-Dimorphismus, Protein-S- und Protein-C-Mangel, AT-III-Mangel
- **Zerebrale Vaskulitiden**, z. B. auch drogeninduziert (Kokain, Amphetamine)
- **Paradoxe Embolie** bei offenem Foramen ovale
- **Migräne mit Aura:** Patienten mit Migräne haben etwa bis zum 40. Lebensjahr ein statistisch erhöhtes Risiko einen Hirninfarkt zu erleiden; migränöse Infarkte sind aber sehr selten, daher Ausschluss anderer Ursachen wichtig!

→ Fall 11 Seite 12

Im jüngeren und mittleren Lebensalter sind zerebrale Durchblutungsstörungen (TIA, Schlaganfall) noch relativ seltene Ereignisse. Das Spektrum der möglichen Ursachen unterscheidet sich in dieser Altersgruppe deutlich von dem bei älteren Patienten, bei denen zerebrale Ischämien meist durch atherosklerotische oder embolische Gefäßverschlüsse bedingt sind. Gefäßdissektionen sind im jüngeren Lebensalter eine relativ häufige Ursache zerebraler Ischämien und neben den in Antwort 11.3 genannten Gründen in die Differenzialdiagnose einzubeziehen.

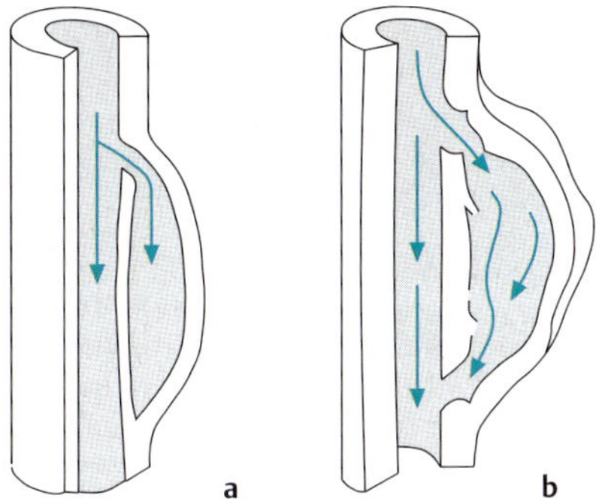

Aneurysma dissecans

Ätiopathogenese: Dissektionen von Gefäßen entstehen durch Einrisse der Intimaschicht in der Gefäßwand. Anschließend kommt es zu Einblutungen in die Gefäßwand, gelegentlich kommt es zu einem weiteren Intimaeinriss mit Anschluss an das ursprüngliche Gefäßlumen (Entstehung eines „zweiten" oder „falschen" Gefäßlumens).
Die typische Lokalisation der Carotisdissektion ist der extrakranielle Gefäßabschnitt im Bereich vor dem Eintritt in den knöchernen Carotiskanal, an dieser Stelle ist das Gefäß bei Kopfbewegungen erhöhten Scherkräften ausgesetzt. Eine Dissektion kann sich von dort aus nach kaudal bis zur Carotisbifurkation ausdehnen, kann aber auch auf den oberen Abschnitt der A. carotis interna beschränkt bleiben. Durch die Unterblutung kann es zu einer Verlegung des Gefäßlumens und damit zur Minderdurchblutung des Gehirns kommen.
Prädisponierend für Dissektionen sind Traumata und Erkrankungen mit Bindegewebeschwäche (z. B. Marfan-Syndrom), jedoch tritt die Mehrzahl der Dissektionen spontan, ohne erkennbare Ursache auf. Umstritten ist, ob chiropraktische Manöver an der Halswirbelsäule zu Gefäßdissektionen führen können. Auffallend viele Patienten, bei denen eine Gefäßdissektion diagnostiziert wird, wurden zuvor an der Halswirbelsäule „eingerenkt". Es ist aber retrospektiv in der Regel nicht zu klären, ob die Dissektion bereits zuvor bestand (Patienten suchen primär den Orthopäden wegen Schmerzen im Hals-/Nackenbereich auf) und als Halswirbelsäulen-Syndrom verkannt wurde oder aber durch die Behandlung selbst entstanden ist.

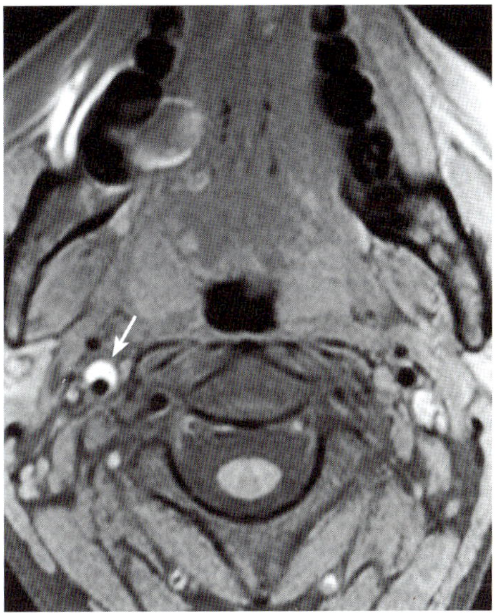

MRT: In T2-gewichteten axialen Aufnahmen des Halses sind Gefäßdissektionen am besten zu erkennen. Das Hämatom in der Gefäßwand stellt sich oft als halbmondförmige Verdickung der Gefäßwand signalangehoben dar (Pfeil), das Gefäßlumen ist im Seitenvergleich oft eingeengt.

Klinik: Typisch für eine Carotis- oder auch Vertebralis-Dissektion sind **ziehende Schmerzen über dem entsprechenden Gefäß.** Je nach Grad der Lumeneinengung kann die Dissektion **asymptomatisch** verlaufen oder zu **Durchblutungsstörungen in abhängigen Gefäßgebieten** führen. Ein vollständiger Gefäßverschluss kann zu akuten, ausgedehnten **zerebralen Infarkten** führen, inkomplette Verschlüsse zeigen klinisch häufig einen fluktuierenden Verlauf mit rezidivierender TIA-Symptomatik. Typisch ist ein **gleichseitiges Horner-Syndrom**, was durch eine Läsion sympathischer Nervenfasern im Verlauf der A. carotis interna verursacht wird.

Diagnostik: Die **extrakranielle Farbduplex-Sonographie** ist das Verfahren zur Erstdiagnostik bei klinischem Verdacht auf eine Carotis-Dissektion. Das im Fallbeispiel gezeigte Bild einer

→ Fall 11 Seite 12

Dissektion mit langstreckiger Lumeneinengung und Wandhämatom bei ansonsten unauffälligen Gefäßabschnitten ist hierfür typisch. Verdächtig auf das Vorliegen einer Dissektion sind auch komplette Gefäßverschlüsse bei ansonsten unauffälligen, nicht atherosklerotisch veränderten Gefäßen. Dissektionen können auf die kranialen, sonographisch nicht einsehbaren Abschnitte der A. carotis interna beschränkt bleiben, so dass sie mit einer Routine-Doppler-Untersuchung nicht erfasst werden können. **In Zweifelsfällen** muss daher die Diagnosesicherung mittels **MRT** (MRT-Angiographie mit Darstellung der oberen Halsabschnitte und der Schädelbasis axial) erfolgen, wobei in der T2-gewichteten-Sequenz das Wandhämatom und ggf. die Lumeneingung des Gefäßes gut zu erkennen ist.

Therapie und Prognose: Der Spontanverlauf von Carotis-Dissektionen ist schlecht untersucht. Auch **ohne Therapie** ist von einer **hohen Rate spontaner Rekanalisationen** auszugehen, bei der es innerhalb von Tagen bis Wochen zu einer Resorption oder Organisation des Wandhämatoms und zu einer Wiedereröffnung des Gefäßlumens kommt. Dennoch ist die Carotis-Dissektion eine der wenigen verbliebenen Indikationen für die Durchführung einer **Antikoagulation** in der Akutphase eines zerebralen Insults. Diese erfolgt zunächst mit Heparin (1000–1500IE/h i. v.) in individueller, PTT-wirksamer Dosierung (Zielwert: Verdopplung der Ausgangs-PTT). Nach 8 bis 14 Tagen erfolgt eine Umstellung auf Kumarine (z. B. Marcumar) und Fortführung dieser Therapie für 6 Monate (Zielwert: Quick 20–30%). Nach dieser Zeit ist von einem abgeschlossenen Gefäßumbau bzw. Eröffnung von zerebralen Gefäßkollateralen auszugehen, so dass die Antikoagulanzientherapie unabhängig vom Ergebnis (Wiedereröffnung des Gefäßes, Stenose, Gefäßverschluss) beendet werden kann. Bei persistierenden hochgradigen Stenosen ist die operative Versorgung mittels Stenteinlage zu erwägen.

ZUSATZTHEMEN FÜR LERNGRUPPEN

- **Zerebrale Vaskulitiden**
- **Sekundärprophylaxe des ischämischen Schlaganfalls**
- **Vollheparinisierung in der Therapie des akuten ischämischen Hirninfarktes (Indikationen und Durchführung)**
- **Unterschiedliche Formen und Differenzialdiagnostik des Horner-Syndroms**

12 Essenzieller Tremor

12.1 Welche Tremorformen kennen Sie? Ordnen Sie diesen klassische Ursachen zu!

- Klassifikation nach dem Auftreten:
  - **Ruhetremor** (z. B. Parkinson-Syndrom)
  - **Halte- und Aktionstremor** (z. B. verstärkter physiologischer Tremor)
  - **Intentionstremor** (z. B. zerebellärer Tremor)
- Klassifikation nach der Amplitude: grobschlägig, feinschlägig
- Klassifikation nach der Frequenz: schnell, langsam
- Klassifikation nach Abfolge der Innervation: koaktiver oder Antagonistentremor.

12.2 Welche Verdachtsdiagnose haben Sie bei diesem Patienten?

Essenzieller Tremor; Begründung: symmetrischer Halte- und Aktionstremor mit diskreter Ruhekomponente; Betonung der oberen Extremitäten, von Kopf und Stimme; Zunahme im Verlauf; Besserung durch Alkoholgenuss; familiär gehäuftes Vorkommen; koaktiver Tremor mit einer Frequenz von 6–7Hz, kein Nachweis einer zusätzlichen Symptomatik trotz des langen Verlaufes über 10 Jahre.

→ Fall 12 Seite 13

12.3 Welche Zusatzuntersuchungen können Sie generell durchführen, um andere Tremorformen auszuschließen?

- **(Fremd-)Anamnese:** Medikamenten-/Drogeneinnahme (z. B. β-Sympathomimetika, Neuroleptika, Antidepressiva, Lithium), Alkoholkrankheit/-entzug
- **Labor:** TSH, ggf. fT_3 und fT_4 (Hyperthyreose?); Cu^{++} (Morbus Wilson?); Leberwerte (GOT, GPT, γ-GT), CDT (Alkoholabusus?)
- **Tremoranalyse mit Oberflächenelektroden** (s. Kommentar).

12.4 Wie behandeln Sie den Patienten, wenn sich Ihre Verdachtsdiagnose bestätigt?

- Mittel der 1. Wahl: **Propranolol** (3 × 20–40 mg/d bzw. 1 × 80–160 mg/d; Dosissteigerung alle 2 Tage um 20 mg möglich, Maximaldosis 320 mg/d); *cave:* bei Herzinsuffizienz und COPD, Kontraindikation bei Asthma bronchiale!
- Bei Therapieversagen oder ausgeprägtem Händetremor: Primidon (3 × 62,5–750 mg/d), einschleichendes Aufsättigen (62,5 mg/Woche)

wegen Nebenwirkungen (Übelkeit, Ataxie, Müdigkeit) erforderlich

- Ultima Ratio bei Versagen der medikamentösen Therapie und stark behinderndem Tremor: stereotaktische operative Verfahren.

Kommentar

Definition und Einteilung: Ein Tremor ist charakterisiert durch unwillkürliche rhythmische Bewegungen von Körperteilen (meist der Hände), hervorgerufen durch alternierende oder synchrone Innervation antagonistischer Muskelgruppen. Er kann als Symptom bei internistischen und neurologischen Erkrankungen auftreten, aber auch physiologisch sein. Ursache sind wahrscheinlich pathologische Synchronisationen spinaler Motoneurone unter Beteiligung zentraler und peripherer Mechanismen. Eine Einteilung gelingt klinisch durch Angabe von Frequenz, der Art und Lokalisation des Auftretens des Tremors unter Beachtung etwaiger weiterer Symptome (s. Antwort zur Frage 12.1). Beim **essenziellen Tremor** handelt es sich um einen **isolierten Halte- und Aktionstremor mit meist leichter Ruhekomponente**.

Ätiologie und Pathophysiologie: Die Ätiologie des essenziellen Tremors ist unbekannt; etwa die Hälfte der Fälle ist vererbt. Eine Assoziation mit einem Morbus Parkinson oder einem dystonen Syndrom wird kontrovers diskutiert. Man geht von synchronen spontanen Entladungen von Neuronen im olivozerebellären System aus.

Klinik: Der essenzielle Tremor ist charakterisiert durch einen **isolierten Halte- und Aktionstremor mit meist leichter Ruhekomponente v. a. der oberen Extremitäten und im Kopfbereich**. Anfangs ist der Tremor höherfrequent (6–8Hz) mit eher niedrigen Amplituden, im Verlauf wird er niedrigfrequenter (4–10Hz) mit oft störenden höheren Amplituden. Die Symptomatik **bessert sich nach Alkoholgenuss** (*cave:* Gefahr der Abhängigkeit!), und **verschlechtert sich** – wie alle Tremorformen – **unter psychischer Belastung und Erregung**.

Diagnostik: s. Antwort zur Frage 12.3. Bei der **Tremoranalyse** werden Oberflächenelektroden auf antagonistische Muskelgruppen – im Allgemeinen auf die Extensoren und Flexoren am Unterarm – geklebt und die abgeleiteten Potenziale über die Zeit in 2 getrennten Spuren an einem Bildschirm dargestellt. Kommt es zu zeitgleichen Muskelkontraktionen der Extensoren und Flexoren, spricht man von einem koaktiven Tremor, sind die Kontraktionen zeitlich versetzt, von einem Antagonistentremor. Ein weiterer Vorteil dieser Methode ist die exakte Angabe der Tremorfrequenz durch einfaches Auszählen der erfassten Kontraktionen über der Zeitachse.

Therapie: s. Antwort zur Frage 12.4. Besonders wichtig ist die **Aufklärung** des Patienten **über die Ungefährlichkeit der Erkrankung**. Der häufig praktizierte Alkoholabusus zur Tremorkupierung ist mittel- und langfristig aufgrund der Abhängigkeits- und Entzugsproblematik sowie der potenziellen Organschädigung kontraproduktiv.
Medikamentös ist **Propranolol** am besten wirksam (40–70% der Fälle), ein Wirkungsverlust ist jedoch nach 1 Jahr in 10–15% der Fälle möglich und erfordert ggf. eine Dosissteigerung. Das Antiepileptikum **Primidon** ist Mittel der 2. Wahl und wirkt fast genauso gut wie Propanolol; auch hier ist ein Wirkungsverlust in 10–15% der Fälle nach 1 Jahr möglich. Beide Präparate können bei Wirkungsverlust miteinander kombiniert werden. Als **Reservemittel** kann **Clozapin** eingesetzt werden. Eine schwerwiegende Nebenwirkung ist die Agranulozytose, daher darf dieses Medikament nur von einem autorisierten Arzt rezeptiert werden!
Stereotaktische Eingriffe können derzeit nur in wenigen spezialisierten Zentren und als ultima Ratio bei Patienten mit ausgeprägter Behinderung und unzureichender Medikamentenwirkung erfolgen. Dabei wird eine Hochfrequenzstimulation des Ncl. ventralis intermedius einer risikoreicheren Thalamotomie vorgezogen.

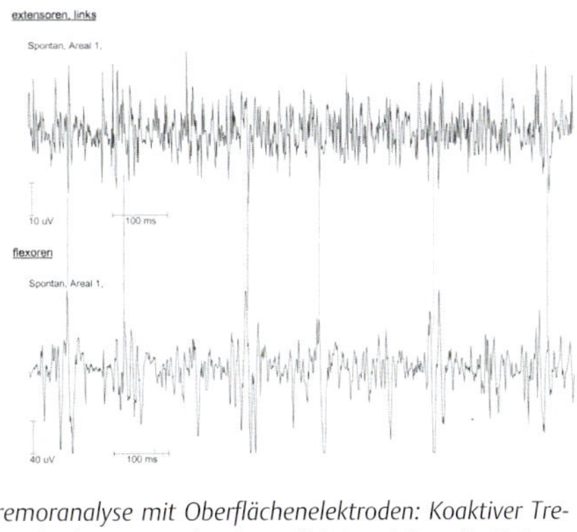

Tremoranalyse mit Oberflächenelektroden: Koaktiver Tremor (Zieht man senkrechte Hilfslinien, fallen die Aktionen der Extensoren und Flexoren zeitlich zusammen)

Warum dieses Verfahren erfolgreich ist, ist nicht geklärt; man vermutet eine Unterbrechung der Synchronisierung von Thalamuszellen.

Prognose: Der Verlauf ist meist leicht progredient mit einem Plateau nach vielen Jahren; Spontanheilungen werden nicht beschrieben.

ZUSATZTHEMEN FÜR LERNGRUPPEN
- **Andere Tremorformen (z. B. Tremor bei Parkinson-Syndrom; zerebellärer Tremor; Asterixis)**
- **Andere Bewegungsstörungen (z. B. Restless-legs-Syndrom, Dystonien)**

13 Periphere Fazialisparese

13.1 Halten Sie die beschriebenen neurologischen Ausfälle für Anzeichen eines Schlaganfalls? Begründen Sie ihre Antwort! Welche Verdachtsdiagnose stellen Sie?

- Nein, bei einem Schlaganfall müsste(n)
  - das klinische Bild einer zentralen Fazialisparese vorliegen, d. h. Lidschluss- und Stirnrunzeln müssten (fast) unbeeinträchtigt sein (der obere Fazialiskern, der den Stirnast des N. facialis versorgt, wird zentral aus beiden Hemisphären innerviert; ein einseitiger Ausfall der zentralen Bahn wird daher kompensiert; s. Abb. und Kommentar)
  - der Beginn akuter sein
  - in der Regel weitere Halbseiten- oder Hirnstammsymptome vorliegen.
- Verdachtsdiagnose: **periphere Fazialisparese**; Begründung: unvollständiger Lidschluss, hängender Mundwinkel, Stirnrunzeln beeinträchtigt → gesamte Gesichtsmuskulatur betroffen, subakuter Beginn.

13.2 Nennen Sie klinische Zeichen, die im Rahmen dieser Erkrankung auftreten können!

- **Bell-Phänomen:** Drehung der Augenbulbi nach oben beim Augenschluss (physiologisch, aber normalerweise nicht sichtbar)
- **Lagophthalmus:** verminderter Lidschluss
- **„Signe des cils“:** bei inkompletter Fazialisparese vermehrt sichtbare Wimpern auf der betroffenen Seite beim Versuch des vollständigen Augenschlusses

Klinik der Fazialisläsionen in Abhängigkeit von der Lokalisation der Schädigung

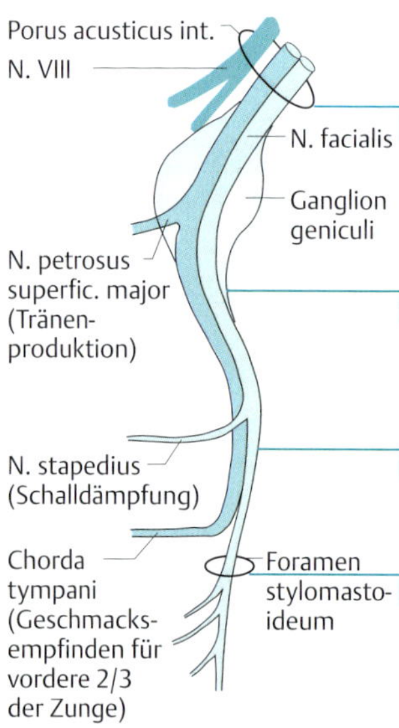

Kleinhirnbrückenbereich:
- Gesichtslähmung und weitere Fazialissymptome
- Taubheit (Schwerhörigkeit)
- Herabsetzung der vestibulären Erregbarkeit*
- Schwindel*

labyrinthärer Bereich:
- Gesichtslähmung
- Geschmacksstörung (vordere 2/3 der Zunge)
- Störung der Tränen- und Speichelproduktion
- Hyperakusis

tympanaler Bereich:
- Gesichtslähmung
- Geschmacksstörung (vordere 2/3 der Zunge)
- Störung der Speichelsekretion
- Hyperakusis

mastoidaler Bereich:
- Gesichtslähmung
- Geschmacksstörung (vordere 2/3 der Zunge)
- Störung der Speichelsekretion

distaler Bereich:
- evtl. partielle Gesichtslähmung

* bei Mitbeteiligung des N. VIII

→ Fall 13 Seite 14

- **Abgeschwächter Cornealreflex** (Efferenz über den N. VII)

13.3 Welche Störungen können außer den o. g. noch auftreten? Mit Hilfe welcher klinischer Tests ist die Lokalisationshöhe der Schädigung weiter einzugrenzen?

s. Tabelle.

13.4 Welches ist die häufigste Lokalisation der Schädigung bei dieser Erkrankung, und wodurch ist diese verursacht?

- Häufigste Lokalisation: Schädigung des N. facialis im Verlauf des **engen knöchernen Fazialiskanals**
- Ätiologie: meist unklar, daher auch Begriff „idiopathische" Fazialisparese bei typischer Klinik und Fehlen einer definierten Grunderkrankung; wahrscheinlich durch ödematöse Nervenschwellung im Rahmen einer viralen Entzündung bedingt.

13.5 Welche Differenzialdiagnosen sind in diesem Fall zu berücksichtigen?

Beidseitige Fazialisparesen können auftreten bei:

- **Borreliose:** IgM-Titer im Serum und Liquor
- **Polyneuritiden**, z. B. Polyneuritis cranialis: hierbei im Verlauf weitere kaudale Hirnnerven mitbetroffen
- **Sarkoidose:** zusätzlich langsam progrediente beidseitige N.-VIII-Parese (sog. Heerfordt-Syndrom).

Kommentar

Anatomie und Funktion: Der **Nervus facialis** versorgt **motorisch die gesamte mimische Muskulatur**, leitet die **Geschmacksfasern für die vorderen 2/3 der Zunge** sowie die Fasern für die **Tränen- und Speichelproduktion**.
Die Fazialiskerne (Nuclei n. facialis) sind im Hirnstamm beidseits in einen oberen und unteren Kern aufgeteilt. Der **obere Kern erhält Zuflüsse von beiden Hemisphären**, der **untere Kern v. a. von der kontralateralen Hemisphäre**. Der **obere Kern innerviert die Augen- und Stirnmuskulatur**, der **untere Wangen-, Nasen-, periorale Muskulatur und das Platysma**. Der N. facialis verlässt den Hirnstamm am Unterrand der Brücke („Kleinhirnbrückenwinkel") und tritt zusammen mit dem N. vestibulocochlearis (N.

Klinische Tests	Differentialdiagnosen
–Klinik (Mitbeteiligung des N. VIII)	– Akustikusneurinom – Meningitis
– Schirmer-Test (Einlegen eines Löschpapierstreifens in den unteren Konjunktivalsack, Seitenvergleich der Tränenproduktion nach 5 min. patologisch: Seitendifferenz > 30%)	– Typische "idiophatische" Fazialisparese
– Stapediusreflexprüfung	
– Seitengetrennte Geschmackstestung mit Substanzen in den Grundqualitäten (süß, sauer, salzig, bitter)	– Prozess im Bereich der Schädelbasis
– Klinik (isolierte Lähmung der Gesichtsmuskulatur ohne Zusatzsymptome)	– Parotitis – Parotistumor

→ Fall 13 Seite 14

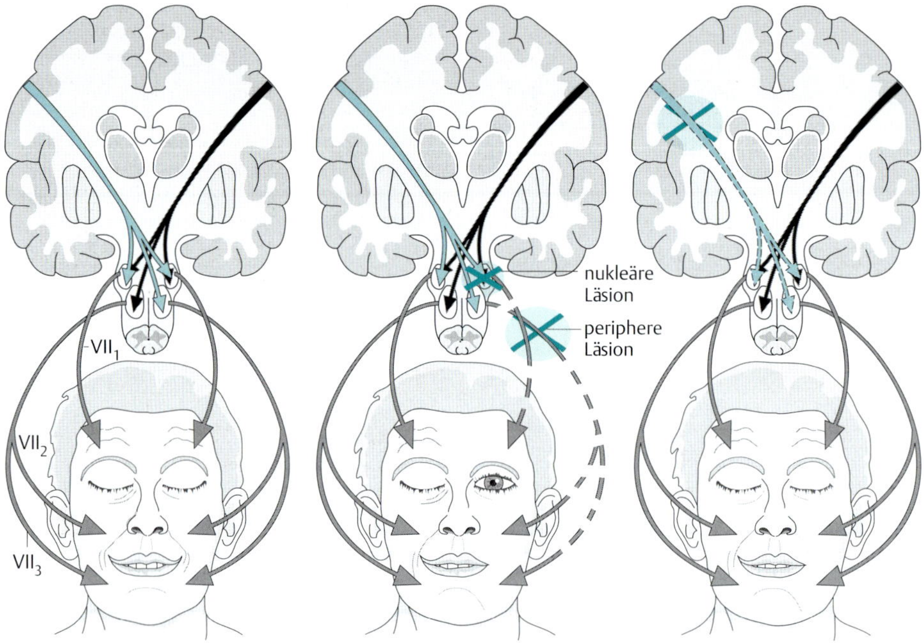

a Normalzustand **b** Periphere Fazialisparese **c** Zentrale Fazialisparese

VIII) in den Porus acusticus internus ein, teilt sich dann von ihm und verläuft im knöchernen Fazialiskanal des Felsenbeins. Hier zweigen der N. petrosus superficialis major (Tränensekretion) und etwas weiter distal der N. stapedius (Schalldämpfung) sowie die Chorda tympani (Geschmacksempfinden für die vorderen 2/3 der Zunge; Speichelsekretion) ab. Durch das Foramen stylomastoideum verlässt der nun rein motorische Teil des N. facialis die knöcherne Schädelbasis und zieht durch die Glandula parotis, wo er sich in mehrere Äste aufteilt.

Einteilung der Fazialisparesen: In Abhängigkeit vom Läsionsort unterscheidet man zentrale von peripheren Fazialisparesen: Handelt es sich um eine **supranukleäre Läsion** spricht man von einer **zentralen Fazialisparese**, andernfalls von einer peripheren. Der Läsionsort lässt sich anhand der klinischen Symptome bestimmen: Da die Stirnmuskeln von beiden Hemisphären versorgt werden, kann der Patient **bei einer zentralen Läsion immer die Stirn runzeln und die Augen schließen**, während die übrige mimische Muskulatur paretisch ist. **Bei einer peripheren Läsion** findet sich eine **Parese meist der gesamten Gesichtsmuskulatur**, d.h. auch die Stirnmuskulatur und der Lidschluss sind beeinträchtigt. „Peripher" bedeutet „im Verlauf des 2. Neurons"; d.h. auch nukleäre Schädigungen z.B. durch Hirnstamminfarkte, ein Multiple-Sklerose-Plaque oder Prozesse im Bereich des hinteren Schädelgrube können das klinische Bild einer „peripheren" Fazialisparese verursachen.
Weiterhin unterscheidet man je nach Ursache die idiopathische von symptomatischen Fazialisparesen.

Epidemiologie und Ätiopathogenese: Die häufigste Form der peripheren Fazialisparese ist die **idiopathische Fazialisparese**. Sie tritt mit einer Inzidenz von 20/100000 Einwohner pro Jahr auf. Vermutet wird eine ödematöse Schwellung des Nerven im Fazialiskanal im Bereich des Felsenbeins entweder durch virale Infektionen oder eine endogene Herpes-Reaktivierung.
Symptomatische periphere Fazialisparesen finden sich bei Herpes zoster oticus, Borreliose (häufigste Ursache bei Kindern), raumfordernden Prozessen (z.B. Tumor), Melkersson-Rosenthal-Syndrom, Hirnstammprozessen (= „nukleäre" Fazialisparese, z.B. durch Infarkt, Multiple Sklerose, Tumor), bei Polyneuritiden (z.B. Guillain-Barré-Syndrom, Polyneuritis cranialis, Miller-Fisher-Syndrom), Diabetes mellitus, basaler Meningitis, Sarkoidose, Mastoiditis oder traumatisch bei Felsenbeinfrakturen.

Klinik: s. Antworten zu Fragen 13.2 und 13.3. Da die idiopathische Fazialisparese durch eine Schädigung im Verlauf der knöchernen Kanals

→ Fall 13 Seite 14

verursacht ist, finden sich neben der Parese der mimischen Muskulatur regelmäßig Geschmacksstörungen, eine Hyperakusis sowie Störungen der Speichel- und Tränenproduktion (Gefahr der Austrocknung der Cornea), die allerdings klinisch meist nicht relevant sind und deshalb nur bei genauer Testung festzustellen sind. Relativ häufig haben Patienten mit einer idiopathischen Fazialisparese eine mäßige Hypästhesie der betroffenen Gesichtshälfte. Das ist insofern erstaunlich, da der N. facialis keine sensiblen Fasern aus dem Gesicht enthält. Man muss daher davon ausgehen, dass im Rahmen des postulierten „entzündlichen" Prozesses, der zu einer „idiopathischen" Fazialisparese führt, offenbar auch der N. trigeminus mitbetroffen ist.

Differenzialdiagnosen und (Differenzial-)Diagnostik: Typischerweise liegt der Schädigungsort bei der idiopathischen Fazialisparese im Bereich des knöchernen Fazialiskanals. Andere Schädigungsorte müssen beim klinischen Bild der peripheren Fazialisparese stets an eine „symptomatische" Ursache denken lassen. Der Abschnitt, in welchem sich der Läsionsort bei der peripheren Fazialisparese befindet, lässt sich durch eine evtl. Mitbeteiligung des N. petrosus superficialis major, des M. stapedius oder der Chorda tympani ermitteln (s. Antwort zur Frage 13.3).
Die sensitivste Methode in der Frühdiagnostik zur **Unterscheidung einer idiopathischen Fazialisparese von einer nukleären Fazialisparese** ist die **MEP** (magnetisch-evozierte Potenziale). Hierbei wird der N. facialis magnetisch über dem knöchernen Fazialiskanal stimuliert; eine fehlende Reizantwort findet sich auf der betroffenen Seite („kanalikuläre Untererregbarkeit") bei der idiopathischen Fazialisparese, bei nukleärer Fazialisparese ist die kanalikuläre Erregbarkeit erhalten.
Zum **Ausschluss symptomatischer Ursachen** sollten obligat eine Ohrinspektion (Ausschluss Zoster oticus) sowie ggf. Blutzuckerbestimmung, Borrelienserologie und Lumbalpunktion erfolgen. Bei Verdacht auf zentrale oder nukleäre Läsionen muss ein MRT durchgeführt werden, bei Läsionen in untypischen peripheren Abschnitten ebenfalls eine Bildgebung (z. B. Röntgenaufnahmen des Felsenbeins, Dünnschicht-CT der Schädelbasis, MRT).
Mittels **Fazialisneurographie** kann die Überleitungszeit und Amplitude des N. facialis bei Stimulation distal des Foramen stylomastoideum und Ableitung von der mimischen Muskulatur im Seitenvergleich bestimmt werden. Dies eignet sich auch zur Verlaufsbeurteilung: Eine günstige Prognose haben Patienten mit einer Amplitude, die am 7. Tag an der erkrankten Seite mindestens 10% der gesunden Seite beträgt. Nach 2 bis 3 Wochen können zur Prognoseabschätzung auch Blinkreflex oder EMG zur Beurteilung der Rest- bzw. Reinnervation genutzt werden.

Therapie: Die Therapie richtet sich nach dem Schweregrad der Erkrankung. **Bei leichter, inkompletter Lähmung** sind nur **symptomatische Maßnahmen** notwendig (z. B. physiotherapeutische Übungen der mimischen Muskulatur). **Bei einem inkompletten Augenschluss** sollte das Auge nachts mit **Augensalbe** (z. B. Dexpanthenol) und einer **Augenklappe** geschützt werden, tagsüber sollte künstliche Tränenflüssigkeit appliziert werden. **Bei schwereren bzw. kompletten Fazialisparesen** kann – unter der Annahme einer viral vermittelten Schwellung des Nerven im Fazialiskanal – die Gabe von **Prednison** (z. B. Methylprednisolon 1 mg/kg über 10 Tage) erfolgen. Zusätzlich sollte bei nachgewiesenem Herpes Zoster Aciclovir (3 × 250 mg/d über 5 Tage) gegeben werden.
Die Wirksamkeit einer zusätzlichen Gabe von Rheologica (Rheomacrodex 500 ml über 7 Tage) ist nicht belegt („Stennert-Schema", Kombinaton von Cortison, Aciclovir und Pentoxifillin, gebräuchlich in der HNO-Heilkunde). Bei symptomatischen Fazialisparesen sollte in erster Linie die Grundkrankheit behandelt werden.

Prognose: Bei inkompletter Lähmung ist mit einer vollständigen Heilung in über 90% der Fälle zu rechnen. Bei kompletten Lähmungen ist die Prognose etwas ungünstiger: Eine Regeneration tritt bei ca. 70% der Patienten innerhalb von 2 Jahren auf, gelegentlich kommt es zu Defektheilungen durch Fehleinsprossungen der regenerierenden Nervenfasern in der Peripherie möglich. Hierdurch kommt es zu sog. **Synkinesien** der Gesichtsmuskulatur, z. B. „Krokodilstränen" beim Essen (Fehleinsprossung von Fasern der Speicheldrüsen zu den Tränendrüsen) oder „Geschmacksschwitzen" (Schwitzen im Bereich des N. auricotemporalis beim Essen). Bei fehlender Restitution kann nach frühestens 2 Jahren eine Transplantation eines Nerven aus dem Halsbereich in die mimische Muskulatur in Erwägung gezogen werden.

ZUSATZTHEMEN FÜR LERNGRUPPEN

- **Spasmus hemifacialis**
- **Melkersson-Rosenthal-Syndrom**
- **Klinik und Therapie der symptomatischen Fazialisparesen (z. B. bei Zoster oticus, Neuroborreliose)**
- **Läsionen anderer Hirnnerven**

→ Fall 13 Seite 14

14.1 Was verstehen Sie unter „Pyramidenbahnzeichen"? Nennen Sie einige Beispiele!

Pyramidenbahnzeichen (PBZ): Symptome, die bei Schädigung des 1. Motoneurons (Pyramidenbahn) auftreten, z. B.

- Babinski-Zeichen: mäßig kräftiges Bestreichen des lateralen Fußrandes → Dorsalextension der Großzehe und Plantarflexion/Spreizung der Zehe II–V
- Gordon-Zeichen: Kneten der Wade → wie Babinski-Zeichen
- Oppenheim-Zeichen: kräftiges Bestreichen der Tibiakante → wie Babinski-Zeichen
- Strümpell-Zeichen: Beugung des Knies gegen Widerstand → Supination des Fußes und Dorsalextension der Großzehe.

14.4 Welche relevanten Differenzialdiagnosen müssen Sie im Anfangsstadium dieser Erkrankung erwägen? Und welche weiterführenden Untersuchungen veranlassen Sie bei diesen noch unklaren Fällen in Abhängigkeit von der Klinik?

- Multifokal motorische Neuropathie (MMN) mit Leitungsblock: EMG, ENG, klinisches Bild
- Infektiöse Erkrankungen (z. B. AIDS, Lues): Labor (HIV, TPHA), Lumbalpunktion
- Myelopathien (v. a. zervikal): MRT
- Paraneoplastische Syndrome: bei Frauen mit primärer Lateralsklerose (s. Kommentar) Ausschluss eines Mammakarzinoms
- Motorische Neuropathien: ENG

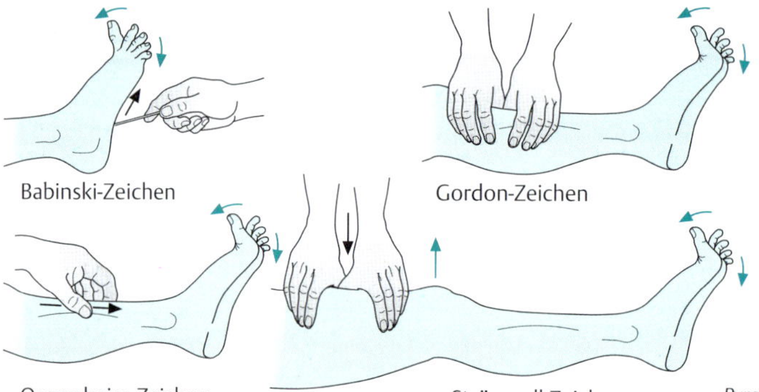

Pyramidenbahnzeichen

14.2 Welche Erklärung haben Sie für die geschilderte Symptomatik?

- Muskelatrophien sind Ausdruck einer Schädigung des 2. (= peripheren, spinalen) Motoneurons
- Lebhafte Muskeleigenreflexe, positive Pyramidenbahnzeichen, erhöhter Muskeltonus können nur durch Beteiligung des 1. (= zentralen, kortikalen) Motoneurons erklärt werden.

14.3 Können Sie anhand der Ihnen vorliegenden Informationen bereits eine Diagnose stellen?

Ja, anhand der erweiterten **El Escorial-Diagnosekriterien** (s. Anhang) lässt sich die Diagnose **amyotrophe Lateralsklerose** stellen (Begründung: Zeichen der Schädigung des 2. Motoneurons an allen 4 Extremitäten [Atrophie] + Zeichen der Schädigung des 1. Motoneurons an mindestens 3 Extremitäten [positive Pyramidenbahnzeichen, erhöhter Muskeltonus, lebhafte Muskeleigenreflexe]).

- Kennedy-Syndrom (spinobulbäre Form einer spinalen Muskelatrophie): Klinisches Bild (Bulbäre Symptome, Crampi, Faszikulationen; oft Hodenatrophie und Gynäkomastie); Beginn im 3. Lebensjahrzehnt; x-chromosomale Vererbung
- Spinale Muskelatrophie Typ IV: klinisches Bild (atrophische Paresen v. a. an den proximalen unteren Extremitäten, keine Zeichen einer Schädigung des 1. Motoneurons, benigner Verlauf)
- Myasthene Syndrome: Antikörper, EMG mit repetitiver Reizung, klinische Tests
- Stoffwechselstörungen (z. B. Diabetes mellitus, Hyperthyreose): Labor (z. B. Glukose, TSH)
- Myopathien: Klinik, EMG, evtl. genetische Testung.

14.5 Welche therapeutischen Möglichkeiten stehen Ihnen zur Verfügung?

Eine **kausale** Therapie ist **nicht** möglich; die Therapie beschränkt sich auf symptomatische Maßnahmen:

→ Fall 14 Seite 15

- Physiotherapie
- Verschreibung von Hilfsmitteln
- Erlernen bestimmter Schlucktechniken, Logopädie, Kommunikationshilfen bei bulbären Formen
- Anlage einer PEG-Sonde bei Aspirationsgefahr
- Unterdrückung des Speichelflusses mit Amitriptylin und/oder Scopolamin (z. B. als Pflaster)
- Atemgymnastik, evtl. Einstellung des Patienten auf eine nichtinvasive Beatmungsform
- Bei pathologischem Lachen/Weinen: Amitriptylin (bis 150 mg/d) oder SSRI (z. B. Fluvoxamin bis 100 mg/d)
- Bei starker Spastik z. B. Baclofen (bis 80 mg/d)
- Bei leichten Muskelkrämpfen: Magnesium
- Bei ausgeprägten Muskelkrämpfen: Chininsulfat (z. B. Limptar 2 × 100–200 mg/d)
- Gabe von Glutamatantagonisten (z. B. Riluzol 2 × 50 mg/d); Lebenszeitverlängerung nur für durchschnittlich ca. 3 Monate!
- Besonders wichtig:
  - Psychosoziale Betreuung
  - Applikation von Anxiolytika, z. B. Bromazepam (z. B. Lexotanil)
  - Gabe von Morphinderivaten bei Dyspnoe
  - Aufklärung und Sterbebegleitung (evtl. Hospizwesen)
- Umstritten, wahrscheinlich unwirksam, aber in Selbsthilfegruppen und Internet propagiert: hochdosierte Vitamin-E-Gabe, Kreatinmonophosphat.

Kommentar

Definition: Die Amyotrophe Lateralsklerose (ALS) ist eine **degenerative Erkrankung des 1. und 2. Motoneurons**.

Epidemiologie: Die Inzidenz beträgt etwa 2/100 000 Einwohner pro Jahr; über 90 % der Fälle treten sporadisch auf, in 10 % der Fälle findet sich eine familiäre Häufung. Hier liegen meist Mutationen am Genort für die Cu/Zn-Superoxid-Dismutase (SOD1-Gen) vor.

Ätiopathogenese: Die Ursache der Erkrankung ist **unklar**. Es werden Formen oxidativen Stresses, mitochondriale Funktionsstörungen und eine Glutamattoxizität (Glutamat ist ein Neurotransmitter mit vorwiegend exzitatorischen Eigenschaften) diskutiert. Neuropathologisch kommt es zur Degeneration von Vorderhornzellen, kortikobulbären und kortikospinalen Bahnen sowie bulbären motorischen Hirnnervenkernen.

Klinische Unterformen: Klinisch lassen sich verschiedene Unterformen der ALS beschreiben; Übergänge zwischen den einzelnen Unterformen sind möglich:
- klassische ALS: **1. und 2. Motoneuron** betroffen
- **primäre Lateralsklerose:** nur 1. Motoneuron betroffen
- **„lower motor neuron disease"** (= progressive Muskelatrophie): nur 2. Motoneuron betroffen
- **progressive Bulbärparalyse**: distale Hirnnervenkerne betroffen.

Klinik: Typisch ist die Kombination von **atrophischen Paresen mit gesteigerten oder zumindest lebhaften Muskeleigenreflexen und dem Vorliegen von Pyramidenbahnzeichen**. Anfangs lassen sich die Paresen oft an den **kleinen Hand- oder Fußmuskeln** (z. B. Thenar-/Hypothenaratrophie) nachweisen, prinzipiell können die Lähmungen an jeder Muskelgruppe auftreten. **Bulbäre Symptome** sind z. B. Dysphagie und kloßige Sprache. Oft klagen die Patienten über **Muskelkrämpfe**. Sehr häufig lassen sich unwillkürliche Kontraktionen einer oder mehrerer Muskelgruppen (**Faszikulationen**) beobachten, die sich z. T. auch mittels Reflexhammerschlag provozieren lassen. Gering ausgeprägte Sensibilitätsstörungen können selten auftreten und widersprechen nicht der Diagnose. In fortgeschrittenen Stadien kommt es oft zum pathologischen Lachen oder Weinen (= inadäquater Affekt), zu einer fortschreitenden Kachexie durch reduzierte Nahrungsaufnahme, einer zunehmenden Immobilität und bei bulbärer Mitbeteiligung auch zu einer schwer verständlichen Sprache und häufigen **Aspirationspneumonien**.

Diagnostik: Die **erweiterten El-Escorial-Diagnosekriterien** (World Federation fo Neurology) beschreiben die Wahrscheinlichkeit des Vorliegens einer ALS anhand der Schädigungszeichen des 1. und 2. Motoneurons (s. Anhang). Wegweisend bei der Diagnosestellung ist der **klinische Befund**: das gleichzeitige Vorliegen von Zeichen einer Schädigung des 1. und 2. Motoneurons. Ergänzend sollte ein **EMG** zum Nachweis der peripheren Denervierung durchgeführt werden. Typisch ist hier der Nachweis lebhafter Spontanaktivität und Faszikulationen als Denervierungszeichen auch in klinisch kaum betroffener Muskulatur.
Weiterhin sollten eine **sensible Neurographie** zum Ausschluss einer relevanten sensiblen Mitbeteiligung peripherer Nerven und eine **motorische Neurographie** zum Ausschluss eines

→ Fall 14 Seite 15

für die MMN typischen Leitungsblockes erfolgen (s. Fall 21). Fehlen klinisch eindeutige Zeichen einer Schädigung des 1. Motoneurons, gelingt der Nachweis einer Mitbeteiligung der Pyramidenbahn manchmal unter Zuhilfenahme der **transkraniellen Magnetstimulation** durch Bestimmung der zentralmotorischen Leitungszeit (ZML oder central motoric conduction time = CMCT), die dann über den Normbereich hinaus verlängert ist.

Differenzialdiagnosen:
s. Antwort zur Frage 14.4.

Therapie: s. Antwort zur Frage 14.5. Ethisch problematisch ist bei zunehmender respiratorischer Insuffizienz infolge Schwäche der Atem- und Atemhilfsmuskulatur der Einsatz einer Maskenbeatmung oder einer invasiven Beatmungsform via Tracheostoma, da damit der Krankheitsverlauf nicht gestoppt, das Leiden jedoch möglicherweise verlängert wird. Eine genaue und v. a. frühzeitige Aufklärung des Patienten und dessen Angehörigen, auch mit Abfassen einer Patientenverfügung „für den Tag X", ist unbedingt erforderlich und Grundlage einer vertrauensvollen Arzt-Patient-Beziehung.

Prognose: Im Einzelfall ist der Verlauf nicht vorhersagbar. Die Lebenszeitdauer beträgt bei Diagnosestellung meist 3 bis 4 Jahre; es sind jedoch auch Verläufe von 10 und mehr Jahren beschrieben worden. Die Patienten versterben meist an einer Pneumonie, einer Harnwegsinfektion oder Phlebothrombose mit konsekutiver Lungenembolie oder an der finalen Ateminsuffizienz.

ZUSATZTHEMEN FÜR LERNGRUPPEN
- **Ethische Aspekte bei moribunden bewusstseinsklaren Patienten**
- **Spinale Muskelatrophien**
- **Erweiterte El Escorial-Diagnosekriterien**

15 Spannungskopfschmerz

15.1 Teilen Sie ihre Sorge?

Nein. Begründung:
- MRT-Befund: **Arachnoidalzyste**; Begründung: große zystische frontal gelegene Struktur mit homogener Signalanhebung in der T2-Sequenz, der Inhalt entspricht somit Wasser oder Liquor; unauffälliges umgebendes Hirngewebe
- Arachnoidalzyste: häufiger „Zufallsbefund", meist symptomlos; nur große Zysten können Hirndruckzeichen oder epileptische Anfälle verursachen; die geschilderten Kopfschmerzen sind nicht durch die Zyste zu erklären.

15.2 Welche Kopfschmerzerkrankung vermuten Sie? Nennen sie die diagnostischen Kriterien dieser Erkrankung!

- **Chronischer Kopfschmerz vom Spannungstyp**; Begründung: rezidivierender, drückender, beidseitiger Kopfschmerz, Häufigkeit >15 d/Monat, Verstärkung im Tagesverlauf und unter Stress, Besserung durch übliche Analgetika, keine Hinweise auf symptomatische Kopfschmerzformen anhand von Anamnese und neurologischem Befund

Diagnosekriterien der IHS (International Headache Society): rezidivierende Erkrankung mit >9 vorausgegangenen Kopfschmerzattacken mit folgenden Kriterien
- Dauer einer Kopfschmerzepisode: 30 min bis 7 d
- Wenigstens 2 der nachfolgenden Charakteristika:
  - Schmerzqualität drückend bis ziehend, nicht pulsierend
  - Leichte bis mäßige Schmerzintensität; übliche körperliche Aktivität ist behindert, aber nicht unmöglich
  - Beidseitige Lokalisation
  - Keine Verstärkung durch Treppensteigen oder übliche körperliche Aktivität (Abgrenzung zur Migräne)
- Kein Erbrechen; weitgehendes Fehlen von Übelkeit, Phono- und Photophobie
- Ausschluss einer zugrundeliegenden körperlichen Erkrankung
- Auftreten der Kopfschmerzen an ≥15 d/Monat oder ≥180 d/Jahr.

15.3 Nennen Sie mögliche Auslöser der vorliegenden Kopfschmerzerkrankung!

Stress, Schlafmangel, muskuläre Imbalance mit sekundärer Verspannung der Nackenmuskulatur, Koffein- und Nikotinabusus.

15.4 Welche Hauptschwierigkeiten bestehen bei der Empfehlung einer adäquaten Therapie?

- Vermittlung eines adäquaten Krankheitsmodells: Spannungskopfschmerz ist eine „idiopathische" Kopfschmerzerkrankung; dem Kausalitätsbedürfnis des Patienten entsprechend werden jedoch oft unzutreffende Ursachen in

→ Fall 15 Seite 16

Zusammenhang mit den Kopfschmerzen gebracht (hier: Arachnoidalzyste, Blockaden der Halswirbelsäule), was zu uneffektiven Behandlungsstrategien führt
- Adäquate medikamentöse Therapie und Verhinderung eines Analgetikamissbrauchs: s. Kommentar
- Beeinflussung möglicher Triggerfaktoren (z. B. Stress, Lebensumstände, Koffeinabusus, mangelnde körperliche Aktivität)
- Motivierung des Patienten zur Durchführung einer nichtmedikamentösen Prophylaxe, z. B. progressive Muskelrelaxation nach Jacobson (wirksam, erfordert jedoch „aktive" Mitarbeit des Patienten und ist dementsprechend – im Gegensatz zu „passiven" Verfahren wie Medikamenteneinnahme und chiropraktische Maßnahmen – bei Patienten oft unbeliebt).

15.5 Nennen Sie 6 Warnsymptome für das Vorliegen „symptomatischer Kopfschmerzen", die Anlass zu weiterer (auch apparativer) Abklärung geben sollten!

- Erstmaliges Auftreten eines neuartigen Kopfschmerzes, Patientenalter > 40 Jahre bei Erstmanifestation oder Symptomwandel (z. B. bekannte „Migräne", nun Dauerkopfschmerz seit Wochen)
- Fokal-neurologische Auffälligkeiten (z. B. Halbseitensymptome, Meningismus, Hirndruckzeichen [Nüchternerbrechen, Bewusstseinstrübung]): Tumor?, Subarachnoidalblutung (SAB)?
- Fieber: Meningitis?
- Vorausgegangenes Schädeltrauma oder anamnestisch vorliegende Tumorerkrankung: intrakranielle Blutung?, Hirnmetastase?
- Perakutes Auftreten der Kopfschmerzen: SAB?
- Chronisch-zunehmender Kopfschmerz/Dauerkopfschmerz: Raumforderung?

Kommentar

Epidemiologie: Der Spannungskopfschmerz ist **eine der häufigsten Erkrankungen.** Die Lebenszeitprävalenz des episodischen Spannungskopfschmerzes beträgt über 90% in der Gesamtbevölkerung! Frauen sind etwa doppelt so häufig betroffen wie Männer. 2 bis 3% der Bevölkerung leiden an einem täglichen Spannungskopfschmerz. Personen mit nur gelegentlichen Spannungskopfschmerzen suchen nur selten einen Arzt auf; meist führen sie eine Selbstbehandlung mit freiverkäuflichen Analgetika durch. In ärztliche Behandlung kommen daher vor allem Personen mit bereits chronifizierten Spannungskopfschmerzen oder zusätzlichen Begleiterkrankungen wie Depressionen oder Analgetikaabusus.

Pathogenese: Die Pathogenese ist nicht vollständig geklärt. Kopfschmerzen vom Spannungstyp stellen wahrscheinlich eine **unspezifische Reaktionsform des Gehirns auf verschiedenste Reize**, wie Anspannung der perikraniellen Muskulatur (Aktivierung muskulärer Nozizeptoren), psychische Stressoren, Hyperkapnie (Aufenthalt in verrauchten Räumen), dar, welche zu einer Aktivierung schmerzverarbeitender Systeme führen. Bei chronischen Spannungskopfschmerzen wird eine sekundäre, evtl. durch NO-abhängige Vasodilation verursachte Schwellenwertserniedrigung in schmerzverarbeitenden Systemen im Sinne eines Circulus vitiosus postuliert. Dies führt schließlich dazu, dass Kopfschmerzen durch minimale Trigger verursacht werden oder sogar ohne zusätzliche Außenreize auftreten können. Die oft vorhandenen Begleitsymptome, wie Verspannungen der Nackenmuskulatur oder Stress, sind somit eher als Manifestationsfaktor der Kopfschmerzen als als eigentliche Ursache anzusehen.

Klinik: Beim Spannungskopfschmerz handelt es sich um einen (im Gegensatz zur Migräne) dumpf drückenden, beidseitigen Kopfschmerz variabler Intensität. Ausgeprägte vegetative Zeichen fehlen. Je nach Häufigkeit des Auftretens wird ein episodischer Spannungskopfschmerz (Kopfschmerzen an weniger als 15 d/Monat) von einem chronischen Spannungskopfschmerz (>15/d Monat oder >180 d/Jahr) unterschieden.

Diagnostik: Der Spannungskopfschmerz ist eine **klinische Diagnose nach IHS-Kriterien.** Diese fordern allerdings den Ausschluss anderer Grunderkrankungen. Bei rezidivierendem Auftreten eines Kopfschmerzes, der die genannten Kriterien erfüllt, einem Beginn der Kopfschmerzerkrankung im typischem Lebensalter (zwischen dem 15.–35. Lebensjahr), dem Fehlen von Warnsymptomen (s. Antwort zur Frage 15.5) sowie einem unauffälligem Neurostatus darf die Diagnose ohne Durchführung weiterer Diagnostik gestellt werden. Andernfalls ist eine gezielte Abklärung, je nach vorliegenden Verdachtsmomenten, erforderlich (z. B. bei Verdacht auf Sinusitis → Röntgen-Nasennebenhöhlen; bei Verdacht auf Arteriitis tem-

→ Fall 15 Seite 16

poralis → BSG-Bestimmung; bei Verdacht auf zerebralen Prozess → CCT-/MRT-Schädel). Eine zerebrale Bildgebung wird vom Patienten meist gefordert und daher in der Praxis viel zu häufig durchgeführt. Die Wahrscheinlichkeit bei einem klinisch unauffälligen Patienten im CT eine potenziell gefährliche Grunderkrankung (z. B. Hirntumor, Hirnblutung) als mögliche Kopfschmerzursache zu entdecken liegt weit unter 1%. Viel häufiger (mehrere Prozent) sind dagegen „Zufallsbefunde" wie Atrophien, klinisch-stumme mikrovaskuläre Veränderungen oder Arachnoidalzysten, die zur Beunruhigung des Patienten und Entstehung eines falschen Krankheitsmodells beitragen (s. Fallbeispiel).

Differenzialdiagnosen: Beim Vorliegen von rezidivierenden Kopfschmerzen muss der Spannungskopfschmerz insbesondere von der **Migräne** abgegrenzt werden. Spannungskopfschmerzartige Beschwerden finden sich aber auch bei vielen anderen Krankheiten; das Spektrum reicht hier vom – eher seltenen – **zerebralen Prozess** bis hin **zu internistischen und HNO-Erkrankungen** (z. B. Anämie, Sinusitis). Hieran muss gedacht werden, wenn es sich um neu aufgetretene, anhaltende Beschwerden handelt.
Die Diagnose eines „cervikogenen Kopfschmerzes" bei Nackenschmerzen und degenerativen Veränderungen der Halswirbelsäule wird viel zu häufig gestellt. Stets sollte bei chronischen Spannungskopfschmerzen an die Möglichkeit eines **medikamenteninduzierten Kopfschmerzes** gedacht werden (s. Fall 28).

Therapie: Die **Akuttherapie** des episodischen und chronischen Spannungskopfschmerzes besteht in der Gabe von **nichtsteroidalen Analgetika** (z. B. Acetylsalicylsäure 500–1000 mg, Paracetamol 500–1000 mg, Ibuprofen 400–600 mg). Auf Mischanalgetika sollte verzichtet werden, da bei häufigerer Einnahme ein erhöhtes Risiko besteht, einen medikamenteninduzierten Kopfschmerz zu entwickeln (s. Fall 28). Bei der Behandlung chronischer Spannungskopfschmerzen sollte aus dem gleichen Grund auf eine Limitierung des Analgetikabedarfs geachtet werden. Als Obergrenze gilt eine Einnahme der Akutmedikamente an maximal 10 Tagen eines Monats. Bei leichteren Beschwerden kann auch die Applikation von Pfefferminzöl auf der Stirn helfen.
Die **Prophylaxe** des episodischen und chronischen Spannungskopfschmerzes besteht in der **Analyse und Vermeidung möglicher Triggerfaktoren** (z. B. Stress, Fehlhaltung, Nikotin-/Koffeinabusus, Schlafmangel), zusätzlich empfiehlt sich das **Erlernen eines Entspannungsverfahrens** (z. B. Muskelrelaxation nach Jacobson) und die regelmäßige **Ausübung eines Ausdauersports** (z. B. Radfahren, Schwimmen, Joggen). Beim chronischen Spannungskopfschmerz kann zusätzlich eine medikamentöse Prophylaxe mit trizyklischen Antidepressiva (z. B. Amitryptilin 10–75 mg, Clomipramin 25–150 mg) erfolgen. Wegen der Nebenwirkungen, wie Müdigkeit, Mundtrockenheit und Gewichtzunahme, ist eine langsame Aufdosierung notwendig und die geringste wirksame Dosis anzustreben. Wichtig ist es, den Patienten darüber aufzuklären, dass die Medikamente zur Beeinflussung des schmerzverarbeitenden Systems gegeben werden und nicht zur Behandlung einer Depression. Patienten fühlen sich ansonsten mit ihren Kopfschmerzen nicht ernst genommen, entsprechend schlecht ist die Compliance. Medikamente der 2. Wahl sind MAO-Hemmer, Sulpirid, Valproinsäure oder Botulinumtoxininjektionen in die perikranielle Muskulatur.
Für die **Wirksamkeit „alternativer" Verfahren**, wie Akupunktur, liegen **bislang keine positiven Daten aus Studien** vor, dennoch profitieren einzelne Patienten von einer Behandlung. Zu bedenken ist hierbei, dass bei der Behandlung von Kopfschmerzen mit einer sehr hohen Placebowirkrate von bis zu 30% zu rechnen ist, was die „Wirksamkeit" vieler paramedizinischer Verfahren erklären kann. Ein „alternativer" Heilversuch kann bei entsprechend disponierten Patienten durchaus erfolgreich sein, darf jedoch nicht zur Vermittlung eines unzutreffenden Krankheitsmodells führen, da dies die Gefahr einer weiteren Chronifizierung birgt. Dringend abzuraten ist von potenziell schädlichen Behandlungsversuchen, wie häufigem „Einrenken", Ziehen von Zähnen oder der Durchführung nicht indizierter Operationen der Nasennebenhöhlen. In Einzelfällen, bei ausgeprägter Chronifizierung bzw. Begleiterkrankungen (z. B. Depression, Medikamentenabusus), sollte eine stationäre oder teilstationäre schmerztherapeutische und psychosomatische Behandlung (z. B. Verhaltenstherapie) erfolgen.

Prognose: Unter adäquater Therapie sind bei etwa 2/3 der Betroffenen relevante Therapieerfolge zu erzielen (Reduktion der Kopfschmerzhäufigkeit um mehr als 50%). Die Prognose ist aber insbesondere von der Fähigkeit des Patienten zur Mitarbeit, ggf. auch durch Änderung der Lebensumstände, abhängig. Eine vollständige „Heilung" ist selten erzielbar, da die Bereitschaft auf entsprechende Trigger mit Kopfschmerzen zu reagieren er-

→ Fall 15 Seite 16

halten bleibt. Häufigkeit und Intensität der Kopfschmerzen nehmen im höheren Lebensalter aber meist ab.

ZUSATZTHEMEN FÜR LERNGRUPPEN
- **Weitere idiopathische Kopfschmerzformen (z. B. Migräne)**
- **Kopfschmerzanamnese**
- **Zusatzdiagnostik bei Kopfschmerzen (z. B. Lumbalpunktion, Bildgebung)**

16 Vitamin-B$_{12}$-Mangel-Anämie mit funikulärer Myelose

16.1 Für welche Erkrankung sprechen diese Symptome?

Vitamin-B$_{12}$-Mangel-Anämie mit funikulärer Myelose; Begründung: Alter der Patientin >50 Jahre; fahl-gelblich, blasses Hautkolorit; psychische Symptome (Antriebsminderung, permanente Abgeschlagenheit/Müdigkeit); gastrointestinales Symptom (Brennen auf der Zunge); polyneuropathische Symptome (gestörte Oberflächensensibilität der Beine, gestörte Tiefensensibilität mit sensibler Ataxie, Areflexie der unteren Extremität), pathologische Reflexe (positives Pyramidenbahnzeichen).

→ **Trias: hämatologische + neurologische + gastrointestinale Störung**.

16.2 Welche weiterführenden Untersuchungen sollten Sie durchführen? Welche Befunde wären typisch für Ihre Verdachtsdiagnose?

- **Differenzialblutbild:** hyperchrome megaloblastäre Anämie (MCV ↑, MCH ↑, MCHC normal), evtl. Thrombo-/Retikulo-/Leukozytopenie (Panzytopenie), hypersegmentierte Granulozyten
- Hinweise auf eine ineffektive Erythropoese mit Hämolyse: LDH ↑, indirektes Bilirubin ↑, Eisen
- **Nachweis eines Vitamin-B$_{12}$- und Folsäuremangels:** Spiegelbestimmung im Blut; bei grenzwertigen Befunden **ggf. Bestimmung von Metaboliten** (z. B. Methylmalonsäure ↑, Homocystein ↑).

16.3 Welche Differenzialdiagnosen sollten Sie in Erwägung ziehen, falls Ihre Untersuchungen keine Klarheit erbringen?

- Multiple Sklerose
- Spinale Prozesse
- Infektionen (z. B. Neuroborreliose, Neurolues).

16.4 Wie gehen Sie therapeutisch vor, wenn sich Ihre Verdachtsdiagnose bestätigt? Was müssen Sie dabei besonders berücksichtigen?

- **Parenterale Substitution von Vitamin B$_{12}$**, z. B. für 5 Tage 1000 µg i. m., dann für 1 Monat 1000 µg/Woche i. m., dann lebenslang 100 µg/Monat i. m., bei Bedarf mehr (Kontrolle Blutbild, Vitamin-B$_{12}$-Spiegel)
- *Cave:* Bei ausgeprägter Anämie kommt es unter Vitamin-B$_{12}$-Therapie in den ersten 2 Wochen zu einem relativen Eisen- und Kaliummangel → Substitution von Eisen und Kalium erforderlich!

16.5 Welches internistische Problem dürfen Sie bei dieser Erkrankung auf keinen Fall vernachlässigen?

- Ursache der Vitamin-B$_{12}$-Mangel-Anämie kann ein Mangel an Intrinsic Factor sein, der durch eine **atrophische Gastritis** bedingt sein kann
- Die atrophische Gastritis ist eine Präkanzerose → Gastroskopie!

Kommentar

Ätiologie: Bei der funikulären Myelose kommt es zur Hinter- und Seitenstrangdegeneration und einer Polyneuropathie. Sie wird durch einen Vitamin-B$_{12}$-Mangel verursacht; zum Vitaminmangel führen verschiedene Ursachen:

- **Resorptionsstörungen:** Intrinsic-Factor-Mangel (z. B. Jahre nach Magenresektion; im Rahmen einer perniziösen Anämie = atrophische Autoimmungastritis vom Typ A mit Hypo- bzw. Achlorhydrie infolge Autoantikörper-Bildung gegen die Belegzellen des Magens), Malassimilationssyndrom (gestörte Resorption im Ileum, z. B. bei Sprue, Morbus Crohn, Blind-loop-Syndrom)
- Mangelnde Zufuhr: strenge Vegetarier, Mangelernährung
- Vermehrter Verbrauch: Fischbandwurm, Schwangerschaft, Kachexie
- Angeborene Defekte des Vitamin-B$_{12}$-Metabolismus

→ Fall 16 Seite 17

- Inaktivierung von Vitamin B_{12} durch Lachgas („Schnüffler").

Pathophysiologie: Vitamin B_{12} (Cobalamin, **Extrinsic Factor**) kommt nur in tierischen Nahrungsmitteln vor. Das mit der Nahrung aufgenommene Vitamin B_{12} wird an ein von den Belegzellen des Magens gebildetes Glykoprotein (**Intrinsic Factor**) gebunden und **im terminalem Ileum resorbiert**. Die Speicherung von Vitamin B_{12} erfolgt v. a. in der Leber und reicht bei fehlender Zufuhr für 3 bis 5 Jahre. Im Körper wird Vitamin B_{12} in 2 aktive Formen überführt: Adenosylcobalamin und Methylcobalamin. In Anwesenheit von Adenosylcobalamin wird Methylmalonyl-CoA zu Succinyl-CoA umgewandelt. Fehlt Adenosylcobalamin, werden unphysiologische Substanzen gebildet, die sich in neuronale Lipide einlagern und für die neurologische Symptomatik verantwortlich gemacht werden. Methylcobalamin wird bei der Umwandlung von Homocystein zu Methionin benötigt. Fehlt diese Form, so resultiert eine Störung im Folsäurestoffwechsel mit gestörter DNA-Synthese inklusive gestörter Hämatopoese.

Klinik: Betroffen sind v. a. Menschen ab dem 50. Lebensjahr. Das Vollbild der Erkrankung ist gekennzeichnet durch die Trias **megaloblastäre hyperchrome Anämie** mit **ineffektiver Erythropoese**, **gastrointestinale Symptome** (Hunter-Glossitis = Schleimhautatrophie mit Zungenbrennen, Magenschmerzen, Diarrhoe, Gewichtsverlust) und **neurologisch-psychiatrische Symptome**. Für letztere typisch sind Zeichen einer **Enzephalopathie** (bis hin zur Psychose), **Myelopathie** und **sensomotorischen Polyneuropathie** (häufig das erste neurologische Symptom). Eine Hirnnervenbeteiligung ist selten.

Diagnostik: Bei der neurologischen Untersuchung fallen **Tiefensensibilitätsstörungen** (Lagesinnstörung, Pallhypästhesie) **mit sensibler Ataxie**, Parästhesien der Beine, **Polyneuropathie**, Paresen, gesteigerte oder abgeschwächte Muskeleigenreflexe und **positive Pyramidenbahnzeichen** auf. Die Paresen können sowohl zentral (Pyramidenbahn!), als auch peripher bedingt sein (Polyneuropathie!). **Selten** gibt es Fälle mit neurologischen, aber **fehlenden „anämischen" Symptomen**. Daher sollte bei sensibler Ataxie, positiven Pyramidenbahnzeichen und Polyneuropathie auch ohne Anämie ein Vitamin-B_{12}-Mangel ausgeschlossen werden. Zu den Laboruntersuchungen s. Antwort zur Frage 16.2. Zusätzlich können bei Verdacht auf perniziöse Anämie Antikörper gegen Belegzellen, Intrinsic Factor und Schilddrüsengewebe (evtl. Nachweis einer Hypothyreose) nachgewiesen werden. Mittels **Schilling-Test** wird die Vitamin-B_{12}-Resorption überprüft: Radioaktiv markiertes Vitamin B_{12} wird mit und ohne Intrinsic Factor gegeben und anschließend im Urin bestimmt. Bei einer Resorptionsstörung im Ileum sind beide Testphasen pathologisch, bei Autoimmungastritis nur die Testphase ohne Gabe von Intrinsic Factor. Eine **Gastroskopie** mit Biopsie zum Nachweis einer Autoimmungastritis bei nachgewiesenem Vitamin-B_{12}-Mangel sollte immer erfolgen.

Therapie: Neben der **Substitutionstherapie** (s. Antwort zur Frage 16.4) sind jährliche Blutbildkontrollen und klinische Kontrolluntersuchung erforderlich. Sind bei der initialen **Gastroskopie** präkanzeröse Veränderungen festgestellt worden, müssen regelmäßige Kontroll-Gastroskopien erfolgen. Generell beträgt bei einer atrophischen Gastritis das Magenkarzinomrisiko 5%, auch das Risiko für ein Magenkarzinoid sowie für ein Pankreas- und Ösophaguskarzinom ist erhöht.

Prognose: Bereits nach 5 bis 7 Tagen steigen unter Vitamin-B_{12}-Substitution die Retikulozytenwerte, danach auch Hb-Wert und Erythrozytenzahl. Eine **Enzephalopathie** ist unter Substitutionsbehandlung oft innerhalb von Tagen bis Wochen **reversibel**, die anderen neurologischen Symptome benötigen oft viele Monate bis zur restitutio ad integrum.

ZUSATZTHEMEN FÜR LERNGRUPPEN

- **Klinik, Diagnostik und Therapie der Differenzialdiagnosen der funikulären Myelose**
- **Weitere neurologisch relevante Hypovitaminosen (z. B. Vitamin-B_1-, Vitamin-B_6-Mangel)**

→ Fall 16 Seite 17

17 Myopathie bei Myoadenylat-Deaminase-Mangel (MAD-Mangel)

17.1 Welche Erkrankungsgruppe kommt bei dem Patienten für die Symptome in Frage?

Erkrankung aus der Gruppe der **metabolischen Myopathien;** Begründung:

- belastungsabhängige Muskelschmerzen
- deutlich pathologischer CK-Wert-Anstieg schon nach milder körperlicher Belastung
- unauffälliger Neuruostatus, ohne Hinweis auf eine strukturelle Muskelschädigung

17.2 Nennen Sie einige der hierunter subsummierten Krankheiten!

- Störungen des Glukose- und Glykogenstoffwechsels: z. B. Glykogenose Typ II (Saure-Maltase-Mangel), Glykogenose Typ V (Muskelphosphorylase-Mangel)
- Störungen des Fettsäurestoffwechsels: z. B. Carnitin-Palmitoyl-Transferasemangel-II, Carnitin-Mangel, Acyl-CoA-Dehydrogenase-Defekte
- Störungen des Purin-Nukleotid-Zyklus: Myoadenylat-Deaminase-Mangel (MAD-Mangel)
- Störungen des Kalziumhaushaltes der Muskelzelle: Kalzium-ATPase-Mangel (Brody-Myopathie)

17.3 Nennen Sie diagnostische Möglichkeiten, um die Krankheit einzugrenzen!

- **EMG:** Nachweis myopathischer Veränderungen (nicht immer vorhanden)
- **Laktatischämietest:**
  - Legen einer Venenverweilkanüle in der Cubitalvene; *wichtig:* Blutentnahme **muss** aus einer großen Vene erfolgen (sonst zu starker Verdünnungseffekt)!
  - Bestimmung der Ausgangswerte von Laktat (Na-F-Röhrchen) und Ammoniak (gekühltes(!) EDTA-Röhrchen)
  - Blutdruckmanschette am Oberarm anlegen; Blutstauung durch Aufpumpen deutlich über den systolischen Blutdruck
  - Armarbeit, z. B. rhythmischer Faustschluss für 1 min
  - Weitere Blutentnahmen nach 1, 3, 5, 10, 20 min
  - **Interpretation:** beim Gesunden kommt es aufgrund der anaeroben Muskelarbeit zu einem Laktatanstieg um >100% und Ammoniakanstieg >0,7% des Laktatanstiegs (in mmol); bei Glykogenosen fehlender Laktatanstieg; bei MAD-Mangel fehlender Ammoniakanstieg; bei mitochondrialen Myopathien überschießender Laktatanstieg
- Muskelbiopsie mit immunhistochemischem Nachweis des entsprechenden Enzymdefekts.

! 17.4 Was versteht man unter dem „Second-Wind-Phänomen"?

„Second-Wind-Phänomen": bei Myopathien, bei denen Defekte der Glykolyse oder Glykogenolyse vorliegen (z. B. Glykogenosen), kommt es bei länger dauernder Muskelarbeit im anaeroben Bereich durch Einsetzen der Fettsäureoxidation zu einer „Normalisierung" der Muskelkraft und Verschwinden der Beschwerden (*versus:* zunehmende Muskelbeschwerden bei Dauerbelastung → Verdacht auf Erkrankung mit Defekt der Fettsäureoxidation).

Kommentar

Metabolische Myopathien (Grundlagen): Eine normale Muskelfunktion ist an eine ausreichende und permanente Bereitstellung des Energielieferanten ATP geknüpft. ATP entsteht beim Abbau von Glykogen, Glukose und Fettsäuren; die Mitochondrienfunktion muss hierzu intakt sein. Bei Störungen der Stoffwechselwege zur Energiegewinnung kommt es zu **belastungsabhängiger Muskelschwäche**, Myalgien und ggf. Kontrakturen; man spricht von metabolischen Myopathien. Beispiele für krankheitsverursachende Stoffwechselstörungen s. Antwort zur Frage 17.2.

Epidemiologie: Die Myopathie bei Myoadenylat-Deaminase-Mangel (MAD-Mangel) ist die **häufigste metabolische Myopathie** und findet sich bei 10% der Patienten mit einer entsprechenden Klinik. Ein MAD-Mangel wird auch in etwa 2% aller unselektierten Muskelbiopsien als Zufallsbefund gefunden, so dass von einer hohen Rate asymptomatischer Betroffener auszugehen ist.

Ätiologie: Man unterscheidet einen **primären MAD-Mangel**, bedingt durch einen **genetischen Enzymdefekt** (Punktmutation auf Chromosom 1), von einem **sekundären MAD-Mangel** im Rahmen anderer (z. B. entzündlicher) Myopathien.

→ Fall 17 Seite 18

Pathophysiologie: Die Myoadenylat-Deaminase (MAD) ist Bestandteil des Purin-Nukleotid-Zyklus und katalysiert die Umwandlung von AMP in Inosinmonophosphat (IMP) und Ammoniak:

$AMP \xrightarrow{MAD} IMP + NH_3$

Ein MAD-Mangel führt zu einer Beeinträchtigung dieser Reaktion und stört die Energiegewinnung im Muskel an verschiedenen Stellen: Durch Anhäufung von AMP wird die **Bildung von ATP** im Muskel **behindert**; weiterhin **fehlt Ammoniak** zur Neutralisierung der in der Glykolyse anfallenden Milchsäure.

Klinik: Die Erkrankung beginnt meist in der Adoleszenz und im jungen Erwachsenenalter. Typisch sind v. a. an den proximalen Muskeln auftretende **belastungsabhängige Schmerzen**, **Crampi** und **abnorme Ermüdbarkeit**. Es findet sich **kein Second-Wind-Phänomen**!

Diagnostik: Basis der Diagnostik bei metabolischen Myopathien ist die **Bestimmung der Creatinkinase** (CK) **nach Belastung** und die **Elektromyographie** (EMG). CK-Anstieg nach Belastung und myopathische Veränderungen im EMG sind jedoch unspezifisch und nur bei etwa 50 % der Patienten mit MAD-Mangel nachweisbar. *Cave:* Viele metabolische Myopathien werden zunächst als somatoforme Störungen verkannt, v. a. wenn die Ck-Bestimmung ohne vorhergehende körperliche Belastung erfolgt und sich dann ein unauffälliger Wert findet. Im **Laktatischämietest** ist ein **ausbleibender Ammoniakanstieg** typisch für einen MAD-Mangel (s. Antwort zur Frage 17.2). Mit einer **Muskelbiopsie** gelingt der **Nachweis der verminderten Enzymaktivität**; bei sekundärem MAD-Mangel finden sich zusätzlich strukturelle, myopathologische Veränderungen. Mittels molekulargenetischer Methoden kann eine Nonsense-Mutation an Codon 12 des Gens für die Adenylatdeaminase auf Chromosom 1 bei primärem MAD-Mangel nachgewiesen werden. Dies ist jedoch keine Routinediagnostik.

Differenzialdiagnosen: Andere metabolische Myopathien, Muskelerkrankungen mit strukturellen Anomalien, Muskeldystrophien, sekundäre Myopathien bei Stoffwechselerkrankungen (z. B. Hypothyreose, Vitamin-D-Mangel), Myositiden, myasthene Syndrome, myofasziale und somatoforme Schmerzsyndrome, Fibromyalgie.

Therapie: Eine Therapie ist in der Regel **nicht erforderlich**. Ein Versuch kann mit D-Ribose (20–60 g/d) erfolgen. Dies ist nur bei einem Teil der Patienten wirksam; dafür sind die Therapiekosten extrem hoch.

Prognose: In vielen Fällen verläuft der MAD-Mangel mild und führt zu keinen klinisch relevanten Beschwerden. Die Krankheit verläuft ansonsten langsam progredient bzw. fluktuierend mit Zunahme der Beschwerden. Eine persistierende Muskelschwäche wird nie beobachtet. In Einzelfällen kann es bei den betroffenen Patienten als Komplikation unter extremer Belastung zu einer Rhabdomyolyse kommen.

ZUSATZTHEMEN FÜR LERNGRUPPEN

- **Sekundäre Myopathien bei Stoffwechselerkrankungen (z. B. bei Hypothyreose, Morbus Addison, Morbus Cushing, Hyper- und Hypoparathyreoidismus)**
- **Benigne idiopathische Hyper-CK-ämie**
- **Rhabdomyolyse**

18 Karpaltunnelsyndrom

18.1 Welche Verdachtsdiagnose stellen Sie?

Karpaltunnelsyndrom beidseits rechts > links; Begründung: nächtlich auftretende Kribbelparästhesien; Besserung nach „Ausschütteln" der Hände; sensible Störung v. a. im Bereich der Digiti I–III(IV). Prädisposition: Schwangerschaft

18.2 Welche klinischen Tests können Sie durchführen, um Ihren Verdacht zu erhärten?

- **Hoffmann-Tinel-Zeichen:** Beschwerdeprovokation durch Beklopfen des Handgelenks mit dem Reflexhammer
- **Phalen-Test:** Beschwerdeprovokation nach maximaler Dorsalextension (evtl. auch nach Palmarflexion) des Handgelenks für ca. 1 min
- **Flaschenzeichen:** durch Parese des M. abductor pollicis brevis liegt beim Greifen um eine Flasche die Hautfalte zwischen Daumen und Zeigefinger nicht der Flasche an (positiv bei fortgeschrittenen Stadien mit Paresen).
- **Manueller Kompressionstest:** Beschwerdeprovokation durch Daumendruck des Untersuchers auf den distalen Karpaltunnel zwischen Thenar und Hypothenar.

→ Fall 18 Seite 19

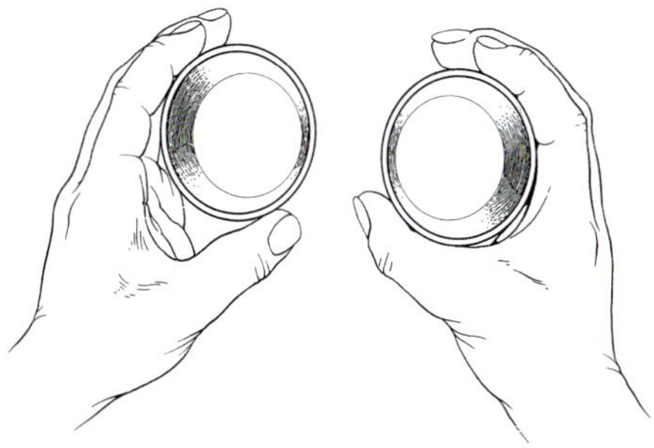

Positives Flaschenzeichen links

18.3 Welche zusätzliche Diagnostik ist erforderlich?

- **ENG:** Bestimmung der sensiblen und motorischen Nervenleitgeschwindigkeiten und der „Distalen Motorischen Latenz" (DML)
- **EMG:** in Einzelfällen (s. Kommentar).

18.4 Überrascht Sie die Ausbreitung der sensiblen Störung auf fast die gesamte rechte Hand?

Nein. Schmerzen und Missempfindungen beschränken sich nicht immer auf das Innervationsgebiet des N. medianus, sondern können sich auf den gesamten Arm ausbreiten. Ein echtes sensibles Defizit (Hypästhesie/-algesie) sollte jedoch nur im Bereich des Daumenballens vorliegen, ansonsten müssen Differenzialdiagnosen ausgeschlossen werden (s. Kommentar).

18.5 Nennen Sie mindestens 5 Ursachen, die zu dieser Erkrankung führen können!

Idiopathisch, mechanische Überbelastung (z.B. Arbeiten mit Presslufthammer, häufiges Stricken), Schwangerschaft, Ganglien/Exostosen im Handgelenkbereich, rheumatoide Arthritis, Akromegalie, chronische Niereninsuffizienz/Dialyse, Z.n. Handgelenksfraktur/Hämatom im Handgelenk, Schilddrüsenerkrankungen, Amyloidose, Multiples Myelom, familiäres Karpaltunnelsyndrom, Diabetes mellitus.

Kommentar

Definition und Epidemiologie: Das Karpaltunnelsyndrom (KTS, CTS) ist die **häufigste Mononeuropathie** des peripheren Nervensystems. Durch Einengung des Karpaltunnels kommt es zur **Kompression des N. medianus** und damit zu sensiblen und motorischen Ausfällen in dem von ihm zu versorgenden Gebiet. Meist tritt das Syndrom im **mittleren bis höheren Lebensalter** auf; Frauen erkranken aufgrund des anatomisch engeren Karpaltunnels doppelt so häufig wie Männer.

Anatomie: Der Karpaltunnel wird durch die Handwurzelknochen und dem darüber gespannten **Retinaculum flexorum** (= Ligamentum carpi transversum) gebildet und enthält die Sehnen der langen Fingerbeuger sowie den N. medianus. Der N. medianus innerviert, nach Durchtritt durch den Karpaltunnel, an der Hand sensibel über den R. palmaris die palmare Seite der Finger I–III, die radiale Seite des Fingers IV und die dorsale Seite der Endphalangen II und III. Motorisch werden Muskeln des Thenars (M. abductor pollicis brevis, M. opponens pollicis, M. flexor pollicis brevis [Caput superficiale]) und die Mm. lumbricales I und II versorgt.

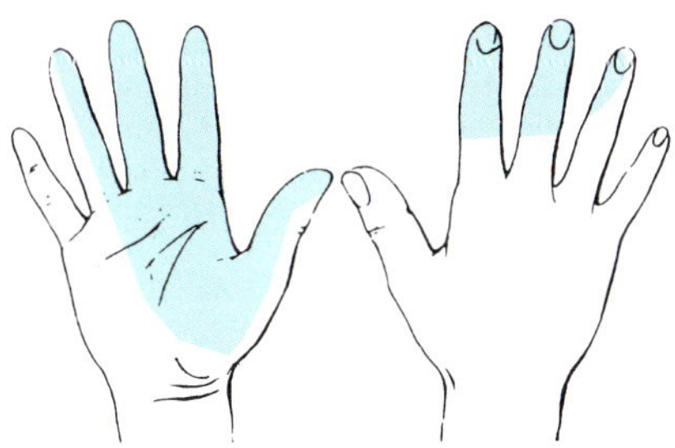

Sensible Versorgungsgebiete des N. medianus

Ätiologie: s. Antwort zur Frage 18.5.

Klinik: Anfangs bestehen **v.a. nachts sensible Reizerscheinungen** mit Kribbelparästhesien typischerweise in den Fingern I–III. Daher rührt die historische Bezeichnung **„Brachialgia paraesthetica nocturna"**. Dieser Name deutet auch an, dass es oft zu einer Schmerzausbreitung auf den Arm und auf das eigentlich vom N. ulnaris versorgte sensible Areal an den Fingern IV und V kommt. Im weiteren Verlauf kann es neben der Ausbreitung der sensiblen Reiz- und auch Ausfallserscheinungen zu Paresen der vom N. medianus versorgten Muskulatur mit Ausbildung einer **Thenaratrophie** kommen. Die Feinmotorik ist dann stark gestört.

Diagnostik: Nach Anamnese und neurologischer Untersuchung (s. Antwort zur Frage 18.2) erfolgt die Abklärung der Verdachtsdiagnose **mittels Elektroneurographie**. In den Frühsta-

→ Fall 18 Seite 19

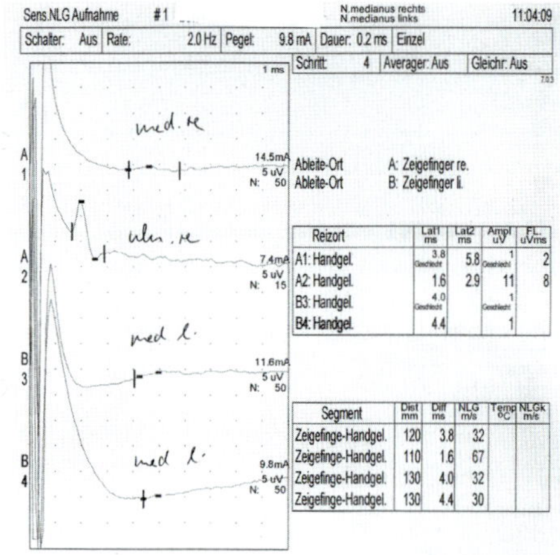

Sensible Elektroneurographie des N. medianus: deutlich reduzierte Nervenleitgeschwindigkeit (NLG) von jeweils 32 m/s (Norm: >48 m/s) des N. medianus beidseits bei ebenfalls deutlich verringerter Amplitude (1 mV; Norm: >5 mV). Der ebenfalls gemessene N. ulnaris rechts zeigt dagegen eine normale NLG von 67 m/s sowie eine normale Amplitude von 11 mV.

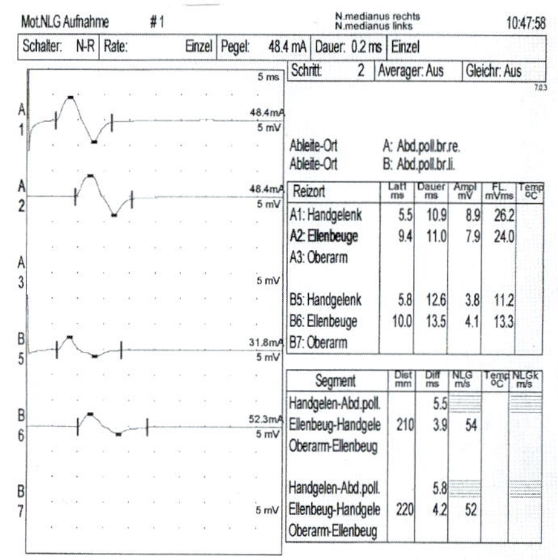

Motorische Elektroneurographie des N. medianus: beidseits verzögerte distal motorische Latenz (DML) des N. medianus (5,5 und 5,8 ms; Norm: < 4,2 ms) bei beidseits normalen NLG (54 bzw. 52 m/s, Norm: > 48 m/s) und normaler Amplitude rechts (8,9 mV), Amplitude des linken N. medianus mit 3,8 mV bereits pathologisch (Norm: > 5 mV).

dien eines KTS ist oft nur die distal-motorische Latenz (**DML**), d. h. die Zeit, die von der elektrischen Reizung proximal des Retinaculum flexorum bis zur Ableitung des Potenzials über der Thenarmuskulatur verstreicht, verlängert. Oft findet sich initial auch eine **Verlangsamung der sensiblen Nervenleitgeschwindigkeit** (NLG) des N. medianus über dem Karpaltunnel. Dies ist Ausdruck der mechanischen Schädigung des Nervens, die zunächst die Markscheide betrifft und somit durch lokale Demyelinisierung zu einer Verlangsamung der Nervenleitgeschwindigkeit führt. Erst **im Spätstadium kommt es zur Amplitudenreduktion** des sensiblen und auch motorischen Potenzials. Wichtig bei diesen Untersuchungen sind nicht nur Vergleiche mit den absoluten Normwerten, sondern immer auch der **Vergleich mit der Gegenseite** – sofern diese nicht mitbetroffen ist. Sinnvoll ist auch die **Elektroneurographie des N. ulnaris**, um Innervationsanomalien oder Polyneuropathien auszuschließen. Eine EMG-Nadeluntersuchung ist meist nicht notwendig, da sie erst im Spätstadium pathologisch ausfällt. Sie kann aber bei unklaren Befunden als ergänzende Untersuchung herangezogen werden. Wegweisend ist hier der Nachweis einer pathologischen Spontanaktivität im M. abductor pollicis brevis oder im M. opponens pollicis als Ausdruck einer akuten axonalen Schädigung bzw. der Nachweis von vergrößerten, verbreiterten und polyphasischen Potenzialen als Ausdruck eines chronisch neurogenen Umbaus.
Internistische Grunderkrankungen als Ursache für ein KTS, wie rheumatoide Arthritis oder Diabetes mellitus, sollten ausgeschlossen werden.

Differenzialdiagnosen: Differenzialdiagnostisch muss an eine **Nervus-Medianus-Läsion** an einer anderen Stelle, an eine Polyneuropathie oder an eine **Wurzel- oder Plexusläsion** gedacht und in klinischen Zweifelsfällen mittels ENG und EMG ausgeschlossen werden. Wichtig zu wissen ist, dass bei einem KTS mit Paresen **niemals die Beugung des Daumenendgliedes gestört ist**, da diese Bewegung vom M. flexor pollicis longus durchgeführt wird, der vom Unterarm proximal des Karpaltunnels durch den N. medianus versorgt wird. Ist diese Daumenendgliedbeugung nicht oder nur eingeschränkt möglich, sollte auch die Beugung des Zeigefingerendgliedes (M. flexor digitorum profundus [Versorgung durch N. medianus]) getestet werden: Ist ein **Pinzetten- oder Spitzgriff nicht mehr möglich**, dürfte eine Nervus-medianus-Schädigung am Unterarm im Sinne eines **Interosseus-anterior-Syndroms** (= **Kiloh-Nevin-Syndrom**) vorliegen. Sensibilitätsstörungen liegen dann nie vor, da der N. interosseus anterior, der unterhalb des Radiusköpfchens vom N. medianus abgeht, ein **rein motorischer Nerv** ist.
Eine weitere wichtige Differenzialdiagnose ist das **C6-Syndrom**, welches ebenfalls mit Sensibilitätsstörungen im Thenarbereich einhergeht. Allerdings sind bei Wurzelsyndromen die Schmerzen meist primär im Bereich der Halswirbelsäule lokalisiert und strahlen von dort

→ Fall 18 Seite 19

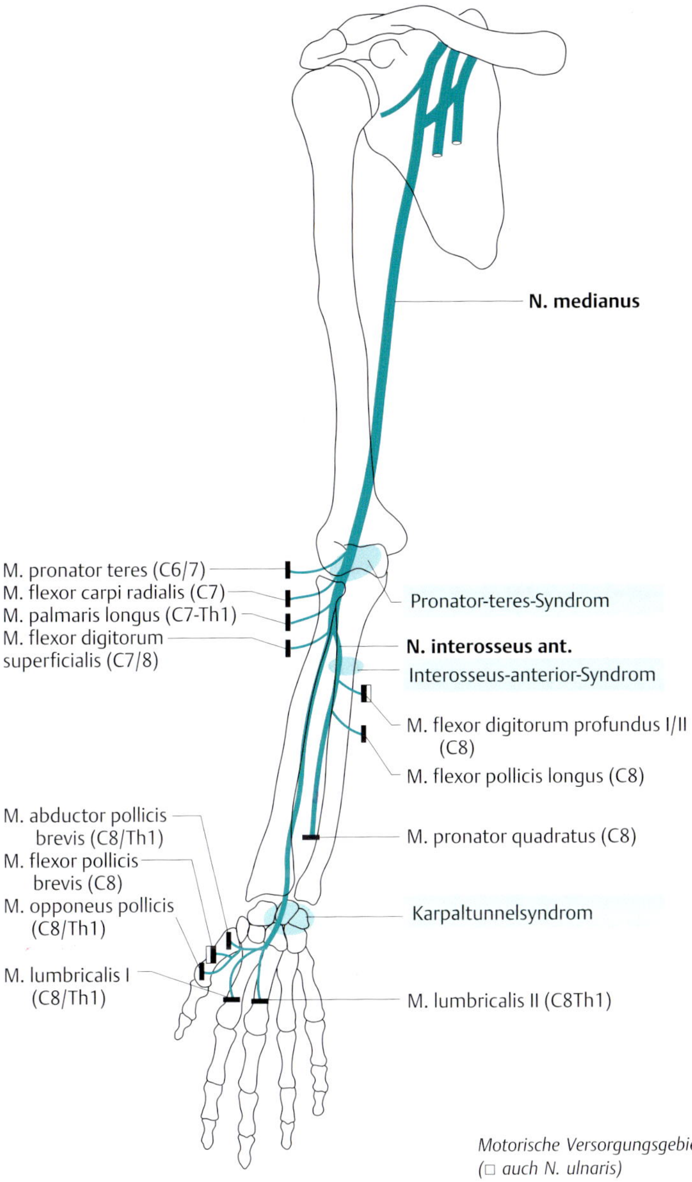

Motorische Versorgungsgebiete des N. medianus: (□ auch N. ulnaris)

nach peripher in das Dermatom aus. Weiterhin ist der Bizepssehnenreflex und die Kraft bei der Armbeugung (M. biceps) zu untersuchen, welche beim KTS normal sind, beim C6-Syndrom typischerweise pathologisch.

Therapie: Im Frühstadium ist zunächst eine **nächtliche Ruhigstellung** des Handgelenks mittels volarer Schiene in Mittelstellung anzustreben. Tagsüber sollte die betroffene Hand weitgehend geschont werden. Zur medikamentösen Unterstützung kann **Prednisolon 20 mg/d p.o.** appliziert werden, nach 2 Wochen sollte eine Dosisreduktion auf 10 mg/d für weitere 2 Wochen erfolgen. **Nichtsteroidale Antiphlogistika** (z. B. Diclofenac) **sind ohne gesicherte Wirkung**. Bei Therapieresistenz oder Störungen der Feinmotorik und des Tastempfindens sowie bei den (seltenen) rasch progredienten Verläufen sollte eine **Operation** mit Spaltung des Retinaculums offen oder endoskopisch erfolgen. Falls ein operativer Eingriff nicht sofort möglich ist, z. B. während einer Schwangerschaft, kann Prednisolon in einer Dosierung von 15 mg bis

→ Fall 18 Seite 19

zu 3-mal in den Karpaltunnel injiziiert werden (*cave:* Risiko einer iatrogenen Medianusläsion!).

Prognose: Postoperative Rezidive sind v. a. bei Dialysepatienten sowie bei Patienten mit rheumatoider Arthritis oder mit Neigung zu überschießender Narbenbildung zu erwarten. Ansonsten ist die **Prognose sehr gut**.

ZUSATZTHEMEN FÜR LERNGUPPEN
- **Anatomie der Hand und des Armes**
- **Medianusläsionen (Weitere Schädigungsorte und deren Symptome)**
- **Läsionen weiterer peripherer Nerven des Arms (z. B. N. ulnaris, N. radialis)**

19 Hypophysenadenom

19.1 Wie nennt man die in der Abbildung dargestellte Form der Gesichtsfeldeinschränkung? Wodurch kann diese entstehen?

- Form der Gesichtsfeldeinschränkung: **bitemporale Hemianopsie**
- **Ätiologie:** Schädigung der im Chiasma opticum kreuzenden medialen Nervenfasern beider Sehnerven (Chiasma-Syndrom) in der Regel durch Kompression von außen; häufig durch Hypophysentumoren bzw. andere Prozesse im Bereich der Sella turcica (z. B. Kraniopharyngeome, periselläre Meningeome, Metastasen, Clivuschordome, Germinome, Hamartome, entzündliche Prozesse [z. B. Sarkoidose, basale Meningitiden durch Pilze, Tuberkulose]).

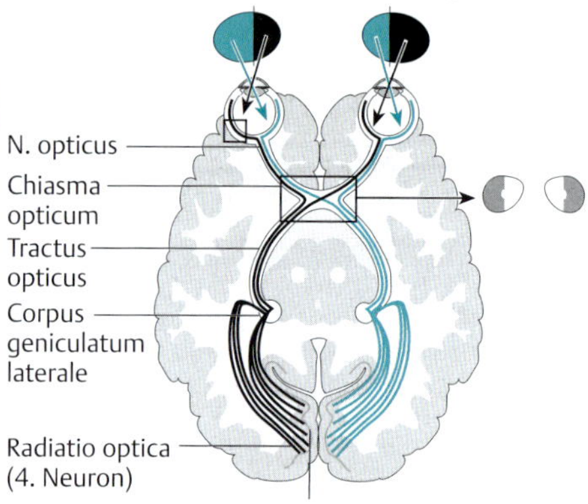

Anatomie der Sehbahn mit Läsionsort Chiasma opticum und entsprechendem Gesichtsfeldausfall

19.2 Welche Zusatzuntersuchungen sind zur weiteren diagnostischen Abklärung notwendig?

- **MRT des Gehirns** mit dünner Schichtung der Sellaregion
- **Hormonanalysen zur Bestimmung der Hypophysenvorderlappenfunktion:** ACTH, TSH, fT_3,fT_4, FSH/LH, Prolaktin, IGF-1, Testosteron, Cortisol (24 h-Sammelurin); je nach Befund weiterführende Stimulationstests oder Analyse von hypothalamischen Releasing-Faktoren

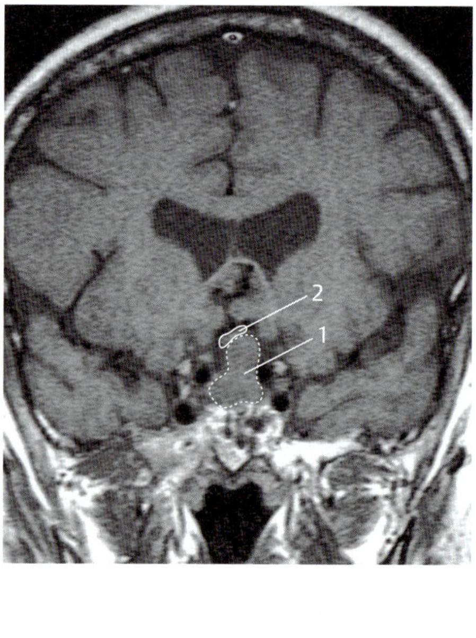

MRT (T1-gewichtet, coronar): Makroadenom der Hypophyse (In der Sellaregion zeigt sich eine große schornsteinförmig intra- und suprasellär gelegene Raumforderung [1], die das Chiasma opticum [2] v. a. links verdrängt und komprimiert)

→ Fall 19 Seite 20

19.3 Um welche „Unterform“ handelt es sich vermutlich? Und wie können Sie Ihre Verdachtsdiagnose sichern?

- **Prolaktinom**; Begründung: Zeichen einer Hyperprolaktinämie (Gynäkomastie, Libido-/Potenzverlust) bei Raumforderung in der Sella
- **Diagnosesicherung:** Bestimmung des Prolaktinspiegels (Norm $\leq 20 \mu g/ml$; Werte $> 200 \mu g/ml \rightarrow$ pathognomonisch für Prolaktinom; Werte zwischen 20 und $200 \mu g/ml \rightarrow$ andere Ursachen einer Hyperprolaktinämie, z. B. Einnahme antidopaminerger Medikamente [z. B. Neuroleptika, trizyklische Antidepressiva], Schwangerschaft, Leberzirrhose).

19.4 Wie hätte sich das Krankheitsbild klinisch unterschieden, wenn es sich nicht um einen Patienten sondern um eine Patientin gehandelt hätte?

Klinik des Prolaktinoms bei Frauen: bei Hyperprolaktinämie **frühzeitiges** Auftreten von Ovulationsstörungen, Galaktorrhoe, evtl. leichter Virilisierung → frühzeitigere Diagnosestellung als bei Männern, so dass sich selten ein Chiasma-Syndrom entwickelt (dieses entsteht erst bei Makroadenom der Hypophyse mit supraselIärer Ausdehnung).

19.5 Nennen Sie 2 weitere Krankheitsbilder und deren typische Klinik, die bei anderen Unterformen der Erkrankung auftreten können!

- **Akromegalie durch GH-produzierende Adenome:** Akrenwachstum, Vergröberung der Gesichtszüge, Splanchnomegalie (z. B. Kardiomegalie), arterielle Hypertonie, diabetogene Stoffwechsellage, sekundäre Amenorrhoe, periphere Engpasssyndrome (z. B. beidseitige Karpaltunnelsyndrome!)
- **Morbus Cushing durch ACTH-produzierende Adenome:** Vollmondgesicht, Stammfettsucht, dünne Extremitäten, Hautveränderungen („Striae distensae“), Diabetes mellitus, Osteoporose, Muskelschwäche.

Kommentar

Epidemiologie: Hypophysenadenome machen ca. 80% der im Bereich der Sella turcica vorkommenden Tumoren aus und etwa 15% aller Hirntumoren. Sie gehören damit neben Gliomen, Meningeomen und Metastasen zu den häufigeren Formen intrazerebraler Tumoren.

Ätiologie: Hypophysenadenome sind gutartige, von den Zellen des Hypophysenvorderlappens ausgehende Tumoren.

Einteilung: Die Einteilung erfolgt nach **Größe** bzw. **Hormonaktivität**. Ist der Tumordurchmesser < 10 mm spricht man von **Mikroadenom**, andernfalls von **Makroadenom**. Etwa **30 bis 50%** der Tumoren sind **hormoninaktiv**, **20 bis 30%** produzieren **Prolaktin** („Prolaktinome“), in **10 bis 20%** der Fälle produzieren die Tumoren **Wachstumshormon** (GH) und in **10% der Fälle ACTH**. Sehr selten (1%) handelt es sich um TSH-produzierende Tumoren.

Klinik: Hypophysenadenome können aufgrund ihrer Heterogenität sehr **variable Symptome** verursachen. Hormonaktive Tumoren werden meist durch **endokrine Störungen** auffällig und daher früher entdeckt als hormoninaktive Tumoren, die meist erst symptomatisch werden, wenn sie ab einer gewissen Größe zu **raumfordernden Effekten** führen. Zur Klinik der hormonaktiven Adenome s. Antworten zu Fragen 19.3, 19.4 und 19.5.

Makroadenome können bei Ausdehnung nach suprasellär ein Chiasmasyndrom verursachen. Häufiger als die „typische“ bitemporale Hemianopsie sind jedoch asymmetrische Gesichtsfelddefekte, da das Chiasma in der Realität nur selten exakt mittig komprimiert wird. Weiterhin können sehr große Makroadenome zu einer Kompression der Liquorwege und damit zum **Verschlusshydrozephalus** führen. Durch Kompression gesunder Hypophysenanteile kann es zu einer **Hypophysenvorderlappeninsuffizienz** mit peripherem Hormondefizit **bzw. -hinterlappeninsuffizienz** mit dem Leitsymptom des Diabetes insipidus kommen. Bei Ausdehnung nach parasellär in den Sinus cavernosus können **Augenmuskelparesen**, v. a. Abduzensparesen, auftreten. Selten können beim Vorwachsen nach temporomesial **epileptische Anfälle**, bei Arrosion des Sellabodens in Richtung der Keilbeinhöhle eine **Liquorrhoe** oder eine **Durchwanderungsmeningitis** auftreten. Eine Komplikation ist die „**Hypophysenapoplexie**“, eine Einblutung in ein Adenom, die als akutes Krankheitsbild verläuft und mit starken Kopfschmerzen, Sehstörungen, manchmal Bewusstseinsstörungen und sekundär mit hormonellen Defiziten einhergeht.

Diagnostik: s. Antwort zur Frage 19.2. Bei nachgewiesenem Makroadenom der Hypophyse ist die Durchführung einer Gesichtsfeldprüfung obligat, da der Nachweis einer Kompression der Sehbahn eine OP-Indikation ist.

→ Fall 19 Seite 20

Differenzialdiagnosen: Kraniopharyngeome, periselläre Meningeome, Metastasen, Clivuschordome, Germinome, Hamartome, entzündliche Prozesse (z.B. Sarkoidose, basale Meningitiden durch Pilze, Tuberkulose).

Therapie: Eine Indikation zur Therapie besteht bei hormonaktiven Tumoren sowie bei hormoninaktiven Makroadenomen, die aufgrund ihrer raumfordernden Wirkung klinische Symptome verursachen. **Bei Prolaktinomen** besteht die Möglichkeit der Therapie mittels **Dopaminagonisten** (z.B. Bromocriptin), die bei Mikroprolaktinomen als erster Therapieversuch durchgeführt werden sollte. Hierdurch kommt es in etwa 60 bis 90% zu einer Normalisierung der Serumprolaktinwerte, bei Makroprolaktinomen oft zu einer Tumorverkleinerung. Allerdings besteht hier die Notwendigkeit einer Dauertherapie.
Therapie der Wahl ist andernfalls die **neurochirurgische Entfernung** des Tumors (selektive Adenomektomie), entweder durch einen transnasalen oder einen kombiniert transnasal-transtemporalen Zugang bei ausgedehnten Tumoren. Als Komplikation der Operationen kann es zur sekundären Hypophyseninsuffizienz kommen, so dass postoperativ eine sorgfältige Überwachung des Hormonstatus und ggf. eine Hormonsubstitution erfolgen muss. Nicht vollständig resezierbare Tumoren, z.B. nach Einwachsen in den Sinus cavernosus, können strahlentherapeutisch behandelt werden. Bei hormoninaktiven Adenomen ohne Zeichen einer klinischen Raumforderung besteht zunächst keine Therapieindikation, stattdessen sollte eine Verlaufsbeobachtung mittels regelmäßiger MRT-Kontrollen erfolgen.

Prognose: Bei kompletter Resektion, die in etwa 50 bis 60% aller Hypophysentumoren möglich ist, beträgt die 10-Jahres-Überlebensrate fast 100%. Eine maligne Entartung von Hypophysentumoren (Hypophysenkarzinome) ist eine Rarität.

ZUSATZTHEMEN FÜR LERNGRUPPEN
- **Endokrinologische Diagnostik**
- **Morbus Cushing bzw. Cushing-Syndrom bei Nebennierenadenom**
- **Nelson-Syndrom**
- **MEN-1-Syndrom**
- **Sheehan-Syndrom**

20 Status epilepticus (Grand-mal-Status)

20.1 Welcher Anfallstyp liegt bei dem jungen Mann vor?

Generalisierter tonisch-klonischer Anfall (= Grand-mal-Anfall); Begründung: Initialschrei, Bewusstlosigkeit, Zungenbiss, Einnässen, tonische und klonische Phase, lichtstarre weite Pupillen, postiktuale psychomotrische Verlangsamung.

20.2 Ist die Ursache der zugrundeliegenden Epilepsie eher idiopathisch, symptomatisch oder kryptogen?

Vermutlich idiopathisch, da
- der Beginn im Jugendalter liegt
- eine familiäre Belastung vorhanden ist.

20.3 Können Sie eine symptomatische Genese in diesem Fall ausschließen?

Nein, da Fieber einerseits die Anfallsbereitschaft bei bekannter Epilepsie steigert, andererseits auch eine Zweiterkrankung (z.B. Hirninfarkt, Enzephalitis) bei dem Epilepsiepatienten vorliegen kann. Am wahrscheinlichsten ist in diesem Fall die Steigerung der Anfallsbereitschaft durch die erhöhte Körpertemperatur durch eine Begleitinfektion.

20.4 Wie bezeichnet man eine Anfallshäufung, bei welcher der Patient zwischen den Anfällen das Bewusstsein wiedererlangt bzw. nicht wiedererlangt?

Anfallshäufung
- mit Wiedererlangen des Bewusstseins zwischen den Anfällen: Grand-mal-Serie
- ohne Wiedererlangen des Bewusstseins zwischen den Anfällen: Grand-mal-Status (Status epilepticus).

20.5 Wie behandeln Sie den Patienten?

Der Patient ist bei einem Grand-mal-Status gefährdet durch Hypoxie, Aspiration, Rhabdomyolyse (→ Crush-Niere → Nierenversagen), Verletzungen (bis hin zu Wirbelkörperfrakturen), potenzielle Begleiterkrankung (z.B. Enzephalitis), atemdepressive Therapie (s.u.); daher sind folgende Maßnahmen erforderlich:
- Allgemeine Maßnahmen, z.B.:
  - Verlegung auf die Intensivstation (Monitoring der Herz-Kreislauf- und respiratorischen Parameter [EKG, Pulsoxymetrie, Blutdruckkontrolle])
  - Fiebersenkende Maßnahmen, um die Krampfschwelle zu heben (z.B. Paraceta-

→ Fall 20 Seite 21

mol, Novalgin, gekühlte Infusionen, Wadenwickel)
  - ggf. Hirnödembehandlung (z. B. Oberkörperhochlagerung, Herstellen von Normovolämie/Normotonie, Osmotherapie)
- **Stufentherapie des Status epilepticus:**
  - 1. Lorazepam (z. B. Tavor 4–8 mg i. v.)
  - 2. Phenytoin (z. B. fertige Infusionslösung 750 mg als Kurzinfusion) **oder** Valproat (schnell aufsättigen → bis 1200 mg/60 min i. v., dann über Perfusor bis 300 mg/h über 24 h) **oder/und** Levetiracetam bis max. 4 g/die als Kurzinfusion (Konzentrat zu 500 mg) bei intakter Nierenfunktion **oder/und** Lacosamide als Kurzinfusion (200 mg). Levetiracetam und Lacosamide jedoch ohne Zulassung beim Status epilepticus (off label-Therapie, insbesondere bei Levetiracetam gibt es gute klinische Erfahrungen).
  - 3. Phenobarbital (z. B. Luminal 100–200 mg/10 min bis 1600 mg [= 8 Ampullen] in 15 min i. v., ab ca. 1000 mg oft Intubation wegen Atemdepression erforderlich)
  - 4. Intubation/Beatmung: Thiopentalnarkose (z. B. Trapanal zur Einleitung 2–5 mg/kg KG, zur Aufrechterhaltung 3–10 mg/kg KG/h), alternativ Einsatz anderer Narkotika (z. B. Propofol).

Kommentar

Definition: Ein Status epilepticus (Grand-mal-Status) ist definiert als persistierender tonisch-klonischer Anfall (ab einer Dauer von ca. 10 Minuten) oder als **Serie von tonisch-klonischen Anfällen, ohne** dass der Patient zwischen den Anfällen das **Bewusstsein wieder erlangt**. Er tritt mittlerweile selten auf, da es in den letzten Jahrzehnten erhebliche Fortschritte bei der Behandlung der Epilepsie gegeben hat. Trotz allem werden viele Patienten mit dieser Diagnose vom Haus- oder Notarzt eingewiesen, da oft ein sog. postiktualer Dämmerzustand nach einem Grand-mal-Anfall dem eigentlichen Anfall zugerechnet wird.

Ätiologie und Pathophysiologie: Für die Entstehung eines Status epilepticus prädisponieren **Drogen- und Medikamentenentzug** (z. B. Absetzen antiepileptischer Medikamente), **Alkoholentzug**, **Erstmanifestation einer symptomatischen Epilepsie bei akut entstandener Erkrankung** (z. B. intrazerebrale Blutung, Meningoenzephalitis), **Intoxikationen mit epileptogenen Pharmaka/Drogen** (z. B. Neuroleptika, Amphetamine).
Es kommt zu ununterbrochenen abnormen und exzessiven Entladungen kortikaler Neurone, die nach einigen Minuten zur Zellschädigung führen. Diese ist anfangs reversibel, bei anhaltender epileptischer Aktivität jedoch irreversibel. Zusätzlich entwickelt sich ein zytotoxisches Hirnödem mit intrakranieller Drucksteigerung, wodurch die Nervenzellen weiter geschädigt werden.

Klinik: Beim Status epilepticus kommt es zunächst zur **typischen Sequenz des Grand-mal-Anfalls**. Anfänglich kommt es evtl. zum Initialschrei, der Patient stürzt hin und verliert das **Bewusstsein**. Es folgt ein tonisches Stadium **mit kurzer Apnoe** und Zyanose. Die **Extremitäten und der Rücken werden gestreckt** (Dauer etwa

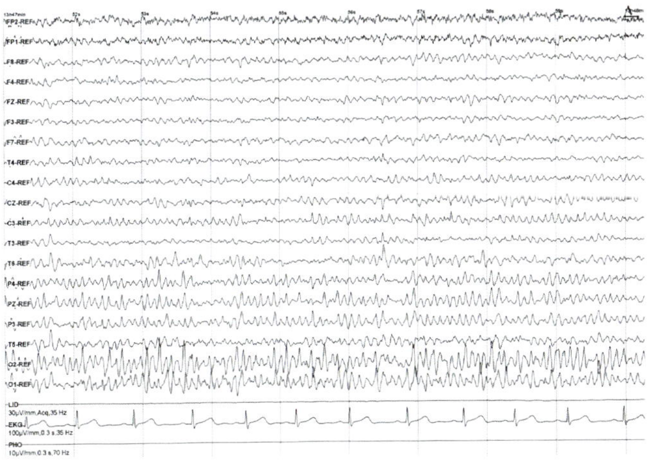

Normales EEG: Grundfrequenz ca. 9–10/s (alpha-Rhythmus zwischen 8–13/s), abzuzählen in den okzipitalen Ableitungen (O1-REF oder O2-REF); die Zeit zwischen 2 vertikalen Strichen beträgt genau 1 Sekunde.

→ Fall 20 Seite 21

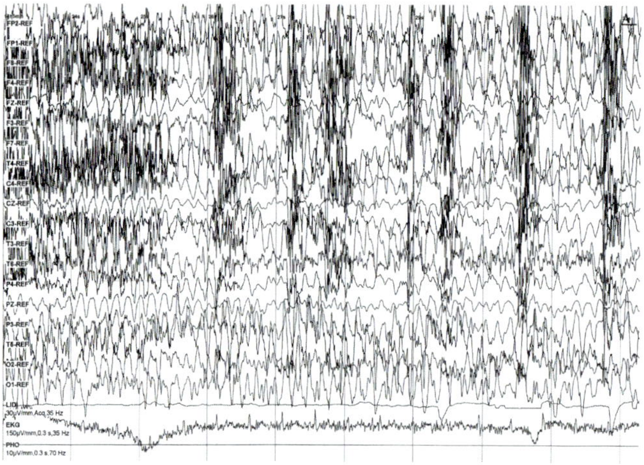

EEG: Hohe und steile Abläufe in allen Ableitungen als Ausdruck generalisierter epileptischer Aktivität im Rahmen eines tonisch-klonischen Anfalls (Grand-mal-Status), zusätzlich ausgeprägte Muskelartefakte

30 Sekunden). In dieser Phase kann es zum **Zungenbiss** kommen. Im anschließenden 1- bis 2-minütigen klonischen Stadium treten **rhythmische Muskelkontraktionen** auf. **Einnässen** und **Einkoten** sind häufige Begleiterscheinungen, die ebenso wie der Zungenbiss aber auch völlig fehlen können. Im Gegensatz zu einem sich selbst terminierenden Anfall perpetuiert dieser beim Status epilepticus.

Komplikationen: Komplikationen sind **Verletzungen** (bis hin zu Wirbelkörperfrakturen) im Anfall, prolongierte Hypoxie mit **hypoxischem Hirnschaden**, **Aspiration** im Rahmen des Anfalles und **postiktuales Hirnödem**.

Diagnostik: Da auch bei Epilepsiepatienten Zweiterkrankungen vorkommen können (z. B. Sinusthrombose, zerebrale Ischämie, zerebrale Blutung, Enzephalitis) sollte bei einem Status epilepticus ein **CT des Schädels mit Knochenfenster** (zum Frakturausschluss), ggf. ergänzt um eine CT-Angiographie oder ein MRT des Schädels (v. a. zum Ausschluss einer Sinusthrombose) durchgeführt werden. Bei **klinischem Hinweis auf eine Entzündung** (Fieber, CRP ↑, Leukozyten ↑) sollte eine **Lumbalpunktion** zum Ausschluss eines entzündlichen Prozesses erfolgen. Eine Hypoglykämie als Ursache muss durch Bestimmung des Blutzuckers ausgeschlossen werden, ebenso sollten Elektrolyte und der Säure-Basen-Haushalt zum Ausschluss von Elektrolytentgleisungen und weiterer Stoffwechselstörungen kontrolliert werden. Der Blutspiegel der **Antiepileptika** sollte bestimmt werden, um die Compliance bzgl. der Medikamenteneinnahme einzuschätzen bzw. Intoxikationen durch Antiepileptika auszuschließen.

Therapie: s. Antwort zur Frage 20.5. Zur Prophylaxe eines **postiktualen Hirnödems** gibt man intravenös 50 ml Glukose 50 %.

Prognose: Bei der Therapie ist schnelles Handeln gefragt. Wird ein Status epilepticus innerhalb von 1 Stunde durchbrochen, beträgt die Letalität etwa 3 %; besteht ein Status epilepticus länger als 1 Stunde, liegt die Letalität bei 30 %. Wird der Status erst spät durchbrochen und überlebt der Patient, kann ein schwerer hypoxischer Hirnschaden zurückbleiben.

ZUSATZTHEMEN FÜR LERNGRUPPEN
- Epileptiforme Potenziale im EEG
- Epileptischer Krampfanfall
- Klassifikation der Epilepsien
- Langzeitbehandlung der Epilepsie
- Hirnödembehandlung

! 21 Multifokal motorische Neuropathie (MMN)

21.1 Nennen Sie mögliche Differenzialdiagnosen, die derartige klinische Symptome verursachen können!

Die beschriebene Klinik (atrophische Paresen ohne Sensibilitätsstörungen) deutet auf eine Erkrankung mit selektiver Schädigung des 2. Motoneurons hin. Differenzialdiagnostisch kommen in Frage:

→ Fall 21 Seite 22

- Amyotrophe Lateralsklerose im Frühstadium
- Multifokal motorische Neuropathie mit Leitungsblöcken (MMN)
- Rein motorische Neuropathien, z. B. bei monoklonaler Gammopathie, Porphyrie, Bleiintoxikation
- Spinale Muskelatrophie im Erwachsenenalter, z. B. scapulo-humerale Muskelatrophie Vulpian-Bernhardt, progressive Muskelatrophie Aran-Duchenne
- Myositiden, z. B. Einschlusskörperchen-Myositis.

! 21.2 Wie nennt man den in der Abbildung dargestellten Befund, und welcher Hinweis auf die zugrundeliegende Erkrankung ergibt sich daraus?

- Motorischer ENG-Befund: **Leitungsblock** (= bei proximaler Nervenstimulation beträgt die Amplitude des Muskelsummenaktionspotenzial weniger als 50% der Amplitude bei distaler Stimulation)
- Ätiologie/Pathomechanismus: fokale Bindung von Autoantikörpern an die Myelinscheiden motorischer Nerven (hier: im Unterarmbereich zwischen den Stimulationsorten) führt zur lokalen Blockierung der Erregungsübertragung von Nervenaktionspotenzialen, es kommt aber zu keiner Waller-Degeneration des Axons, distal des Blockes ist der Nerv wieder normal erregbar.
- Vorkommen bei: **autoimmun-vermittelten Polyneuropathien** (z. B. MMN, CIDP).

21.3 Welche weiteren Untersuchungen veranlassen Sie bei Ihrer Verdachtsdiagnose?

- Suche nach Leitungsblöcken an weiteren betroffenen Nerven (N. ulnaris im proximalen Abschnitt, s. Kommentar)
- Bestimmung von GM1-Antikörpern i. S. (s. Kommentar).

Kommentar

Definition: Die multifokal motorische Neuropathie mit Leitungsblöcken (MMN) ist eine seltene **autoimmun-vermittelte Neuropathie** mit fokalem Befall der motorischen Nervenfasern.

Ätiologie: Ursächlich wird eine Antikörperbildung gegen ein Membrangangliosid der Myelinscheide motorischer Nerven (GM1) angenommen.

Klinik: Wegweisend sind **sehr langsam progrediente, asymmetrische Paresen an den oberen Extremitäten** mit im Verlauf der Erkrankung zunehmender Muskelatrophie. Die Muskeleigenreflexe können im Frühstadium der Erkrankung erhalten sein, da sie erst mit zunehmender Muskelatrophie abnehmen. Faszikulationen können im Frühstadium der Erkrankung ebenfalls auftreten. Sensibilitätsstörungen finden sich höchstens in ganz diskretem Ausmaß. Hirnnerven oder das 1. Motoneuron sind nicht betroffen. Am häufigsten ist an den oberen Extremitäten der N. ulnaris betroffen, dann der N. medianus. Eine Mitbeteiligung der unteren Extremitäten ist selten, meist ist dann die vom N. peronaeus versorgte Muskulatur betroffen.

Diagnostik: Mittels **ENG** gelingt der Nachweis von Leitungsblöcken (s. Antwort zur Frage 21.2). Für diese Leitungsblöcke existieren Prädilektionsstellen (N. medianus → Unterarm; N. ulnaris → Oberarm). Um einen Leitungsblock erfassen zu können, ist oft eine Stimulation proximaler Nervenabschnitte (z. B. Plexus, Nervenwurzel) mit einer speziellen Hochvoltstimulationselektrode erforderlich.
Im Serum sollten **GM1-Antikörper** bestimmt werden. Ein hoher Titer (>1:1800) ist wegweisend für das Vorliegen einer MMN, findet sich aber nur bei 30 bis 50% der betroffenen Patienten. Niedrige Titer finden sich auch bei anderen Neuropathien und der amyotrophen Lateralsklerose, gelegentlich auch bei Gesunden, und sind somit unspezifisch. In der elektromyographischen Untersuchung finden sich Zeichen einer akuten und chronischen Denervierung (geringe Spontanaktivität, verbreiterte, erhöhte Potenziale, gelichtete Interferenz) und bei der Liquoruntersuchung ein normales oder gering erhöhtes Liquoreiweiß.

Differenzialdiagnosen: s. auch Antwort zu Frage 21.1. Die **amyotrophe Lateralsklerose** (ALS) im Frühstadium ist die wichtigste Differenzialdiagnose der MMN. Im Krankheitsverlauf treten bei der ALS jedoch immer auch Zeichen einer Schädigung des 1. Motoneurons (spastische Paresen) oder supraspinale Störungen auf. Weiterhin kommen andere autoimmun-entzündliche Neuropathien in Frage, z. B. chronische inflammatorische demyelinisierende Polyradikuloneuropathie (**CIDP**) oder multifokal, erworbene, demyelinisierende sensible und motorische Neuropathie (**MADSAM**, früher Lewis-Sumner-Syndrom). Bei der CIDP sind die motorischen Ausfälle eher symmetrisch, immer liegen Sensibilitätsstörungen vor, und es findet sich ein erhöhtes Liquoreiweiß. Die MADSAM

→ Fall 21 Seite 22

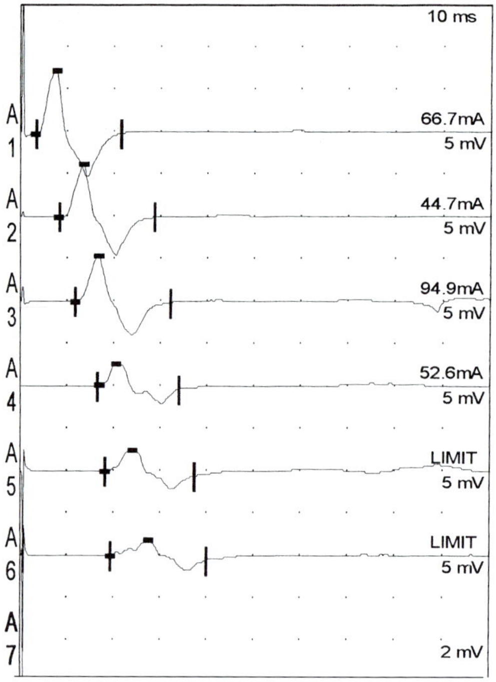

Reizort	Lat1 ms	Lat2 ms	Dauer ms	Ampl mV
A1: Handgelenk	3.2	21.3	18.1	7.7
A2: dist. Ellenb.	8.2	28.6	20.4	6.3
A3: prox. Ellenb.	11.6	31.9	20.3	5.5
A4: Axilla	16.4	33.7	17.3	**2.6**
A5: Erb	18.0	37.1	19.1	2.6
A6: Cervikal	19.2	39.8	20.6	1.8
A7: Kortikal				

Segment	Dist mm	Diff ms	NLG m/s
dist. Ell-Handgelen	250	5.0	50
prox. Elle-dist. Elle	175	3.4	51
Axilla-prox. Ellenb.	160	4.8	**33**
Cervikal-Handgele	850	16.0	53

Leitungsblock des N. ulnaris proximal am Oberarm (Bei Stimulation in der Axilla kommt es zu einem Amplitudensprung >50 % sowie zu einer signifikanten Verlangsamung der Nervenleitgeschwindigkeit.)

ähnelt klinisch der MMN sehr, hier liegen aber begleitend Sensibilitätsstörungen vor.

Therapie: Therapie der 1. Wahl ist die **intravenöse Gabe von Immunglobulinen** (IVIG 0,4 g/kg KG über 5 Tage). Bei Ansprechen der Therapie ist in der Regel eine Dauertherapie mit Auffrischgaben in regelmäßigen Abständen von 4 bis 8 Wochen erforderlich. Es handelt sich hierbei um eine teure, aber nebenwirkungsarme Therapieoption. Bei Therapieresistenz kann Cyclophosphamid (0,6 g/m^2 Körperoberfläche · d i. v. über 5 Tage, dann 50–150 mg/d p.o. über 10 Monate) ggf. in Kombinationen mit IVIG gegeben werden. Glukokortikoide sind in der Therapie der MMN unwirksam; sie können sogar eine Verschlechterung der Erkrankung bewirken.

Prognose: Die MMN ist eine behandelbare, aber chronisch verlaufende Erkrankung. Etwa 40 bis 60 % der Erkrankten sprechen auf eine IVIG-Gabe an. Hierunter kann eine Progredienz der Erkrankung verhindert werden und oft sogar eine Rückbildung der Symptome erfolgen, sofern noch keine wesentlichen Atrophien vorliegen. Spontanremissionen finden sich fast nie, daher ist eine lebenslange Dauertherapie erforderlich.

ZUSATZTHEMEN FÜR LERNGRUPPEN

- **Diagnostik und Therapie von CIDP, MADSAM**
- **Einschlusskörperchen-Myositis**
- **Möglichkeiten der Elektroneurographie proximaler Nervenabschnitte (F-Wellen, Leitungsblockuntersuchung, elektrische und magnetische Stimulation)**

22 Normaldruckhydrozephalus (NPH)

22.1 Welche Verdachtsdiagnose stellen Sie? Nennen sie die 3 wesentlichen Hinweise!

Normaldruckhydrozephalus (NPH); Begründung: Gangstörung, (subkortikale) Demenz, Harninkontinenz.

→ Fall 22 Seite 23

22.2 Welche Untersuchungen würden Sie zur Klärung Ihres Verdachts durchführen?

- **CT-Schädel** (falls möglich MRT-Schädel): typische Befunde bei NPH s. Antwort zur Frage 22.3, Ausschluss eines Hydrocephalus e vacuo oder occlusus

- **Lumbalpunktion mit Ablassen von 30–50 ml Liquor:** führt sofort oder innerhalb von wenigen Tagen zur Besserung der Symptomatik bei NPH
- Neuropsychologische Testuntersuchungen: Nachweis einer subkortikalen Demenz.

22.3 Welchen Befund würden Sie bei Ihrer Verdachtsdiagnose erwarten und warum?

- Das **CT** ist charakteristisch für **NPH** (Verdachtsdiagnose), das **MRT** für einen **Hydrocephalus e vacuo**.
- Für NPH (CT) sprechen: gleichmäßige Erweiterung der inneren Liquorräume, hypodense Areale periventrikulär, eher enge äußere Liquorräume, insbesondere enge hochfrontale bis hochparietale Hirnfurchen, eher geringe allgemeine Atrophie
- Für Hydrocephalus e vacuo (MRT) sprechen: Erweiterung der inneren und äußeren Liquorräume, deutliche Hirnatrophie.

22.4 Welche Therapieoption besteht prinzipiell? Unter welchen Voraussetzungen ist diese besonders sinnvoll und empfehlenswert?

- Behandlungsmöglichkeit: **Anlage eines ventrikuloperitonealen Shunt**
- Prognostisch günstige Faktoren:
  - Symptomdauer < 2 Jahre
  - Klassische Trias; im Vordergrund steht v. a. die Gangstörung, weniger die Demenz
  - Typischer CT- bzw. MRT-Befund
  - Deutliche klinische Besserung nach Ablassen von 50 ml Liquor in der Lumbalpunktion
  - Bessere Prognose bei symptomatischem als bei idiopathischem NPH.

Kommentar

Definition: Beim Normaldruckhydrozephalus (NPH) handelt es sich um eine zerebrale Liquorabflussstörung meist ohne oder mit nur geringer Erhöhung des mittleren intrakraniellen Drucks.

Epidemiologie: Die Inzidenz des idiopathischen NPH liegt bei 10/100 000 pro Jahr, der Altersgipfel zwischen dem 60. und 70. Lebensjahr. 25 % der Patienten sind jedoch jünger als 50 Jahre.

Ätiopathogenese: Meist handelt es sich um einen **idiopathischen** NPH, seltener um einen **symptomatischen** (sekundären), z. B. nach Subarachnoidalblutung, Meningitis, Schädelbestrahlung oder intrakraniellen Eingriffen. Während man bei der idiopathischen Form einen Zusammenhang zwischen einem jahrelangen arteriellen Hypertonus und konsekutiver Atherosklerose sowie gestörter Autoregulation der Hirngefäße vermutet, können die symptomatischen Formen auf pathologisch veränderte Arachnoidalzotten (z. B. durch Entzündungsprozesse) mit konsekutiver Störung des Liquorabflusses zurückgeführt werden. Eine Kommunikation von inneren und äußeren Liquorräumen ist bei beiden Formen vorhanden. Man geht von einer **Störung im Liquorabfluss** im äußeren Liquorraum aus. Der (mittlere) Liquordruck ist bei Messung normal. Es scheinen jedoch **Druckspitzen** in Form sog. B-Wellen mit einer Dauer von etwa 1 bis 2 Minuten vorzukommen, die dazu führen, dass Liquor in den periventrikulären Markraum übertritt und schließlich **zu subkortikalen Läsionen führen** kann.

Klinik und Differenzialdiagnosen: Klinisch sind idiopathischer und symptomatischer NPH nicht zu unterscheiden. Der NPH ist durch die Symptomtrias **Gangstörung**, (subkortikale) **Demenz** und **Harninkontinenz** gekennzeichnet. Die Erkrankung **beginnt charakteristischerweise mit einer Gangstörung**, die der einer Parkinsonerkrankung durchaus ähnlich sein kann. Im Gegensatz zur Gangstörung beim M. Parkinson liegt beim NPH eine sog. **Gangapraxie** vor, die auch als **frontale Gangstörung** bezeichnet wird. Die Patienten **„schlurfen"** dabei mehr, als dass sie – wie beim M. Parkinson – eher kleinschrittig „tippeln". Die Arme werden meist gut mitbewegt. Legt man die Patienten ins Bett und lässt sie mit den Beinen im Liegen „fahrradfahren", so gelingt dies i. d. R. gut. Der Parkinson-Patient bleibt auch im Liegen eher unbeweglich. Differenzialdiagnostische Schwierigkeiten bereitet die Ähnlichkeit mit dem M. Parkinson v. a. dann, wenn zunächst die weiteren beiden Charakteristika des NPH fehlen und zusätzlich Symptome wie Rigor, Tremor und Hypokinese auftreten. **Im weiteren Verlauf** kommt es jedoch zur vollständigen **Ausbildung des Krankheitsbildes**. Symptome einer vorwiegend **subkortikalen Demenz** sind Störungen des Antriebs, der Konzentration, der Vigilanz oder der Auffassungsgabe; dagegen wäre das charakteristische Symptom einer kortikalen Demenz (meist Alzheimertyp) v. a. die Merkfähigkeitsstörung. Nach längerem Verlauf entwickelt sich auch eine **Harninkontinenz**, meist als Dranginkontinenz. Ein **nicht therapierter NPH** kann **in eine völlige Immobilität münden**. Es finden sich dann oft Spastik, positive Pyramidenbahnzeichen und pathologisches Greifen bzw. Saug-

→ Fall 22 Seite 23

reflexe als Ausdruck einer zunehmenden zentralen „Enthemmung“.

Diagnostik: Zur Diagnosestellung muss neben der **Anamnese** und der **klinischen Untersuchung** ein **CT** zum Nachweis der o.g. Veränderungen und zum Ausschluss eines Hydrocephalus e vacuo oder occlusus erfolgen (s. Antwort zur Frage 22.3). Sehr wichtig ist eine **Liquorprobepunktion** mit Ablassen von 30, besser 50 ml Liquor, **mit anschließender klinischer Beurteilung** v.a. der Gangstörung. Dabei ist zu beachten, dass **manchmal bis zu 2 Tage vergehen können**, bis sich Besserungen zeigen. **Mehrmalige Punktionen** (bis zu 3-mal) sind dann indiziert, wenn trotz fehlender Befundbesserung nach der ersten Lumbalpunktion ein starker Verdacht auf das Vorliegen eines NPH besteht. Eine ausführliche neuropsychologische Testung zur Abklärung der Demenzform wäre zwar prinzipiell wünschenswert, in der Praxis muss man sich allerdings auf seinen klinischen Eindruck verlassen und/oder sich auf die Durchführung eines Mini-Mental-State beschränken.

Therapie: Einzige mögliche Therapieform ist die **Anlage eines Ventrikelshunts zur Liquorableitung**, der heute fast ausschließlich aufgrund der geringeren Komplikationsraten als **ventrikuloperitonealer Shunt** angelegt wird. Risiken und sekundäre Komplikationen der Operation sind z.B. Shuntinfektionen und -dislokationen, Entstehung von Hygromen oder subduralen Hämatomen in Folge einer Überdrainage des Shunts. Eine sorgfältig durchgeführte **Shuntnachsorge** ist unabdingbar (4–6 Wochen postoperativ, dann halbjährliche, später jährliche Kontrollen).

Prognose: Eine günstige Prognose haben Patienten mit Ventrikelshunt, wenn sie die o.g. Kriterien erfüllen (s. Antwort zur Frage 22.4). Klinische Besserungen sind noch nach bis zu 1 Jahr postoperativ möglich, nach 2 Jahren jedoch nicht mehr zu erwarten. Am längsten dauert es, bis die demenziellen Symptome sich bessern.

ZUSATZTHEMEN FÜR LERNGRUPPEN
- **Durchführung eines MMS (Mini Mental State)**
- **Andere Formen eines Hydrozephalus**
- **Weitere Liquorzirkulationsstörungen (z.B. Pseudotumor cerebri, Liquorunterdrucksymptom)**

23 Neuralgische Schulteramyotrophie (Idiopathische Armplexusneuritis)

23.1 Versuchen Sie den Ort der Schädigung der Armnerven einzugrenzen!

Abgeschwächte Muskeleigenreflexe und das Fehlen anderer Halbseitensymptome sprechen für eine periphere Nervenschädigung im Bereich des Armes. Prinzipiell kommen 3 Möglichkeiten („Etagen“) in Frage:
- **Wurzelläsion** (radikuläre Läsion): unwahrscheinlich; Begründung: Innervation der untersuchten Muskeln über unterschiedliche Nervenwurzeln von C4 (Außenrotation: M. supraspinatus) bis C7 (Armstreckung: M. triceps); keine Schmerzen im Bereich der Halswirbelsäule, keine Sensibilitätsstörungen
- **Läsion eines peripheren Nerven:** unwahrscheinlich; Begründung: Zuordnung der untersuchten Muskeln zu einem einzigen Nerv nicht möglich (M. supraspinatus: N. suprascapularis; M. deltoideus: N. axilaris; M. biceps: N. musculocutaneus; M. triceps: N. radialis usw.).
- **Plexusläsion:** wahrscheinlich; Begründung: motorisches Ausfallmuster durch Läsion verschiedenster Nerven möglich; die aus den Wurzeln C4 bis C6 (C7) gebildeten Nerven verlaufen als Truncus superior und Fasciculus posterior, bevor sie sich in die Nervenstränge N. axillaris und N. radialis aufteilen; es besteht eine enge anatomische Beziehung zum aus der Wurzel C7 gebildeten Truncus medius und Fasciculus lateralis, der sich in den N. musculocutaneus und N. medianus aufteilt (zur Anatomie s. auch Kommentar).

23.2 Nennen Sie die häufigsten Formen, Klinik und typischen Ursachen derartiger Armnervenschädigung!

- **Formen und Klinik:**
  - **Obere Armplexusläsion** (Erb-Lähmung, Läsion der Nervenfasern aus C5/C6): Paresen der Armabduktion, -elevation, -außenrotation, Ellbogenbeugung (C5/C6-innervierte Muskulatur)
  - **Mittlere Armplexusläsion** (Läsion der Nervenfasern aus C7): Paresen aller Armstrecker, sensibles Defizit im Bereich der Mittelfinger; tritt selten isoliert auf
  - **Untere Armplexusläsion** (Déjerine-Klumpke-Lähmung, Läsion der Nervenfasern aus C8/Th1): Paresen der kleinen Handmuskeln, Finger- und Handbeuger, Handstrecker, gelegentlich kann ein Horner-Syn-

→ Fall 23 Seite 24

drom auftreten, da die sympathischen Nervenfasern zum Auge teilweise mit dem unteren Armplexus verlaufen

- **Ätiologie:**
  - Entzündlich: Plexusneuritis, Neuroborreliose (Bannwarth-Syndrom)
  - Traumatisch: Geburtstrauma, Motorradunfall
  - Mechanisch: infiltrativ wachsender Tumor, z. B. axilläre Metastasen, Thoracic-outlet-Syndrome bei Vorliegen einer Halsrippe oder fibrösen Bändern
  - Radiogen: 1–10 Jahre nach Bestrahlung des Armplexus.

23.3 Halten Sie aufgrund der Angaben eine Neuroborreliose für wahrscheinlich? Welche weiteren diagnostischen Maßnahmen halten Sie zur Klärung dieser Frage für indiziert?

- Klinik mit Bannwarth-Syndrom (Polyradikulitis im Stadium II der Neuroborreliose) vereinbar, v. a. bei Zeckenstichanamnese. Folgende Punkte sprechen dagegen:
  - Beschränkung der Radikulitis auf eine Extremität ungewöhnlich; bei Neuroborreliose dagegen häufig beidseitige (asymmetrische) Ausfälle, Beteiligung der Hirnnerven (in 60 % der Fälle, charakteristisch: beidseitige Fazialisparese), Zeichen einer meningealen Reizung
  - Rein motorische Ausfälle
  - Fehlendes Erythema migrans in der Anamnese
  - Fehlender IgM-Titer, schließt zwar eine Neuroborreliose nicht sicher aus; eine IgM-Titer-Erhöhung wäre jedoch in diesem Stadium in 90 % der Fälle zu erwarten; IgG-Titer ist diagnostisch nicht wegweisend (findet sich in Endemiegebieten bei bis zu 25 % „gesunder" Personen)
- Diagnostik: **Lumbalpunktion + Bestimmung des IgM-Titers im Liquor** (Befund negativ: Neuroborreliose weitestgehend ausgeschlossen; „titernegative" Borreliose sind sehr selten, häufig wird die Diagnose „Neuroborreliose" bei unklaren Krankheitsbildern gestellt und damit einer iatrogenen Chronifizierung Vorschub geleistet; in Zweifelsfällen jedoch immer Therapieversuch mit Doxycyclin [200 mg/d über 28 d] oder Cephalosporin der 3. Generation [Ceftriaxon, Cefotaxim]).

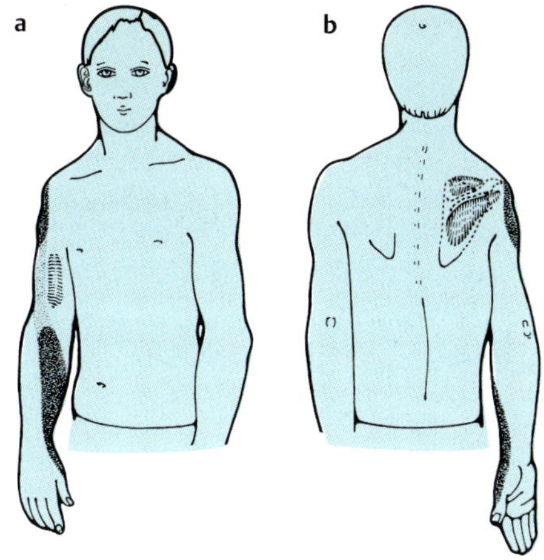

Armhaltung und Sensibilitätsausfall bei oberer Armplexusläsion rechts (Atrophien der Mm. deltoideus, biceps, supraspinatus und infraspinatus; Innenrotationsstellung des Armes; die Handfläche ist von hinten sichtbar)

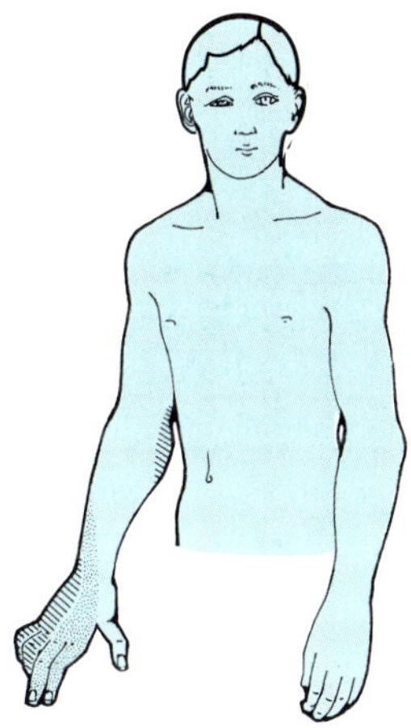

Armhaltung und Sensibilitätsausfall bei unterer Armplexusläsion rechts (Atrophie der kleinen Handmuskeln, Sensibilitätsstörung entsprechend der Segmente C7 und C8, begleitendes Horner-Syndrom)

23.4 Welche andere Verdachtsdiagnose stellen Sie?

Neuralgische Schulteramyotrophie; Begründung: Klinik einer akuten, oberen Armplexusläsion, typischer Verlauf (erst radikuläre Schmerzen, dann rein motorische Ausfälle), keine Sensibilitätsstörungen

→ Fall 23 Seite 24

Anatomie des Plexus brachialis: Die Nervenfasern des **Plexus brachialis** entspringen aus den Nervenwurzeln der Segmente **C5 bis Th1**, auch benachbarte Segmente können mit einzelnen Fasersträngen an der Bildung des Plexus beteiligt sein. Aus den Wurzeln **C4 bis C6** geht der **Truncus superior** hervor, der **Truncus medius** aus der Wurzel **C7**, und die übrigen Wurzeln **C8 bis Th1** (z. T. Th2) bilden den **Truncus inferior**. Die Trunci ziehen zur Axilla und gehen in die Faszikel über: Die **ventralen Äste der Trunci superior und medius** formen den **Fasciculus lateralis**, die **dorsalen Anteile aller 3 Trunci** bilden den **Fasciculus posterior**, und der **Fasciculus medius** entsteht aus dem **ventralen Anteil des Truncus inferior**. Aus den Faszikeln entspringen dann die einzelnen Nerven des Armes: aus dem Fasciculus lateralis N. musculocutaneus und N. medianus (lateraler Anteil), aus dem Fascilucus posterior N. axillaris und N. radialis, aus dem Fasciculus medius N. medianus (medialer Anteil), N. ulnaris und Nn. cutanei.

Ätiologie: Bei der **neuralgische Schulteramyotrophie** (Syn. Idiopathische Plexusneuritis) handelt es sich wahrscheinlich um eine parainfektiös vermittelte autoimmun-entzündliche Affektion des Armplexus, die gehäuft in Folge von viralen Infektionen oder Impfungen auftritt.

Klinik: Sie betrifft typischerweise den **oberen Armplexus der dominanten Seite**, selten auch den unteren Armplexus oder beide Seiten. Regelmäßig betroffen sind neben den Nerven, die die Muskeln der Rotatorenmanschette versorgen (N. axillaris, N. suprascapularis, N. subscapularis, N. thoracodorsalis), auch der N. thoracicus longus (Klinik: Scapula alata) und der M. interosseus anterior (Klinik: Pronationsschwäche, Parese des langen Daumenbeugers). Charakteristisch ist ein **akuter Beginn mit Tage bis Wochen anhaltenden reißenden Schmerzen im Schulterbereich und nach Abklingen der Schmerzen das Auftreten von schlaffen Paresen**. Sensible Ausfälle sind höchstens gering ausgeprägt.

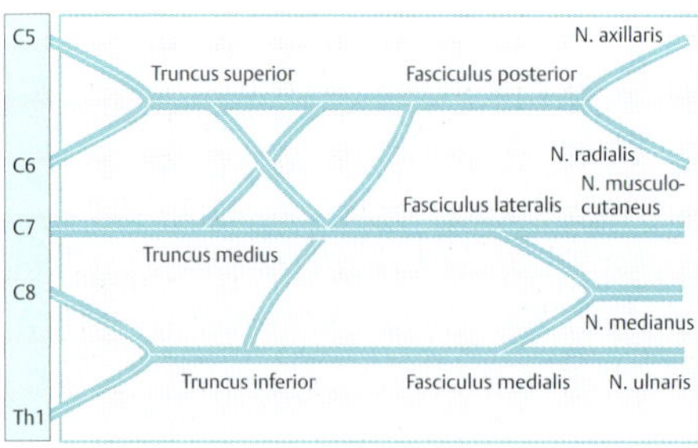

Schematische Darstellung des Plexus brachialis

(Differenzial-)Diagnostik: Es gibt **keine spezifische Diagnostik**. Die Diagnose wird anhand von Klinik und ggf. nach Ausschluss der Differenzialdiagnosen gestellt. Vor allem eine Borreliose sollte bei gegebenen Verdacht mittels Blutuntersuchung und Liquordiagnostik ausgeschlossen werden. Die akute neurogene Schädigung der betroffenen Muskulatur kann mittels EMG frühestens nach 10 bis14 Tagen erfasst werden. Die Liquordiagnostik ist bei der neuralgischen Schulteramyotrophie unauffällig, evtl. findet sich eine geringe Eiweißerhöhung.

Differenzialdiagnosen:
- Andere Ursachen einer Plexusläsion: s. Antwort zur Frage 23.2.
- **Wurzelläsionen C4/C5 bei zervikalem Bandscheibenvorfall:** Schmerzen im Bereich der Halswirbelsäule (HWS), Bewegungseinschränkung, radikuläres Verteilungsmuster der Beschwerden mit Sensibilitätsstörungen im Dermatom; Diagnostik (MRT der HWS)
- **Orthopädische Ursachen eines „Schulter-Arm-Syndroms" mit „Pseudoparesen"**, z. B. durch Schultersteife oder Rotatorenmanschettenruptur: klinische Differenzierung (z. B. tastbarer Sehnenabriss, Beweglichkeit auch passiv eingeschränkt); in unklaren Fällen EMG, Ultraschalluntersuchung oder Röntgen der Schulter
- **Polymyalgia rheumatica:** symmetrische Muskelschmerzen und -schwäche, druckdolente Muskulatur, massive BSG-Erhöhung („Sturzsenkung")
- **Myopathien und Myositiden:** symmetrische Schmerzen und Paresen, druckdolente Muskulatur, myopathisches EMG-Muster, CK-Erhöhung, evtl. Entzündungszeichen im Labor; Diagnosesicherung mittels Muskelbiopsie und immunhistologischer Charakterisierung.

Therapie und Prognose: Eine spezifische Therapie ist nicht möglich. In der akuten Schmerzphase erfolgt zunächst ein Versuch mit nichtsteroidalen Antirheumatika (z. B. Ibuprofen 800–1600 mg, Diclofenac 3 × 50 mg, Indomethacin 3 × 50 mg), welche aber häufig nur gering wirksam sind. Bei persistierenden Beschwerden kann ein Prednisonstoß gegeben

→ Fall 23 Seite 24

werden (1–1,5 mg/kg KG/d, über 8–10 Tage ausschleichen). Frühzeitig sind physiotherapeutische Maßnahmen indiziert. Unter konsequenter Übungsbehandlung bilden sich die Paresen meist innerhalb von Monaten bis maximal 2 Jahren durch Neuaussprossung der Axone zurück. Rezidive sind möglich, aber selten (<10 %).

ZUSATZTHEMEN FÜR LERNGRUPPEN
- **Thoracic-outlet-Syndrome**
- **Radiogene Plexusläsion**
- **Motorische und sensible Versorgungsgebiete der peripheren Armnerven**
- **Lyme-Borreliose**

24 Chronisches Subduralhämatom

24.1 Halten Sie eine Krankenhauseinweisung des Patienten für notwendig, oder wäre ein weiteres „Beobachten" des Patienten durch Sie und die Familie ausreichend?

Eine weitere „Beobachtung" ist **nicht** zu rechtfertigen, da ein unklares, neu aufgetretenes, seit ca. 2 Wochen bestehendes Psychosyndrom unklarer Genese und Ausprägung vorliegt. Eine dringende Abklärung ist unbedingt erforderlich.

24.2 Müssen Sie ihn gewähren lassen oder haben Sie eine Handhabe, ihn auch gegen seinen Willen einzuweisen? Wie würden Sie vorgehen?

Sie können Ihre Einweisung wie folgt begründen:

- Vorliegen eines unklaren akuten Psychosyndroms, hinter dem sich eine lebensbedrohliche Erkrankung verbergen kann (d. h. „es ist Gefahr im Verzug")
- Gleichzeitig nicht vorhandene Fähigkeit des Patienten, die Tragweite seiner Ablehnung weiterführender Untersuchungen samt Krankheitsfolgen einschätzen zu können
- Durch die zunehmende Aggressivität des Patienten (mit Androhung körperlicher Gewalt) besteht eine akute Fremdgefährdung und evtl. auch Eigengefährdung des Patienten.

Ist im Gespräch mit dem Patienten unter Einbeziehung der Angehörigen eine Einweisung nicht vermittelbar, so können Sie die Hilfe der Polizei nach dem Unterbringungsgesetz (es gibt dazu entsprechende Regelungen in den einzelnen Bundesländern) in Anspruch nehmen. Eine amtsgerichtliche Klärung der Notwendigkeit einer Einweisung muss i. d. R. innerhalb der nächsten 24 Stunden erfolgen. Diese Zeit können Sie zur diagnostischen Klärung bzw. Therapie der Erkrankung nutzen. Bestätigt die Justiz Ihre Einschätzung, sollte schnellstmöglich ein „Betreuer" für den Patienten bestellt werden. Dies kann eine Person aus der Familie sein, aber auch ein vom Amtsgericht bestimmter Betreuer, falls in der Familie keine geeignete Person in Frage kommt. Dieser nimmt die mutmaßlichen Interessen des Patienten war, solange der Zustand der Geschäftsunfähigkeit besteht. Denken Sie aber immer daran, Ihr Vorgehen sorgfältig schriftlich zu dokumentieren und evtl. auch Zeugen unterschreiben zu lassen. Medizinische „Freiheitsberaubung" (zum Wohle des Patienten) will und muss gut begründet sein. Ist ein Patient offenkundig „Herr seiner Sinne", so darf er selbstverständlich eine Einweisung nach sachgemäßer Aufklärung über die Folgen seines Handelns durch den Arzt ablehnen (Selbstbestimmungsrecht des Menschen!).

24.3 Beschreiben Sie kurz die Kernprobleme des Falles! In welcher Reihenfolge würden Sie welche diagnostischen Schritte vornehmen und warum?

- **Kernprobleme:**
  - Akut aufgetretenes Psychosyndrom seit ca. 2 Wochen
  - Alkoholabusus ohne klare Entzugssymptomatik
  - 3 Wochen zuvor leichtes Schädeltrauma mit Beule ohne Zeichen einer Commotio cerebri (anamnestisch)
  - Seit 3 Tagen mäßiger diffuser Kopfschmerz.
- **Diagnostik:**
  - **Labor:** Blutbild, Elektrolyte (Na, K), Gerinnungsparameter (Quick, PTT), Entzündungsparameter (CRP, BSG), Blutalkoholspiegel → Ausschluss: Infekt, metabolische Entgleisung, Gerinnungsstörung, Alkoholintoxikation
  - **Asservierung von Blut/Urin** und – falls möglich – sofortige **Bestimmung von toxikologisch interessanten Parametern** (z. B. „Drogenurin" mit Bestimmung von Benzodiazepinen, Opiaten, Amphetaminen, Kokain)
  - **Schädel-CT mit Knochenfenster:** Ausschluss Schädelfraktur, Hämatome, Subarachnoidalblutung, Tumor, erhöhter Hirndruck
  - ggf. (bei weiterhin unklarer Diagnose) **Liquorpunktion:** Ausschluss Meningoenzephalitis, Subarachnoidalblutung
  - ggf. (bei weiterhin unklarer Diagnose) **EEG:** Ausschluss Herdbefund, epileptiforme Po-

→ Fall 24 Seite 25

tenziale (Status epilepticus im Sinne eines non-konvulsiven Status), Allgemeinveränderung (= Verlangsamung des Grundrhythmus)

- ggf. (bei weiterhin unklarer Diagnose) **psychiatrisches Konsil:** Ausschluss Psychosen anderer Ursachen.

24.4 Befunden Sie das CT!

Chronisches Subduralhämatom; Begründung: verstrichene Hirnfurchen, Mittellinienverlagerung nach links, komprimierter rechter Seitenventrikel, gekammertes sichelförmiges hypodenses Subduralhämatom rechts frontal mit oberflächlich gelegenem hyperdensem Blutsaum.

Kommentar

Ätiopathogenese: Ein chronisches Subduralhämatom (SDH) entsteht oft nach einem Bagatelltrauma durch **Einriss sog. Brückenvenen**, d. h. oberflächlicher Hirnvenen der Pia mater. Ein Trauma ist jedoch in 25–30% der Fälle nicht erinnerlich. Bereits durch leichte Scherkräfte im Subduralraum können diese Gefäße einreißen und **„langsam vor sich hin bluten"**. Deshalb **vergehen oft mehrere Wochen**, bis sich genügend Blut angesammelt hat, das raumfordernd wirkt und entsprechende Symptome verursacht.

Risikofaktoren sind v. a. **Gerinnungsstörungen** (Koagulopathie, Antikoagulanzientherapie), **rezidivierende Stürze** und **Alkoholabusus**, der durch eine Leber- und Knochenmarkschädigung die Synthese von Gerinnungsfaktoren stören kann.

Klinik: Oft zeigt sich nur ein **hirnorganisches Psychosyndrom**, oder es treten **Kopfschmerzen** auf, prinzipiell können aber durch den erhöhten Hirndruck sämtliche **neurologische Herdsymptome** bis hin zu Halbseitenlähmung, epileptischen Anfällen und Koma auftreten.

Diagnostik: Zäumt man das Pferd von hinten auf, erscheint die Diagnose des Fallbeispiels klar und folgerichtig. Die Schwierigkeiten bestehen darin, unter schlechten Untersuchungsbedingungen und bei wenigen anamnestischen Hinweisen an diese Erkrankung zu denken und die richtigen Schritte einzuleiten. Aus diesem Grund ist hier exemplarisch gezeigt, wie im Optimalfall dieses Problem zu lösen wäre. In Praxi werden solche Fälle aufgrund des **schleichenden Verlaufs, eines oft schon länger zurückliegenden Bagatelltraumas** (häufig nicht mehr erinnerlich!) und der **uncharakteristischen Symptomatik** (unklares Psychosyndrom!) oft zunächst verkannt. In Anbetracht der problematischen Gesamtsituation vor Ort mit einem uneinsichtigen und aggressiven Patienten mit unklarem Beschwerdebild ist nur allzu gut verständlich, dass der hinzugerufene Arzt verunsichert werden kann. Berücksichtigt werden sollte auch die Situation eines niedergelassenen Allgemeinarztes, der neben dem medizinischen Hauptinteresse auch ein wirtschaftliches Interesse hat: Die Einschaltung der Polizei ist sicherlich keine „positive Werbung". Umso wichtiger ist es, die rechtlichen „Fallstricke" zu kennen, um dort entschlossen handeln zu können, wo es medizinisch dringend geboten erscheint (s. Antworten zu Fragen 24.1 und 24.2).

In der Klinik kann eine **CT-Untersuchung** des Schädels erfolgen; die Diagnose des SDH ist nicht immer ganz einfach. **Initial** lässt sich das Blut meist gut als **sichelförmige Hyperdensität** (in 20% auch beiseits!) **subdural** erkennen, nach einiger Zeit nimmt die Dichte des Blutes aufgrund von Abräumreaktionen ab, und es kann ein isodenser, nicht immer raumfordernder Prozess entstehen, der dann schwer zu erkennen ist. In diesem Fall ist es **oft hilfreich, die Hirnsulci bis in die Peripherie zu verfolgen.** Lassen sich diese nicht bis in die Peripherie darstellen, könnte an dieser Stelle die pathologische Läsion sein! Wesentlich seltener ist ein akutes SDH, das fast immer Folge eines Schädel-Hirn-Traumas ist (s. Abb.).

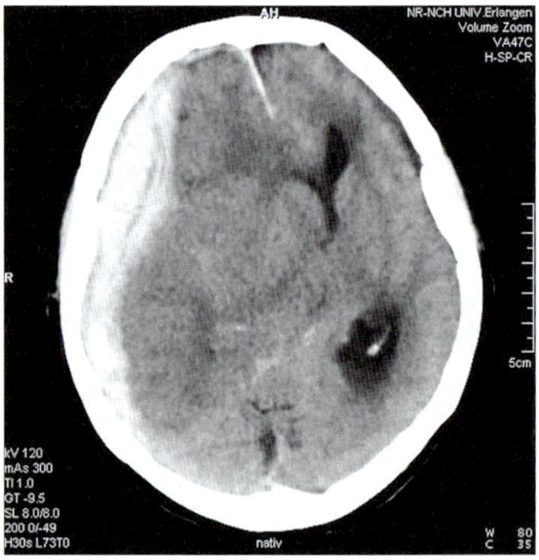

Akutes Subduralhämatom (hyperdens) mit raumfordernder Wirkung infolge eines Schädel-Hirn-Traumas.

→ Fall 24 Seite 25

Therapie: Die Patienten sollten stationär überwacht werden. Eine **Operation** des SDH ist immer indiziert, wenn ein **symptomatisches Hämatom** vorliegt und der breiteste **Hämatomdurchmesser > 1 cm** (Merkregel: > „Kalottenbreite") beträgt. Über ein einfaches Bohrloch kann das Blut dann drainiert werden. Gerinnungsstörungen sollten behandelt, gerinnungshemmende Medikamente abgesetzt werden.

Prognose: Ein rechtzeitig diagnostiziertes und behandeltes SDH hat eine gute Prognose.

ZUSATZTHEMEN FÜR LERNGRUPPEN

- **Hirndrucktherapie auf der Intensivstation**

! 25 Multisystematrophie (MSA)

25.1 Welche „funktionellen" Systeme sind bei dem geschilderten Krankheitsbild betroffen?

- Zerebelläres System: Ataxie, Störungen der Okulomotorik, Dysarthrie, Stürze, Intentionstremor
- Extrapyramidal-motorisches System: hypokinetisch-rigides Syndrom, Rigor, Fehlen von unwillkürlichen Mitbewegungen
- Autonomes System: Störung der Blasenkontrolle, Hypotonie/Orthostase
- Pyramidal-motorisches System: Hyperreflexie.

25.2 Nennen Sie die Symptome, die an der Diagnose eines Morbus Parkinson zweifeln lassen und stellen Sie eine andere Verdachtsdiagnose!

- Untypische Symptome beim Morbus Parkinson:
  - Symmetrie des Rigors und „axiale" Betonung (Nacken, Rumpf > Extremitäten)
  - Fehlen eines Ruhetremors
  - Ausgeprägte vegetative Störungen, Orthostasereaktion
  - Zerebelläre Symptome
  - Fehlendes Ansprechen auf L-Dopa auch in höheren Dosen
- Verdachtsdiagnose: **Multisystematrophie** (MSA); Begründung: Parkinson-Syndrom mit schlechten Ansprechen auf L-Dopa, zusätzlich autonome Störungen, zerebelläre Symptome.

25.3 Befunden Sie das MRT!

Sagittales MRT der hinteren Schädelgrube über die Mittellinie: deutliche Verschmächtigung von Kleinhirn, Pons, Mittelhirn; keine Signalauffälligkeiten innerhalb des Hirngewebes → Befund einer MSA-C (Multisystematrophie mit vorwiegend zerebellärer Symptomatik, olivo-ponto-cerebelläre Atrophie) (vgl. Abb. isolierte Kleinhirnatrophie, Fall 61).

!! 25.4 Welche Zusatzdiagnostik könnte ebenfalls weiterhelfen, dieses Krankheitsbild von einem Morbus Parkinson abzugrenzen?

- **123I-Iodobenzamid (IBZM)-SPECT:** Darstellung der Dichte der postsynaptischen Dopaminrezeptoren auf striatalen Neuronen (beim idiopathischen Morbus Parkinson normal oder (↑), bei MSA ↓)
- **EMG des M. sphincter ani externus:** bei MSA häufig Denervierungszeichen (unspezifischer Befund).

25.5 Warum bessern sich bei diesem Krankheitsbild die motorischen Störungen kaum bei Gabe von L-Dopa?

- Morbus Parkinson: Degeneration der Substantia nigra → Dopa-Defizit → Besserung der Symptome durch L-Dopa-Gabe
- MSA: zusätzlich Degeneration dopaminerger „Zielzellen" im Bereich des Striatums → keine Besserung der Symptome durch L-Dopa-Gabe (zumindest in fortgeschrittenen Krankheitsstadien).

Kommentar

Definition: Unter der Erkrankungsgruppe der Multisystematrophien (MSA) werden sporadisch auftretende **neurodegenerative Erkrankungen** zusammengefasst, deren klinisches Charakteristikum eine „systemübergreifende" **Störung der pyramidalen und extrapyramidalen Motorik, der Kleinhirnfunktion und des autonomen Systems** ist.

Epidemiologie: Multisystematrophien sind **seltene** Erkrankungen, die Prävalenz beträgt ca. 10/100 000 (zum Vergleich: Morbus Parkinson 100–2000/100 000), das mittlere Erkrankungsalter liegt im 6. Lebensjahrzehnt.

Histopathologie: Charakteristisch für die MSA ist das Auftreten von zytoplasmatischen, argy-

→ Fall 25 Seite 26

rophilen Einschlusskörperchen (α-Synuclein-Aggregate) in Oligodendroglia und Neuronen. Dies ist ein charakteristischer Unterschied zum Morbus Parkinson, bei dem, wie bei einigen weiteren neurodegenerativen Erkrankungen, sog. Lewy-Körperchen auftreten.

Klinik und Einteilung: **Autonome Störungen**, **zerebelläre Ataxie** und ein **Parkinson-Syndrom, das schlecht auf die Gabe von L-Dopa anspricht**, bilden das Leitsyndrom. Während die Krankheitsbilder der MSA früher unter verschiedenen Eigennamen (s. u.) bzw. dem Oberbegriff „Parkinson-Plus"-Syndrome geführt wurden, unterscheidet die aktuelle Klassifikation 3 klinische Unterformen bzw. Prädilektionstypen: **MSA-P** (P = Parkinson; früher: striatonigrale Degeneration), **MSA-C** (C = Cerebellum; früher: olivo-ponto-cerebelläre Atrophie, OPCA) und **primäre autonome Dysregulation** (früher: Shy-Drager-Syndrom, SDS). Unter der MSA-P leiden etwa 80% der MSA-Patienten. Klinisch liegt ein hypokinetisch-rigides Syndrom mit fehlendem oder kaum ausgeprägtem Tremor vor, welches nicht auf eine L-Dopa-Therapie anspricht. Charakteristisch sind häufige Stürze sowie zusätzliche zerebelläre und autonome Störungen in unterschiedlichem Ausmaß. Bei der MSA-C stehen zerebelläre Symptome, wie Ataxie, Störung der Okulomotorik und Dysarthrie, im Vordergrund. Zusätzlich finden sich extrapyramidale und autonome Störungen in unterschiedlichem Ausmaß. Bei der primären autonomen Dysregulation stehen autonome Störungen, wie Orthostase, Blasenstörungen und Impotenz, im Vordergrund der klinischen Symptomatik.

Diagnostik: Anhand der **klinischen Symptome** – Kombination autonomer Störungen mit einem Parkinson-Syndrom und/oder einer zerebellären Ataxie – kann die Verdachtsdiagnose gestellt werden. Im **MRT** lässt sich eine Atrophie von Mittelhirnregionen, Hirnstamm und Kleinhirn nachweisen. Zusätzlich können die Befunde einer SPECT- und Kipptischuntersuchung sowie ein Sphincter-EMG herangezogen werden (s. Antwort zur Frage 25.4)

Differenzialdiagnosen: In erster Linie kann im Frühstadium einer MSA die Differenzierung von einem **Morbus Parkinson** Schwierigkeiten bereiten.
Weitere Differenzialdiagnosen sind – je nach führender klinischer Symptomatik – andere Erkrankungen mit vorwiegend extrapyramidal-motorischen Symptomen:

- **Supranukleäre Blickparese** (Steele-Richardson-Olszewski-Syndrom): Neben dem extrapyramidal-motorischen Syndrom liegen charakteristischerweise eine vertikale Blickparese nach unten, ausgeprägte Fallneigung und demenzielle Entwicklung vor. Post mortem ist dieses Krankheitsbild histopathologisch von der Gruppe der Multisystematrophien abgrenzbar. Die Erkrankung gehört in die Gruppe der „Tauopathien".
- **Kortikobasale Degeneration:** Diese Erkrankung beginnt oft einseitig. Zusätzlich zu extrapyramidal-motorischen Symptomen treten sensorische Phänomene, Dystonie, Apraxie und Demenz auf.
- **Normaldruckhydrocephalus:** s. Fall 22.
- **Symptomatische Parkinsonoide** (z. B. nach Neuroleptikagabe oder Enzephalitis).
- **Morbus Alzheimer** oder **subkortikal-vaskuläre Enzephalopathie** („Morbus Binswanger"): In Einzelfällen können auch bei diesen beiden Erkrankungen ausgeprägte Störungen der extrapyramidalen Motorik auftreten. Leitsymptom zur Abgrenzung ist bei beiden Krankheitsbilder die Demenz.

sowie Erkrankungen mit vorwiegend zerebellärer Symptomatik:

- **Idiopathische oder hereditäre Kleinhirnatrophien** (IDCA, ADCA): Hier fehlen zusätzliche Symptome, v. a. vegetative Störungen liegen nicht vor. Evtl. ist die Familienanamnese positiv.
- **Paraneoplastische Syndrome:** Verlaufen rasch progredient. Evtl. liegt eine positive Tumoranamnese vor.

Therapie: Eine **kausale Therapie existiert nicht**, die Behandlung muss daher symptomatisch erfolgen. Die Behandlung des extrapyramidal-motorischen Syndroms erfolgt mit L-Dopa. Dies ist aufgrund der Degeneration der Zielzellen meist nur in den Anfangsstadien der Erkrankung wirksam, dennoch sollte immer ein Therapieversuch erfolgen (Tagesdosen bis 1 g). Dopaminagonisten oder Amantadin sind nur in Einzelfällen wirksam; v. a. Dopaminagonisten können auch eine orthostatische Hypotonie verschlechtern, so dass der Einsatz limitiert ist. Zur Behandlung der autonomen Störungen ist bei Restharn z. B. eine Selbstkatheterisierung, bei Störungen der Sphinkterkontrolle je nach Art der Störung die Gabe von anticholinergen Substanzen (z. B. Oxybutynin 2,5–5 mg/d) oder α-Rezeptorblockern (z. B. Prazosin) erforderlich. *Cave:* Durch eine α-Blockade kann eine Orthostase noch verstärkt werden; der Therapieeinsatz ist hierdurch meist limitiert. Eine orthostatische Hypotonie kann durch eine erhöhte Kochsalzzufuhr, Tragen von Stützstrümpfen, Gabe von Mineralokortikoiden (z. B. Astonin-H 0,1–0,3 mg/d) oder Sympathikomimetika (z. B. Ephedrin 15–45 mg/d) behandelt werden.

→ Fall 25 Seite 26

Prognose: Die Prognose ist deutlich **ungünstiger** als beim Morbus Parkinson. Die durchschnittliche Lebenserwartung beträgt nach Diagnosestellung 8 bis 10 Jahre. Die Patienten entwickeln häufig eine Dysphagie und werden wegen zunehmender Gleichgewichtsstörungen gehunfähig und schließlich bettlägerig. Der Tod tritt meist infolge von Komplikationen (z. B. Bronchopneumonie) ein.

ZUSATZTHEMEN FÜR LERNGRUPPEN
- **Formen und Behandlung neurogener Blasenstörungen**
- **Progressive supranukleäre Blickparese**

26 Nervus-peronaeus-Läsion

26.1 Ist dies anhand der Symptomatik und der vorliegenden Ausfälle wahrscheinlich? Begründen Sie Ihre Meinung!

Nein. Ein Bandscheibenvorfall in Höhe LWK 4/5 mit Irritation der Nervenwurzel L5 ist zwar die häufigste Ursache einer Fuß- und Zehenheberparese. Typische – hier in dieser Form aber nicht vorliegende – Befunde wären jedoch:
- Lumbaler Schmerz (mit Schonhaltung)
- Sensibilitätsstörung: streifenförmig radikulär von Unterschenkelvorderseite lateral nach medial zur Großzehenrückseite
- Parese des M. extensor hallucis longus (Kennmuskel L5) → Parese der Großzehenhebung
- Variable Beeinträchtigung: Streckung der anderen Zehen, Fußhebung, Pronation, Supination (Innervation der entsprechenden Muskeln auch aus anderen Segmenten)
- Mitbeteiligung proximaler Muskelgruppen: M. glutaeus medius (Hüftabduktion)
- Typisch ist der Ausfall des Tibialis-posterior-Reflexes (TPR) (*cave:* Dieser Befund ist nur verwendbar, wenn der TPR auf der Gegenseite sicher auslösbar ist, da der TPR auch beim Gesunden nur bei lebhaftem Reflexniveau erhältlich ist).

26.2 Welche Läsionen im zentralen oder peripheren Nervensystem können zu einer (einseitigen) Fußheberschwäche führen? Stellen Sie eine Verdachtsdiagnose!

Eine „Fußheberparese" kann durch Nervenläsionen im Verlauf der gesamten motorischen Bahn bis zum M. tibialis anterior entstehen (zentral, spinal, radikulär, Plexusläsion, Läsion des peripheren Nervens). Typische Prädilektionsstellen sind:
- **Zentral:**
  - Ätiologie: Hirninfarkt im Stromgebiet der A. cerebri anterior
  - Klinik: beinbetonte Hemiparese = Fußheberschwäche + weitere Symptome einer zentralen Hemiparese (Reflexsteigerung; gleichmäßigere Beteiligung benachbarter Muskelgruppen; Beteiligung weiter entfernter Muskelgruppen; diffusere, evtl. fehlende Sensibilitätsstörung)
- **L5-Syndrom:**
  - Ätiologie: Bandscheibenvorfall, Entzündungen, Tumoren, Spondylolisthesis
  - Klinik: s. Antwort zur Frage 26.1
- **N.-ischiadicus-Läsion:**
  - Ätiologie: traumatisch oder iatrogen bedingt (z. B. Hüft-OP, gluteale Injektion)
  - Klinik: Parese aller Muskelgruppen distal des Knies; aber auch Symptome einer N.-peronaeus-Läsion möglich (s. u.), wenn sich die aus dem N. ischiadicus hervorgehenden Nerven N. peronaeus und N. tibialis bereits proximal am Oberschenkel teilen und in unterschiedlichem Ausmaß geschädigt werden
- **N.-peronaeus-Läsion:**
  - Ätiologie: Druckläsion am Fibulaköpfchen
  - Klinik:
    Fuß- und Zehenheberparese, Parese der Fußeversion (Pronation), Sensibilitätsstörungen auf dem Fußrücken und evtl. distal am Unterschenkel

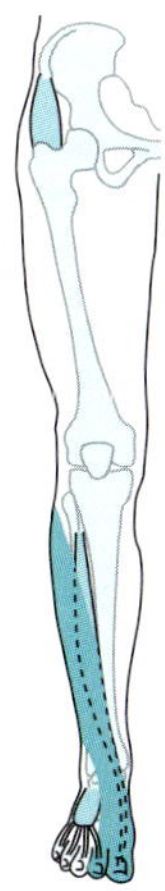
L5-Syndrom (Sensibilitätsstörung, Kennmuskel)

→ Fall 26 Seite 27

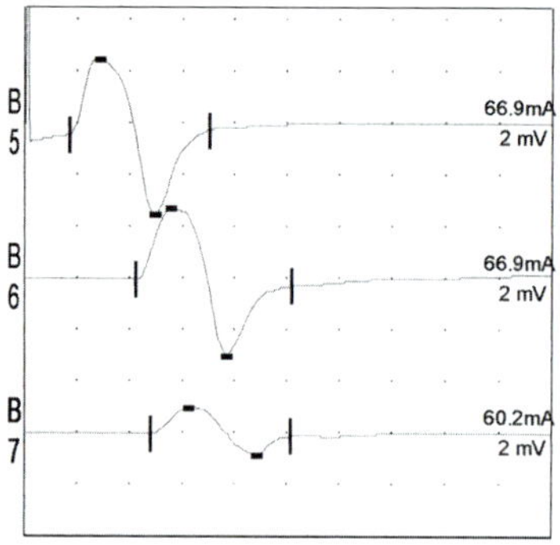

Reizort	Lat1 ms	Dauer ms	Ampl mV
B5: obh.Sprunggel.	4.2	13.3	6.1
B6: unt.Fibulakopf	10.5	14.9	5.8
B7: obh.Fibulakopf	11.9	13.4	1.9

Segment	Dist mm	Diff ms	NLG m/s
obh.Sprun-M.ext.dig		4.2	
unt.Fibula-obh.Sprun	310	6.3	49
obh.Fibula-unt.Fibul	50	1.4	36

Neurographische Darstellung der lokalen Leitungsverzögerung des N. peronaeus am Fibulaköpfchen: Bei der Stimulation des Nervens am Fußrist (B5) und unterhalb des Fibulaköpfchens (B6) stellt sich ein unauffällig konfiguriertes Potenzial dar, bei Stimulation proximal davon ist das Potenzial amplitudengemindert (B7), die Nervenleitgeschwindigkeit in diesem Abschnitt ist verlangsamt.

- **Andere Ursachen:**
  - Ätiologie: Polyneuropathie, amyotrophe Lateralsklerose (ALS), spinaler Prozess, Myopathie
  - Klinik:
    ausgedehntere Schädigungszeichen, welche nicht durch eine „fokale" Läsion zu erklären sind, z. B. beidseitige Paresen; charakteristische Befundkonstellationen (z. B. fehlende Sensibilitätsstörung bei ALS, Myopathie).
- Verdachtsdiagnose: **N.-peronaeus-Läsion**; Begründung: passende Anamnese (Arbeit in knieender Position beim Teppichverlegen) und Klinik (akute Fußheber- und Zehenheberparese, gestörte Sensibilität auf dem Fußrücken, hochgradig eingeschränkte Fußeversion).

!! 26.3 Welche apparative Untersuchung führen Sie durch, um Ihre Verdachtsdiagnose zu bestätigen?

- **ENG:** Nachweis einer Leitungsverzögerung am Fibulaköpfchen durch Reizung des N. peronaeus distal und proximal des Fibulaköpfchens (als Zeichen einer lokalen mechanischen Läsion der Myelinscheide); bei stärkerem Nervenschaden (Verletzung der Axone) Amplitudenerniedrigung (*cave:* nur im Vergleich zur Gegenseite aussagekräftig!)
- **EMG:** nach frühestens 10 Tagen Nachweis einer Denervierung in der betroffenen Muskulatur möglich; unspezifischer Befund, aber Abschätzung des Ausmaßes des axonalen Schadens und damit Prognose möglich.

Kommentar

Anatomie: N. peronaeus und **N. tibialis** sind die beiden **Endäste des N. ischiadicus**, der aus dem Plexus lumbosacralis (L4–S3) gebildet wird. Die beiden Nerven sind schon nach Verlassen des Beckens deutlich morphologisch voneinander getrennt, verlaufen aber häufig fast bis zur Kniekehle in einer gemeinsamen Nervenscheide in der Tiefe der Flexorenloge. Nach Loslösung vom N. tibialis zieht der N. peronaeus zum lateralen Rand der Kniekehle, windet sich um das **Collum fibulae** und tritt danach in den M. peronaeus longus ein, wo er sich in den N. peronaeus superficialis und N. peronaeus profundus aufteilt. Motorisch versorgt der N. peronaeus superficialis die Mm. peronaeus longus et brevis (Fußeversion) sowie sensibel die Unterschenkelaußenseite und den Fußrücken mit Ausnahme des Spatium interosseum I. Dieses sowie **sämtliche Extensoren des Unterschenkels** (M. tibialis anterior, M. extensor digitorum longus, M. extensor hallucis longus und – falls vorhanden – M. peronaeus tertius) und des Fußes (M. extensor hallucis brevis, M. extensor digitorum brevis) versorgt der N. peronaeus profundus.

Ätiopathogenese: Der N. peronaeus wird akut am häufigsten **durch mechanischen Druck am Fibulaköpfchen** geschädigt. Prädisponiert sind Personen mit wenig Muskel- und Fettgewebe oder rascher Gewichtabnahme, da eine Polsterung des Nervens fehlt. Auslösend sind oft langes Knien oder Sitzen mit übereinandergeschlagenen oder überkreuzten Beinen. Der Nerv wird dabei gedehnt und gegen das Fibulaköpfchen gedrückt. Andere Ursachen einer akuten N.-peronaeus-Läsion sind Frakturen im Bereich der Fibula, Kompression und Ischämie des Nervens in der Tibialisloge durch Einblutung bzw. Ödem (Kompartmentsyndrom, Tibialis-anterior-Syndrom) sowie Unterschenkelgips bei unzureichender Polsterung des Fibulaköpfchens. Bei einer chronischen Läsion des N. peronaeus oder einer Läsion an anderer Lokalisation kommt eine Kompression des Nervens, z. B. durch Tumor, Ganglion, Baker-Zyste oder Neurinom, in Frage.

→ Fall 26 Seite 27

Klinik und (Differenzial-)Diagnostik: Leitsymptome sind die **Fußheber- und Zehenheberparese**. Hieraus ergibt sich das Gangbild „Steppergang". Die **Fußeversion** (Pronation) ist durch Mitbeteiligung des N. peronaeus superficialis mit Parese der Mm. peronaei oft **hochgradig beeinträchtigt**, während die Fußinversion (Supination) meist nur diskret eingeschränkt ist, da sie v. a. durch den M. tibialis posterior erfolgt, der durch N. tibialis versorgt wird. Der **Tibialis-posterior-Reflex** (TPR) ist **nicht abgeschwächt**. Dies sowie das Fehlen proximaler Paresen unterscheidet die Peronaeusparese klinisch von einer L5-Läsion. **Sensibilitätsstörungen** finden sich auf dem **Fußrücken** und **evtl. am distalen Unterschenkel**. Am Fibulaköpfchen ist der Nerv zu tasen und bei einer akuten Schädigung oft druckdolent (**Tinel-Zeichen**). Mittels Anamnese und klinischem Befund ergeben sich Hinweise auf die Ursache. Die **Diagnosesicherung erfolgt elektrophysiologisch** durch den Nachweis einer Leitungsverzögerung am Fibulaköpfchen (s. Antwort zur Frage 26.3). Ist diese nicht nachweisbar, muss an andere Schädigungsorte und -ursachen gedacht werden, eine Kompression des Nervens an anderer Stelle muss dann evtl. mittels Bildgebung (MRT) ausgeschlossen werden.

Therapie: Eine spezifische Therapie der Peronaeusdruckläsion existiert nicht. In jedem Fall ist eine **weitere Traumatisierung zu verhindern** (z. B. Vermeiden der auslösenden Bewegungen und Tätigkeiten). Bei einer hochgradigen Fußheberschwäche empfiehlt sich das vorübergehende Tragen einer Peronaeusschiene. Die Wiederherstellung der Muskelkraft wird durch physiotherapeutische Übungen unterstützt. Bei Peronaeusläsionen anderer Ätiologie (z. B. Neurinom) ist die Grundkrankheit zu behandeln, sofern möglich. Beim Kompartmentsyndrom handelt es sich um einen chirurgischen Notfall, es muss sofort eine Fasziotomie erfolgen.

Prognose: Die Prognose der akuten Peronaeusdruckläsion ist **günstig**, da die Schädigung des Nervens selten komplett ist. Bei einer geringen Schädigung im Stadium der Neurapraxie (reversibler Funktionsausfall eines peripheren Nervens ohne anatomischen Unterbrechung) kann es zu einer Erholung der Nervenfunktion in wenigen Tagen kommen, bei einem stärkeren (axonalen) Schaden erfolgt die Reinnervation der betroffenen Muskulatur aus den verbliebenen Axonen im Laufe von Monaten.

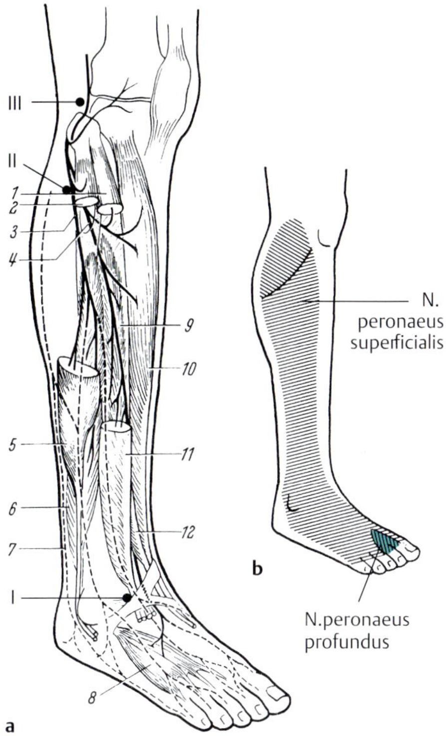

1 M. extensor digitorum longus
2 M. peronaeus longus
3 N. peronaeus superficialis
4 N. peronaeus profundus
5 M. peronaeus longus
6 M. peronaeus brevis
7 N. suralis
8 Mm. extensor digitorum und extensor hallucis brevis
9 M. extensor hallucis longus
10 M. tibialis anterior
11 M. extensor digitorum longus
12 M. extensor hallucis longus

a – Verlauf des N. peronaeus (I, II und III: Platzierung der Elektroden bei der elektroneurographischen Untersuchung); b – Sensibles Versorgungsgebiet des N. peronaeus

ZUSATZTHEMEN FÜR LERNGRUPPEN

- **Weitere Engpasssyndrome der unteren Extremität (z. B. vorderes und hinteres Tarsaltunnelsyndrom, Morton-Metatarsalgie)**

27.1 Wie nennt man die Form der Sensibilitätsstörung, die bei diesem Patienten vorliegt?

Dissoziierte Sensibilitätsstörung: Sensibilitätsstörung mit Störung von Schmerz- und Temperaturempfinden und intakter Empfindung von Druck und Berührung und intakter Tiefensensibilität.

27.2 Beschreiben Sie die nervale Verschaltung unterschiedlicher sensibler Reizqualitäten auf peripherer und spinaler Ebene!

- **Druck und Berührung:** Aufnahme der Reize über verschiedene Hautrezeptoren und Leitung über Aβ-Fasern → Eintritt über Hinterwurzel → ipsilaterale Leitung des Signals über die Hinterstränge → Umschaltung auf das 2. Neuron erst im N. gracilis oder N. cuneatus in der Medulla oblongata → Kreuzung auf die Gegenseite → Lemniscus medialis → Thalamus
- **Schmerz und Temperatur:** Aufnahme der Reize über freie Nervenendigungen und Leitung über Aδ- bzw. C-Fasern → Eintritt über Hinterwurzel → Umschaltung auf das 2. Neuron in Höhe des Nerveneintritts und Kreuzung im Bereich der vorderen Kommissur zur Gegenseite → Weiterleitung im Tractus spinothalamicus lateralis → Lemniscus lateralis → Thalamus.

27.3 Wo muss demzufolge eine Schädigung sitzen, die die genannten Symptome verursachen kann?

Die Läsion muss an einem Ort sitzen, an dem die Leitungsbahnen der Schmerz- und Temperaturempfindung getrennt von denen für die Empfindung von Druck und Berührung desselben Segmentes verlaufen. Dies ist der Fall im Bereich

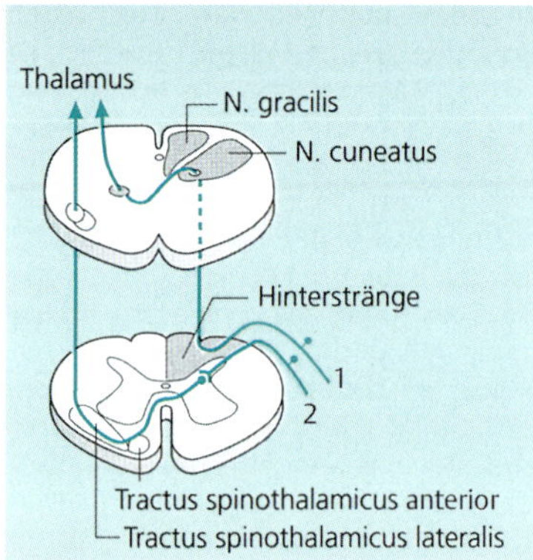

Anatomische Grundlagen für die dissoziierte Empfindungsstörung (1 – Empfindungsqualitäten für Druck und Berührung, 2– Empfindungsqualitäten für Schmerz und Temperatur)

der vorderen Kommissur. Hierdurch entsteht ein zentromedulläres Syndrom: Schädigung der kreuzenden Schmerzafferenzen; die erst einige Segmente oberhalb kreuzenden Druck- und Berührungsafferenzen bleiben intakt.

27.4 Stellen Sie eine Verdachtsdiagnose!

Syringomyelie; Begründung: Klinik (Schmerzen v. a. im Schultergürtel, dissoziierte Empfindungsstörung der oberen Extremitäten, Paraspastik durch Läsion der Pyramidenbahn), im T2-gewichteten sagittalen MRT-Bild Darstellung einer Syrinx als hyperintense, spindelförmige Struktur im Verlauf des gesamten zervikalen und oberen thorakalen Rückenmarks mit deutlicher Kompression des Rückenmarks.

Kommentar

Definitionen: Bei einer **Syringomyelie** handelt es sich um eine flüssigkeitsgefüllte Höhlenbildung im Bereich des Rückenmarks. Von einer **Hydromyelie** spricht man bei einer Erweiterung des Zentralkanals und von einer **Syringobulbie**, wenn sich eine Syringomyelie bis in den Bereich der Medulla oblongata ausdehnt und entsprechende „bulbäre" Symptome verursacht.

Ätiopathogenese: Eine Syringomyelie kann angeboren und dann oft mit weiteren Anomalien des kraniozervikalen Übergangs assoziiert sein (z. B. Arnold-Chiari-Malformationen, Klippel-Feil-Syndrom, Skoliose). Sekundär kann sie sich nach einem Trauma, bei Tumoren im Bereich des Zentralkanals oder nach arachnoidalen Verklebungen entwickeln.

Klinik: Typisch ist eine **dissoziierte Sensibilitätsstörung auf Läsionshöhe**, am häufigsten im Bereich des Hals- und Brustmarks, assoziiert mit vegetativen und trophischen Störungen (z. B. Anhidrose, Ödeme, Nagelveränderungen, Wundheilungsstörungen). Häufig bestehen **Schmerzen im Bereich des Schultergürtels** bereits im Frühstadium. Bei weiterer Ausdehnung der Syrinx kann es zu einer Mitbeteiligung der Pyramidenbahn kommen mit Symptomen wie Paraspastik, Reflexsteigerungen an den unteren

→ Fall 27 Seite 28

Extremitäten, Pyramidenbahnzeichen und Paraparese; bei einer Ausdehnung in die Medulla oblongata (Syringobulbie) kann sich durch Schädigung kaudaler Hirnnerven eine Bulbärsymptomatik mit Dysarthrie, Schwindel und Nystagmus (typischerweise vertikaler „Downbeat"-Nystagmus) entwickeln.

Diagnostik: Wegweisend ist die **dissoziierte Sensibilitätsstörung an den oberen Extremitäten**. Mittels **MRT-Untersuchung des Rückenmarks** kann die Syrinx dargestellt werden und ggf. können mögliche Differenzialdiagnosen (s. u.) ausgeschlossen werden. Durch elektrophysiologische Untersuchungen (SEP, MEP) können Schädigungen spinaler Bahnen erfasst und im Verlauf beurteilt werden, diese Veränderungen sind aber ätiologisch unspezifisch.

Differenzialdiagnosen: Spinale Läsionen im Bereich des Zentralkanals anderer Ätiologie, v. a. intraspinale Tumoren (z. B. Astrozytom, Ependymom), spinaler Plaque bei Multipler Sklerose, zervikale Myelopathie bei zervikaler Spinalkanalstenose, Myelitis, spinale Ischämie.

Therapie: Eine **kausale Therapie** ist **nicht möglich**. Bei einer ausgedehnten Syrinx mit Druck auf das umgebende Rückenmark und fortschreitenden neurologischen Ausfällen oder therapieresistenten Schmerzen kommt eine neurochirurgische Eröffnung der Syrinx mit Zystendrainage in Frage. Die Indikation hierzu sollte jedoch streng gestellt werden, da die postoperative Komplikationsrate sehr hoch ist und eine wesentliche Rückbildung der bereits bestehenden neurologischen Ausfälle nicht zu erwarten ist; Rezidive sind dagegen häufig. Symptomatisch können die Patienten mit Physiotherapie, ergotherapeutischer Versorgung mit Hilfsmitteln und Schmerztherapie unterstützt werden.

Prognose: Die Erkrankung verläuft sehr variabel. Verläufe mit geringer bis hin zu starker Behinderung mit Gangunfähigkeit und atrophischen Paresen der oberen Extremitäten sind möglich. Die Erkrankung schreitet meist schleichend fort, jedoch sind auch plötzliche Verschlechterungen, z. B. nach Halswirbelsäulen-Trauma, möglich.

ZUSATZTHEMEN FÜR LERNGRUPPEN
- **Spinale Syndrome (z. B. Brown-Séquard-Syndrom)**
- **Klippel-Feil-Syndrom und basiläre Impression**
- **Medikamentöse Therapie und Physiotherapie der Spastik**
- **Klinik und Therapie der Differenzialdiagnosen**

28 Chronischer medikamenteninduzierter Kopfschmerz

28.1 Welche Art von Kopfschmerzen dürfte bei der Patientin vorliegen?

Chronischer medikamenteninduzierter Kopfschmerz; Begründung: Kopfschmerzen seit 15 Jahren, Analgetikaabusus, dumpf-drückender Dauerkopfschmerz, keine Aura, holocephale Lokalisation.

28.2 Handelt es sich bei dieser Kopfschmerzform um ein häufiges oder eher seltenes Problem?

Diese Form des Kopfschmerzes ist **häufig** (und wird auch **häufig verkannt!**); dritthäufigste Kopfschmerzursache (nach Spannungskopfschmerz und Migräne), etwa 1 % der Bevölkerung betroffen, ein täglicher Analgetikagebrauch wird ebenfalls mit etwa 1 % angenommen!

28.3 Würden Sie dieser Patientin eher zu einer ambulanten oder zu einer stationären Therapie raten? Begründen Sie Ihren Vorschlag!

- Ein stationärer Entzug erscheint sinnvoller.
- **Indikationen für einen stationären Entzug** sind z. B.:
  - Medikamenteninduzierter Kopfschmerz > 5 Jahre
  - Einnahme von mehreren Analgetika und/oder von Mischpräparaten (z. B. mit Koffein) und/oder Begleitmedikation mit Benzodiazepinen/Opiaten
  - Erfolgloser „Selbstentzug"
  - Problematisches soziales Umfeld
  - Psychiatrische Begleitsymptomatik (Angst/Depression).

28.4 Erläutern Sie die wichtigsten Therapieprinzipien bei dieser Kopfschmerzform

- Abruptes Absetzen (Ausschleichen nur bei Benzodiazepinen, Barbituraten und Opiaten!)
- Vom 2.–8. Tag ist mit einer Entzugsymptomatik (Entzugkopfschmerzen) zu rechnen → Kupierung dieser Symptome:

→ Fall 28 Seite 29

- Übelkeit/Erbrechen: Metoclopramid (z. B. Paspertin 3 × 20 Trpf./d) oder Domperidon (z. B. Motilium 3 × 10 mg/d)
- Reduktion der Entzugsymptomatik und Sekundärprophylaxe von Spannungskopfschmerzen: sedierende trizyklische Antidepressiva wie Doxepin (z. B. Aponal 1–3 × 50 mg/d p. o. oder i. v.)
- Umstritten ist die Gabe von Analgetika während des Entzugs, da dieser hierdurch verlängert wird und Konditionierungseffekte möglich sind. Wenn möglich, sollten sie daher nicht gegeben werden; Alternative: sedierende niedrigpotente Neuroleptika (z. B. Melperon oder Pipamperon) oder Prednison (100 mg/d für 5 d, dann ausschleichen)

- Wenn möglich verhaltenstherapeutische Therapie
- Simultane Einleitung einer medikamentösen Kopfschmerzprophylaxe der primär zum Analgetikaabusus führenden Kopfschmerzen (z. B. β-Blocker bei Migräne, Amitriptylin bei Spannungskopfschmerzen)
- Führen eines Kopfschmerztagebuches mit Dokumentation der Analgetikaeinnahme (keine Mischpräparate, max. 10–12 Einzeldosen eines Schmerzmittels/Monat)!

28.5 An welche internistischen Komplikationen sollten Sie in diesem Falle denken?

- Anämie (Ulkus im Gastrointestinaltrakt? Erosive Gastritis? Knochenmarktoxizität? → Abklären mittels Labor, ggf. Endoskopie)
- Schädigung von Leber und/oder Nieren bis hin zur Analgetikanephropathie (Abklären mittels Labor, Abdomen-Sonographie, Urin-Diagnostik).

Kommentar

Definition und Epidemiologie: Der chronische medikamenteninduzierte Kopfschmerz ist **an einen chronischen Substanzmissbrauch gebunden** und eine relativ häufige Kopfschmerzform. Es besteht eine hohe Dunkelziffer; **Frauen** scheinen bis zu 5-mal häufiger als Männer betroffen zu sein.

Ätiologie und Pathophysiologie: Die kritische Einnahmedauer bis zur Entwicklung eines medikamenteninduzierten Kopfschmerzes ist individuell sehr unterschiedlich. Als Faustregel kann gelten: ca. 2 Jahre für Triptane, ca. 3 Jahre für Ergotamine, ca. 5 Jahre für klassische Analgetika. **Besonders häufig** kommt es **bei Patienten mit Migräne- und Spannungskopfschmerzen** zur Entwicklung eines chronischen medikamenteninduzierten Kopfschmerzes. Dies könnte für eine genetische Prädisposition sprechen, da Patienten mit Cluster-Kopfschmerz oder anderen chronischen Schmerzen (z. B. Erkrankungen aus dem rheumatischen Formenkreis) kaum unter dieser chronischen Kopfschmerzform trotz meist täglicher Analgetikaeinnahme leiden. Besonders problematisch ist die Einnahme von **Kombinationspräparaten**, weil zum einen der Überblick über die applizierten Einzeldosen der verschiedenen Substanzen verloren geht, zum anderen Substanzen wie Koffein zunächst die Leistungsfähigkeit und Vigilanz verbessern. Beim Weglassen dieser Präparate stellen sich zusätzlich zum **Analgetikaentzugkopfschmerz** Symptome eines Koffeinentzuges (z. B. Reizbarkeit, Nervosität, verminderte Vigilanz) ein und die Wiedereinnahme dieser Präparate wird als angenehm empfunden. So entsteht ein **Teufelskreis**, der oft nur im stationären Entzug durchbrochen werden kann.

Klinik: Die Symptomatik ähnelt meist der des Spannungskopfschmerzes: **dumpf-drückender**, selten pochend-pulsierender **Dauerkopfschmerz**, der ein- oder beidseitig auftreten kann. Beim Ergotamin- und Triptanmissbrauch kann der Kopfschmerz auch migräneartig sein: meist einseitiger pulsierender Kopfschmerz mit Verstärkung bei körperlicher Aktivität.

Diagnostik: Anhand der **IHS-Kriterien** (International Headache Society) kann die Diagnose gestellt werden:

- Kopfschmerzen ≥15 Tage/Monat
- Medikamenteneinnahme an mindestens 15 Tagen/Monat
- und Einnahme einer bestimmten Minimaldosis:
  - Ergotamine: 2 mg/d p. o. oder 1 mg rektal/d
  - Analgetika: 100 Tabletten pro Monat und/oder mindestens 50 g Acetylsalicylsäure oder Äquivalent eines anderen Analgetikums pro Monat (*Merke:* Prinzipiell können alle Analgetika, auch Triptane, zum Analgetikakopfschmerz führen; die Grenzdosis ist individuell sehr unterschiedlich, die o. g. Zahlen sind nur Anhaltswerte!)
- Verschwinden oder Reduktion der Kopfschmerztage/Monat um mindestens 50% einen Monat nach Entzugsbehandlung.

→ Fall 28 Seite 29

Therapie: Voraussetzungen zur Entzugsbehandlung sind – wie bei allen Suchtkranken – die Einsicht, Kooperation und Motivation des Patienten. Der Patient muss daher über das Krankheitsbild und die therapeutischen Möglichkeiten, den Verlauf und die Ergebnisse der Therapie aufgeklärt werden. Sind ausreichende Mitarbeit und Motivation gewährleistet, ist das Umfeld des Patienten unproblematisch und der Analgetikaabusus „überschaubar“, dann ist auch gegen eine ambulante Entzugsbehandlung mit engmaschigen „Visiten“ nichts einzuwenden. Zum stationären Entzug s. Antwort zur Frage 28.4. Nach Entzugsbehandlung ist eine **suffiziente Nachbetreuung** dieser Patienten – ähnlich wie bei anderen Suchtkranken – unbedingt erforderlich, andernfalls kommt es häufig zu einem Rückfall!

Prognose: Die Erfolgsaussichten eines Entzuges, definiert als Kopfschmerzfreiheit oder Reduktion der Kopfschmerztage pro Monat um 50%, sind sehr variabel. Durchschnittlich beträgt die **Rückfallquote etwa 1/3 im 1. Jahr** nach dem Entzug, danach wird die Quote immer geringer. Eine eher schlechte Prognose haben Patienten mit einem originären Spannungskopfschmerz sowie Patienten mit Kombinationspräparat- oder Opiatabusus. Eine bessere Langzeitprognose und einen problemloseren Entzug haben Patienten mit Triptanmissbrauch. Dies liegt wahrscheinlich auch daran, dass eine anschließende Prophylaxe der Migränekopfschmerzen meist erfolgreicher durchgeführt werden kann als bei primär zugrundeliegenden Spannungskopfschmerzen.

ZUSATZTHEMEN FÜR LERNGRUPPEN

- **Diagnostik, Therapie und Komplikationen einer Analgetikanephropathie**
- **Klinik, Diagnostik und Therapie weiterer chronischer Kopfschmerzformen (z. B. Migräne, Spannungskopfschmerz, Cluster-Kopfschmerz)**
- **Anamneseerhebung bei Kopfschmerzpatienten (z. B. zeitlicher Verlauf, Lokalisation, Quantität und Qualität des Schmerzes, Begleitsymptomatik, auslösende Faktoren, aktuelle Lebenssituation)**
- **Akute Kopfschmerzen (Ursachen)**

29 Neuritis vestibularis

29.1 Was ist ein Nystagmus? Nennen Sie wichtige Nystagmusformen und beschreiben Sie deren lokalisatorische bzw. klinische Bedeutung!

- **Nystagmus:** unwillkürliche, ruckartige Augenbewegungen mit langsamer und gegengerichteter schneller Komponente (Korrektursakkade); Richtung des Nystagmus ist definitionsgemäß die Richtung der schnellen Komponente
- **Physiologischer (optokinetischer) Nystagmus:** Mechanismus zur Stabilisierung des Blickfeldes bei Bewegungen des Körpers oder der Umgebung; z. B. Fixationsnystagmus beim Betrachten der Umgebung aus einem fahrenden Zug: 1. das betrachtete Objekt wird durch eine Blickfolgebewegung im Bereich des Zentrum des scharfen Sehen gehalten (langsame Nystagmuskomponente), 2. gelingt dies nicht mehr, kommt es zu einer Korrektursakkade in die Gegenrichtung (schnelle Nystagmuskomponente)
- **Pathologischer Nystagmus:** durch Schädigungen im peripheren bzw. zentralen vestibulären System; Nystagmusform gibt Hinweis auf den Ort der Schädigung
  - **Horizontaler Spontannystagmus:** typisch für einseitige Vestibularisläsion; Überwiegen des nicht-betroffenen Labyrinths führt zu tonischer Verziehung der Blickachse zur erkrankten Seite mit rascher Korrekturbewegung zur Gegenseite (= Nystagmus zur nicht betroffenen Seite)
  - **Lageabhängiger Nystagmus:** periphere oder zentrale Ursache, Nystagmusrichtung gibt Hinweise auf die genaue Lokalisation (s. u.)
  - **Blickrichtungsnystagmus:** Die Nystagmusrichtung wechselt mit der Blickrichtung. Hinweis auf zentrale Ursache, v. a. bei vertikalem Blickrichtungsnystagmus („Upbeat“-Nystagmus → Schädigung im Mittelhirnbereich, „Downbeat“-Nystagmus → Schädigung im Bereich der Medulla oblongata);
  - **Richtungsbestimmter Nystagmus:** meist peripher-vestibuläre Ursache, seltener Läsion zentral-vestibulärer Bahnen bei einseitiger Hirnstamm- oder Kleinhirnschädigung; Nystagmusrichtung immer zur gleichen Seite – unabhängig von der Blickrichtung; *cave:* auch beim richtungsbestimmten Nystagmus kommt es häufig zu einer Aktivierung beim Blick in die Schlagrichtung des Nystagmus und zu einer Abschwächung beim Blick in die Gegenrichtung, dies darf nicht mit einem „Blickrichtungsnystagmus“ verwechselt werden.

Klinik	Hirnstamminfarkt	Einseitiger Vestibularisausfall
Art des Beginns	Perakut, selten progredient	Progredient über Stunden
Gangstörung/Fallneigung	„Einknicken" auf der betroffenen Seite durch Paresen	„Fallneigung" zur betroffenen Seite durch Gleichgewichtsstörung
Paresen	Ja	Nein
Vegetative Symptome (z. B. Übelkeit, Erbrechen)	Möglich, häufig aber nur mild ausgeprägt	Ja, meist sehr ausgeprägt
Schwindel	Drehschwindel, Schwankschwindel oder Liftschwindel	Drehschwindel
andere Hirnstamm- oder Kleinhirnsymptome (z. B. Dysarthrie, Schluckstörung, periorale Hypästhesie, Ataxie)	Ja	Nein
Nystagmus	Blickrichtungsnystagmus, keine Hemmung durch Fixation	Richtungsbestimmter Spontannystagmus zur Gegenseite, Hemmung durch Fixation, Aktivierung unter Frenzelbrille

29.2 Teilen Sie die Meinung des Rettungssanitäters, dass eine zentrale Ursache („Hirnstamminfarkt") für die Symptome verantwortlich ist? Welche der genannten Symptome können bei einem Hirnstamminfarkt auftreten, welche sprechen eher dagegen?

Ein Hirnstamminfarkt ist als Ursache der Beschwerden eher unwahrscheinlich, dagegen sprechen die Befunde für das Vorliegen eines **einseitigen Vestibularisausfalls** (rechts). Gegenüberstellung typischer Befunde bei Hirnstamminfarkt und einseitigem Vestibularisausfall s. Tab.

29.3 Welche Tests und apparativen Untersuchungen können Sie zur weiteren differenzialdiagnostischen Klärung durchführen?

- **Untersuchung mit der Frenzel-Brille**, Routineuntersuchung zur Schwindelabklärung:
  - Optische Fixation unterdrückt Nystagmen, die aufgrund einer peripheren Ursache entstehen, nicht jedoch Nystagmen zentraler Ursache
  - Mit der Frenzelbrille wird optische Fixation unmöglich
    → Nystagmusaktivierung bei peripherer Ursache
    → Nystagmus bleibt unverändert bei zentraler Ursache
- **Kopfbewegungstest nach Halmagyi und Curthoys** (Test des vestibulo-okulären Reflexes bei Verdacht auf einseitigen Vestibularisausfall):
  - Patient fixiert die Nase des gegenübersitzenden Untersuchers, anschließend rasche passive Bewegung des Kopfes des Patienten um ca. 60° zu beiden Seiten durch den Untersucher
  - Normal: konstante Fixierung der Nase des Untersuchers
  - Bei peripherer Vestibularisläsion: Drehung des Kopfes zur betroffenen Seite führt zu ruckartiger Einstellsakkade; Test in der Akutphase wegen starker Übelkeit oft nicht durchführbar
- **Thermische Vestibularisprüfung mittels Warm- und Kaltspülung des Gehörganges:**
  - Durchführung häufig im Rahmen einer „Elektronystagmographie" (Aufzeichnung von Nystagmen durch Ableitung des zwischen Augenhintergrund und Vorderkammer bestehenden elektrischen Potenzials mittels Oberflächenklebeelektroden, dies erleichtert die Beurteilung und ermöglicht weitere Tests zur Beurteilung zentraler Nystagmen)
  - Physiologisch: Spülung des Gehörganges mit warmem Wasser (44°C) → Nystagmus zur gleichen Seite; Spülung des Gehörganges mit kaltem Wasser (17°C) →Nystagmus zur Gegenseite
  - Pathologisch: keine Reaktion → kalorische Untererregbarkeit des entsprechenden Labyrinths → Nachweis einer peripheren Vestibularisläsion
- **MRT** (zur Beurteilung des Hirnstamms dem CCT deutlich überlegen):
  - Nicht notwendig: bei klinisch eindeutiger und durch Vestibularisprüfung belegter peripherer Vestibularisläsion
  - Notwendig: bei Verdacht auf eine zentrale Ursache des Schwindels/Nystagmus oder wenn das Ergebnis der thermischen Vestibularisprüfung nicht eindeutig ist

→ Fall 29 Seite 30

Kommentar

Definition: Bei der Neuritis vestibularis handelt es sich um eine einseitige, akute, wahrscheinlich entzündlich bedingte Erkrankung des N. vestibulocochlearis, welche zum Ausfall der Funktion des Gleichgewichtsorgans der betroffenen Seite führt.

Ätiopathogenese: Die Ursache der Neuritis vestibularis ist unklar. Eine entzündliche bzw. parainfektiöse Genese – ähnlich wie bei der idiopathischen Fazialisparese – ist wahrscheinlich, aber nicht bewiesen. Symptomatische Formen können bei einem akuten Herpes zoster oticus oder einer Borreliose auftreten.

Klinik: Typisch ist ein akut oder subakut einsetzender **Drehschwindel**, der **über Tage** andauert und von Übelkeit, Erbrechen, **Fallneigung zur betroffenen Seite** und **richtungsbestimmtem Nystagmus zur Gegenseite** begleitet wird. Hörstörungen, Tinnitus oder andere neurologische Ausfälle gehören nicht zum Krankheitsbild.

Diagnostik: s. Antwort zur Frage 29.3.

Differenzialdiagnosen:

- **Hirnstamm- oder Kleinhirninfarkt:** zunächst wichtigste Differenzialdiagnose, da es sich um eine potenziell lebensbedrohliche Erkrankung handelt. Zur Klinik s. Antwort zur Frage 29.2. Zur Diagnostik s. Antwort zur Frage 29.3.
- **Morbus Ménière:** rezidivierende Drehschwindelattacken mit Hörminderung und Tinnitus. Eine Attacke dauert in der Regel Minuten bis Stunden (maximal 1 Tag).
- **Basilarismigräne:** meist positive Migräneanamnese. Dauer der Schwindelattacke beträgt einige Stunden, oft – aber nicht immer – treten anschließend typische Migränekopfschmerzen auf.
- **Multiple Sklerose (MS):** Plaque im Hirnstamm im Bereich der Eintrittszone oder des Kerngebietes des N. vestibulocochlearis (VIII); anamnestische Hinweise, zusätzliche Symptome der MS.
- **Benigner paroxysmaler Lagerungsschwindel:** kein Dauerschwindel, sondern kurze, durch Kopfbewegungen triggerbare Schwindelattacken (s. Fall 7).
- **Akustikusneurinom:** Im Vordergrund steht ein langsam progredienter Hörverlust. Schwindel kann als Begleitsymptom auftreten, jedoch nie so heftig, akut und im Vordergrund der klinischen Symptomatik stehend wie bei der peripheren Vestibularisläsion.
- **Herpes zoster oticus (Ramsay-Hunt-Syndrom):** kann einen einseitigen Vestibularisausfall verursachen. Die Inspektion des Gehörganges (herpetiforme Bläschen?) gehört daher stets zum Untersuchungsprogramm.
- **Borreliose:** Mitbeteiligung des N. VIII im Rahmen einer Polyneuritis. Anamnese (vorausgegangener Zeckenstich?), LP.

Therapie: **In der Akutphase**, bei starker Übelkeit, sollte so **kurz** wie möglich symptomatisch mit **Bettruhe** und **Antivertiginosa** (z. B. Dimenhydrat 100–150 mg, Metoclopramid 3 × 30 mg) behandelt werden. Die zentralen Kompensationsmechanismen sollten z. B. durch **Physiotherapie mit aktiven Kopfbewegungen**, **Training der Blickmotorik**, **Gleichgewichts- und Balanceübungen** unterstützt werden. Bei schwerem Krankheitsbild kann – unter der Annahme eines infektiösen bzw. parainfektiösen Geschehens als Ursache – die Gabe von Glukokortikoiden (1 mg/kg KG; über 14 d ausschleichen) und Aciclovir (10 mg/kg KG) erwogen werden. Ebenfalls evtl. unterstützend wirken Gingko biloba und Koffein.

Prognose: Die klinische Symptomatik bildet sich meist innerhalb von 1–2 Wochen zurück.

ZUSATZTHEMEN FÜR LERNGRUPPEN

- **Andere Nystagmusformen (Lage-, Lagerungs-, Fixationsnystagmus)**
- **Bilaterale Vestibulopathie**
- **Diagnostik und Therapie der Differenzialdiagnosen**

30 Vaskuläre Demenz

30.1 Nennen Sie die Hauptsymptome bei dem Patienten!

- Gedächtnisstörung
- Störung von Vigilanz (Schläfrigkeit!), Konzentration, Affekt, Antrieb, Auffassung, psychomotorische Verlangsamung
- Offenbar älterer Schlaganfall in der rechten Hemisphäre (Hemiparese links, Babinski-Zeichen links positiv)
- Verdacht auf zwischenzeitlichen Kleinhirninfarkt rechts (Bradydiadochokinese, Dysmetrie rechts)
- Dysarthrie (weiteres Schlaganfallsereignis?).

30.2 Welche wichtigen Fragen können Sie stellen, um die Diagnose einzugrenzen?

- **Vorerkrankungen:** vaskuläre Risikofaktoren (z. B. arterielle Hypertonie, Diabetes mellitus, Fettstoffwechselstörung, Vorhofflimmern)?
- **Familienanamnese:** Demenzen? Welcher Art?

30.3 Welche einfachen Tests können Sie im Gespräch mit dem Patienten durchführen, um die von der Ehefrau vermutete Gedächtnisstörung zu bestätigen?

- **Neugedächtnis:** Nennen von 3 gängigen Worten (z. B. Brille, Auto, Kugelschreiber) und Bitte an den Patienten, sich diese zu merken; Abfragen nach einigen Minuten
- **Altgedächtnis:** Abfragen von einfachem Schulwissen oder der eigenen Lebensgeschichte (z. B. Wann war der 2. Weltkrieg?, Wann haben Sie geheiratet?)
- **Testung neuropsychologischer Phänomene:** Der Patient soll
  - Gegenstände benennen (z. B. Brille, Buch): Benennungsstörung?
  - einfache Sätze nachsprechen (z. B. heute ist schönes Wetter): Aphasie? Dysarthrie?
  - vorlesen und schreiben: Aphasie? Alexie? Agraphie?
  - bekannte Personen (z. B. Enkelkinder) auf Bildern erkennen: Prosopagnosie?
  - einfache Handlungen durchführen (z. B. Haare kämmen lassen): Apraxie?
  - Uhr mit Ziffern und Uhrzeit zeichnen: räumlich-konstruktive Störung?
  - Bedeutung von Sprichwörtern erklären: Testung von Denk- und Urteilsfähigkeit
  - Unterschiede zwischen 2 Begriffen erklären (z. B. Unterschied zwischen Kanal und Fluss): Testung von Denk- und Urteilsfähigkeit.

30.4 Welche apparative Zusatzdiagnostik kann Ihnen bei der Diagnosestellung helfen?

- CT (oder MRT) des Kopfes: vaskuläre Läsionen? Raumforderung?
- Lumbalpunktion: Entzündung?
- Ultraschall der hirnversorgenden Gefäße: Plaques? Stenosen?
- EEG: Herdbefund? Verlangsamung der Grundfrequenz? Epileptiforme Potenziale?

30.5 Befunden Sie das MRT! Welche Verdachtsdiagnose stellen Sie?

- MRT-Befund: zahlreiche flächige hyperintense Läsionen periventrikulär
- Verdachtsdiagnose: **vaskuläre Demenz**.

Kommentar

Allgemeines: Demenzerkrankungen stellen ein zunehmendes Problem unserer Gesellschaft dar. Sie werden – wie Diabetes mellitus und Vorhofflimmern – mit wachsender Lebenserwartung der Bevölkerung sprunghaft zunehmen. In Deutschland ging man **2003** von etwa **1 Million Demenzkranken** aus, im Jahr 2030 dürfte sich diese Zahl vervierfacht haben. **Alzheimer-Demenz, vaskuläre Demenz** und **Mischformen beider Demenzen** machen zusammen **ca. 90 % aller Demenzen** aus. Die **Ursachen für Demenzen** sind **vielfältig** und würden ein ganzes Buch füllen. Hilfreich ist es, diese Ursachen bestimmten Krankheitsbildern zuzuordnen (s. Tab.) und dann gezielt nachzuschlagen, wenn es sich offensichtlich nicht um eine der klassi-

Ursachen für Demenzen

Ursache	Krankheitsbild (Beispiel)
Primär neurodegenerativ	Morbus Alzheimer
Zerebrovaskulär	Vaskuläre Demenz
Entzündlich	HIV
Endokrin, metabolisch, toxisch bedingt	Dialyse-Demenz
Intrakranielle Raumforderung	Hirntumor
Paraneoplastisch	Limbische Enzephalitis
Andere Ursachen	Normaldruckhydrozephalus

→ Fall 30 Seite 31

schen und häufigsten Demenzformen zu handeln scheint.

Definition: Bei der **vaskulären Demenz** kommt es **infolge vaskulärer Erkrankungen** (v. a. arterielle Hypertonie) zu einer disseminierten Hirnparenchymschädigung, in deren Folge intellektuelle Funktionen beeinträchtigt werden. Es handelt sich um die zweithäufigste Demenzerkrankung nach der Alzheimer-Demenz. In vielen neurologischen Büchern finden sich eine Vielzahl klinischer Bezeichnungen, die alle den Anspruch erheben, als eigenständige Krankheitsbilder zu gelten, jedoch stark an die vaskuläre Demenz erinnern. Hierzu gehören z. B. Multiinfarktdemenz, Status lacunaris, Morbus Binswanger, strategische Infarkte oder Zustand nach intrazerebralen Hämatomen unterschiedlicher Genese. Heute subsumiert man diese Formen bei gleichzeitigem Vorliegen einer Demenz unter dem Oberbegriff „vaskuläre Demenz“.

Klinik: Kennzeichnend für eine Demenz ist eine **erworbene Gedächtnisstörung**; handelt es sich um eine angeborene oder frühkindlich erworbene Gedächtnisstörungen, spricht man von Oligophrenie. Zusätzlich muss **mindestens eine weitere kognitive Fähigkeit eingeschränkt** sein (z. B. Denken, Planen, Urteilen, neuropsychologische Syndrome [z. B. Aphasie, Apraxie, Agnosie]). Außerdem lassen sich **Störungen des Affekts, des Antriebs, der Konzentration, der Vigilanz** und **der Auffassung** nachweisen; das **Alltagsleben** ist beeinträchtigt. Die Dauer dieser Symptome und Syndrome muss **mindestens 6 Monaten** betragen. Liegt neben der Gedächtnisstörung eine Werkzeugstörung (z. B. Apraxie, Aphasie, räumliche Orientierungsstörung) vor, so kann man auch von einer sog. **kortikalen Demenz** sprechen. Überwiegen Störungen des Affektes, des Antriebs, der Konzentration, der Vigilanz und der Auffassung, so bezeichnet man dies als **subkortikale Demenz**. Diese beiden Begriffe haben vorwiegend historische Bedeutung, dennoch können sie hilfreich sein, wenn man die beiden häufigsten Demenzformen unterscheiden möchte: So handelt es sich bei der vaskulären Demenz eher um eine Demenz vom subkortikalen Typ, bei der Alzheimer-Demenz eher um eine kortikale Demenz. Bei der vaskulären Demenz **steht somit zu Beginn der Erkrankung die Gedächtnisstörung nicht im Vordergrund**.

Diagnostik: Psychometrische Tests sind bei der Differenzialdiagnose oft hilfreich. Im klinischen Alltag hat sich zwar der **Mini-Mental-State** etabliert, er hat jedoch bei leichten Demenzformen wenig Trennschärfe und bei fortgeschritteneren Demenzen benötigt man ihn eigentlich nicht mehr. Es gibt jedoch eine ganze Reihe anderer **Tests** (z. B. CERAD), die insbesondere im Frühstadium weiterhelfen. Für die vaskuläre Demenz ist entscheidend:

- Vorliegen einer (subkortikalen) Demenz
- Hinweise auf zerebrovaskuläre Defekte:
  - Vorliegen von Gefäßrisikofaktoren, v. a. arterielle Hypertonie
  - CT oder MRT: vaskulär erklärbare Läsionen in ausreichender Anzahl vorwiegend im Marklager der Großhirnhemisphären (= „white-matter-lesions“), im Thalamus und im oberen Hirnstamm
  - Klinische Zeichen einer zentralen fokalen Läsion (z. B. positive Pyramidenbahnzeichen, Hemiparese, Kleinhirnsymptomatik, gesteigerte Muskeleigenreflexe)
  - Diskontinuierliche Entwicklung, oft plötzliche Verschlechterung (im Rahmen eines erneuten vaskulären Ereignisses), Fluktuationen
- Hilfreich ist der Nachweis eines zeitlichen Zusammenhangs zwischen dem Auftreten der Demenz und den Hirndefekten (in der Praxis oft nicht möglich).
- Der Ausschluss anderer Demenzformen (in unklaren Fällen: Durchführung einer Lumbalpunktion zum Ausschluss von entzündlichen ZNS-Prozessen, die mit einer Demenz einhergehen, z. B. HIV oder Neurolues).

Therapie: Spezifische Therapieansätze existieren nicht. Wichtig ist die **adäquate Behandlung von Gefäßrisikofaktoren**, v. a. der arteriellen Hypertonie. Eine Prophylaxe des Schlaganfalls, z. B. mit Acetylsalicylsäure oder Clopidogrel, erscheint sinnvoll. **Cholinesterase-Hemmer** oder der **NMDA-Antagonist Memantine** scheinen eine gewisse Verbesserung zu bringen; die Studienlage ist aber nicht eindeutig. Supportive Maßnahmen sind Krankengymnastik, Logopädie und Ergotherapie.

Prognose: Der Verlauf einer vaskulären Demenz ist schwer vorhersehbar; die Lebenserwartung der Patienten ist jedoch häufig verkürzt. Häufige Todesursachen sind Pneumonien (durch lange Bettlägerigkeit), Schlaganfälle und akute Koronarsyndrome.

ZUSATZTHEMEN FÜR LERNGRUPPEN

- **CADASIL-Syndrom**
- **Pseudodemenz bei Depression**
- **Therapie der arteriellen Hypertonie**
- **Weitere Demenzformen (z. B. Alzheimer-Typ, Frontalhirntyp)**

→ Fall 30 Seite 31

31 Diabetische Polyneuropathie

31.1 Fassen Sie die genannten Symptome zusammen und stellen Sie eine Syndromdiagnose!

Polyneuropathisches Syndrom: symmetrische strumpfförmige Sensibilitätsstörung mit distal symmetrischen Paresen, Reflexverlust, sensible Ataxie.

31.2 Interpretieren Sie den Befund!

ENG-Befund: deutliche Amplitudenreduktion (Norm: N. peronaeus > 3mV, N. suralis > 5 μV) (→ Hinweis auf **axonalen** Schaden) + mäßiggradige Verlangsamung der Nervenleitgeschwindigkeiten (Norm: > 40 m/s) (→ Hinweis auf **demyelinisierende** Schädigung) der motorischen und sensiblen Nerven an den unteren Extremitäten → axonal-demyelinisierende Polyneuropathie.

31.3 Nennen Sie die 2 häufigsten Ursachen dieses Syndroms!

- Diabetische Polyneuropathie
- Alkoholtoxische Polyneuropathie.

31.4 Stellen Sie eine Verdachtsdiagnose!

Diabetische Polyneuropathie; Begründung: distal-symmetrische, langsam progrediente Polyneuropathie, Labor (Nüchternblutzucker ↑, HbA_{1c} ↑).

Kommentar

Definition: Bei Polyneuropathien (PNP) handelt es sich um **Erkrankungen mit einer Schädigung mehrerer peripherer Nerven durch einen systemischen Prozess.**

Ätiologie: Erworbene Polyneuropathien werden in Deutschland zu etwa 1/3 durch **Diabetes mellitus** verursacht. Etwa 30% aller Diabetiker entwickeln eine diabetische Polyneuropathie; sie kann in 10% der Fälle schon im Stadium der gestörten Glukosetoleranz auftreten und somit eine Erstmanifestation eines Diabetes mellitus darstellen. Zu etwa einem weiteren Drittel wird die Polyneuropathie durch **Alkohol** verursacht. Die übrigen Fälle können durch eine Vielzahl anderer Ursachen bedingt sein, z. B. durch **andere Stoffwechselstörungen** (z. B. Urämie, Hypothyreose, Porphyrie, Amyloidose), **Kollagenosen** (z. B. Lupus erythematodes), **Vaskulitiden** (z. B. Periarteriitis nodosa), **Medikamente** (v. a. Zytostatika), **Vitaminmangel** (z. B. Vitamin-B_{12}-Mangel), **Neoplasmen**, **Paraproteinämie**, **entzündlich-autoimmune Prozesse** (z. B. Guillain-Barré-Syndrom; s. Fall 37), **Infektionskrankheiten** (HIV, Lepra). Von den erworbenen Polyneuropathien sind die **hereditären** Polyneuropathien (z. B. HMSN; s. Fall 5) abzugrenzen. In etwa 10 bis 20% der Fälle lässt sich keine Ursache der Polyneuropathie ermitteln (kryptogene Neuropathie bzw. Neuropathie unklarer Ätiologie).

Pathogenese: Je nach Ursache kann der Untergang peripherer Nervenfasern durch direkt toxische Einwirkungen auf die Axone (z. B. Alkohol), durch eine Schädigung der Vasa nervorum (Diabetes mellitus, Vaskulitis), durch entzündliche Prozesse an Axon oder Myelinscheiden (autoimmune und paraneoplastische Neuropathien) oder auch eine Folge genetisch determinierter Aufbaustörungen (HMSN) bedingt sein.

Klinik: In den meisten Fällen handelt es sich um symmetrisch auftretende, langsam progrediente Beschwerden, beginnend v. a. distal an den unteren Extremitäten mit Ausbreitung nach proximal (= **distal-symmetrische Polyneuropathie**). Zunächst finden sich Sensibilitätsstörungen und Reflexminderung (Ausfall des Achilles-

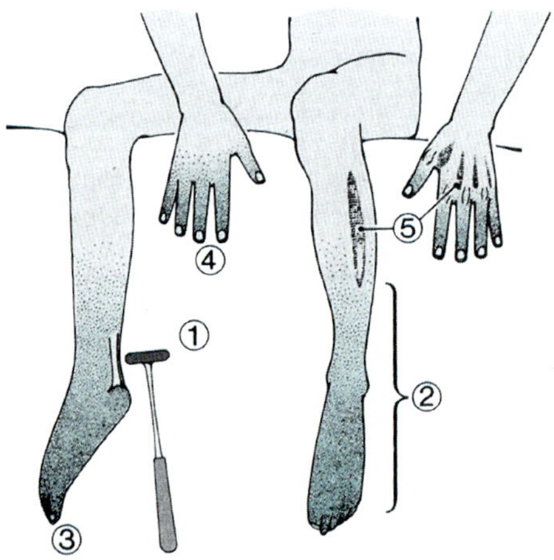

Mögliche Symptome bei Polyneuropathie: 1 – fehlender Achillessehnenreflex, 2 – distale (strumpfförmige) Sensibilitätsstörung, 3 – distale motorische Parese, 4 – distale (handschuhförmige) Sensibilitätsstörung, 5 – Muskelatrophie (in der Tibialisloge und an den Interossei).

→ Fall 31 Seite 32

sehnenreflexes). Bei Fortschreiten der Erkrankung kommt es zu distal motorischen Paresen und vegetativ-trophischen Störungen. Seltener findet sich ein Verlauf mit asymmetrischer Schädigung distaler und proximaler Nerven sowie der Hirnnerven (= **Polyneuropathie vom Multiplextyp**). Diese Polyneuropathie wird meist durch einen entzündlichen Prozess verursacht. Eine **rein motorische Polyneuropathie** ist meist hereditär oder autoimmun-entzündlich bedingt.

Komplikationen: Unbemerkt kann es zu **Verletzungen** und **sekundären Wundheilungsstörungen** mit Infektionen kommen. Bei ausgeprägter Polyneuropathie kann sich durch trophische Störungen ein **neuropathisches Ulkus** entwickeln. Der „diabetische Fuß" als Komplikation der diabetischen Polyneuropathie ist in Deutschland neben der pAVK die häufigste Ursache für Amputationen.

Diagnostik: Mittels **ENG** lassen sich Veränderungen der Erregungsleitung (Amplitudenreduktion, Verzögerung der Nervenleitgeschwindigkeit) feststellen. Mittels **EMG** lassen sich bei axonaler Schädigung Denervationszeichen oder veränderte neurogene Potenziale nachweisen. Nach den elektrophysiologischen Befunden lassen sich die Polyneuropathien in primär axonale oder primär demyelinisierende Polyneuropathien einteilen. Bei **primär axonalen Polyneuropathien** kommt es vorwiegend durch toxische oder malnutritive Ursachen zu einer direkten Schädigung der Axone. Der typische ENG-Befund ist eine Amplitudenreduktion. Im EMG finden sich darüber hinaus Zeichen der Denervierung, wie Spontanaktivität, und Zeichen des chronisch-neurogenen Umbaus, wie erhöhte, verbreiterte Muskelaktionspotenziale. **Primär demyelinisierende Polyneuropathien** sind meist hereditär oder autoimmun bedingt; in erster Linie ist die Myelinscheide der Nerven betroffen. Typischer Befund im ENG ist eine deutliche verzögerte Nervenleitgeschwindigkeit bis hin zu Leitungsblöcken. Bei beiden Formen kommt es im Verlauf immer zu einer sekundären Schädigung der Axone bzw. der Myelinscheiden, so dass dann meist eine „gemischte" bzw. „axonal-demyelinisierende" Polyneuropathie vorliegt.

Differenzialdiagnostik: Bei „typischer Klinik" (symmetrische, sensomotorische, langsam-progrediente Polyneuropathie) sollten zunächst die häufigsten bzw. behandelbaren Ursachen abgeklärt werden. Hierzu eignen sich **Laboruntersuchungen** ([Differenzial-]Blutbild, Elektrolyte, BSG, CRP, Leber- und Nierenwerte, [Immun-]Elektrophorese, TSH, Blutzuckertagesprofil, HbA_{1c}, Vitamin B_{12}) und die Anfertigung eines **Röntgen-Thorax** (Tumorsuche). Hiermit kann in etwa 80% der Fälle die Ursache der Polyneuropathie geklärt werden. Eine weiterführende Diagnostik (ggf. auch stationär) ist in den restlichen 20% der Fälle erforderlich, z. B. „immunologisches Labor bei Vaskulitisverdacht (Rheumafaktor, Kryoglobuline, ANA, ANCA, HIV, Hepatitisserologie), Xylosetest, Tumorsuche, Liquordiagnostik, Nervenbiopsie, genetische Diagnostik.

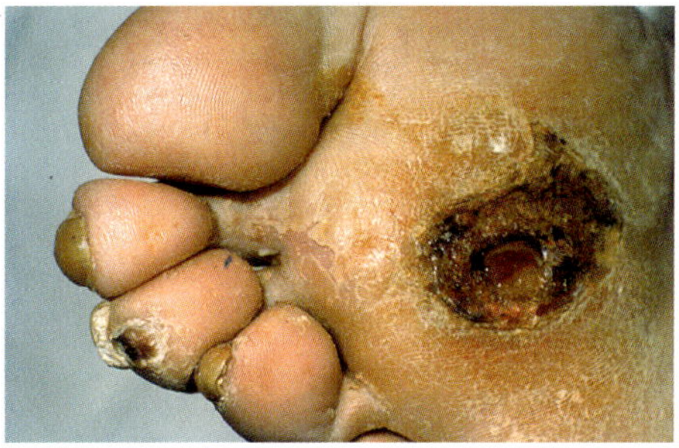
Neuropathisches Ulkus

Generell ergeben sich aus bestimmten Befundkonstellationen Hinweise auf die Ätiologie, die zu gezielter Diagnostik Anlass geben sollten:

- Asymmetrische, schmerzhafte Polyneuropathien: Diabetes mellitus (→ Blutzuckerbestimmung), Vaskulitis (→ „immunologisches Labor", Nervenbiopsie)
- Tumoranamnese oder verdächtige Allgemeinsymptome (z. B. starker Gewichtsverlust): Neoplasma (→ ausgedehnte Tumorsuche, Bestimmung z. B. von Anti-Hu-AK)
- Rein motorische Neuropathie: hereditär bedingt (→Familienanamnese, Molekulargenetik), autoimmun-entzündlich bedingt (→ Leitungsblockuntersuchung, Liquordiagnostik)
- Rasch progredienter Verlauf: Entzündung, Neoplasma, Infektion, Medikamente (→ Anamnese, Labor, Tumorsuche, evtl. Nerv-/ Muskelbiopsie).

Therapie: Eine **Therapie** der Polyneuropathie **besteht in der Behandlung der Grunderkrankung** (z. B. Blutzuckereinstellung, Gabe von Glukokortikoiden oder Immunglobulinen, Meiden von Noxen wie Alkohol). Die zusätzliche Gabe von Vitaminen oder Mineralpräparaten ist wahrscheinlich nicht wirksam. Bei schmerzhaften Missempfindungen können bei der diabetischen PNP α-Liponsäure (600 mg/d, zunächst i. v., dann p. o) sowie Medikamente zur Behandlung des neuropathischen Schmerzes eingesetzt werden (z. B. Neurontin 900–2700 mg/d,

Pregabalin 150–450 mg/d, Carbamazepin 600–1200 mg/d, Amitryptilin 50–100 mg/d).
Zur Prophylaxe von Wunden und Infektionen sind eine adäquate Fußpflege und entsprechende Verhaltensmaßnahmen (z. B. Vorsicht bei Wärmflaschen im Bett, Barfußgehen) erforderlich.

ZUSATZTHEMEN FÜR LERNGRUPPEN
- **Hereditäre Polyneuropathien**
- **Durchführung einer Nervenbiopsie und typische Befunde**
- **Neuropathische Schmerzen und deren Behandlung**
- **Mononeuritis multiplex**
- **Paraneoplastische Neuropathien (z. B. Denny-Brown-Syndrom)**

32 Hepatische Enzephalopathie (HE)

32.1 Welche Untersuchungen müssen Sie sofort veranlassen?
- **Labor:** Blutbild, Gerinnungs-, Leber-, Pankreas- und Nierenwerte, Elektrolyte, Herzenzyme, TSH, Laktat, BGA (→ Alkoholmissbrauch?, Störungen im Wasser- und Elektrolythaushalt, des Säure-Basen-Haushaltes [Azidose?]? metabolische Störungen?, Infektion?, Gerinnungsstatus [für etwaige weitere Eingriffe in Ordnung?])
- **CT Schädel:** Blutung (v. a. Subduralhämatom bei Alkoholpatient)?, Raumforderung?, Hirnödem?
- **Röntgen-Abdomen** in Linksseitenlage: freie Luft? Ileus?
- **Sonographie-Abdomen:** Leberzirrhose? Pankreatitis? freie Flüssigkeit? Ileus?

32.2 Welche Verdachtsdiagnose stellen Sie?
Leberinsuffizienz mit Verdacht auf alkoholtoxische Leberzirrhose mit hepatischer Enzephalopathie (HE); Begründung:
- Leberinsuffizienz: Laborwerte (GOT ↑, GPT ↑, LDH ↑, Bilirubin ↑, γ-GT ↑, Cholinesterase ↓, Quick ↓, PTT ↑, Thrombozyten ↓)
- Alkoholtoxische Leberzirrhose: Auffindesituation (Patientin in verwahrloster Umgebung mit zahlreichen Alkoholika), ikterisches Hautkolorit, gespanntes Abdomen (Aszites?)
- Hepatische Enzephalopathie: flapping tremor, lebhafte Muskeleigenreflexe, Somnolenz, Teerstuhl (s. Antwort zur Frage 32.3).

32.3 Nennen Sie die wichtigsten pathophysiologischen Mechanismen, die zu dieser Erkrankung führen können!
- Mangelhafte Ammoniakentgiftung durch die Scavenger-Zellen der Leber bei Leberfunktionsstörung; dadurch vermehrte Anflutung von Ammoniak im Gehirn; wird begünstigt, z. B. durch
  - alimentären Proteinexzess oder vermehrten Proteinanfall im Darm durch gastrointestinale Blutung (z. B. Ösophagus- oder Fundusvarizen, Ulzera, erosive Gastritis); Abbau der Proteine erfolgt im Darm u. a. durch bakterielle Zersetzung → Entstehung von Ammoniak → Transport von Ammoniak im Pfortaderblut zur Leber → hier erfolgt bei normaler Leberfunktion die Entgiftung (Harnstoff) und Ausscheidung über die Niere; bei Leberinsuffizienz verminderte Entgiftung → ammoniakreiches Blut gelangt zum Gehirn
  - Z. n. Anlage eines TIPS (transjugulärer portosystemischer Shunt) bei therapierefraktärem Aszites (ammoniakreiches Pfortaderblut wird an der Leber vorbei in das Vena-cava-System geleitet)
  - Infektionen (z. B. spontane bakterielle Peritonitis bei Aszites)
  - Benzodiazepine
  - Hyponatriämie
  - Traumata inkl. Operationen
  - Obstipation.
- Ammoniak führt zu einem Ödem der Astrozyten mit konsekutiver neuronaler Störung.

32.4 Wie behandeln Sie Patienten mit dieser Erkrankung?
- **HE Stadium I und II („leichte HE"):**
  - Beseitigung auslösender Ursachen (z. B. endoskopische Blutungsstillung, Behandlung einer Infektion [Nicht vergessen: Aszitespunktion mit mikrobiologischer Untersuchung!], Absetzen von Benzodiazepinen bzw. Antagonisierung mit Flumazenil, Ausgleichen einer Elektrolytstörung; Ausgleich einer Azidose mittels Bikarbonat [Alkalose wirkt sich eher günstig aus, somit nicht ausgleichen!]); Absetzen von Diuretika.
  - Eiweißrestriktion: 1–1,5 g/kg KG/d
  - Verringerung der enteralen Stickstoffaufnahme z. B. mit Lactulose (z. B. Bifiteral 1–4 × 10–30 ml/d p. o.); Ziel: 2 weiche Stühle/Tag. Abführende Maßnahmen (z. B. Einläufe)

→ Fall 32 Seite 33

- Entgiftung von Ammoniak, z. B. mit Gabe von Ornithin-Aspartat (z. B. Hepa-Merz 3 × 3–6 g/d p. o.)
- Bei Proteinintoleranz: Eiweißreduktion auf 0,5–1 g/kg KG/d; evtl. Stimulation der Proteinsynthese durch Gabe von verzweigtkettigen Aminosäuren (z. B. Falkamin 0,25 g/kg KG/d p. o.)

- **HE Stadium III und IV („schwere HE“):**
  - Beseitigung auslösender Ursachen (s. o.)
  - Lactulose (z. B. Bifiteral 20–50 ml/h p. o. bis zum Abführen) und Lactulose-Einläufe
  - Parenterale Ernährung
  - Eiweißrestriktion für 3 Tage auf 30 g/d
  - Ornithin-Aspartat (z. B. Hepa-Merz 20–40 g/d i. v.)
  - Darmsterilisation, z. B. mit Neomycin (z. B. Bykomycin 1–3 g/d p. o.; *cave:* Oto- und Nephrotoxizität → Therapiedauer max. 1 Woche!)
  - evtl. orale Zinksubstitution bei nachgewiesenem Mangel.

32.5 Wie können Sie eine Rezidivprophylaxe durchführen?

- **Dauermedikation von Lactulose** (Ziel: 2 weiche Stühle/Tag)
- Vermeidung Enzephalopathie-auslösender Ereignisse/Medikamente (s. Antwort zur Frage 32.3).

Kommentar

Definition: Die hepatische Enzephalopathie (HE) ist eine Funktionsstörung des Gehirns aufgrund eines akuten oder chronischen Leberversagens.

Ätiopathogenese: Eine HE kommt bei Patienten mit **Leberzirrhose** in 30 bis 70 % der Fälle vor und kann chronisch oder episodisch verlaufen. Zu den Faktoren, die zu einer Erstmanifestation oder Verschlechterung der HE führen können s. Antwort zur Frage 32.3. Eine HE kann auch durch ein akutes Leberversagen, z. B. durch eine fulminante Hepatitis oder Pilzvergiftung, hervorgerufen werden.

Klinik und Diagnostik: Leitsymptome sind **Vigilanzstörung**, **Psychosyndrom** und **Asterixis** (= „flapping tremor“, bei Halteversuchen plötzlicher Tonusverlust der Extremitäten mit rascher Korrekturbewegung). Klinisch wird die HE in **4 Stadien** eingeteilt: Stadien 1 und 2 sind gekennzeichnet durch Störungen der Feinmotorik sowie eine zunehmende Apathie. In diesen Stadien sind psychometrische Tests wie Zahlenverbindungstests oder Liniennachfahrtests sehr hilfreich. Im Stadium 3 treten Somnolenz oder Sopor sowie Desorientiertheit auf, im Stadium 4 kommt es zum Koma. Ab Stadium 3 finden sich häufig Rigor, Krampfanfälle, lebhafte Eigenreflexe, Ataxie und Asterixis. Das **EEG** weist manchmal schon ab Stadium 2 eine unspezifische **Verlangsamung der Grundfrequenz** (= Allgemeinveränderung) auf. Manchmal treten paroxysmale triphasische Deltawellen mit einem frontotemporalen Amplitudenmaximum auf; diese sind eher typisch für eine HE. Evozierte Potenziale können zwar Latenzverzögerungen aufweisen, sind aber in der Diagnostik entbehrlich. Falls vorhanden kann mittels **Flimmerfrequenzanalyse** eine subklinische HE gut erfasst werden. Dabei wird einem wachen und kooperativen Patienten eine flim-

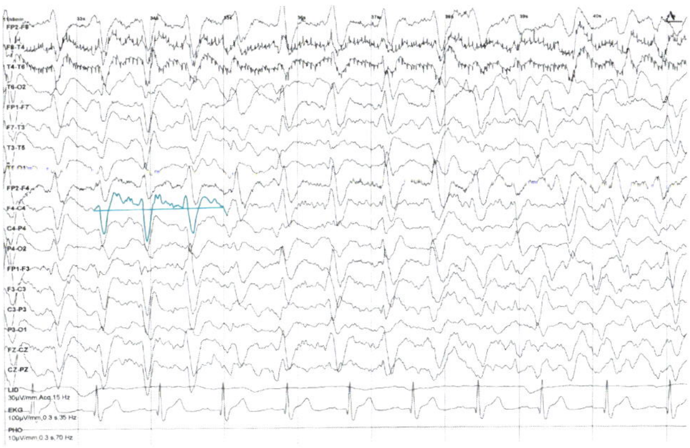
a

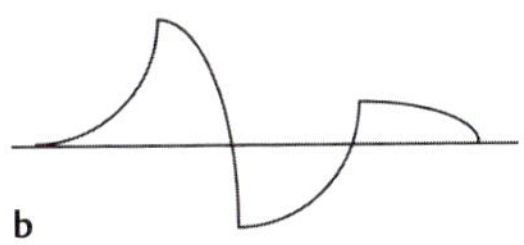
b

a) EEG: triphasische Deltawellen
b) Schematische Darstellung der triphasischen Deltawellen (Die Wellen haben 3 Phasen: eine Phase befindet sich oberhalb, eine unterhalb und eine weitere wieder oberhalb einer gedachten Nullinie).

→ Fall 32 Seite 33

mernde Lichtquelle vorgehalten, deren Frequenz um 0,5 Hz/s gesenkt wird. Die Flimmerfrequenz ist diejenige, bei der das Licht als flimmernd erkannt wird (Normwert bis 39 Hz). Die wiederholte Bestimmung von Ammoniak im Blut (muss auf Eis gekühlt sein!) ist obsolet, da nur eine **schlechte Korrelation des Ammoniakspiegels mit dem HE-Grad** vorliegt. Bei differenzialdiagnostischen Problemen kann die einmalige Abnahme hilfreich sein.

Therapie: s. Antwort zur Frage 32.4.

Prognose: Die Prognose einer HE im Stadium 4 ist schlecht. Nur etwa 1/3 dieser Patienten erlangt wieder die Fähigkeit zu einem unabhängigen Leben (ohne Pflege, Heimunterbringung und/oder amtsgerichtlich bestellten Betreuer). Eine **HE bei akutem Leberversagen** hat eine sehr schlechte Prognose. Ohne Lebertransplantation versterben trotz Intensivtherapie über 80% der Patienten. Ursache ist oft ein Multiorganversagen.

ZUSATZTHEMEN FÜR LERNGRUPPEN

- **Andere metabolische Enzephalopathien (z. B. urämische oder endokrine Enzephalopathien)**
- **Subduralhämatom**
- **Weitere alkoholassoziierte neurologische Erkrankungen (z. B. Intoxikation, Entzugsdelir, Wernicke-Enzephalopathie, Korsakow-Syndrom)**

33 Postherpetische Neuralgie (Post-Zoster-Neuralgie)

33.1 Definieren Sie die Begriffe „Neuropathischer Schmerz“, „Dysästhesie“, „Hyperpathie“, „Allodynie“!

- **Neuropathischer Schmerz:** Schmerzsyndrom aufgrund einer pathologischen Funktionsänderung im peripheren oder zentralen Nervensystem, welche zu persistierenden Schmerzen auch nach Wegfall des peripheren Schmerzreizes führt
- **Dysästhesie:** abnorme unangenehme Empfindungen (spontan oder durch äußere Reize, wie Berührung, getriggert)
- **Hyperpathie:**
  - **Hyperästhesie:** vermehrte Empfindung eines nicht-schmerzhaften Reizes
  - **Hyperalgesie:** herabgesetzte Schmerzempfindungsschwelle → verstärkte Empfindung eines schmerzhaften Reizes
- **Allodynie:** Auslösung eines Schmerzes durch normalerweise nicht schmerzhafte Reize (im Gegensatz zur Hyperalgesie).

33.2 Stellen Sie eine Verdachtsdiagnose!

Postherpetische Neuralgie (Synonym: Post-Zoster-Neuralgie); Begründung: neuropathisches Schmerzsyndrom mit brennenden und reißenden Schmerzen, Allodynie und Dysästhesie im Bereich eines Dermatoms; 2 Monate zuvor war genau in diesem Bereich ein Exanthem mit juckenden und nässenden Bläschen aufgetreten, die unter Krustenbildung abgeheilt sind (wahrscheinlich Herpes Zoster).

33.3 Welche Zusatzdiagnostik halten Sie für erforderlich?

- Fallbeispiel: Keine Zusatzdiagnostik! Diagnose wird klinisch gestellt.
- Bei jüngeren Patienten: Suche nach Ursache einer Immundefizienz (z. B. Malignom, HIV), v. a. wenn >2 Dermatome betroffen sind.

33.4 Welche therapeutischen Optionen haben Sie?

- Serie von Sympathikusblockaden: nur in der Frühphase der Erkrankung (< 6 Wochen) wirksam
- Behandlung des neuropathischen Schmerzes mit Antidepressiva und Antiepileptika, z. B. Amitryptilin (z. B. Saroten 25–150 mg/d), Clomipramin (z. B. Anafranil 25–150 mg/d), Gabapentin (z. B. Neurontin 300–2400 mg/d), Pregabalin (z. B. Lyrica 150–450 mg/d), Phenytoin (z. B. Phenhydan 200–400 mg/d)
- evtl. adiuvante Lokaltherapie mit Lidocain-Gel oder Capsaicin-Creme (Destruktion der afferenten C-Fasern; Nebenwirkung: initiale Schmerzverstärkung)
- evtl. TENS, Akupunktur (Wirksamkeit umstritten, als additiver Therapieversuch aber vertretbar, da nebenwirkungsarm)
- Bei Therapieresistenz:
  - Opioide und Opiate in retardierter Dosierung, z. B. Oxycodon (z. B. Oxygesic 20–60 mg/d)
  - Ultima ratio: destruktive Verfahren, z. B. DREZ-Operation (Koagulation der Hinterwurzel an der Eintrittsstelle in das Rückenmark), Chordotomie (*cave:* zurückhaltende Indikationsstellung, da Wirksamkeit nicht vorhersehbar und postoperativ Deafferenzierungsschmerzsyndrom, wie Phantomschmerzen, möglich).

→ Fall 33 Seite 34

Kommentar

Epidemiologie: Die postherpetische Neuralgie (PHN, Syn. Post-Zoster-Neuralgie) ist der Prototyp eines **neuropathischen Schmerzsyndroms** und tritt nach einem Herpes Zoster bei etwa 10 bis 15% der Patienten auf. Das Risiko des Auftretens steigt mit dem Alter, ebenso entwickelt sich die PHN häufiger nach einem Zoster im Gesichtsbereich.

Ätiopathogenese: Bei Erstinfektion mit dem **Varizella-Zoster-Virus** kommt es zum Krankheitsbild der Varizellen (Windpocken). Danach **persistiert** das Virus **lebenslang in den sensiblen Rückenmark- und Gehirnganglien** und kann v. a. bei Immunsuppression oder im höheren Lebensalter **reaktiviert** werden und nachfolgend in die Haut auswandern. Hier verursacht es eine Entzündung im Bereich des Spinalnerven sowie im entsprechenden Dermatom (Herpes zoster, Gürtelrose). Nach der Entzündung kann es zur Defektheilung mit Sensibilisierung der Schmerzfasern kommen. Zusätzlich erfolgen Umbauvorgänge im peripheren und zentralen Nervensystem mit pathologischer Kopplung von sensiblen und schmerzleitenden Nervenfasern und Disinhibition auf spinaler und kortikaler Ebene.

Klinik: Typisch ist ein **dumpfer, brennender Dauerschmerz** mit triggerbaren **einschießend-elektrisierenden Schmerzattacken im betroffenen Dermatom frühestens 4 Wochen nach Abheilung der Zostereffloreszenzen**. Zusätzlich können Allodynie und Hyperpathie auftreten.

Diagnostik: s. Antwort zur Frage 33.3.

Differenzialdiagnosen: Lagen keine Herpes-Effloreszenzen vor, kommen im Rumpfbereich z. B. costo-vertebrale Schmerzsyndrome, im Gesichtsbereich idiopathische Neuralgien, z. B. Trigeminusneuralgie, in Frage.

Therapie: s. Antwort zur Frage 33.4. In der Frühphase kommen Sympathikusblockaden in Frage, eine medikamentöse Therapie mit Antiepileptika und Antidepressiva ist in jedem Stadium der Erkrankung indiziert. Wichtig ist eine einschleichende Dosierung, da die benötigten Medikamentendosen individuell sehr unterschiedlich sind und bei zu schneller Aufdosierung häufig Nebenwirkungen, wie Müdigkeit und Schwindel, auftreten. Periphere Analgetika sind weitgehend wirkungslos.

Prophylaxe: Die wirksamste „Therapie" ist die Prophylaxe der PHN durch Therapie des Herpes Zoster mit antiviralen Medikamenten (Aciclovir, Valaciclovir, Famciclovir) im Akutstadium. Dies führt zu einer deutlichen Reduktion der Entstehung einer PHN. Nicht gesichert wirksam, aber v. a. bei Risikopatienten (alte Patienten, Patienten mit Zoster im Gesichtsbereich) vertretbar, ist die prophylaktische Gabe von Amitryptilin im Akutstadium.

Prognose: Die Prognose ist abhängig vom Alter des Patienten und der Erkrankungsdauer, v. a. aber auch von der Erkrankungsdauer bis zum Behandlungsbeginn. Bei bis zu 50% der Patienten kommen Spontanremissionen innerhalb von 3 bis 12 Monaten vor. Unter Therapie kommt es zur Remission bei weiteren 50% der Patienten. Eine länger als 12 Monate bestehende PHN hat eine ungünstige Langzeitprognose. Wahrscheinlich kommt es hierbei im Verlauf der Erkrankung zu irreversiblen Umbauvorgängen im Bereich zentraler Schmerzverarbeitungssysteme.

ZUSATZTHEMEN FÜR LERNGRUPPEN

- **Zentrale Schmerzsyndrome, z. B. Thalamusschmerz, Phantomschmerz**
- **Sympathisch vermittelte Schmerzsyndrome, CRPS (Morbus Sudeck)**

34 Chorea Huntington

34.1 Nennen Sie die Kernsymptome, die bei diesem Patienten vorliegen und äußern Sie Ihre Verdachtsdiagnose!

- **Kernsymptome:**
  distal betontes hyperkinetisches Syndrom aller 4 Extremitäten und des Gesichtes, Verdacht auf (subkortikale) Demenz, Verdacht auf Alkoholabusus (laut Bruder), Verdacht auf Wesensänderung („merkwürdiges Verhalten", Verwahrlosung, sozialer Abstieg)
- Verdachtsdiagnose: **Chorea Huntington**.

34.2 Welche Zusatzdiagnostik erscheint Ihnen sinnvoll?

- Familienanamnese: ähnliche Symptome in der leiblichen Verwandtschaft?

→ Fall 34 Seite 35

- Medikamentenanamnese (diverse Medikamente können ein Chorea-ähnliches Bild hervorrufen, z. B. Steroide, Antikonvulsiva, Lithium)
- **Labor:** Ausschluss symptomatischer Chorea-Formen
  - TSH (Hyperthyreose)
  - Kreatinin, Harnstoff (Urämie)
  - Cu^{2+} in Serum + Urin, Coeruloplasmin im Serum (Morbus Wilson)
- **CT oder MRT des Schädels:** kortikale Atrophie? Atrophie des Striatums?
- **Lumbalpunktion:** Ausschluss einer Entzündung
- **Neuropsychologische Testung:** Demenz
- **Elektronystagmographie:** Nachweis einer gestörten Blickfolge, Sakkadenverlangsamung

34.3 Gibt es die Möglichkeit eines eindeutigen Tests zum Nachweis dieser Erkrankung?

Ja, einen **Gentest** (20 ml EDTA-Blut) mittels PCR.

34.4 Gibt es eine kausale Therapie?

Nein.

Kommentar

Definition: Die Chorea Huntington (Syn. Veitstanz, Chorea major) ist eine **autosomal-dominante** Erkrankung (vollständige Penetranz, variable Expressivität) mit distal betonten Hyperkinesien, variablen Basalgangliensymptomen und im Verlauf zunehmenden psychischen Veränderungen bis zur Demenz.

Epidemiologie: Die Prävalenz beträgt ca. 5/100 000 Einwohner mit regionalen Häufungen. Der Erkrankungsbeginn liegt in der Regel zwischen dem 30. und 50. Lebensjahr. 10% der Erkrankungen manifestieren sich bereits im **Kindes- und Jugendalter** als sog. **Westphal-Variante** (Klinik: progressives akinietisch-rigides Parkinson-Syndrom, Dystonie, epileptische Anfälle, Demenz).

Ätiopathogenese: Der Genort liegt in über 95% der Fälle auf dem **Chromosom 4.** Dabei handelt es sich um eine pathologische Wiederholung des Basenpaares CAG im sog. **Huntingtin-Gen.** Bei Gesunden liegt das **CAG-Triplett** in max. 35 Kopien vor, bei Patienten mit Chorea Huntington manchmal in bis zu 250 Kopien. In der Folge entsteht ein pathologisches Huntingtin-Protein mit einem zu großen Polyglutaminanteil.

Ein normales Huntingtinprotein scheint das Apoptoseprogramm (= programmierter Selbsttod) der Nervenzelle zu blockieren und einen Nervenwachstumsfaktor zu stimulieren. Normale und pathologische Huntingtinproteine können sich zusammenlagern; die normalen Huntingtin-Proteine stehen dann der Zelle nicht mehr zur Verfügung, so dass es zu einer beschleunigten Apoptose kommt. Diskutiert wird auch die Einbeziehung anderer, für den Zellstoffwechsel wichtiger Proteine. Die Schädigung betrifft v. a. die Neurone im **Striatum**, die normalerweise eine überschießende motorische Aktivität des Kortex hemmen.

Klinik: Aufgrund der fehlenden Hemmung der striatalen Neuronenaktivität kommt es zu **Hyperkinesien**, die typischerweise im Schlaf sistieren. Oft sind die Basalganglien in ihrer Gesamtheit betroffen, so dass ein **Mischbild** mit **Hyperkinesien**, **parkinsonähnlichen Symptomen** oder **Dystonie** resultiert. Die choreatischen Bewegungsstörungen können im Verlauf der Erkrankung sogar wieder abnehmen! Es dominiert dann evtl. ein reines Parkinson- oder Dystoniebild. Eine länger dauernde tonische Innervation mancher Muskeln ist oft unmöglich, z. B. kann die Zunge nicht über eine längere Zeit herausgestreckt werden (sog. **„Chamäleonzunge"**). Weitere Leitsymptome sind eine frühzeitig auftretende **Wesensänderung** (oft Jahre vor Auftreten der Hyperkinesien!) mit Dysphorie und persönlicher Vernachlässigung bis hin zu vermehrter Straffälligkeit. Weiterhin zeigen sich im Verlauf Zeichen einer vorwiegend subkortikalen **Demenz**. Fakultativ treten psychiatrische Symptome v. a. aus dem depressiven, manchmal aber auch aus dem schizophrenen Formenkreis auf. Dies hat zu der Bezeichnung einer **„Choreophrenie"** geführt. Eine zusätzliche **Suchterkrankung** (z. B. Alkoholismus) ist häufig nachweisbar.

Diagnostik: **Klinischer Befund** und **Familienanamnese** führen zur Verdachtsdiagnose Chorea Huntington. Eine **Okulomotorikstörung** lässt sich manchmal im Elektronystagmogramm nachweisen, mit CT oder MRT lässt sich oft eine **Atrophie des Kortex und des Striatums** nachweisen. Die Durchführung eines **Gentests** ist möglich. Diese Gendiagnostik kann auch bei nichtbetroffenen Angehörigen durchgeführt werden, ist dann aber mit zahlreichen ethischen Problemen behaftet. Die Indikation hierfür bleibt dem Spezialisten vorbehalten.

Differenzialdiagnosen: Insbesondere **symptomatische Formen** müssen ausgeschlossen wer-

→ Fall 34 Seite 35

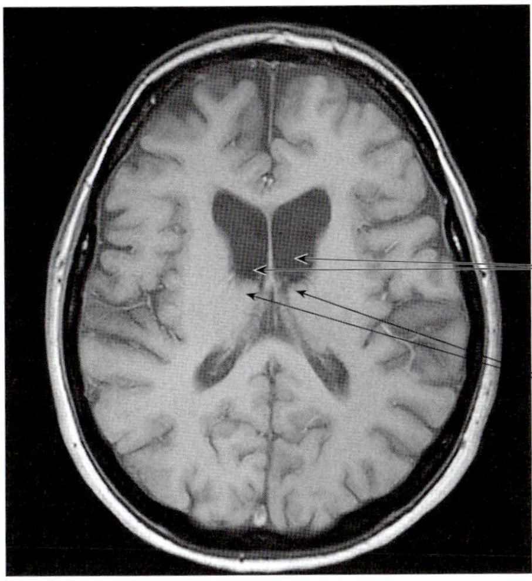

MRT-Schädel bei Chorea Huntington: Beidseits erweiterte Seitenventrikel bei Striatumatrophie

den. Hierzu gehören z. B. eine durch Medikamente, Intoxikationen, systemischen Lupus erythematodes, Multiple Sklerose ausgelöste Chorea. Hinweise für eine symptomatische Genese können sein: fehlendes kognitives Defizit, akuter Beginn, halbseitige oder fokale Symptomatik.

Therapie: Möglich ist nur eine **symptomatische Behandlung** der Hyperkinesien mit Neuroleptika (z. B. Sulpirid, Tiaprid), der Parkinsonsymptome mit Dopamin oder Dopaminagonisten sowie der psychiatrischen Symptome mit selektiven Serotonin-Reuptake-Hemmern (SSRI, z. B. Sertralin, Fluoxetin). Die Demenz ist derzeit nicht behandelbar. Die gesamte Pharmakotherapie sollte wegen der Nebenwirkungen möglichst niedrigdosiert erfolgen. Ergotherapie, Kranken- und Atemgymnastik ist häufig in den Anfangsstadien hilfreich. Eine psychotherapeutische Begleitung – auch der Familie – ist oft die wichtigste Maßnahme!

Prognose: Der mittlere Verlauf der Erkrankung liegt zwischen 15 und 20 Jahren. Die Patienten sterben oft an Sekundärkomplikationen während der finalen Bettlägerigkeit (z. B. Pneumonie, Thrombose). Eine Manifestation jenseits des 55. Lebensjahres hat aufgrund der langsamen Progedienz mit oft nur geringen kognitiven Defiziten eine bessere Prognose.

ZUSATZTHEMEN FÜR LERNGRUPPEN
- **Schwangerschafts-Chorea**
- **Chorea minor Sydenham**

35 Sinusthrombose

35.1 Wie würden Sie weiter vorgehen, um die Verdachtsdiagnose Eklampsie zu bestätigen?

- Blutdruckmessung (Leitsymptom = Hypertonie)
- Körperliche Untersuchung: generalisierte Ödeme; Überprüfung des Gewichtsverlaufes der Schwangeren (normal: <500 g/Woche in den letzten 3 Monaten der Schwangerschaft)
- Proteinbestimmung im 24 h-Sammelurin (normal: <0,3 g/l).

35.2 An welche wichtige Differenzialdiagnose müssen Sie jetzt unbedingt denken, und was müssen Sie veranlassen?

- Differenzialdiagnose: **Sinusthrombose**; Begründung: Disposition (Schwangerschaft), Kopfschmerzen als Initialsymptom, epileptischer Krampfanfall, Bewusstseinseintrübung
- Diagnostik: am besten MRT mit Gefäßdarstellung (Darstellung der venösen Phase); CCT mit Kontrastmittel oder Angiographie zwar möglich, wegen der Strahlenbelastung in der Schwangerschaft (CCT) bzw. der Invasivität des Eingriffes (Angiographie) nur Mittel 2. Wahl.

→ Fall 35 Seite 36

35.3 Welche Verdachtsdiagnose stellen Sie? Mit welchen radiologischen Zusatzuntersuchungen können Sie Ihre Verdachtsdiagnose bestätigen?

- Verdachtsdiagnose: **Sinusthrombose** (ST); Begründung: atypische Blutungslokalisation links parietal; typische Blutungslokalisationen bei arterieller Hypertonie oder hypertensiver Krise sind Stammganglien, Pons, Kleinhirn
- Zusatzuntersuchungen:
  - **MRT mit venöser Magnetresonanzangiographie** (vMRA): bessere Darstellung eines thrombosierten Sinus oder einer thrombosierten (größeren) Hirnvene (s. auch Kommentar)
  - **Alternativ CT mit Angio-CT (CTA) mit Darstellung der Venen:** Darstellung des thrombosierten Sinus möglich, kleinere Hirnvenenverschlüsse können jedoch nicht so sicher wie in der vMRA erfasst werden
  - Bei weiterhin unklarem Befund: invasive Angiographie (heute nur selten notwendig).

35.4 Wie gehen Sie therapeutisch vor?

- **i. v.-Antikoagulation mit Heparin:**
  - Initialer Bolus: Heparin 5000 IE i. v.
  - Danach Vollheparinisierung über Perfusor (Ziel-PTT ca. 2-fache des Ausgangswert = 80 bis max. 100 s): Heparin 30 000–35 000 IE/d; Ziel-PTT liegt damit trotz Vorliegen einer intrazerebralen Blutung höher als beim Herzinfarkt oder Vorhofflimmern
  - *Cave:* 24 Stunden vor Entbindung Absetzen des Heparins zur Vermeidung von Blutungskomplikationen.
- **Symptomatische Therapie des Kopfschmerzes:** Paracetamol, Metamizol, Opioide (z. B. Tramadol); *cave:* keine NSAR/ASS wegen additiver gerinnungshemmender Wirkung!
- **Behandlung der epileptischen Anfälle** (Patienten mit ST neigen zu Serien/Status epilepticus): Phenytoin (Kurzinfusion 750 mg/1 h bis max. 1500 mg/24 h, dann 3 × 100 mg/d p. o.; Ausschleichversuch nach ca. 3 Monaten, wenn keine Anfälle mehr auftreten). Bei unkompliziertem Anfall alternativ Gabe von z. B. Levetiracetam (Dosierung bei normaler Nierenfunktion: 2 × 500 mg/d, Dosissteigerung nach 3 d auf 2 × 1000 mg/d [max. 2 × 1500 mg; auch „Schnellaufsättigung" über Kurzinfusionen möglich]).
- **evtl. Hirndrucktherapie:** auf der Intensivstation mit Mannitol; die Gabe von Dexamethason wird kontrovers diskutiert, sollte aber bei manifestem Hirndruck durchgeführt werden (initialer Bolus 40 mg i. v., dann 3 × 4–8 mg/d i. v.).

!! 35.5 Was empfehlen Sie?

- In Stillzeit (und Schwangerschaft) ist die sonst übliche Weiterbehandlung mit Marcumar für 6 Monate kontraindiziert (Plazentagängigkeit, Teratogenität, Übertritt in die Muttermilch).
- Daher Weiterbehandlung für den gleichen Zeitraum mit niedermolekularem Heparin (z. B. Clexane, Fragmin P) in körpergewichtsadaptierter Dosis (s. Beipackzettel der jeweiligen Hersteller).

Kommentar

Definition: Bei der Sinusthrombose (ST) handelt es sich um eine Thrombose eines venösen Sinus oder einer Hirnvene.

Epidemiologie: Da die Sinusthrombose häufig verkannt wird, besteht eine hohe Dunkelziffer, so dass keine genauen Angaben über die Häufigkeit vorliegen. Frauen sind etwas häufiger betroffen als Männer; das Hauptmanifestationsalter liegt zwischen dem 20. und 30. Lebensjahr.

Ätiologie: Es wird zwischen aseptischen und septischen Ursachen einer Sinusthrombose unterschieden. Zu den **aseptischen Ursachen** gehören: Gerinnungsstörungen (z. B. AT-III-, Protein-S-, Protein-C-Mangel; Antiphospholipid-Antikörper-Syndrom), Kollagenosen, Vaskulitiden, Exsikkose, Tumoren und hormonelle Veränderungen (Schwangerschaft, Wochenbett, Einnahme von Kontrazeptiva). Bei der **septischen Sinusthrombose** ist eine Lokalinfektion im Gesicht oder Ohr oder eine Meningitis die häufigste Ursache.

Pathophysiologie: Durch thrombotischen Verschluss eines Sinus oder einer Hirnvene ist der venöse Abfluss des intrazerebalen Blutes nicht mehr ungehindert möglich. Proximal des Verschlusses kommt es zu einer venösen Stase und über einen zunehmenden Druckanstieg im venösen System zu einem Austritt von Blut und Blutbestandteilen in das angrenzende Hirngewebe (Diapedese- oder Stauungsblutung).

Klinik: Die Sinusthrombose ist, wie die Krankheitsbilder Neurolues und Multiple Sklerose,

→ Fall 35 Seite 36

ein „Chamäleon“. Sowohl Symptome als auch Verlauf sind **sehr variabel**. Häufig auftretende Symptome sind **Kopfschmerzen**, **Vigilanzminderungen**, **fokale epileptische Anfälle** (z. T. mit sekundärer Generalisierung) und **Stauungspapille**. Die Sinusthrombose kann aber auch mit **ausgeprägten psychopathologischen Phänomen** einhergehen, die bei Schwangeren an eine schwangerschaftsinduzierte Psychose denken lassen. **Sensomotorische Erscheinungen** bis zur Halbseitenlähmung können vorkommen. Relativ **charakteristisch ist ein Fluktuieren** mit wechselnder Ausprägung der Symptome, manchmal auch ein „Überspringen“ auf die Gegenseite. Das klinische Erscheinungsbild ist nicht zuletzt auch deshalb so vielgestaltig, weil die Symptomatik davon abhängig ist, welcher Sinus bzw. welche Hirnvene betroffen ist.

Diagnostik: Aufgrund der vielfältigen und variablen Symptome wird die Sinusthrombose **häufig verkannt**. Nur in der Schwangerschaft entstandene Sinusthrombosen werden meist aufgrund ihres akuten Auftretens diagnostiziert, wenn an der Diagnose einer Eklampsie Zweifel aufkommen. Eine **CT-Untersuchung ohne Kontrastmittel** (= Nativ-CT) zeigt in vielen Fällen keinen pathologischen Befund oder lediglich eine Diapedeseblutung, die häufig „atypisch“ lokalisiert ist (s. auch Antwort zur Frage 35.3). Nach Kontrastmittelgabe lässt sich zwar manchmal ein Thrombus bei ausgeprägter Sinusthrombose durch eine Kontrastmittelaussparung darstellen (sog. empty-triangel-sign oder delta-sign), in der Regel ist dies aber frühestens nach 3 Tagen Krankheitsdauer möglich, so dass die Diagnose oft zu spät gestellt wird. Hilfreich ist eher die Durchführung einer **CT-Angiographie mit Darstellung der venösen Phase**. Kleinere Thromben sind mit diesem Verfahren jedoch nicht immer zu erkennen. Beim CT besteht generell eine Strahlenbelastung, so dass hier eine relative Kontraindikation bei schwangeren Patientinnen vorliegt. Zusätzlich kann das jodhaltige CT-Kontrastmittel allergische Reaktionen verursachen. Bildgebung der Wahl zum Nachweis einer Sinusthrombose ist heutzutage das **MRT**, am besten **in Kombination mit einer venösen MR-Angiographie** (**vMRA**). Lässt sich in einer zerebralen MRT bereits die Sinusthrombose durch eine fehlende Blutflussdarstellung im Sinus hinreichend belegen (sog. fehlendes flow-void-Zeichen, Interpretation aber nicht immer eindeutig möglich), sind weitere bildgebende Verfahren nicht erforderlich. Das Problem bei der MRT ist jedoch Folgendes: Je nach zeitlichem Verlauf und gewählter Wichtung kann sich Blut bzw. Hämosiderin im MRT hyper-, iso- oder hypointens darstellen. In den ersten 3 bis 4 Tagen ist der Thrombus in der T1-Wichtung

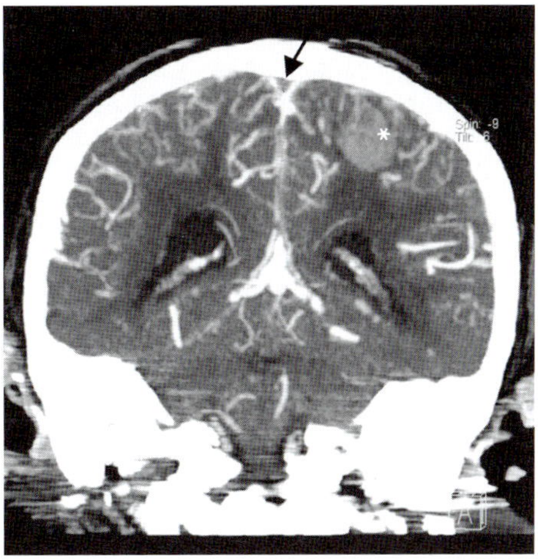

CT-Angiographie mit Darstellung der venösen Phase: Kontrastmittelaussparung durch eine Thrombose im Sinus sagittalis superior mit „empty-triangel-sign“ (→); links parietal findet sich eine atypische Blutung (*)

isointens, in der T2-Wichtung ist die Signalintensität jedoch variabel. Die MR-Angiographie zeigt ein fehlendes Flusssignal im Thrombusbereich. Etwa ab dem 5. Tag erscheint der **Thrombus in der T1- und in der T2-Wichtung hyperintens** und ist dann am besten zu erkennen. Notwendig ist jedoch eine frühzeitige Diagnosestellung! In vielen Fällen ist daher ein **erfahrener Radiologe** notwendig, der verschiedene Kernspinsequenzen inklusive einer vMRT vergleichen muss, um die Diagnose sicher stellen zu können.

Therapie: Therapeutisch ist die **Vollheparinisierung** bis zur deutlichen klinischen Besserung meist für 2 bis 3 Wochen die Methode der Wahl. **Dies gilt auch, wenn** – wie in etwa 30 % der Fälle – **eine intrazerebrale Blutung vorliegt**. Die pathophysiologische Überlegung dieser zunächst paradox anmutenden Therapieempfehlung ist, dass es sich bei den Blutungen um Diapedeseblutungen aufgrund der venösen Stase handelt, die Gefäße aber intakt sind, so dass Heparin der weiteren Thrombosierung vorbeugt, die Gefahr einer Nachblutung jedoch gering ist. Im Anschluss erfolgt eine **überlappende Behandlung mit Marcumar für 6 Monate (Ziel-INR: 2,5–3,5)**. Ist eine bleibende Gerinnungsstörung die Ursache der Sinusthrombose, muss unter Umständen eine lebenslange Antikoagulation erfolgen. Experimentelle Therapieform ist die lokale Lysebehandlung über Angiographiekatheter mit Urokinase bzw. rtPA. Bislang konnte jedoch keine Überlegenheit dieser Therapie gegenüber der Heparinisierung nachgewiesen werden.

→ Fall 35 Seite 36

Im Falle einer **septischen Sinusthrombose** muss der **Primärinfekt schnellstmöglich saniert** werden und eine Antibiotikatherapie erfolgen. Bis zum Eintreffen des Antibiogramms kann kalkuliert z. B. mit Meropenem (3 × 2 g/d) und Vancomycin (initial 2 x 1 g/d, dann entsprechend des Blutspiegels) bei nosokomialen Infektionen behandelt werden, ansonsten z. B. mit Ceftriaxon (z. B. Rocephin 1 × 2 g/d), Fosfomycin (z. B. Fosfocin 3 × 5 g/d) und Metronidazol (Clont 3 × 0,5 g). Prinzipiell muss auch bei einer septischen Sinusthrombose heparinisiert werden. Bei einer fortgeschrittenen Sepsis ist eine Heparinisierung jedoch kontraindiziert, da diese dann massive Einblutungen in innere Organe bedingen kann.

Prognose: Unter Therapie beträgt die **Letalität der aseptischen Sinusthrombose etwa 5 bis 15 %**, bei der **septischen 30 bis 80 %**. Neurologische Ausfallerscheinungen bilden sich meist gut zurück. Rezidive treten meist innerhalb eines Jahres auf, das Rezidivrisiko ist aber als gering einzustufen.

ZUSATZTHEMEN FÜR LERNGRUPPEN
- **Wichtige Gerinnungsstörungen (z. B. APC-Resistenz, Prothrombin-Dimorphismus, AT-III-Mangel, Protein-C- und Protein-S-Mangel)**
- **Gradenigo-Syndrom**
- **Symptome der Sinus-cavernosus-Thrombose**
- **Heparin-induzierte Thrombozytopenie (HIT)**

36 Critical-illness-Polyneuropathie (CIP)

36.1 Vermuten Sie die zugrunde liegende Störung im Bereich des zentralen oder des peripheren Nervensystems?

Im Bereich des **peripheren** Nervensystems; Begründung: schlaffe Paresen, schwache Muskeleigenreflexe, keine Pyramidenbahnzeichen.

36.2 Ist diese Erkrankung wahrscheinlich, und mit welchen Untersuchungen könnten Sie den Verdacht erhärten bzw. entkräften?

Das **Guillain-Barré-Syndrom** (GBS) ist in diesem Fall eine **sehr wichtige Differenzialdiagnose** (pulmonaler Infekt mit anschließender peripherer Neuropathie). Eine Abklärung sollte mittels **Lumbalpunktion** (bei GBS typisch: normale oder diskret erhöhte Zellzahl, deutlich erhöhtes Eiweiß) und **ggf. ENG** (bei GBS typisch: Verzögerung der Leitungsgeschwindigkeit bis hin zum Leitungsblock). Zum GBS s. Fall 37.

! 36.3 Welche Erkrankung dürfte vorliegen?

Critical-illness-Polyneuropathie (CIP); Begründung: CIP ist eine typische Erkrankung des beatmeten Intensivpatienten, Dispositionsfaktoren (v. a. Sepsis, längerdauernde Beatmung), Klinik (verlängertes Weaning; symmetrische, distale betonte Paresen; abgeschwächte Muskeleigenreflexe; keine Sensibilitätsstörungen)

36.4 Gibt es eine kausale Therapie dieser Erkrankung?

Nein. Die Therapie besteht in einer Fortführung der Sepsisbehandlung, sowie in Atemgymnastik und Physiotherapie.

Kommentar

Definition: Die Critical-illness-Polyneuropathie (CIP) ist eine **typische Erkrankung des beatmeten Intensivpatienten** und **eine der häufigsten Ursachen für eine verzögerte Respiratorentwöhnung** (Weaning) trotz guter kardiopulmonaler Situation und ausreichender Vigilanz des Patienten. Sie ist eine vorwiegend motorische, meist symmetrische und distal betonte Polyneuropathie. Die **Schädigung betrifft das Axon** und nicht bzw. höchstens sekundär die Myelinscheide.

Epidemiologie und Ätiopathogenese: Eine CIP tritt v. a. bei Patienten mit **Sepsis und Multiorganversagen** auf. Sepsis oder SIRS (systemic inflammatory response syndrome) gelten als Grundvoraussetzung für die Entwicklung einer CIP, in Einzelfällen entwickelt sie sich auch bei Patienten mit schwerem Schädel-Hirn-Trauma. Man geht davon aus, dass **etwa 50 % der Patienten nach 2 Wochen und etwa 90 % der Patienten nach 3 Wochen Beatmungsdauer** eine CIP entwickeln. Die Erkrankung ist nicht altersabhängig. Die Pathogenese ist weitgehend unklar, vermutet wird der Einfluss toxischer in-

→ Fall 36 Seite 37

flammatorischer Mediatoren auf das periphere Nervensystem.

Klinik: Die Ausprägung reicht **von leichten Lähmungen bis hin zur Tetraparese**. Die Muskeleigenreflexe sind meist, aber nicht immer abgeschwächt. Die verzögerte Entwöhnung vom Respirator ist durch den Mitbefall der die Atemmuskulatur versorgenden Nerven bedingt. Sensibilitätsstörungen sind selten und dann meist nur gering ausgeprägt.

Diagnostik: Die Verdachtsdiagnose kann gestellt werden, wenn ein ausreichend wacher Patient auf Schmerzreize, z. B. Kneifen, nicht mit adäquaten Abwehrbewegungen reagiert. Da es sich primär um eine axonale Schädigung handelt, findet sich bei der **neurographischen Untersuchung** eine **Amplitudenreduktion** und **keine Verzögerung der Nervenleitgeschwindigkeit**. Der umgekehrte Befund (normale Amplituden und Nervenleitgeschwindigkeit verzögert) wäre typisch für eine demyelinisierende Erkrankung (z. B. Guillain-Barré-Syndrom). In der **EMG-Untersuchung** finden sich bei der CIP in den paretischen Muskeln pathologische Spontanaktivitäten (z. B. Fibrillationen, positive scharfe Wellen) als Zeichen des axonalen Schadens.

Therapie: s. Antwort zur Frage 36.4.

Prognose: Die Prognose der CIP ist meist **gut**. Ein Patient mit CIP hat eine verlängerte Rehabilitationsphase, in der Hälfte der Fälle bleiben keine neurologischen Defizite zurück. Nur in 10 bis 15 % der Fälle finden sich schwere bleibende Ausfälle (Lähmungen).

ZUSATZTHEMEN FÜR LERNGRUPPEN
- **Critical- illness-Myopathie (CIM)**
- **Septische Enzephalopathie**
- **Weitere Polyneuropathien (z. B. bei Diabetes mellitus, Alkoholabusus)**

37 Akutes Guillain-Barré-Syndrom (GBS)

37.1 Wäre das Beschwerdebild durch einen Bandscheibenvorfall zu erklären?

Nein; Begründung: Die Lähmungen lassen sich nicht einer bestimmten Nervenwurzel segmental zuordnen, sondern gehen darüber hinaus; eine Pallhypästhesie tritt bei einem Bandscheibenvorfall in der Regel nicht auf; gegen ein Konus-/Kauda-Syndrom spricht die fehlende Blasen- und Enddarmstörung und das fehlende sensible Defizit im „Reithosenbereich“; ein sensibles Dermatom scheint am Bein nicht betroffen zu sein.

37.2 Welche weiteren Untersuchungen halten Sie für notwendig?

- Lumbalpunktion: Eiweißerhöhung? Zellzahlerhöhung?
- Elektrophysiologische Abklärung (insb. Neurographie)
- EKG: Herzrhythmusstörung? Erregungsleitungsstörung (z. B. AV-Block)?

37.3 Welche Verdachtsdiagnose haben Sie, und welche therapeutischen Möglichkeiten stehen Ihnen zur Verfügung?

- Verdachtsdiagnose: **Guillain-Barré-Syndrom** (GBS); Begründung: symmetrische distale, langsame progrediente Paresen der Beine nach einem Infekt; nur diskrete Missempfindungen in den Zehen; ziehende Schmerzen im Lumbalbereich; fehlender Achillessehnenreflex beidseits; Stand- und Gangataxie und Pallhypästhesie an den Füßen und Kniegelenken
- **Therapie:**
  - Gabe von Immunglobulinen
  - Plasmapherese.

37.4 Mit welchen typischen Komplikationen müssen Sie bei diesem Krankheitsbild im Falle einer weiteren Progression rechnen?

- Befall von Zwerchfell und Atemmuskulatur → Beatmungspflichtigkeit
- Schluckstörung → Aspirationsgefahr
- Beteiligung des autonomen Nervensystems → Herzrhythmusstörungen, totaler AV-Block, arterielle Hyper- oder Hypotonie.

37.5 Welche Überwachungsmaßnahmen ergreifen Sie, um rechtzeitig diese Komplikationen zu erkennen?

- Mehrfach tägliche Messung der Vitalkapazität (Handmessgerät): Abnahme im Verlauf?
- Mehrfaches Durchführen eines Valsalva-Manövers (z. B. Pressen lassen) unter Bestimmung der Herzfrequenz (Anstieg der Frequenz oder Frequenzstarre?)
- Beobachtung und Dokumentierung des Hustenstoßes sowie der Atemexkursionen: Abschwächung im Verlauf?

→ Fall 37 Seite 38

Definition: Beim Guillain-Barré-Syndrom (GBS) handelt es sich um eine akute entzündliche, (meist) demyelinisierende Polyradikulitis, die überwiegend motorisch und meist symmetrisch ist.

Epidemiologie: Das GBS ist in Europa die häufigste Form einer akuten, symmetrischen peripheren Lähmung. Die Inzidenz beträgt ca. 1:100 000; Männer sind etwas häufiger betroffen. Die Häufigkeit steigt mit zunehmendem Alter, ein Gipfel lässt sich zusätzlich in der 2. bis 3. Lebensdekade beobachten.

Ätiopathogenese: Die Ätiologie ist nicht eindeutig geklärt. Da in 2/3 der Fälle ein akuter – meist bronchialer oder gastrointestinaler – Infekt einige Tage vorausgeht, wird in diesen Fällen ein molekulares Mimikry mit Antigenverwandtschaft zwischen Gangliosiden und Epitopen der Erreger angenommen. Immunvermittelt kommt es dann zu einer fortschreitenden **Demyelinisierung** der Axone.

Klinik und Diagnostik: Das klinische Bild des GBS kann **vielgestaltig** sein. In etwa 70% der Fälle liegt ein typischer Verlauf vor: Die Diagnose bereitet dann keine Schwierigkeiten, wenn man eine **distal beginnende, sich nach proximal ausbreitende symmetrische Schwäche** beobachten kann. Liegen zusätzlich **abgeschwächte oder erloschene Muskeleigenreflexe** vor (*cave:* Die Muskeleigenreflexe können in den ersten Tagen der Erkrankung noch gut erhalten sein!) und stehen **sensible Symptome eher im Hintergrund**, ist der klinische Verdacht hinreichend begründet. Sehr häufig finden sich zu Beginn der Erkrankung **ziehende Schmerzen im Lendenwirbelsäulenbereich** als Ausdruck der Polyradikulitis, die manchmal wegweisend für die Diagnosestellung sein können. Das GBS kann sich innerhalb weniger Tage bis Wochen in manchen Fällen zu einer motorisch betonten, (weitgehend) symmetrischen **Tetraparese** entwickeln, die Hirnnerven können mitbeteiligt sein, v. a. **doppelseitige Fazialisparesen** sind häufig. In 25% der Fälle ist die **Atemmuskulatur** mitbetroffen, auch das autonome Nervensystem kann mitbeteiligt sein, was zu **symptomatischen Brady-** und **Tachykardien** sowie **AV-Blöcken höheren Grades** führen kann. Manchmal liegen auch **Störungen der Tiefensensibilität**, wie im Fallbeispiel, vor. Es gibt auch rein sensible Formen sowie Varianten, die nur die Hirnnerven betreffen. Eine spezielle Variante ist das sog. **Miller-Fisher-Syndrom**, welches durch die Trias Ophthalmoplegie, Ataxie und Areflexie gekennzeichnet ist.

Finden sich Befunde, die zu einem GBS passen könnten, sollten immer Zusatzuntersuchungen erfolgen. Wichtig sind die Durchführung einer **Lumbalpunktion** und eine **elektrophysiologische Abklärung**. Der Liquor zeigt eine sog. **zytalbuminäre Dissoziation**, d. h., die Zellzahl ist normal oder leicht erhöht (meist bis 10/μl) bei deutlich erhöhtem Eiweiß (bis 10 000 mg/l). In den ersten Krankheitstagen kann der Liquor noch normal sein, sodass eine **Kontrollpunktion** im Intervall erforderlich ist. Dabei ist eine mögliche Reizpleozytose bei der Beurteilung des Liquors der Kontrollpunktion zu berücksichtigen (wiederholte Lumbalpunktionen innerhalb einiger Tagen können auch zu einer erhöhten Zellzahl im Liquor führen, da jede Punktion eine geringe Zellzahlerhöhung verursachen kann). Die elektrophysiologische Diagnostik umfasst die Durchführung einer **Elektroneurographie** mit Messung der Nervenleitgeschwindigkeiten und Beurteilung der Amplituden. Hier zeigen sich – da meist die Demyelinisierung im Vordergrund steht – oft Verzögerungen der Nervenleitgeschwindigkeiten, betont an distalen und proximalen Abschnitten, manchmal lassen sich sogar Leitungsblöcke nachweisen (= Verminderung der Potenzialamplituden von 50% und mehr bei proximaler Messung an den oberen Extremitäten im Vergleich zur distalen Messung). Ein Nachweis **spezieller Antikörper** (GQ1 b bei Miller-Fisher-Syndrom) kann die Diagnostik vervollständigen. GM1-Antikörper sind eigentlich Marker der multifokal motorischen Neuropathie (MMN, s. Fall 21), beim GBS kommen sie relativ selten vor, der Titer ist dann auch sehr niedrig. Sind auch diese Befunde unklar, sollte in manchen Fällen an das Vorliegen eines spinalen Prozesses gedacht und eine Bildgebung veranlasst werden.

Therapie: Allgemeinmaßnahmen sind tägliche physiotherapeutische Behandlungen, Thrombose- und Pneumonieprophylaxe (z. B. regelmäßiges Abhusten, Vibrationsmassage des Thorax). Da insbesondere initial radikuläre Schmerzen im Vordergrund stehen können, die wiederum das Abhusten und die Durchführung physiotherapeutischer Maßnahmen behindern können, sollte eine adäquate **Schmerzbehandlung** erfolgen (NSAR, Paracetamol, Opioide; gegen neuropathische Schmerzen auch Carbamazepin oder Gabapentin). Ist der Patient bereits bettlägerig, sollte **therapeutisch heparinisiert** werden (bis zur 2-fachen PTT-Verlängerung). Bei Nachweis autonomer Störungen oder rascher Reduktion der Vitalkapazität sollte der Patient zügig auf eine Intensivstation verlegt werden. Ist die Atemmuskulatur mitbetroffen,

→ Fall 37 Seite 38

muss der Patient beatmet werden. Bei Beteiligung des autonomen Nervensystems können symptomatische Brady- und auch Tachykardien sowie AV-Blöcke höheren Grades therapeutische Interventionen notwendig machen (bis hin zum passageren Herzschrittmacher!). Beim bronchialen Absaugen kann es über eine Vagusstimulation zu einer **Reflexbradykardie** oder sogar zu einer **Asystolie** kommen. Häufig ist es notwendig, zur Aspirationsprophylaxe bei Gastroparese (Mitbeteiligung des autonomen Nervensystems!) eine **Magensonde** zu legen. Weiterhin ist die **Dekubitusprophylaxe** (Lagerung!) eine wichtige Begleitmaßnahme, da trophische Störungen der Haut leichter zu Ulzera führen können.
Als spezifische Therapie ist die Gabe von **Immunglobulinen Mittel der 1. Wahl** (0,4 g/kg KG/d i.v. an 5 aufeinanderfolgenden Tagen). Alternativ, aber etwas komplikationsträchtiger und mit größerem Aufwand durchführbar, ist eine **Plasmapheresebehandlung** über mehrere Tage möglich. Beide Behandlungsformen sind **nur bei ca. 2/3 der Patienten erfolgreich**. Nach einem mehr als 2-wöchigen Krankheitsverlauf ist die Indikation zur spezifischen Behandlung nicht mehr zu stellen. **Glukokortikoide gelten als unwirksam**, ein Therapieversuch bei ausgewählten Einzelfällen (z.B. nach erfolgloser Plasmaseparation) kann in spezialisierten Zentren unternommen werden.

Prognose: Meist ist nach 2, spätestens nach 4 Wochen ein gewisses **Plateau** der Symptomatik erreicht. Es kommt in den meisten Fällen zu einer guten Rückbildung der Paresen, in ca. 3% der Fälle liegt ein rezidivierender Verlauf vor. Besteht eine längere Progredienz, muss an das Vorliegen einer CIDP gedacht werden (s. Fall 70). Die Letalität beträgt ca. 3%. Ungünstige Prognosefaktoren sind hohes Alter, Beatmungspflichtigkeit, Vorliegen eines dominierenden axonalen Schadens und rasche Progredienz der Symptome.

ZUSATZTHEMEN FÜR LERNGRUPPEN
- **Weitere Varianten des GBS (z.B. Polyneuritis cranialis, akute motorische axonale und akute motorisch-sensorische axonale Neuropathie [AMAN bzw. AMSAN], akute Pan-Dysautonomie)**
- **Chronisch inflammatorische demyelinisierende Polyradikuloneuropathie (CIDP)**
- **Multifokal motorische Neuropathie (MMN)**

38 Proximale myotone Myopathie (PROMM)

38.1 An welche Erkrankungen denken Sie differenzialdiagnostisch?
- **Gliedergürteldystrophien:** Erhöhung der CK, Paresen der stammnahen Muskulatur, lang jähriger langsam progredienter Verlauf
- **Myotone Dystrophien:** Steifigkeit der Muskulatur, geringe Paresen nach langjährigem Verlauf, Wadenhypertrophie, Erhöhung von CK und γ-GT, Druckdolenz der Muskulatur bei manueller Kompression.

38.2 Wie können die Laborergebnisse gedeutet werden?
- Die CK ist nicht nur ein kardiales, sondern auch ein Skelettmuskelenzym → Hinweis auf Muskelschädigung
- γ-GT-Erhöhungen treten nicht nur bei (Alkohol- oder Cholestase-bedingten) Lebererkrankungen auf, sondern z.B. auch bei myotonen Dystrophien.

38.3 Welche weiteren Untersuchungen sind wichtig?
- **Labor:** CK, CK-MB (Ausschluss Myokardinfarkt), γ-GT, Aldolase, GOT, Myoglobin

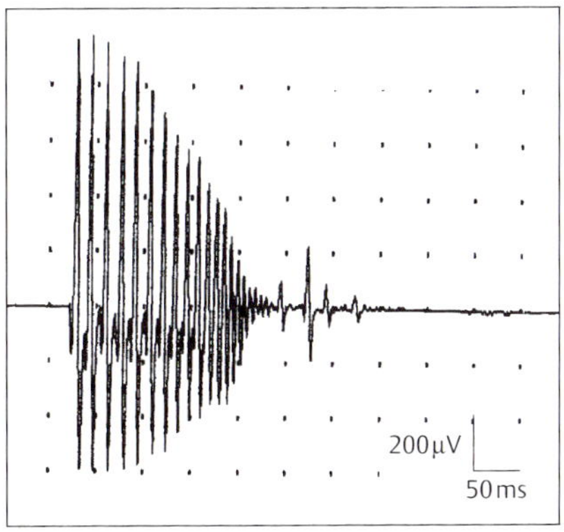

EMG: Myotone Entladungen mit abnehmender Amplitude und zunehmender Frequenz

- **EMG** der betroffenen Muskeln: Myopathie? myotone Entladungen?
- Bei nachgewiesener Myotonie: konsiliarische Abklärung (kardiale Mitbeteiligung?, Katarakt?)
- DNA-Diagnostik

→ Fall 38 Seite 39

38.4 Wofür spricht dieser apparative Befund?

- „Sturzkampfbombergeräusch“: myotone Dystrophie
- Einzelpotenzialanalyse: Potenziale klein, kurz, steil → myopatisches Muster
- Frühe Rekrutierung: Myopathie

38.5 Gibt es Therapiemöglichkeiten für diese Erkrankung?

- Keine kausale Therapie bekannt!
- Symptomatische Therapie: membranstabilisierende Substanzen (z. B. Carbamazepin, Phenytoin) können die Symptomatik verschlechtern, daher sollte lediglich bei starker Beeinträchtigung ein Therapieversuch z. B. mit Phenytoin unternommen werden.
- Physiotherapie

Kommentar

Definition und Epidemiologie: Myotone Dystrophien sind **autosomal-dominant** vererbte, progredient verlaufende Muskelerkrankungen. Es handelt sich um **Multisystemerkrankungen** mit sehr variablen muskulären und extramuskulären Symptomen. Die beiden bislang bekannten Formen, Myotone Dystrophie (Curshmann-Steinert, DM1) und Proximale myotone Myopathie (PROMM; DM2) treten mit ähnlicher Prävalenz von ca. 5/100 000 auf.

Ätiopathogenese: Ursache der PROMM ist eine verlängerte Tetranukleotidsequenz im Gen des Zinkfingerproteins 9 auf **Chromosom 3**. Die Penetranz ist sehr variabel, es besteht das Phänomen der sog. **Antizipation**, v. a. bei Vererbung durch den Vater. Darunter versteht man ein früheres Erstmanifestationsalter mit Zunahme der Schwere des Krankheitsbildes in den nachfolgenden Generationen.

Klinik: Der Beginn der PROMM liegt meist im mittleren Erwachsenenalter. Im Vordergrund stehen **proximale Paresen**, **myotone Reaktionen** (nach Ende einer Willkürinnervation hält die Muskelkontraktion noch kurz an), **Myalgien** und **Katarakt**.

Diagnostik: Klinische Tests die bei der Diagnostik einer Myotonie durchgeführt werden können, sind Faustschlussprobe und Perkussionstest. Bei der **Faustschlussprobe** schließt der Patient für 15 bis 30 Sekunden fest die Faust und öffnet sie auf „Kommando“ wieder. Bei einer Myotonie kommt es oft zu einer verzögerten Handöffnung. Beim **Perkussionstest** kommt es nach Perkussion eines Skelettmuskels (z. B. Daumenballen, Zunge) oft zu einer mehrere Sekunden anhaltenden Kontraktion des beklopften Muskels. Beide Tests sind allerdings unspezifisch und können bei Myotonie (v. a. bei der DM2) auch negativ ausfallen.
Die für eine Myopathie kennzeichnenden EMG-Befunde sind:

- In der Einzelpotenzialanalyse sehr kleine, kurze Potenziale mit hoher Anstiegssteilheit und mäßiger Polyphasie
- Bei Maximalinnervierung dichtes Innervationsmuster mit früher Rekrutierung motorischer Einheiten schon bei geringer Kraftanstrengung.

Bei den myotonen Dystrophien findet sich zusätzlich eine ungewöhnliche „Spontanaktivität“ beim Vorschieben der Nadel im entspannten Muskel mit Auftreten eines **„Sturzkampfbombergeräusches“** mit Crescendo-Decrescendo-Charakter, sogenannte myotone Serienentladungen.

Differenzialdiagnose: Die **DM1** weist meist stärkere myotone Reaktionen auf als die PROMM, im Gegensatz zur PROMM ist eher die distale Extremitäten- und meist auch die Gesichtsmuskulatur betroffen. Muskelatrophien finden sich in der Regel nur bei der DM1. Bei der DM1 finden sich klinisch eine relevante Mitbeteiligung des Herzens mit Rhythmusstörungen und oft endokrine Probleme (z. B. Diabetes mellitus, Hodenatrophie, Stirnglatze) sowie kognitive Auffälligkeiten (z. B. psychomotorische Verlangsamung, Intelligenzminderung).

Therapie: s. Antwort zur Frage 38.5. Zu beachten ist, dass Patienten mit PROMM ein erhöhtes **Narkoserisiko** haben. Myotone Erkrankungen sind ein Risikofaktor für das Auftreten einer malignen Hyperthermie; die Indikation zur Verwendung depolarisierender Muskelrelaxanzien (Auslöser!) sollte daher streng gestellt werden.

ZUSATZTHEMEN FÜR LERNGRUPPEN

- **Myotone Dystrophie Curshmann-Steinert**
- **Myotone Erkrankungen**
- **Maligne Hyperthermie**

→ Fall 38 Seite 39

39 Meningeom

39.1 Könnte es sich um eine Blutung handeln?

Nein, es kann sich nicht um eine Blutung handeln; Begründung: Nur im Kontrastmittel-CT zeigt sich eine hyperdense Raumforderung, die Hyperdensität ist jedoch durch die Kontrastmittelaufnahme bedingt. Eine Blutung würde sich dagegen bereits im Nativ-CT hyperdens und nicht wie im Fallbeispiel isodens darstellen.

39.2 Nennen Sie 4 Kontraindikationen für die Kontrastmittelgabe! Welche Maßnahmen können Sie ergreifen, um die Untersuchung, falls sie zwingend notwendig wäre, trotz Kontraindikationen durchführen zu lassen?

- **Kontrastmittelallergie:** vor der Untersuchung Gabe von Kortison, H_1- und H_2-Antagonist (z. B. Prednisolon 250 mg i. v. + je 1 Ampulle Tavegil und Zantic i. v.)
- **Hyperthyreose:** Natriumperchlorat (vor der Untersuchung z. B. Irenat 30 gtt., danach für 7 Tage Irenat 3 ×15 gtt./d)
- **Niereninsuffizienz:** genaue Risiko-Nutzen-Abwägung, im Zweifelsfall MRT; falls Kontrastmittelgabe nicht zu vermeiden: 12 h vor Kontrastmittelgabe Beginn einer Infusionstherapie mit 0,9 % NaCl-Lösung (1 ml/kg KG/h) mit ACC 1800 mg bis zur Kontrastmittelgabe (d. h. bei einem 80 kg schweren Patienten 1 × 80 × 12 = 960 ml ≈ 1 l NaCl-Lösung), nach Beendigung des CT Wiederholung der Infusionstherapie, jetzt aber nur mit ACC 600 mg (ACC ist ein Radikalfänger)
- **Dekompensierte Herzinsuffizienz:** vorher rekompensieren, z. B. durch Gabe von Schleifendiuretika, ACE-Hemmer.

39.3 Wie lautet Ihre Verdachtsdiagnose aufgrund des CT-Befundes?

Meningeom; Begründung: typischer CCT-Befund (scharf begrenzte hyperdense homogene Raumforderungen, die Kontrastmittel homogen speichert).

39.4 An welchen weiteren Erkrankungen leidet die Patientin sehr wahrscheinlich? Gibt es einen ursächlichen Zusammenhang mit dem CT-Befund?

Weitere Erkrankungen der Patientin:

- Ältere Hemiparese rechts im Rahmen des alten Hirninfarktes im letzen Jahr (anamnestische Angabe eines Hirninfarktes links mit weitgehender Rückbildung der Symptome)
- Diabetische Polyneuropathie (Pallhypästhesie, strumpfförmige Sensibilitätsstörungen beider Unterschenkel, erloschene Achillessehnenreflexe, bekannter Diabetes mellitus)
- Migräne ohne Aura (pochender halbseitiger Kopfschmerz mit Übelkeit und Verstärkung bei körperlicher Anstrengung)

Nein. Das rechtsseitige Meningeom ist als Zufallsbefund zu werten (der Kopfschmerz ist linksseitig und auch nicht typisch für ein Meningeom, die Hemiparese ist rechts und damit durch ein rechts gelegenes Meningeom nicht zu erklären).

Kommentar

Definition und Epidemiologie: Meningeome sind **häufige, meist gutartige intrakranielle und spinale Tumoren**. Im Sektionsgut finden sie sich als Zufallsbefund bei bis zu 2 % der Patienten. Mit zunehmendem Alter treten sie häufiger auf, Frauen sind öfter betroffen. Multiples Auftreten kommt in seltenen Fällen vor, v. a. beim Morbus Recklinghausen. Meningeome machen etwa 25 % aller spinalen (meist thorakal lokalisiert), und 15 % aller zerebralen Tumoren aus.

Ätiologie und Pathologie: Meningeome entstehen aus den Arachnoidalzellen der Meningen. In Analogie zu anderen Tumoren existiert ein **WHO-Grading** je nach Differenzierungsgrad (I–III). Die meisten Meningeome sind Tumoren vom Grad I. Meningeome vom Grad II werden auch als atypische Meningeome bezeichnet; sie haben eine stärker ausgeprägte Wachstums- und Rezidivneigung. Meningeome vom Grad III können – v. a. in Knochen, Leber und Lunge – metastasieren.

Lokalisation: Meningeome haben folgende Prädilektionsstellen: Großhirnkonvexität, suprasellär, Keilbeinflügel, Kleinhirnbrückenwinkel, Falx oder Tentorium. Selten sind sie intraventrikulär oder im Parenchym gelegen. Eine Sonderform ist das „Meningeom en plaque“ mit „rasenförmigem“ Wachstum in der Schädelbasis.

Klinik: Meningeome wachsen lange Zeit **asymptomatisch**. Supraselläre Tumoren können mit **Kopfschmerzen**, **epileptischen Anfällen** und/

→ Fall 39 Seite 40

oder einem **Psychosyndrom** einhergehen. Bei infrasellärer Lokalisation treten v. a. **Hirndruckzeichen** und **Hirnnervenausfälle** auf. Bei spinalem Sitz dominieren oft unspezifische Rückenschmerzen und beidseitige sensible Beschwerden bis hin zur Querschnittssymptomatik (Differenzialdiagnose: Multiple Sklerose).

Diagnostik: Im CT finden sich meist **scharf begrenzte hyperdense homogene Raumforderungen**, die in den meisten Fällen **homogen Kontrastmittel** aufnehmen. Die Hälfte der Tumoren besitzt ein **perifokales Ödem**.

Therapie: Zufällig entdeckte Meningeome ohne Symptome bleiben meist untherapiert und werden lediglich beobachtet. Symptomatische Meningeome sollten unter Berücksichtigung des **OP-Risikos** operiert werden. Kommt eine OP nicht in Frage (z. B. ungünstige Lokalisation, Multimorbidität), liegt ein Rezidiv vor oder wurde der Tumor nur unvollständig entfernt, gibt es die **Möglichkeit einer Strahlentherapie**. Weiterhin progrediente Meningeome können einer **Chemotherapie** (z. B. mit Hydroxyurea) zugeführt werden (experimentelles Verfahren). Bei größeren oder gefäßreichen Meningeomen kann eine **präoperative Embolisation** der Tumorgefäße das Operationsrisiko verringern. Das „Meningeom en plaque" ist inoperabel.

Prognose: Die Prognose ist abhängig vom Sitz der Meningeome, von der Möglichkeit der vollständigen Operabilität und vom Differenzierungsgrad. Die 10-Jahres-Überlebensrate von Meningeomen Grad I liegt im Durchschnitt bei über 90%.

ZUSATZTHEMEN FÜR LERNGRUPPEN
- **ZNS-Lymphom**
- **Weitere zerebrale Tumoren (z. B. Glioblastom, Medulloblastom)**
- **Klinische Zeichen zerebraler Raumforderungen**

40 Sulcus-ulnaris-Syndrom

40.1 Nennen Sie 3 mögliche Diagnosen, die in Frage kommen! Welche Diagnose erscheint Ihnen zunächst am plausibelsten?

Die beschriebenen Symptome:
- sensible Störungen im Bereich des Hypothenars und der Finger IV und V,
- Paresen der Hypothenarmuskulatur (M. abductor digiti minimi, M. opponens digiti minimi),
- Einschränkung der Fingerspreizung (M. interossei),
- Einschränkung der Adduktion des Daumens (M. adductor pollicis)

können auf eine Ulnarisläsion, C8-Wurzelläsion oder Läsion des unteren Armplexus hinweisen.
Verdachtsdiagnose: Ulnarisläsion; am wahrscheinlichsten im Bereich des Sulcus ulnaris am Ellenbogen (**Sulcus-ulnaris-Syndrom**, SUS); Begründung: Alle genannten Muskeln werden vom N. ulnaris versorgt; SUS ist am häufigsten; Anamnese (Aufstützen bei der Arbeit auf Ellenbogen → Druckschaden), Klinik (Schmerzen am Ellenbogen).

40.2 Welche klinischen Untersuchungen können Sie noch durchführen? Welche Befunde sind typisch für Ihre Verdachtsdiagnose?

- Luxierbarkeit des N. ulnaris am Ellenbogen bei gebeugtem Arm
- Signe de Jeanne: Hyperextension des Daumens im Grundgelenk durch Schwäche des M. flexor pollicis brevis möglich
- Froment-Zeichen: (Untersucher zieht ein vom Patienten zwischen Daumen und Zeigefinger festgehaltenes Blatt weg; aufgrund der Schwäche des M. adductor pollicis kommt es zur kompensatorischen Beugung des Daumenendgliedes durch den vom N. medianus versorgten M. flexor pollicis longus)

40.3 Wie grenzen Sie Ihre Differenzialdiagnosen voneinander ab?

- Versorgung aller paretischen Muskeln über N. ulnaris und Wurzel C8; bei Wurzelläsion C8 müssten jedoch auch Muskeln betroffen sein, die nicht über den N. ulnaris, sondern über andere Armnerven aus C8 versorgt werden (z. B. N. medianus → M. opponens pollicis, M. abductor pollicis). Lt. Fallbeispiel ist dies jedoch nicht der Fall.
- Bei einer unteren Armplexuslähmung sollten ebenfalls noch weitere Muskeln betroffen sein, die nicht vom N. ulnaris versorgt werden, z. B. Mm. extensores carpi radialis, Mm. extensores digitorum et pollicis, Mm. lumbricales I und II sowie die vom N. medianus versorgte Thenarmuskulatur. Dies ist lt. Fallbeispiel nicht der Fall.
- ENG: mittels fraktionierter Messung über dem Sulcus ulnaris lässt sich im positiven Fall

→ Fall 40 Seite 41

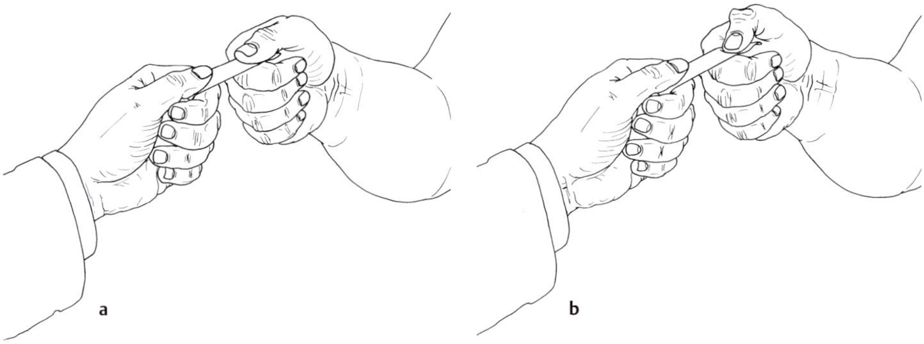

Froment-Zeichen (a – normal, b – pathologisch)

eine Reduktion der motorischen Nervenleitgeschwindigkeit von mindestens 10 m/s in Höhe des Ellenbogens im Vergleich zum Unterarm nachweisen. Auch die Amplitude des motorischen Potenzials ist bei Stimulation über dem Ellenbogen im Vergleich zur Stimulation am Unterarm oft reduziert.

- EMG: evtl. pathologische Spontanaktivität, Zeichen eines chronischen neurogenen Umbaus (Zunahme der Amplituden und der Dauer der Potenziale); Prozesse, die über eine Läsion des N. ulnaris hinausgehen, weisen entsprechende EMG-Veränderungen in anderen Muskeln auf (z. B. bei C8-Wurzelläsion im M. opponens pollicis, bei C7-Wurzelläsion/N.-radialis-Läsion im M. triceps brachii).

40.4 Wie wird dieser Befund bezeichnet?

Krallenhand. Zu sehen ist ein Residualzustand, wie er heute kaum noch vorkommt (evtl. als Unfallfolge oder bei sehr indolenten Patienten). Bei diesem Befund sind auch die Fingergrundgelenke IV und V hyperextendiert, die mittleren Interphalangealgelenke IV und V gebeugt.

Kommentar

Definition: Das Sulcus-ulnaris-Syndrom (SUS) ist nach dem Karpaltunnelsyndrom die häufigste Mononeuropathie. Durch Läsion des N. ulnaris im Bereich des **Epicondylus humeri medialis** kommt es zu sensiblen und motorischen Ausfällen im Bereich des vom N. ulnaris versorgten Gebietes.

Anatomie: Der N. ulnaris erhält über den Fasciculus medialis Fasern aus den Segmenten **C8 und Th1**. Am Oberarm verläuft er bis zur Mitte im Sulcus bicipitalis medialis und erreicht dann den auf der Dorsalseite des Armes gelegenen Sulcus ulnaris am Epicondylus humeri medialis. Hier ist der Nerv relativ exponiert („Musikantenknochen"), wird jedoch durch verschiedene Sehnen und Faszien geschützt. Kurz nach dem Ellenbogen gelangt der Nerv wieder auf die Beugeseite und versorgt an Unterarm und Hand alle ulnaren Flexoren, alle Muskeln des Hypothenars, einige Muskeln des Thenars und die kleinen Handmuskeln (Mm. lumbricales III und IV, alle Mm. interossei) sowie die Haut an der Ulnarseite der Hand und der ulnaren Finger

Ätiologie: Die Schädigung des N. ulnaris im Sulcus ulnaris kann durch **Druckeinwirkung** von außen (z. B. Aufstützen, Bettlägerigkeit, Narkose), **idiopathisch** und durch knöcherne Veränderungen im Kubitalkanal (z. B. Arthrosen, Frakturen, rheumatoide Arthritis) oder häufige Beuge- und Streckbewegungen im Ellenbogengelenk erfolgen.

Klinik: Typisch sind Sensibilitätsstörungen und Par- und Dysästhesien im Bereich des Hypothenars sowie der Finger IV und V. Typisch für eine Ulnarisschädigung ist der sog. „geteilte IV. Finger", d. h. die Sensibilitätsstörung ist volar scharf auf die ulnare Seite des 4. Fingers beschränkt (vgl. Abb.). Außerdem kann ein **Druckschmerz am Epicondylus medialis mit Luxierbarkeit des Nerven im Sulcus** vorliegen. Erst in späteren Stadien kommt es zu manifesten Paresen der vom N. ulnaris innervierten Muskeln (s. Anatomie).

Diagnostik: s. Antworten zu Fragen 40.2 und 40.3.

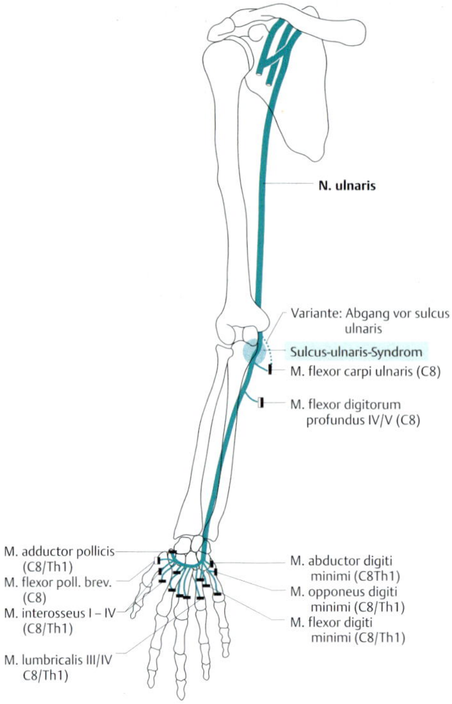

Motorische Versorgungsgebiete des N. ulnaris (□: auch N. medianus)

Differenzialdiagnosen: s. Antwort zur Frage 40.1.

Therapie und Prognose: Auslösende Bewegungen sollten vermieden werden. Das betroffene Ellenbogengelenk sollte geschont werden, ggf. muss bis zu 3 Monate nachts eine Ruhigstellung in einer Schiene zur Verhinderung einer

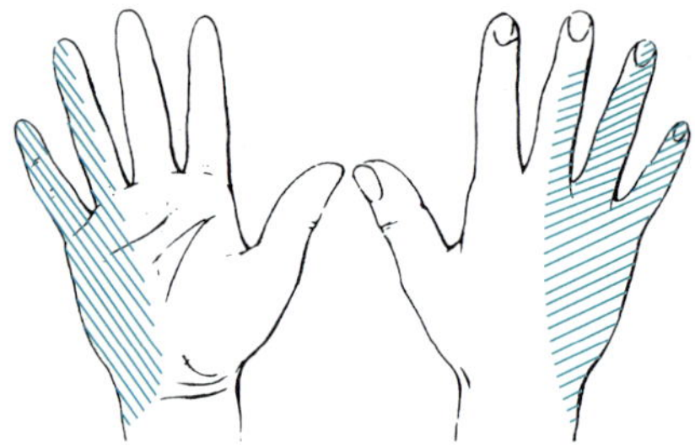

Sensible Versorgungsgebiete des N. ulnaris

Beugung im Ellenbogengelenk erfolgen. Bei Druckeinwirkung von außen ist eine **Polsterung** sinnvoll. Bei therapieresistenten Fällen bzw. beim Vorliegen von Paresen muss eine **operative** Revision erfolgen (z. B. Aponeurosenspaltung des Kubitaltunnels, Verlagerung des N. ulnaris aus dem knöchernen Kanal in die umgebende Muskulatur, Neurolyse bei starken Verwachsungen, evtl. sogar Humerusumstellungsosteotomie bei ausgeprägten knöchernen Veränderungen). In den letzten Jahren hat sich die mediale Epikondylektomie als gut geeignetes Verfahren herausgestellt. Die schlechtesten Ergebnisse sind bei der Verlagerung des Nerven in die Muskulatur oder subkutan zu beobachten. Die Prognose des SUS ist bei fachgerechter Behandlung prinzipiell als gut einzustufen.

ZUSATZTHEMEN FÜR LERNGRUPPEN

- **Anatomie der Hand und des Armes**
- **Ulnarisläsionen (Weitere Schädigungsorte und deren Symptome)**
- **Läsionen weiterer peripherer Nerven des Arms (z. B. N. medianus, N. radialis)**

41 Pseudotumor cerebri

41.1 Was versteht man unter einer Stauungspapille? Welche Ursachen können zu Stauungspapillen führen?

- **Stauungspapille:** Schwellung und Vorwölbung der Sehnervenpapille durch Stauung der Lymphflüssigkeit im Sehnerven oder bei erhöhtem Liquordruck, wenn Liquor in die Sehnervscheiden gedrückt wird; Hinweis auf erhöhten intrazerebralen Druck
- **Ätiologie:**
  - Einseitige Stauungspapille: supratentorielle gleichseitige Raumforderung
  - Beidseitige Stauungspapillen: global erhöhter Hirndruck; Drucksteigerung im Liquorsystem entweder durch Raumforderung, Störung der Liquorzirkulation oder Missverhältnis zwischen Liquorproduktion und -resorption.

41.2 Stellen Sie eine Verdachtsdiagnose!

Pseudotumor cerebri (benigner intrakranieller Hypertonus); Begründung: typische Klinik mit pulsierenden Kopfschmerzen, passageren Sehstörungen, beidseitige Stauungspapillen, im CCT ist keine Raumforderung nachweisbar, Risikofaktoren (Übergewicht, Geschlecht).

→ Fall 41 Seite 42

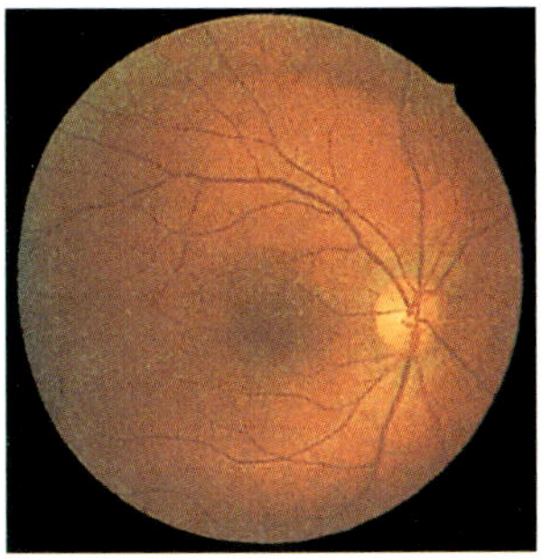

Normaler Augenhintergrund

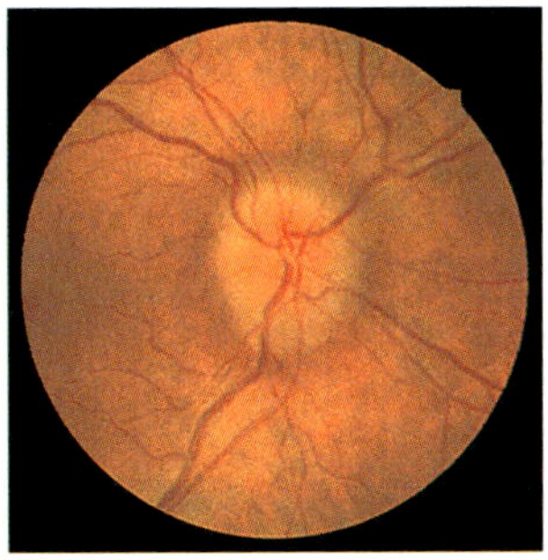

Stauungspapille

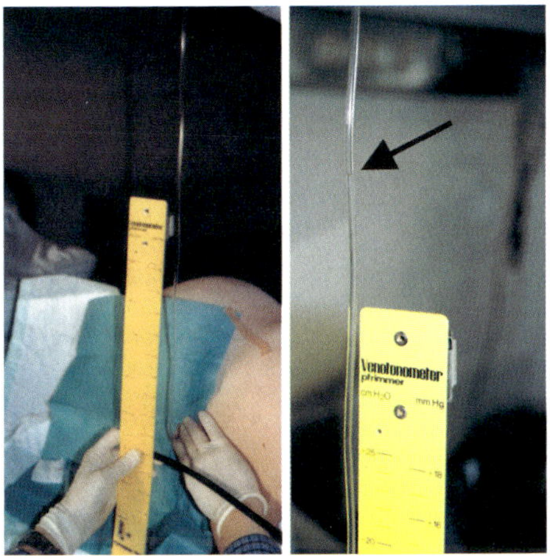

a b

Prinzip der Liquordruckmessung: Am liegenden Patienten wird ein Steigrohr auf die eingebrachte Spinalkanüle aufgesetzt (a). Der Liquordruck wird dann in cm H_2O abgelesen (b), ist aber in diesem Fall so massiv erhöht, das die angebrachte Skala nicht ausreicht (Pfeil bei ca. 35 cmH_2O)

41.3 Wie bestätigen Sie diese Verdachtsdiagnose?

Lumbale Liquoröffnungsdruckmessung in Seitenlage:

- Normal: < 20 cmH_2O
- Grenzwertig: 20–25 cmH_2O
- Pathologisch: > 25 cmH_2O.

41.4 Welche Differenzialdiagnosen sind bei diesem Syndrom auszuschließen?

- Sinusthrombose: wichtigste und gefährlichste Differenzialdiagnose; Ausschluss mittels MRT, MR-Angiographie oder anderen angiographischen Verfahren
- Andere Erkrankungen, die ein Missverhältnis zwischen Liquorproduktion und -resorption bedingen können, z. B. Plexuspapillom, Liquorzirkulationsstörung: Ausschluss durch Bildgebung
- Zerebrale Raumforderungen: Ausschluss durch Bildgebung.

Kommentar

Definition: Der Pseudotumor cerebri ist als eine Erhöhung des intrakraniellen Drucks definiert, bei dem **keine Zeichen einer intrakraniellen Raumforderung oder eines Liquoraufstaus** (Hydrozephalus) vorliegen.

Epidemiologie: Frauen sind weitaus häufiger als Männer betroffen (8:1). Die Inzidenz liegt bei 1:100 000/Jahr in der Gesamtbevölkerung, ist jedoch bei jungen, übergewichtigen Frauen deutlich höher (20:100 000).

Ätiologie und Pathophysiologie: Die Ursache der Erkrankung ist im Detail ungeklärt. Vermutlich handelt es sich nicht um eine Krankheitsentität, sondern um ein Syndrom unterschiedlicher Ätiologie. Postuliert wird in erster Linie eine Liquorabflussstörung, z. B. durch einen erhöhten venösen Druck und Rückstau bei stark adipösen Patienten, oder eine Liquorzirkulationsstörung, die sich z. B. sekundär nach (klinisch stummer) Sinusthrombose entwickeln kann. Übergewicht stellt den wesentlichen Manifestationsfaktor der Erkrankung dar. Eventuell kann sich ein Pseudotumor auch in Folge verschiedener Grunderkrankungen (z. B. endokrinologischer, hämatologischer und metabolischer Störungen) entwickeln. Die pathophysiologische Bedeutung der genannten Störungen ist im Detail jedoch umstritten.

→ Fall 41 Seite 42

Klinik: Leitsymptome sind **fluktuierende Kopfschmerzen** und **Sehstörungen**, die meist als „Verschwommensehen", Photopsien oder intermittierende Doppelbilder angegeben werden. Typisch ist das Vorliegen **beidseitiger Stauungspapillen**. Zusätzlich können Tinnitus, Augenmuskelparesen (v. a. des N. abducens) und Einengung des Gesichtfelds auftreten. Bei länger anhaltendem erhöhtem Druck ist eine bleibende Schädigung des Sehnervens mit konsekutiver Visusminderung möglich.

(Differenzial-)Diagnostik: Die Trias Kopfschmerz, passagere Sehstörung und Stauungspapillen lenken den Verdacht auf einen erhöhten Hirndruck, der mittels lumbaler Liquordruckmessung bestimmt wird (s. Antwort zur Frage 41.3). In jedem Fall sind durch eine **Bildgebung** (CCT, MRT) intrazerebrale Raumforderungen, eine Liquorabflussstörung (Hydrozephalus) und eine Sinusthrombose auszuschließen. Liegen keine erkennbaren Ursachen für den erhöhten Liquordruck vor, handelt es sich per definitionem um einen „Pseudotumor cerebri". Mögliche Manifestationsfaktoren der Erkrankung sollten aber weiter abgeklärt werden: endokrinologische (z. B. Hypothyreose, Hypoparathyreoidismus), metabolische (z. B. Hypervitaminosen der Vitamine A und D) sowie hämatologische Störungen (z. B. Anämie).

Therapie: Bei anhaltend erhöhtem Liquordruck droht eine dauerhafte Schädigung der Sehnerven, daher ist das Ausmaß der Therapie v. a. vom Ausmaß der Sehstörungen abhängig. Eine Gewichtreduktion (Normalisierung des BMI) ist immer indiziert! Bei Visusreduktion kann der Liquordruck durch, evtl. auch wiederholte Lumbalpunktionen mit Ablassen von ca. 20 bis 50 ml Liquor schnell gesenkt werden. Falls Gewichtreduktion und wiederholte Lumbalpunktionen nicht erfolgreich waren, kann Azetazolamid (1 g/d) zur Hemmung der Liquorproduktion gegeben werden. Falls auch unter dieser Therapie die Visusverschlechterung progredient ist, sollte eine operative Druckentlastung mittels Fensterung der Sehnervenscheiden oder Anlage eines lumboperitonealen Shunts erfolgen. Die Behandlung der Kopfschmerzen erfolgt symptomatisch (z. B. mit Paracetamol oder Ibuprofen bei Bedarf).

ZUSATZTHEMEN FÜR LERNGRUPPEN
- **Durchführung einer Lumbalpunktion**
- **Normaler Liquorbefund**
- **Andere Ursachen einer Liquorabflussstörung, Hydrocephalus occlusus**

42 Spätkomplikationen der Morbus-Parkinson-Therapie

42.1 Stellen Sie eine Verdachtsdiagnose!

„on-off"-Fluktuationen und „peak-dose"-Dyskinesien nach langjähriger L-Dopa-Behandlung eines Morbus Parkinson; Begründung: Wechsel von choreatiformen Hyperkinesien und Akinese, Anamnese (langjähriger Morbus Parkinson, L-Dopa-Einnahme in hohen Dosen).

42.2 Wodurch ist dieses Syndrom bedingt, und wie kann es am besten behandelt werden?

- **Ätiologie:** dopamininduzierte Umbauvorgänge an dopaminergen Synapsen im Striatum, fortschreitende Degeneration dopaminerger Neurone
- **Therapie:** ist abhängig vom zeitlichen Bezug der auftretenden Symptomatik zur Medikamenteneinnahme s. Kommentar.

42.3 Nennen Sie weitere Komplikationen, die im Verlauf einer langjährigen Parkinson-Erkrankung auftreten können!

- Vegetative Störungen (z. B. Obstipation, Dranginkontinenz, Impotenz)
- Orthostatische Dysregulation
- Depressionen (bis zu 30%)
- Medikamenteninduzierte Psychosen
- Schmerzhafte Dyskinesien und Dystonien
- Kognitive Störungen, meist Störungen der Frontalhirnfunktionen.

42.4 Bestehen Möglichkeiten, das Auftreten der in diesem Fall genannten Komplikationen zu verhindern?

- Eine Therapie, die Wirkungsfluktuationen („on-off"-Fluktuationen) sicher verhindert, existiert nicht; „on-off"-Fluktuationen entstehen nach langjähriger L-Dopa-Gabe; Therapieansatz:
  - Patienten <60 Jahre erhalten primär L-Dopa-Agonisten; L-Dopa-Gabe so lange wie möglich herauszögern
  - L-Dopa-Gabe erforderlich: Kombinationstherapie L-Dopa + Dopaminagonist (um L-Dopa-Dosis so gering wie möglich zu halten), L-Dopa-Retardpräparate (gleichmäßigerer Wirkspiegel)

→ Fall 42 Seite 43

- Evtl. Hinauszögern der Komplikationen durch Gabe potenziell „neuroprotektiv" wirkender Medikamente wie Selegilin oder Dopaminagonisten (Wirksamkeit umstritten)

- Therapieansatz bei „peak-dose"-Dyskinesien: Vermeiden hoher Dopaminspitzenspiegel (s. Kommentar).

Kommentar

Pathogenese: **Wirkungsfluktuationen** unter L-Dopa-Therapie sind typische Komplikationen in der Langzeitbehandlung von Parkinson-Patienten mit L-Dopa. Der genaue Pathomechanismus ist unbekannt. Man nimmt an, dass es aufgrund der kurzen Halbwertszeit von L-Dopa und der damit verbundenen Notwendigkeit einer häufigen Medikamenteneinnahme zu einer unphysiologischen „phasischen" Stimulation der Neurone im Striatum kommt, was sekundär zu Änderungen auf Rezeptorebene führt.
In der Pathogenese der **Dyskinesien** scheint die fortschreitende Degeneration der dopaminergen Neurone mit einer damit verbundenen reduzierten Speicherkapazität des endogenen und exogen zugeführten Dopamins eine Rolle zu spielen, da es hierdurch zu einer zu raschen Anflutung von Dopamin kommt.

Klinik und Therapie: Es existieren 2 Formen von Wirkungsfluktuationen: die „wearing-off"- oder „end-of-dose"-Akinesien und die „on-off"-Fluktuationen oder „Yo-Yo-ing".
Die **„wearing-off-" oder „end-of-dose"-Akinesien** kommen häufiger vor und treten bei den meisten Patienten im Verlauf der Erkrankung in mehr oder weniger ausgeprägter Form auf. Es handelt sich hierbei um ein Nachlassen der Medikamentenwirkung im zeitlichen Bezug zur Medikamenteneinnahme. Meist 4 bis 6 Stunden nach der letzten Medikamenteneinnahme kommt es zur Akinesie, häufig nachts oder am Morgen vor der nächsten Medikamenteneinnahme. Therapeutisch kann versucht werden, die L-Dopa-Dosis auf häufigere Einzelgaben zu verteilen oder Retardpräparate, v. a. bei nächtlichen Akinesien, einzusetzen. Sinnvoll ist auch eine Kombinationstherapie mit lang wirksamen Dopaminagonisten und/oder COMT-Hemmern.
„on-off"-Fluktuationen oder „Yo-Yo-ing" treten meist erst im Langzeitverlauf nach hohen L-Dopa-Dosen auf. Zustände der Beweglichkeit („on") wechseln sich mit Phasen ausgeprägter Parkinson-Symptomatik („off") ab. Das Auftreten ist zeitlich nicht vorhersehbar, eine zeitliche Korrelation zur Medikamenteneinnahme besteht nicht. Damit ist die Symptomatik auch durch eine „Feinjustierung" der Zeitpunkte der Medikamenteneinnahme nicht zu beeinflussen. Die Behandlung ist wesentlich komplizierter und teilweise konträr zu der der „end-of-dose"-Akinesien. Die Gabe von L-Dopa-Retardpräparaten und die Aufteilung der L-Dopa-Dosis in kleine Einzeldosen sind hierbei eher kontraproduktiv, da zu niedrige, subtherapeutische L-Dopa-Wirkspiegel die Wirkungsfluktuationen sogar verstärken können. Stattdessen sollte versucht werden, L-Dopa durch Dopaminagonisten zu ersetzen, die notwendige restliche L-Dopa-Menge in wenigen, nicht zu niedrigen Einzeldosen zu geben (evtl. zusätzlich COMT-Hemmer). Die Schwierigkeit besteht darin, dass eine Erhöhung der Medikation zu einer Verstärkung der „on"-Phasen führt, eine Verringerung dagegen die „off"-Phasen verstärkt, so dass die Therapie eine stete Gratwanderung ist. Führen konventionelle Strategien nicht zum Erfolg, bleiben als Ultima ratio die kontinuierliche Zufuhr dopaminerger Substanzen über Pumpensysteme, z. B. Apomorphin (über ein subcutan implantiertes Pumpsystem) oder Duodopa (über eine PEG und Jejunalsonde, welche eine gleichmäßige Resorption gewährleistet). Auch operative Verfahren (stereotaktische Implantation eines Stimulators im Bereich des Thalamus oder Pallidotomie) werden angewendet. Diese Verfahren sind sehr wirksam, aber aufwändig, kostenintensiv und stellen besondere Anforderungen an die Logistik und an die Compliance des Patienten.
L-Dopa-induzierte Dyskinesien können im zeitlichen Verlauf zur Medikamenteneinnnahme („peak-dose"-Dyskinesien) oder unabhängig davon auftreten und äußern sich meist als choreatiforme Bewegungen. Therapeutisch sollten hier die L-Dopa-Spitzenspiegel durch Reduktion der Einzeldosis begrenzt werden. Auch eine Medikamentenumstellung auf eine Kombinationstherapie (s. o.) ist möglich. Häufig zu beobachten ist (wie im Fallbeispiel), dass Dyskinesien in „on"-Phasen von den betroffenen Patienten – im Gegensatz zur Umgebung – nicht als störend empfunden werden, da der Patient die hier kurzfristig vorhandene „gute" Beweglichkeit positiv empfindet. Die therapeutisch notwendige Medikamentenbegrenzung kann dann auch an der fehlenden Compliance des Patienten scheitern.

Diagnostik: Anhand von Anamnese (**Morbus Parkinson und L-Dopa-Einnahme**) und **klinischem Bild** lässt sich die Diagnose stellen.

→ Fall 42 Seite 43

Differenzialdiagnosen: Andere Ursachen hyperkinetischer Bewegungsstörungen, Chorea Huntington, Enzephalitis.

Prognose: Die Prognose ist eher ungünstig. Therapieresistente Wirkungsfluktuationen führen häufig zu Pflegebedürftigkeit, daher sollte ein besonderes Augenmerk auf eine evtl. prophylaktisch wirksame Medikation vor dem Auftreten dieser Komplikationen gelegt werden (s. Antwort zur Frage 42.4).

ZUSATZTHEMEN FÜR LERNGRUPPEN

- **Behandlung weiterer Spätkomplikationen (Depression, L-Dopa-Psychosen, akinetische Krise)**
- **Antiparkinson-Medikamente (Medikamentengruppen, Wirkmechanismus)**
- **Indikationen und Technik der Tiefenhirnstimulation**

43 L4-Syndrom bei lumbalem Bandscheibenvorfall

43.1 Stellen Sie eine Verdachtsdiagnose!

- **L4-Syndrom**; Begründung: Klinik (bandförmige Sensibilitätsstörung an der Oberschenkelaußenseite bis zur Innenseite des proximalen Unterschenkels, Patellarsehnenreflex links nicht auslösbar, Einbeinstand links unsicher, Kniestreckung eingeschränkt)
- **bei Bandscheibenvorfall**; Begründung: häufigste Ursache für L4-Syndrom; Anamnese (über lange Zeit rezidivierende Rückenschmerzen, akutes Auftreten der Symptomatik beim Heben), Klinik (akute Lumboischialgie, Schonhaltung).

43.2 Nennen Sie Leitsymptome der radikulären Syndrome an den unteren Extremitäten!

Siehe Abb. auf Seite 187.

43.3 Welche periphere Nervenläsion käme differenzialdiagnostisch in Frage? Wie würde sich diese klinisch unterscheiden?

Differenzialdiagnose: **Läsion des N. femoralis** (z.B. durch Prozess im Bereich der Leiste, bei akuter diabetischen Mononeuritis)

- Gemeinsamkeiten mit L4-Syndrom: abgeschwächter oder ausgefallener Patellarsehnenreflex, Paresen der Hüftbeugung und Kniestreckung
- Unterschiede zum L4-Syndrom: meist gleich stark ausgeprägte Parese der Hüftbeugung und Kniestreckung (L4: v.a. Kniestreckung), Muskeln der Adduktorengruppe nicht betroffen, sensibles Defizit Oberschenkelvorderseite bis Leistenregion + medialer Unterschenkels (N. saphenus ist sensibler Endast des N. femoralis), Schmerzen eher im Bereich der Leiste, weniger im Bereich der Lendenwirbelsäule, (pathologische Femoralis-Neurographie).

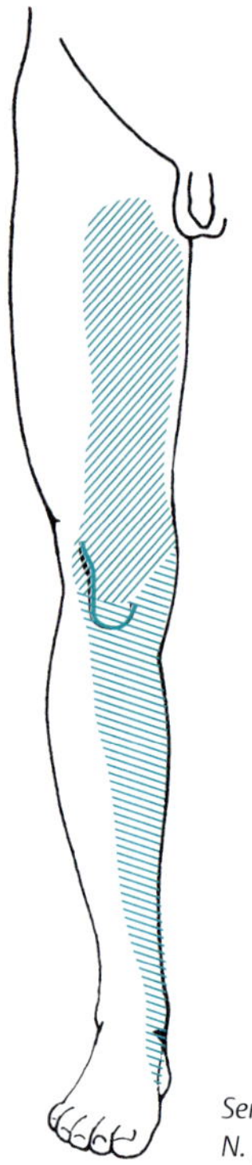

Sensibles Versorgungsgebiet des N. femoralis

43.4 In welcher Etage ist dieser wahrscheinlich? Was müssen Sie bei der Diagnostik berücksichtigen?

- Bandscheibenvorfall wahrscheinlich in Etage LWK 3/4; Begründung: es liegt ein L4-Syndrom vor (im Bereich der Lendenwirbelsäule verlassen die Nervenwurzeln den Spinalkanal unterhalb des entsprechenden Wirbelkörpers; *cave:* im Bereich der Halswirbelsäule gehen die Nervenwurzeln oberhalb des entsprechenden Wirbelkörpers ab; dies liegt an der Zähl-

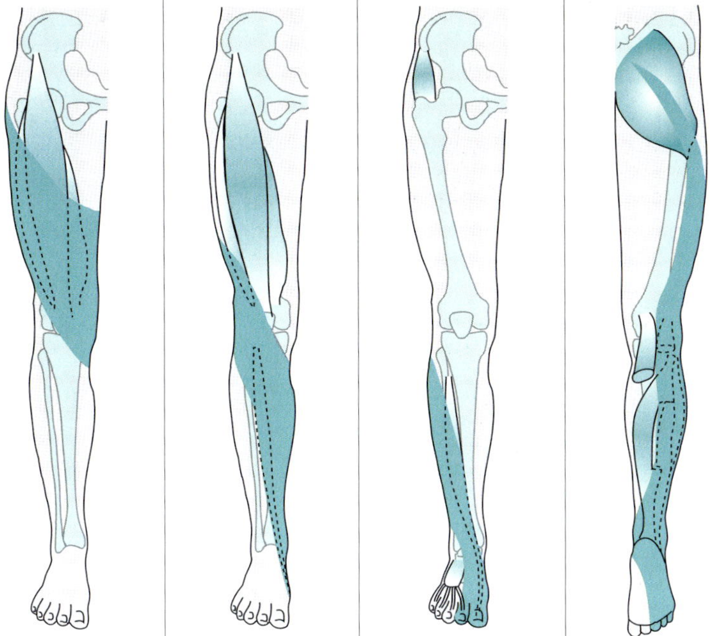

	L3	L4	L5	S1
Schmerz/Sensibilität	Oberschenkelvorderseite, etwa vom Trochanter schräg abwärts zur Knieinnenseite	laterodorsaler Oberschenkel, Streckseite des Knies → Vorderinnenseite des Unterschenkels	Dorsalseite, Oberschenkel, Außenseite des Knies, vorderer lateraler Unterschenkel, Fußrücken → Großzehe	Außenrückseite des Ober- und Unterschenkels, Ferse → Fußaußenrand
Kennmuskeln	M. quadriceps femoris, M. iliopsoas (Adduktoren)	M. quadriceps femoris (Adduktoren)	M. extensor hallucis longus, M. tibialis anterior, M. glutaeus medius	M. triceps surae, Mm. peronaei, Oberschenkelbeuger, M. glutaeus maximus
Paresen	Hüftbeugung, Oberschenkeladduktion	Kniestreckung, geringe Hüftbeugung	Fußhebung, Inversion, Großzehenhebung Hüftabduktion	Fußsenkung, Zehenbeugung, Hüftstreckung
Reflexe	Quadrizepsreflex (PSR) (Adduktorenreflex)	Quadrizepsreflex (PSR) (Adduktorenreflex)	Tibialis-posterior-Reflex (nur Seitendifferenz verwertbar)	Triceps-surae-Reflex (ASR)
Differenzialdiagnosen	Femoralislähmung (Sensibilitätsstörung auch an Unterschenkelinnenseite, Adduktorenreflex intakt) Meralgia paraesthetica (PSR intakt)	Femoralislähmung (Adduktorenreflex intakt, keine Tibialis-anterior-Parese)	Peronäuslähmung (Tibialis-posterior-Reflex und M. glutaeus medius intakt	Ischiadikusparese (Hyphidrosis der Fußsohle, M. glutaeus maximus intakt

Leitsymptome der radikulären Syndrome an der unteren Extremität

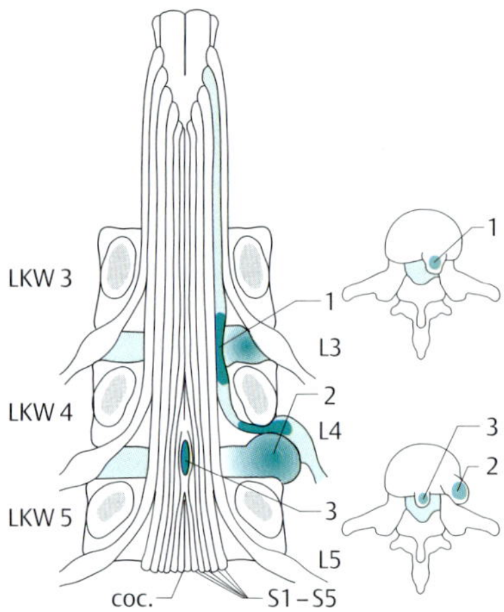

Beziehung der lumbalen Bandscheiben zu den austretenden Nervenwurzeln (1 = mediolateraler Prolaps, 2 = lateraler Prolaps, 3 = medialer Prolaps)

weise von Wirbelkörpern und -wurzeln im Halswirbelsäulenbereich → 7 Halswirbelkörper, aber 8 Nervenwurzeln C1–C8)
- Diagnostik: Bildgebung sollte immer das Segment ober- und unterhalb der vermuteten Läsionshöhe miterfassen, da ein sehr weit medial gelegener Vorfall im Bereich der Lendenwirbelsäule auch Nervenwurzeln darunter gelegener Segmente, ein sehr weit lateral gelegener Vorfall auch die ein Segment darüber abgehende Wurzel schädigen kann.

43.5 Befunden Sie das MRT! Würden Sie in diesem konkreten Fall zur OP raten? Nennen Sie OP-Indikationen bei Bandscheibenvorfall!

- **MRT-Befund:**
  - Saggitale Übersicht: Bandscheibenvorfall in L3/L4
  - Axiale Sequenz: Kompression der abgehenden Nervenwurzel L4 durch mediolateral links gelegenen Bandscheibenvorfall
- Nein, eine OP-Indikation ist in diesem Fall zunächst nicht gegeben, da die OP-Indikationen nicht erfüllt sind. Zunächst ist ein konservatives Vorgehen indiziert (s. Kommentar).
- **OP-Indikationen:**
  - Absolut: Konus-Kauda-Syndrom (s. Fall 55), deutliche Paresen, Zeichen der Myelopathie
  - Relativ: sequestrierter Bandscheibenvorfall, Versagen der konservativen Therapie (z. B. Fortbestehen der Schmerzen).

Kommentar

Ätiologie: Bandscheibenvorfälle sind die mit Abstand häufigste Ursache eines radikulären Syndroms. Am häufigsten sind im Bereich der unteren Extremitäten die Wurzeln L5 und S1 betroffen, an den oberen Extremitäten die Wurzeln C7 und C8. Durch degenerative Veränderungen im Bereich der Bandscheibe kommt es zunächst zur Vorwölbung der Bandscheibe bei intaktem Anulus fibrosus (**Bandscheibenprotrusion**), ein **Bandscheibenvorfall** liegt bei Austritt des Nucleus pulposus durch den perforierten Anulus fibrosus vor. Bei Absprengung von Teilen des Bandscheibenmaterials spricht man von einer „Sequestrierung", die in der Regel operativ entfernt werden muss.
Chronisch-degenerative Wirbelsäulenschäden und Bandscheibenvorfälle sind in den Industrieländern die am häufigsten zur Frühberentung führenden Krankheitsbilder.

Klinik: Leitsymptom des lumbalen Bandscheibenvorfalls ist der **lumbale Schmerz** (Lumbalgie, Lumbago). Auslösend sind oft ungewohnte Bewegungen. Eine Schmerzverstärkung erfolgt typischerweise beim Pressen oder Stuhlgang. Oft finden sich eine **Schonhaltung** sowie ein lumbaler, paravertebraler Druckschmerz. Bei Irritation der abgehenden Nervenwurzeln kommt es zur Schmerzausstrahlung („Hexenschuss", „Ischias", Lumboischialgie) bzw. Sensibilitätsstörungen im Dermatom (lumbales Wurzelsyndrom), je nach Ausmaß und Lage des Vorfalls auch zu Paresen. Zur typischen Klinik der Wurzelsyndrome s. Antwort zu Frage 43.2.

Diagnostik: Anhand der Schmerzprojektion, evtl. vorhandener Paresen und Reflexausfälle sowie aus der Verteilung der Sensibilitätsstörungen kann auf die geschädigte Wurzel geschlossen werden. Als Zeichen einer Wurzelirritation ist das Zeichen nach Lasegue (Beugung des gestreckten Beines in der Hüfte in Rückenlage; positiv v. a. bei Wurzelirritation L5/S1) oder das „umgekehrte Lasegue-Zeichen" (Hüftüberstreckung in Bauchlage; positiv bei Wurzelirritation L3/L4) positiv.
Methode der Wahl zur Diagnosesicherung des Bandscheibenvorfalls ist das **MRT**. Ein CT kann erfolgen, falls ein MRT nicht verfügbar ist bzw. um bei Bedarf die knöchernen Strukturen oder auch verkalkte Sequester besser darstellen zu können. Zur genaueren Darstellung des Spinalkanals kann präoperativ auch eine Myelographie mit Post-Myelo-CT durchgeführt werden. Mittels **Elektromyographie** der Kennmuskeln

→ Fall 43 Seite 44

kann das Ausmaß der neurogenen Schädigung erfasst werden. Die Neurographie ist bei Wurzelschäden in der Regel wenig ergiebig und nur zur differenzialdiagnostischen Abklärung erforderlich (z. B. periphere Nervenschäden, Polyneuropathie).

Differenzialdiagnosen: Unspezifischer Rückenschmerz mit „pseudoradikulärer“ Schmerzausstrahlung, andere Ursachen eines radikulären Syndroms (z. B. Tumorinfiltration), periphere Nervenläsionen wie Schädigung der Beinnerven im Bereich des Plexus lumbalis (z. B. durch Trauma, Tumor, Entzündung), zentrale Monoparese.

Therapie: Zu OP-Indikationen s. Antwort zur Frage 43.5. Ansonsten erfolgt zunächst ein **konservativer** Therapieversuch: In der Akutphase sollte sich der Patient kurzfristig schonen und die Bandscheiben entlastet werden (z. B. Stufenbett). Solange Schmerzen bestehen, sollten Analgetika gegeben werden, bevorzugt NSAR (z. B. Ibuprofen, Diclofenac, Coxibe). Zusätzlich kann die Gabe von Muskelrelaxanzien (z. B. Tetrazepam 3 × 50 mg) erwogen werden. Anschließend sollten immer eine intensive Physiotherapie und Muskelaufbautraining erfolgen, ggf. in Kombination mit Allgemeinmaßnahmen wie Reduktion von Übergewicht oder „Rückenschule“.

Prognose: Akute radikuläre Syndrome bei Bandscheibenvorfällen bilden sich unter adäquater konservativer Therapie in bis zu 80% zurück, die Erfolgsrate bei operativer Therapie liegt in ähnlicher Höhe. Gleichwohl sind Rezidive häufig. Die beste Prophylaxe besteht in Muskelaufbautraining, ausreichender Bewegung und Reduktion von Übergewicht.

ZUSATZTHEMEN FÜR LERNGRUPPEN

- **Klinische Ausfallsmuster bei radikulären Syndromen an den oberen Extremitäten**
- **Läsion des N. ischiadicus**
- **Konus-Kauda-Syndrom**
- **Radikuläre Syndrome an der unteren Extremität anderer Ursachen (Klinik, Diagnostik, Therapie)**

44 Hirnabszess

44.1 Welche Erkrankungen müssen Sie in Erwägung ziehen?

Bei „schleichenden“ fokal-neurologischen Ausfällen, erhöhter Temperatur, beginnendem Psychosyndrom und Kopfschmerzen müssen folgende Ursachen in Erwägung gezogen werden:

- Septische Sinusthrombose
- Meningoenzephalitis
- Hirnabszess
- Embolisch-metastatische Herdenzephalitis.
- Hirninfarkt mit (zufälliger) Begleitinfektion (tritt jedoch meist akut auf)

44.2 Um welche Erkrankung handelt es sich?

Hirnabszess; Begründung: MRT (Aufnahme ohne Kontrastmittel: hyperintense kugelförmige Läsion mit fingerförmigem Ödemsaum okzipital links; Aufnahme mit Kontrastmittel: hypointense Läsion mit ringförmiger weitgehend homogener Kontrastmittelanreicherung); MRT-Befund passend zur Klinik (s. Antwort zur Frage 44.1).

44.3 Welche weiteren diagnostischen Schritte unternehmen Sie, um die Ursache der Erkrankung zu klären?

Ein Hirnabszess entsteht durch Erregerinvasion per continuitatem (40% der Fälle), hämatogen (25% der Fälle) oder traumabedingt (20% der Fälle); in 15% der Fälle kann eine Ursache nicht nachgewiesen werden. Prädisponierend ist eine Immunschwäche (z. B. bei HIV, Diabetes mellitus, Alkoholabusus, Tumorerkrankung, Einnahme von Immunsuppressiva/Chemotherapeutika), nach der im Einzelfall im Intervall auch gesucht werden sollte (z. B. [Medikamenten-]Anamnese, HIV-Test, Blutzucker-Tagesprofil, Zeichen einer Leberzellinsuffizienz, Hinweis auf Tumorerkrankung). Folgende Untersuchungen zur Fokussuche sollten erfolgen:

- Labor:
  - Serum: Entzündungsparameter ↑ (CRP ↑, Leukozyten ↑)?
  - Blutkulturen: Erregernachweis?
- CT des Schädels mit Dünnschichtaufnahmen der Nasennebenhöhlen: Sinusitis? Otitis? Mastoiditis?
- Röntgen-Thorax: Pneumonie?
- evtl. zahnärztliches Konsil, Panoramaaufnahme des Kiefers: Osteomyelitis? Zahnerkrankung?
- evtl. transösophageale Echokardiographie (TEE): Endokarditis?
- Sonographie des Abdomens (oder CT): Abszesse?
- Lumbalpunktion nur bei fehlendem Hirndruck (Ausschluss durch CT): Entzündung? Erregernachweis?

→ Fall 44 Seite 45

!! 44.4 Welche therapeutischen Optionen gibt es prinzipiell?

Falls möglich: **sofort Sanierung des Fokus**!

- Systemische Antibiotikatherapie
- Systemische Antibiotikatherapie und stereotaktische Punktion
- Systemische Antibiotikatherapie und Abszessexstirpation via Kraniotomie

Kommentar

Definition: Bei einem Hirnabszess handelt es sich um einen fokalen intrazerebralen Prozess mit eitriger Gewebeeinschmelzung, der im fortgeschrittenen Stadium von einer bindegewebigen Kapsel umgeben ist.

Epidemiologie: Die Inzidenz liegt bei etwa 1/100 000 pro Jahr; Männer sind häufiger betroffen.

Ätiopathogenese: Ein Hirnabszess kann **fortgeleitet** (z. B. Mastoiditis, Sinusitis, odontogen, Otitis), **hämatogen** (z. B. Pneumonie, Endokarditis, Osteomyelitis), **posttraumatisch** (z. B. nach Schädel-Hirn-Trauma, Operation), durch eine **septische Sinusthrombose** oder bei einer **bakteriellen Meningitis** entstehen. In 15 % der Fälle findet man keine Ursache (kryptogene Abszesse). Prädisponierend ist eine Abwehrschwäche.
Meist handelt es sich um einen bakteriellen Abszess, der **meist ein anderes Erregerspektrum aufweist als die klassische Meningoenzephalitis**. Am häufigsten finden sich verschiedene Streptokokkenspezies und Anaerobier, seltener Staphylokokken. Meist liegt eine Mischinfektion vor. Bei immunsupprimierten Patienten finden sich oft gramnegative Erreger (z. B. Enterobacter), Pilze (z. B. Candida, Kryptokokken) oder Toxoplasmen (v. a. bei HIV).
Durch die Infektion kommt es im Hirn zu einer lokalen Entzündung mit eitriger Gewebeeinschmelzung (Zerebritis, Frühstadium), die im Verlauf durch eine Kapsel aus entzündlichem Granulationsgewebe umgeben wird (Spätstadium). Um den Abszess bildet sich ein Ödem, das oft sehr groß und dadurch raumfordernd werden kann.
Der Abszess findet sich typischerweise **frontal** oder **temporal**, bei atypischen Lokalisationen (z. B. im Hirnstamm) muss v. a. an eine Toxoplasmeninfektion gedacht werden. In einem Viertel der Fälle liegen multiple Abszesse, meist als Folge einer hämatogenen Aussaat, vor.

Klinik: Die Erkrankung entwickelt sich, im Gegensatz zur Meninigitis, **meist schleichend**. Typische Symptome sind **Kopfschmerzen**, **Fieber**, **fokale neurologische Ausfälle** (z. B. Paresen, Hirnnervenausfälle, Sensibilitätsstörungen), Vigilanzminderung, Desorientiertheit, Übelkeit, Erbrechen, evtl. Meningismus, epileptische Anfälle, Stauungspapille und neuropsychologische Störungen. Diese Symptome finden sich jedoch nur in etwa 50 % der Fälle. Dies lässt sich dahingehend erklären, dass **v. a. immunsupprimierte Patienten oft „anerg"** sind, d. h. kaum reagieren.

Diagnostik: s. Antwort zur Frage 44.3. Es vergehen oft mehrere Wochen, bis bei Vorliegen eindeutiger fokalneurologischer Ausfälle eine kranielle Bildgebung erfolgt. Im Frühstadium (Zerebritis) findet sich im **CT** ein **hypodenser Parenchymdefekt ohne Abszessmembran**. Kommt es zu einer Abkapselung, so findet sich eine **ringförmig kontrastmittelanreichernde Läsion mit raumforderndem Ödem**. Manchmal sind Gas- und/oder Spiegelbildungen nachzuweisen. Im Frühstadium ist ein **MRT des Schädels sensitiver**.
Eine **Lumbalpunktion** darf meist wegen des erhöhten Hirndrucks nicht durchgeführt werden. Ist sie doch möglich, ist der **Liquor häufig steril**, eine Pleozytose gering ausgeprägt und eine Eiweißerhöhung unspezifisch.
Wichtig ist – wie bei der Meningitis – eine **schnelle Fokussuche** mit anschließender Sanierung. Um eine septische Sinusthrombose als Ursache auszuschließen, sollte eine MRT- oder CT-Angiographie erfolgen.

Differenzialdiagnosen: s. Antwort zur Frage 44.1. Zusätzlich sollten bei fehlenden oder gering ausgeprägten systemischen Entzündungszeichen Hirntumoren oder Metastasen ausgeschlossen werden.

Therapie: s. Antwort zur Frage 44.4. Bei noch **nicht abgekapselter Zerebritis**, bei **operativ schlecht zugänglichen** oder bei **multiplen kleinen Abszessen** erfolgt eine **systemische Antibiotikatherapie**. Da oft Mischinfektionen vorliegen, empfiehlt sich die kombinierte Gabe eines Cephalosporins der 3. Generation (z. B. Ceftriaxon 4 g/d i. v.) und eines Antibiotikums, das gegen Anaerobier wirksam ist (z. B. Metronidazol 3 × 500 mg/d i. v.). Eine posttraumatische oder postoperative Infektion wird häufig durch Staphylokokken ausgelöst; hier erfolgt die Therapie z. B. mit Meropenem (3 × 2 g/d i. v.) und Vancomycin (2 × 1 g/d i. v.). Bei im-

→ Fall 44 Seite 45

munsupprimierten Patienten muss die Antibiotikagabe meist um ein Antimykotikum und ein gegen Toxoplasmen wirksames Medikament erweitert werden. Die Antibiotikatherapie sollte bei Hirnabszessen **mindestens 4, besser 6 Wochen** dauern.
Finden sich **gut zugängliche und ausreichend große Abszesse** (etwa ab 1,5 cm Durchmesser), kann **zusätzlich eine operative Abszessexstirpation** oder eine **stereotaktische Punktion** (mit Abszessdrainage und Spülung) in Erwägung gezogen werden.
Eine Hirnödemtherapie mit Dexamethason (z. B. Fortecortin 4 × 8 mg/d) sollte nur bei Patienten mit drohender Herniation erfolgen, da Dexamethason die Penetration mancher Antibiotika durch die Abszesskapsel verschlechtert. Bei erhöhtem Hirndruck und epileptischen Anfällen erfolgen symptomatische Therapiemaßnahmen (z. B. Oberkörperhochlagerung, Normotonie, Normovolämie, Osmotherapie; antiepileptische Medikation).

Prognose: Trotz adäquater Therapie liegt die **Letalität bei ca. 10%**. Residualzustände (z. B. symptomatische Epilepsie, Psychosyndrom, Halbseitenschwäche, Aphasie) sind bei einem Drittel der Patienten zu beobachten. Die Rezidivrate beträgt bis zu 5%.

ZUSATZTHEMEN FÜR LERNGRUPPEN
- **Intrakranielles subdurales Empyem**
- **Spinaler Abszess**
- **Eitrige Meningitis**
- **Septische Sinusthrombose**
- **Therapie epileptischer Anfälle**

45 Clusterkopfschmerz

45.1 Welche Verdachtsdiagnose stellen Sie?
Clusterkopfschmerz; Begründung: attackenartiger, einseitiger Kopfschmerz; Schmerzqualität (bohrend); typische Lokalisation (retroorbital); streng einseitig, immer die gleiche Seite betreffend; Periodizität des Auftretens mit tageszeitlicher Bindung; autonome Begleiterscheinungen (Lakrimation, konjunktivale Injektion); Aktivität des Patienten während der Schmerzattacke (Herumlaufen, kein Rückzugsverhalten wie bei Migräne), Nikotinabusus.

45.2 Nennen Sie die Diagnosekriterien dieser Erkrankung!
Diagnosekriterien der International Headache Society (IHS):
- Rezidivierende Attacken eines einseitigen, sehr starken Schmerzes
- Lokalisation: orbital, supraorbital, temporal
- Attackendauer: 15–180 min
- Attackenfrequenz: zwischen 1 Attacke jeden 2.Tag und 8 Attacken/d
- Mindestens 1 Begleitsymptom während der Kopfschmerzattacke: Konjunktivalinjektion, Lakrimation, Kongestion der Nase, Rhinorrhoe, starkes Schwitzen im Bereich des Gesichtes oder der Stirn, Miosis, Ptosis, Lidödem
- Ausschluss anderer Erkrankungen.

45.3 Teilen Sie die Erkrankung nach der Häufigkeit ihres Auftretens ein!
- **Episodischer Clusterkopfschmerz:** unbehandelter Patient mit ≧2 Kopfschmerzepisoden (Dauer 7 d–1 Jahr) und dazwischengeschalteten Remissionsphasen (Dauer >14 d)
- **Chronischer Clusterkopfschmerz:** Remissionsphasen <14 d zwischen den Kopfschmerzepisoden oder anhaltende Clusterepisode für > 1 Jahr.

45.4 Welche Zusatzdiagnostik halten Sie für indiziert?
- Clusterkopfschmerz ist eine idiopathische Kopfschmerzform, d. h. die Diagnosestellung erfolgt **anhand der Diagnosekriterien der IHS** (s. o.); es existieren somit keine „spezifischen" Befunde in der Diagnostik, diese dient im wesentlichen dem Ausschluss möglicher Differenzialdiagnosen
- **Zerebrales MRT:** Ausschluss eines Prozesses im Bereich des Sinus cavernosus oder Mittelhirns
- **Nitroglycerintest:** Diagnosesicherung in unklaren Fällen (während einer Clusterepisode Auslösung einer Clusterkopfschmerzattacke nach 30–60 min durch sublinguale Gabe von 2 Hub Nitroglycerinspray).

45.5 Welche therapeutischen Maßnahmen verordnen Sie?
- **Clusterkopfschmerzattacke:**
  - Sauerstoff (100%, 7 l/min) über Gesichtsmaske; bei Erfolg Verordnung eines tragbaren Sauerstoffgerätes
  - Bei unzureichendem Erfolg: Gabe von Sumatriptan (z. B. Imigran 6 mg s.c. oder 20 mg nasal); oder Ergotamin-Nasenspray

→ Fall 45 Seite 46

(z.Zt. in Deutschland nur über internationale Apotheke erhältlich)
  - Wirksamkeit nicht belegt, Therapieversuch vertretbar: Applikation von Lidocain-Lösung oder Capsaicin-Creme in das gleichseitige Nasenloch
- **Phasenprophylaxe zu Beginn einer Clusterkopfschmerzepisode** (wegen der vorhersehbaren Rezidive, Therapie meist für 3–6 Monate):
  - **Verapamil** (z. B. Isoptin 180–1200 mg/d, einschleichend aufdosieren; meist erforderlich 3 × 80–120 mg/d); regelmäßige EKG-Kontrollen, v. a. bei Hochdosistherapie, notwendig; Wirkung nach frühestens 8–14 d, daher zusätzlich zur Überbrückung der ersten Tage
  - **Glukokortikoide** (z. B. Urbason 2 × 40 mg für 7 d, dann ausschleichen; bei Rezidiv unter Dosisreduktion → Erhaltungsdosis unterhalb der Cushingschwelle über einige Wochen), Vorteil: Wirkeintritt innerhalb von 1–2 d; Nachteil: Glukokortikoidnebenwirkungen bei Dauertherapie
  - **Medikamente der 2. Wahl** (bei unzureichendem Erfolg): Valproat (z. B. Ergenyl 600–2000 mg/d), Lithium (z. B. Quilonum retard, Hypnorex 2 × 400 mg/d), Methysergid (2 × 2–6 mg/d für max. 3 Monate wegen Gefahr einer Retroperitonealfibrose!), Topiramat (z. B. Topamax 50–125 mg/d)
- **Prophylaxe des chronischen Clusterkopfschmerzes (Dauertherapie):**
  - Glukokortikoide wegen Dauertherapie nicht indiziert (Nebenwirkungen!)
  - Prophylaktikum der 1. Wahl: Lithium (z. B. Quilonum retard, Hypnorex 2 × 400 mg/d)
  - Prophylaktikum der 2. Wahl: Verapamil, Valproat, Topiramat
  - Experimentelle Therapie: Tiefen-Hirnstimulation im Bereich des ipsilateralen posterioren Thalamus, in den bislang durchgeführten (sehr kleinen) Patientenserien gute Heilungserfolge.

45.6 Was raten Sie?

Dem Patienten sollte während einer Clusterepisode von der Reise abgeraten werden, da Höhenaufenthalte mit erniedrigtem Sauerstoffpartialdruck (z. B. auch Flugzeugreisen) Clusterkopfschmerzattacken triggern können.

Kommentar

Epidemiologie: Der Clusterkopfschmerz ist eine **seltene idiopathische Kopfschmerzerkrankung** (Prävalenz 10–40/100 000), die im Gegensatz zu anderen idiopathischen Kopfschmerzformen, wie Migräne und Spannungskopfschmerzen, bevorzugt Männer im mittleren Lebensalter betrifft. Unter den betroffenen Patienten finden sich auffallend viele Raucher.

Ätiopathogenese: Postuliert wird eine **Funktionsstörung im Hypothalamus**, aufgrund derer es zu einer neurogenen Entzündung im Bereich des Sinus cavernosus kommt. Die entsprechende Zone („hypothalamischer Generator“) scheint unter dem Einfluss von zirkadianen Taktgebern zu stehen. Pathogenetisch kommt es zu einer Aktivierung des „trigeminovaskulären“ Systems und der Entstehung von Schmerzen. Die vegetativen Begleitsymptome werden einer venösen Stase (Lidödem, Kongestion) und druckbedingten passageren Läsionen sympathischer Nervenfasern (Ptosis, Miosis) zugeschrieben.
Mögliche Trigger sind Alkohol, Nitroglycerin und Höhenaufenthalte.

Klinik und Diagnostik: s. Antworten zu Fragen 45.2, 42.3 und 45.4.

Differenzialdiagnosen: Eine Reihe von Kopf- und Gesichtsschmerzen kommen differenzialdiagnostisch in Frage:
- **Migräne:** andere Begleitsymptome (Erbrechen, Licht- und Geräuschempfindlichkeit), längere Attackendauer, Rückzugsverhalten)
- **Trigeminusneuralgie:** Attackendauer nur Sekunden, Trigger (z. B. Berührung entsprechender Hautareale, Kauen, Sprechen)
- **Glaukomanfall:** Gemeinsamkeiten (rotes Auge, einseitig auftretender Schmerz), Unterschiede (Glaukomanfall typischerweise mit Mydriasis, Sehstörung, „hartem“ Augenbulbus; keine Periodizität)
- **Tolosa-Hunt-Syndrom:** persistierende Hirnnervenausfälle, MRT (granulomatöse Entzündung), Dauerschmerz, keine rezidivierenden attackenartigen Kopfschmerzen
- **Symptomatische Kopfschmerzen**, z. B. bei Sinusitis, mittelliniennahen intrazerebralen Prozessen: meist Dauerschmerz; keine autonomen Symptome
- **Andere idiopathische trigeminovaskuläre Kopfschmerzsyndrome**, z. B. chronisch-paroxysmale Hemikranie, SUNCT-Syndrom: Unterscheidung durch Attackendauer, Ansprechen auf Indomethacin.

Therapie: s. Antwort zur Frage 45.4.

→ Fall 45 Seite 46

Prognose: Beim Clusterkopfschmerz handelt es sich um eine anhaltende oder chronisch rezidivierende Erkrankung, die sich nur selten im Laufe des Lebens bessert. Übergänge von der episodischen in die chronische Form und umgekehrt sind jeweils möglich, aber selten.

ZUSATZTHEMEN FÜR LERNGRUPPEN

- **Andere idiopathische trigeminovaskuläre Kopfschmerzsyndrome (z. B. chronisch paroxysmale Hemikranie, SUNCT-Syndrom)**
- **Migräne**
- **Anatomie des Sinus cavernosus und der durchziehenden Gefäß- und Nervenstrukturen**
- **Physiologie der „neurogenen Entzündung"**

46 Epiduralhämatom

46.1 Was ist Ihr nächster diagnostischer Schritt?

Primäre und sekundäre Bewusstseinstrübungen mit oder ohne neurologische Herdsymptomatik erfordern **zwingend eine kranielle Bildgebung mittels CT** (einschließlich Knochenfenster), um **v. a. zerebrale Blutungen auszuschließen**.

46.2 Stellen Sie eine Diagnose!

Epiduralhämatom (EDH); Begründung: Klinik (Schädel-Hirn-Trauma, Eintrübung nach beschwerdefreiem Intervall, Verdacht auf Halbseitenlähmung), CT-Befund (linksparietale hyperdense Raumforderung, die der Kalotte unmittelbar anliegt; Nebenbefund Galeahämatom links).

46.3 Was ist in der Regel die Ursache für diese Erkrankung?

Traumatischer Einriss der A. meningea media, manchmal auch Blutung aus einem Sinus.

46.4 Wann ist ein operativer Eingriff indiziert?

- Bei jedem symptomatischen EDH
- Asymptomatische EDH werden meist ab einem Durchmesser > 1 cm elektiv operiert.

Kommentar

Definition: Beim Epiduralhämatom (EDH) befindet sich das Hämatom zwischen Schädelknochen und Dura mater. Es stellt wegen seiner raumfordernden Wirkung einen der wenigen absoluten **neurochirurgischen Notfälle** dar.

Epidemiologie: Ein EDH kommt bei ca. **1 % aller Patienten mit Schädel-Hirn-Trauma** vor. In mehr als $^2/_3$ der Fälle befindet sich das EDH temporal, am zweithäufigsten frontal. 20 % aller Patienten mit einem EDH haben auch subdurale oder intrazerebrale Hämatome. Schädelfrakturen sind nur in knapp der Hälfte der Fälle nachzuweisen.

Ätiologie: s. Antwort zur Frage 46.3.

Klinik: Viele Lehrbücher beschreiben einen **„klassischen" dreiphasigen Verlauf** mit initialer Bewusstlosigkeit im Rahmen des Traumas, einem darauffolgenden „freien Intervall", d. h. der Patient ist wieder bewusstseinsklar, und einer sekundären Bewusstlosigkeit. *Merke:* **Dies ist nur bei höchstens $^1/_3$ der Patienten der Fall!** Auch Kopfschmerzen, Hemisymptomatik oder Störungen der Pupillomotorik liegen höchstens bei $^2/_3$ der Patienten vor.

Diagnostik: Eine primäre wie sekundäre Bewusstseinstrübung mit oder ohne neurologische Herdsymptomatik erfordert **zwingend eine kranielle Bildgebung mittels CT** (einschließlich Knochenfenster). Ein EDH stellt sich im CT nicht immer bikonvex dar, manchmal findet sich auch eine Läsion (sichelförmige Hyperdensität), die einem Subduralhämatom ähnelt. Im Gegensatz zu Subduralhämatomen überschreiten epidurale Hämatome in ihrer Längsausdehnung nicht die Grenzen der knöchernen Suturen.

Therapie: Patienten mit EDH sollten auch bei fehlender Symptomatik **engmaschig** auf einer Intensiv- oder Wachstation **überwacht** werden, um rechtzeitig die Indikation zur Intubation (bei zunehmender Eintrübung/zunehmendem

→ Fall 46 Seite 47

Hirndruck) und OP zu stellen. Zu den OP-Indikationen s. Antwort zur Frage 46.4.

Prognose: Die **Letalität** ist mit bis zu **55%** sehr hoch, besonders gefährdet sind Patienten mit initialer Bewusstlosigkeit!

ZUSATZTHEMEN FÜR LERNGRUPPEN
- **Stadien der Vigilanzminderung; Glasgow Coma Scale**
- **Weitere intrakranielle Blutungen (z. B. Subarachnoidalblutung)**
- **Anatomie des Gehirns (Blutversorgung, Hirnnerven)**

47 Meralgia parästhetica

47.1 Welchem peripheren Nerv entspricht das gezeigte Innervationsgebiet?
N. cutaneus femoris lateralis.

47.2 Stellen Sie eine Verdachtsdiagnose!
Meralgia parästhetica; Begründung: Parästhesien an der Oberschenkelaußenseite entsprechend des Innervationsgebietes des N. cutaneus femoris lateralis, keine darüber hinausgehenden neurologischen Auffälligkeiten, Risikofaktoren (Adipositas, Schwangerschaft).

! 47.3 Wie lässt sich diese Verdachtsdiagnose bestätigen?
- **Dermatom-SEP:** Mittel der Wahl zur Diagnosesicherung; verlängerte Latenz (36,2 ms) oder im Seitenvergleich verlängerte Latenz (>5 ms) bzw. ausgefallenes kortikales Potenzial auf der betroffenen Seite
- Falls SEP nicht möglich Versuch der **Elektroneurographie im Seitenvergleich:** Nachweis der Nervenläsion; Der N. cutaneus femoris lateralis ist jedoch einer konventionellen sensiblen Neurographie nur schwer zugänglich, der Nerv ist bei adipösen Patienten und selbst bei Gesunden oft nicht ableitbar
- **Probatorische Infiltration mit Lokalanästhetika** an der Nervendurchtrittsstelle am Leistenband: Beschwerdebesserung.

47.4 Nennen Sie Prädispositionsfaktoren für diese Erkrankung!
- Übergewicht
- Schwangerschaft
- Tragen enger Kleidung („Jeanskrankheit").

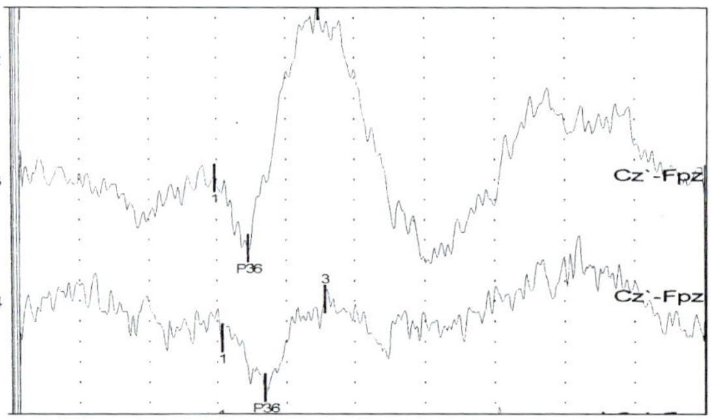

Cut. Fem. Lat. rechts stim.

Lat 1 ms	Lat P36 ms	Lat 3 ms
29.5	**34.4**	44.7

Cut. Fem. Lat. links stim.

Lat 1 ms	Lat P36 ms	Lat 3 ms
30.5	**36.7**	45.6

Dermatom-SEP: Auf der betroffenen Seite (untere Spur) erniedrigtes und verspätetes kortikales Potenzial P36.

Kommentar

Definition: Bei der Meralgia parästhetica handelt es sich um ein **Engpasssyndrom des sensiblen N. cutaneus femoris lateralis** mit Kompression des Nervens am Leistenband.

Risikofaktoren: s. Antwort zur Frage 47.4.

Klinik: Typisch sind **Parästhesien und brennende Missempfindungen im Bereich der Oberschenkelaußenseite**, im Spätstadium auch sensible Defizite wie Hypästhesie und Hypalgesie. Der Schmerz kann durch Hüftstreckung, z. B. auch durch langes Stehen, oder Tragen enger

→ Fall 47 Seite 48

Kleidung ausgelöst werden. In 10 bis 20% der Fälle tritt die Meralgia parästhetica beidseits auf.

Diagnostik: Bei der klinischen Untersuchung kann manchmal durch Druck im Bereich des Durchtritts des Nervens am Leistenband 2 Querfinger medial der Spina iliaca anterior superior ein Schmerz ausgelöst werden. Zur apparativen Diagnostik s. Antwort zur Frage 47.3.

Differenzialdiagnosen:
- Schädigung des Nervens durch lokale Prozesse (z.B. Tumoren, Lipome) oder postoperativ (z.B. Hüft-OP, Entnahme von Knochenmark aus dem Beckenkamm): entsprechende Anamnese, Lokalbefund, progrediente Zunahme der Beschwerden
- Wurzelsyndrom L2/L3: anderes Ausfallsmuster, Rückenschmerz, evtl. Paresen
- Orthopädische Grunderkrankungen mit „pseudoradikulärer" Schmerzausstrahlung (z.B. Coxarthrose, Facettengelenksyndrome): typische Provokationsmanöver, z.B. Stauchen des Hüftgelenks.

Therapie: Zunächst gilt es, **Auslösefaktoren zu vermeiden bzw. zu reduzieren** (z.B. durch Gewichtabnahme und Tragen von lockerer Kleidung). Außerdem können wiederholte Infiltrationen des Nervens an der Durchtrittsstelle am Leistenband mit Lokalanästhetika und/oder Glukokortikoiden erfolgen. Eine operative Dekompression (Neurolyse) sollte nur bei therapieresistenten Fällen erfolgen.

Prognose: Die Prognose ist gut, Spontanremissionen treten in etwa 25% der Fälle auf. Unter Therapie ist die Symptomatik in bis zu 90% der Fälle rückläufig.

ZUSATZTHEMEN FÜR LERNGRUPPEN
- **Weitere Engpasssyndrome der unteren Extremität mit dem Leitsymptom Parästhesien/Schmerz (z.B. Ilioinguinalis-Syndrom, Iliohypogastricus-Syndrom, Spermaticus-Neuralgie, Howship-Romberg-Syndrom, Hunter-Neuralgie, Morton-Metatarsalgie)**
- **Somatosensibel-Evozierte Potenziale**

48 Malignes neuroleptisches Syndrom

48.1 An welche Erkrankung lässt Sie die Kombination dieser Symptome denken?

Malignes neuroleptisches Syndrom; Begründung: Hyperthermie mit Exsikkose ohne Infektionsnachweis; generalisierter Rigor; Grimassieren (extrapyramidal-motorisches Phänomen); Einnahme von hochpotenten, kürzlich höherdosierten Neuroleptika (Glianimon) und von Metoclopramid; deutliche CK-Erhöhung.

48.2 Welche Komplikationen drohen in erster Linie?

- Rhabdomyolyse mit Myoglobinurie → Tubulusnekrose → akutes Nierenversagen (ANV)
- Zerebrale Krampfanfälle
- Dehydrierung → Phlebothrombose → Lungenembolie.

48.3 Wie sieht Ihr Behandlungskonzept aus?

- **Wichtigste Maßnahme: Absetzen der Neuroleptika!**
- Intensivtherapie:
  - Monitoring (EKG, RR, Temperatur, CK, Myoglobin, Elektrolyte, BGA) und ggf. Stabilisierung der vegetativen Funktionen
  - **Volumensubstitution** unter Kontrolle des zentralen Venendrucks (Ausgleich der Volumenverluste durch Fieber; Prophylaxe eines ANV)
  - Fiebersenkung, z.B. mit Paracetamol (bis zu 50 mg/kg KG/d), Metamizol (bis zu 5 g/d mittels Perfusor), Wadenwickel, Stammkühlung mit Kühldecken
  - Thromboseprophylaxe (Physiotherapie, low-dose-Heparinisierung [z.B. Calciparin 2 × 5000–7500 IE/d s.c.])
  - Falls Sedierung erforderlich: Lorazepam (z.B. Tavor 3 × 2,5 mg/d)
  - Behandlung des dopaminergen Defizits mit Bromocriptin (Pravidel 10–30 mg/d p.o.) und/oder Amantadin (z.B. PK Merz 3 × 200 mg/d als Infusion).
  - Bei ausbleibender Besserung nach 24 Stunden: Gabe von Dantrolen alle 6 h 0,8–2,5 mg/kg KG i.v.

! 48.4 Nennen Sie Krankheitsbilder, die mit einer ähnlichen Symptomatik, aber einer anderen Vorgeschichte einhergehen!

- Malignes Dopaminmangelsyndrom (akinetische Parkinsonkrise)
- Perniziöse Katatonie (katatoner Stupor)
- Maligne Hyperthermie.

→ Fall 48 Seite 49

Kommentar

Definition: Beim malignen neuroleptischen Syndrom (MNS) handelt es sich um ein Krankheitsbild mit akuter Hyperthermie ohne Infektion und generalisiertem Rigor. Ausgelöst wird es durch Dopaminantagonisten (v. a. Neuroleptika), aber auch durch Medikamente, die nicht die Dopaminrezeptoren blockieren (z. B. Lithium, trizyklische Antidepressiva).

Epidemiologie und Risikofaktoren: Es tritt bei 0,02 bis 3% aller mit **Dopamin-Antagonisten** behandelten Patienten auf. Meist geschieht dies bei schneller Aufdosierung und/oder bei hoher Dosis und tritt dann fast immer in den ersten 4 Wochen nach Therapiebeginn bzw. -umstellung auf. **Prädisponierend** sind neben der Gabe der o.g. Medikamente v. a. Exsikkose, hirnorganische Vorerkrankung oder Morbus Parkinson. Der genaue Entstehungsmechanismus des MNS ist unbekannt.

Klinik: Leitsymptome sind eine **akute Hyperthermie ohne Infektionsnachweis** und ein **generalisierten Rigor**. Oft finden sich **weitere extrapyramidale motorische Störungen** wie Tremor, Opisthotonus, okulogyre Krisen (= unangenehme Blickkrämpfe, die Minuten bis Stunden anhalten können) oder Grimassieren. Das Bewusstsein kann eingeschränkt sein; eine **vegetative Begleitsymptomatik** (Tachykardie, Schwitzen) ist häufig sehr ausgeprägt vorhanden.

Komplikationen: s. Antwort zur Frage 48.2.

(Differenzial-)Diagnostik: **Anamnese** und **klinisches Bild** sind richtungsweisend. Laborchemisch findet sich durch den Muskelzelluntergang eine **CK-Erhöhung**, die allerdings **nicht spezifisch für ein MNS** ist. Sie tritt z. B. auch bei maligner Hyperthermie und malignem Dopaminentzugssyndrom auf. Beide Erkrankungen sind jedoch durch die Anamnese leicht abzugrenzen (maligne Hyperthermie: Narkose; malignes Dopaminentzugssyndrom: bekanntes Parkinsonsyndrom [s. u.]). *Merke:* Auch ein mit Neuroleptika behandelter Patient kann einen fieberhaften Infekt haben, und eine CK-Erhöhung kann auch Folge einer i.m.-Injektion oder eines Herzinfarktes sein. Im Zweifelsfall sollte daher immer eine Infektion durch Fokussuche, ein i.m.-Injektion durch Anamnese und ein Herzinfarkt durch EKG und Bestimmung von Troponin I oder T ausgeschlossen werden.

Differenzialdiagnosen: Ein sehr schneller Entzug dopaminerger Medikamente bei Parkinsonpatienten kann zum **malignen Dopaminmangelsyndrom** führen, das klinisch identisch verläuft. Prinzipiell muss die gleiche symtomatische Therapie wie beim MNS erfolgen, Antiparkinsonmedikamente müssen substituiert werden. Initial kann ein Versuch mit Amantadin in der o.g. Dosis erfolgen (s. Antwort zur Frage 48.3).
Auch ein **katatoner Stupor** (perniziöse Katatonie) ist klinisch kaum vom MNS zu unterscheiden. Im Zweifelsfall lohnt sich ein Behandlungsversuch mit **Lorazepam** (Tavor), welches als einziges Benzodiazepin neben sedierenden auch stuporlösende Eigenschaften besitzt! Bessert sich der Stupor, muss – im Gegensatz zum MNS – mit Neuroleptika behandelt werden!
Auch an **Tetanus** sollte man bei Trismus und Opisthotonus denken.

Therapie: s. Antwort zur Frage 48.3.

Prognose: Die Letalität liegt trotz Therapie bei etwa 5 bis 10%.

ZUSATZTHEMEN FÜR LERNGRUPPEN
- **Maligne Hyperthermie**
- **Katatoner Stupor bei Schizophrenie**

49 Phobischer Schwankschwindel

49.1 Nennen Sie Therapieoptionen zur Behandlung von Gefäßstenosen im Bereich der vorderen und hinteren hirnversorgenden Arterien!

- **Vorderes Stromgebiet (Aa. carotis internae):**
  - **Symptomatische Stenose** (= vorausgegangene ischämische Ereignisse im abhängigen Stromgebiet), **Stenosegrad >70%:** Carotisendarterektomie, evtl. Carotis-STENT-Implantation (bei erhöhtem Risiko der konventionellen OP oder falls OP aufgrund der Lokalisation der Stenose nicht möglich ist)
  - **Symptomatische Stenose, Stenosegrad 50–70%:** Verlaufskontrolle, OP nur in Einzelfällen (z. B. bei rascher Progredienz),

Gabe von Thrombozytenaggregationshemmern (z. B. ASS 100–250 mg, Clopidogrel 75 mg). Bei Hypercholesterinämie Gabe eines CSE-Hemmers.
  - **Asymptomatische Stenose** (d. h. keine durch die Stenose bedingten zerebrovaskulären Symptome), OP-Indikation in Einzelfällen (bei rascher Progredienz, Stenosegrad >90%, zusätzlicher kontralateraler Carotisstenose); ansonsten Verlaufskontrolle, Gabe von Thrombozytenaggregationshemmern (s. o.)
- **Hinteres Stromgebiet (Aa. vertebrales):**
  - Gabe eines Thrombozytenaggregationshemmers (s. o.)
  - Bei rezidivierenden Ereignissen unter Gabe eines Thrombozytenaggregationshemmers evtl. Marcumarisierung (Zielwert Quick 20–30%, INR 2,5–3,0); Wirksamkeit nicht durch Studien belegt
  - Durchführung des „Standard-OP-Verfahrens" des vorderen Stromgebietes (Thrombarteriektomie) ist im hinteren Stromgebiet nicht möglich; andere Verfahren im hinteren Stromgebiet (z. B. „Stent"-Einlage) sind risikoreich und somit nur in Einzelfällen indiziert.

49.2 Halten Sie die von der Patientin gewünschte Therapie für eine geeignete Behandlungsmethode des geschilderten Krankheitsbildes?

Nein, ein Stenting der Vertebralisarterie ist keine geeignete Behandlungsoption bei dieser Patientin, denn die Vertebralishypoplasie ist wahrscheinlich nicht Ursache des Ponsinfarkts und des Schwindels; Begründung:

- Einseitige Vertebralishypoplasie ist eine häufige Normvariante (ca. 30% der Bevölkerung) und meist asymptomatisch – solange nicht zusätzlich eine Stenose der gegenseitigen A. vertebralis vorliegt
- Ponsinfarkt liegt gegenüber der hypoplastischen Vertebralisarterie; Ursache für den Infarkt wahrscheinlich vaskuläre Risikofaktoren der Patientin (arterielle Hypertonie, Hypercholesterinämie), Indikation für ein Stenting der Vertebralisarterie nicht gegeben (s. Antwort zur Frage 13.1); Zusammenhang des Schwindels mit Hirnstamminfarkt aufgrund der ausgeprägten subjektiven Beschwerdesymptomatik bei Fehlen objektiver Begleitsymptome (z. B. Ataxie, Störung der kaudalen Hirnnerven, Nystagmus) sehr unwahrscheinlich.

49.3 Welche Diagnose stellen Sie, und zu welcher Form der Behandlung raten Sie?

- Diagnose: **phobischer Schwankschwindel**; Begründung: ausgeprägter Schwankschwindel ohne vegetative und Hirnstammsymptome, subjektive Gang- und Standunsicherheit; Entwicklung des Schwindels sekundär auf dem Boden des ursprünglich vorhandenen Schwindels (Schlaganfall) und als Stressreaktion (Erleiden eines Schlaganfalls, einer Erkrankung die am Beispiel des Ehemanns modellhaft als zur Pflegebedürftigkeit führend und tödlich endend erlebt wurde) sowie aufgrund des sekundären Krankheitsgewinns (Zuwendung durch die Tochter)
- **Therapie:** Verhaltenstherapie und gezielte Physiotherapie (Gangschulung).

Kommentar

Epidemiologie: Der phobische Schwankschwindel ist nach der Neuritis vestibularis und dem paroxysmalen Lagerungsschwindel die dritthäufigste(!) Schwindelform. Nur jeder 4. Patient wird diagnostiziert und adäquat behandelt.

Ätiologie: Phobischer Schwankschwindel entsteht in etwa 1/3 der Fälle auf dem Boden einer organischen Schwindelerkrankung durch psychogene Reaktionsbildung im Sinne einer Angst- bzw. Panikstörung. **Belastungssituationen** sind typische Auslöser, aber nicht immer so klar zu erkennen wie im Fallbeispiel. Ein sekundärer Krankheitsgewinn kann zur Chronifizierung wesentlich beitragen.

Klinik: Kennzeichen des phobischen Schwankschwindels sind **komplexe oder unspezifische Schwindelsymptome**, die sich nicht durch organische Befunde erklären lassen. Der Schwindel wird meist als **Schwanken** oder **Gangunsicherheit** geschildert, kann situationsgebunden, z. B. bei psychischer Belastung, auftreten. Tatsächliche Stürze sind jedoch die Ausnahme! In der Regel liegen begleitend psychische Auffälligkeiten wie Angst, Vermeidungsverhalten, depressive Reaktion und Neigung zum sozialen Rückzug vor.

(Differenzial-)Diagnostik: Der phobische Schwankschwindel ist eine **Ausschlussdiagnose**. Die o.g. Symptome können Hinweise auf diese Diagnose geben, jedoch müssen alle organische Schwindelformen durch eine genaue

→ Fall 49 Seite 50

körperliche Untersuchung und entsprechende Zusatzdiagnostik ausgeschlossen werden. Differenzialdiagnosen eines Schwankschwindels sind Durchblutungsstörungen im Hirnstamm, Subclavian-Steal-Syndrom, Läsionen des Gleichgewichtsorgans. Subjektiver „Schwindel" kann aber auch bei Gang- und Gleichgewichtstörungen völlig anderer Ätiologie auftreten, z. B. bei Polyneuropathien mit einer gestörten Tiefensensibilität oder beim orthostatischen Tremor.

Therapie und Prognose: Meist haben die Patienten etliche Ärzte verschiedenster Fachgebiete aufgesucht, bevor die korrekte Diagnose gestellt wird. Verlegenheitsdiagnosen wie „vertebrogener Schwindel" oder „Restsymptomatik nach zentral/peripher vestibulärer Schädigung" tragen zur Chronifizierung bei. Entsprechend der im Vordergrund stehenden psychischen Symptome (z. B. Angst, Depression) muss eine **verhaltenstherapeutische, evtl. auch medikamentöse antidepressive und anxiolytische Therapie** erfolgen. Die Prognose ist in Abhängigkeit vom Chronifizierungsstadium eher ungünstig; bei adäquater Therapie und Erreichen einer Krankheitseinsicht ist eine vollständige Rückbildung der Symptome aber möglich.

ZUSATZTHEMEN FÜR LERNGRUPPEN
- **Schwindel anderer Genese**
- **Diagnostik des Schwindels**
- **Subclavian-Steal-Syndrom**

50 Intrazerebrale Blutung

50.1 Welche Störungen liegen bei diesem Patienten vor? An welchem Ort des Nervensystems liegt vermutlich eine Schädigung vor?

- **Störungen:** Kopfschmerzen, Hemiparese links, Neglect (Vernachlässigung einer Körperhälfte) mit Anosognosie (fehlendes Störungsbewusstsein), Vigilanzminderung.
- **Lokalisation:** rechtsseitige Hemisphäre im Stammganglienbereich oder parietal; Begründung: Hemiparese links, neuropsychologische Auffälligkeiten (oft bei parietaler Lokalisation der Schädigung).

50.2 Welche Erkrankungen kommen für die Symptome in Frage?

- Akute zerebrovaskuläre Läsion (Infarkt oder Blutung)
- Subarachnoidalblutung.
- Epi- oder Subduralhämatom

50.3 Beginnen Sie bereits in der Notaufnahme mit einer spezifischen Therapie? Wenn ja, was tun Sie?

Nein. Eine Therapie kann ohne Kenntnis der zugrundeliegenden Ursache nicht sinnvoll durchgeführt werden.

50.4 Welche weiterführende Diagnostik leiten Sie unverzüglich ein?

CCT nativ (= ohne Kontrastmittel): Ursache der Vigilanzminderung, der Kopfschmerzen und Halbseitensymptomatik (Infarkt? Blutung?).

50.5 Befunden Sie das CT!

CT-Befund: große intrazerebrale Blutung rechts im Stammganglienbereich (Blutung „loco typico").

Kommentar

Definition: Intrazerebrale Blutungen sind primär im Hirnparenchym lokalisiert. Als **Blutung „loco typico"** bezeichnet man Blutungen im Bereich der Stammganglien, des Hirnstammes (v. a. im Pons) und des Kleinhirns. Diese Blutungslokalisationen sind für die häufigste Blutungsursache, die arterielle Hypertonie, „typisch".

Epidemiologie: Die Inzidenz beträgt 12–15/100 000 pro Jahr. Sie sind in etwa 15 % der Fälle Ursache eines Schlaganfalls.

Ätiologie und Pathophysiologie: Intrazerebrale Blutungen entstehen meist durch **Ruptur eines arteriosklerotischen Gefäßes** nach **hypertensiven Entgleisungen**. Weitere Ursachen sind **Gefäßanomalien** (z. B. Aneurysma, Angiom, kongophile Angiopathie des älteren Menschen), **Gerinnungsstörungen** (v. a. bei Antikoagulanzientherapie), Sinusthrombosen, Schädel-Hirn-Trauma, intrazerebrale Tumoren bzw. Metastasen.
Um die Blutung kann sich ein Ödem (perifokales Ödem) entwickeln, zudem können große zerebrale Blutungen selbst raumfordernd sein,

→ Fall 50 Seite 51

das Hirngewebe komprimieren oder verdrängen und zu einem **erhöhten intrakraniellen Druck** führen. Dieser kann zur Abnahme des zerebralen Perfusionsdruck, zerebraler Ischämie und Herniation (= Einklemmung) von Hirnteilen führen. Einklemmung von Hirnteilen im Tentoriumschlitz können den Hirnstamm komprimieren und zu sekundären Blutungen im Hirnstamm führen (Dezerebrationssyndrom, evtl. Hirntod). Bei Einbruch der Blutung in das Ventrikelsystem kann es zum **Liquoraufstau** kommen.

Klinik: Die Symptome variieren je nach der Lokalisation der Blutung. Bei einer Einblutung in die Capsula interna finden sich eine kontralaterale Hemiparese, eine kontralaterale Gesichtslähmung ohne Beteiligung des Stirnastes (= „zentrale Fazialisparese") und evtl. ein kontralateraler Gesichtsfeldausfall (Hemianopsie). Bei Einblutung in die dominante Hemisphäre findet sich nicht selten eine Aphasie, in die nicht-dominante Hemisphäre ein Neglect und ggf. komplizierend eine Anosognosie.

Diagnostik: Bei dem Leitsymptom „akut aufgetretene Halbseitensymptomatik" sind der ischämische Schlaganfall und die Hirnblutung voneinander abzugrenzen, da sich danach die Akuttherapie wesentlich unterscheidet. **Klinisch gelingt dies nicht**. Kopfschmerzen, eine rasche Bewusstseinstrübung oder eine einseitige Mydriasis sprechen zwar für eine Blutung (raumfordernder Effekt), müssen aber nicht vorliegen. Die Methode der Wahl zum Erkennen einer Hirnblutung ist die **kraniale Computertomographie nativ**. Blut stellt sich dabei sofort nach dem Auftreten **hyperdens** (= dichter, also heller als normales Hirngewebe) dar. „Atypisch" gelegene Blutungen (außerhalb des Stammgangliengebiets, kalottennah) lassen an spezifische Ursachen denken (Sinusthrombose, kongophile Angiopathie, Tumoreinblutung, Gefäßmalformationen), so dass hier nach der Erstversorgung eine weitere Diagnostik (MRT, Angiographie) erforderlich ist.

Therapie: Die Therapie hängt von der Ursache, der Lokalisation und dem klinischen Befund ab. Patienten ohne Bewusstseinsstörung müssen initial **engmaschig** auf einer Normalstation, besser noch auf einer Stroke unit, **überwacht werden**, Patienten mit Bewusstseinsstörung auf einer Intensivstation. Bei ausgeprägten Bewusstseinsstörungen (Glascow Coma Scale < 8 Punkte) kann eine Intubation notwendig werden. Für die ersten Tage sollte Bettruhe eingehalten werden, dann ist auch eine **Thromboseprophylaxe** mit Antithrombose-Strümpfen und lowe-dose-Heparinisierung indiziert. Falls erforderlich, sollte eine **mäßige Blutdrucksenkung** (z. B. mit Catapresan 1 Ampulle s.c.) auf systolische Werte $<$180 mmHg erfolgen. Neuere Studien legen den Schluss nahe, dass auch eine Blutdrucksenkung bis 140/90 mmHg gefahrlos möglich ist. Hypotensive Blutdruckwerte sollten vermieden werden, um einer zerebralen Hypoxie vorzubeugen. Bei ausgeprägtem perifokalem Ödem können Glukokortikoide (Dexamethason) gegeben werden, wenngleich ein Wirksamkeitsnachweis nicht zweifelsfrei erbracht ist. Komplizierende Krampfanfälle können mit Benzodiazepinen (z. B. Lorazepam [Tavor 2–4 mg]) kupiert werden.
Ein **operative Hämatomausräumung** kommt bei raumfordernden, oberflächennahen Blutungen und bei Kleinhirnblutungen in Frage, eine externe Ventrikeldrainage kann bei Einbruch von Blut in das Ventrikelsystem indiziert sein.
Zur weiteren Akuttherapie s. Fall 87.

Prognose: Die Prognose hängt von vielen Faktoren ab (z. B. Größe und Lokalisation der Blutung, Alter und Vorerkrankungen des Patienten). Patienten, die das akute Stadium überleben, erholen sich manchmal erstaunlich gut, weil das intrazerebrale Blut das Hirngewebe meist weniger zerstört als ein ischämischer Infarkt.
Bei hypertensiv bedingten Hirnblutungen muss nach der Akutphase der Blutdruck streng eingestellt werden.

ZUSATZTHEMEN FÜR LERNGRUPPEN
- **Arterielle Hirnblutungen anderer Genese**
- **Sinusthrombosen**
- **Hirninfarkt**

! 51 Mitochondriale (Enzephalo-)Myopathie

51.1 Halten Sie eine „neurologische Grunderkrankung" ebenfalls für wahrscheinlich? Welche Differenzialdiagnosen sind in diesem Fall zu bedenken?

- Ja, eine neurologische Grunderkrankung ist sehr wahrscheinlich →
- Verdachtsdiagnose: **Chronisch progressive externe Ophthalmoplegie** (CPEO) (Syn. **Ophthalmoplegia plus**), eine Unterform einer mitochondrialen Myopathie; Begründung: externe

→ Fall 51 Seite 52

Ophthalmoplegie + myopathisches Syndrom (Schwäche der mimischen Muskulatur, Muskelatrophie, Reflexverlust, myopathisches EMG)

- **Differenzialdiagnosen:**
  - Okulopharyngeale Muskeldystrophie: Manifestation jenseits des 40. Lebensjahrs, Hauptsymptome Ptosis und Schluckstörungen, positive Familienanamnese
  - Myasthenia gravis: fluktuierende, tageszeitabhängige Symptome, Nachweis von Anti-Ach-Rezeptor-Antikörpern
  - Myositiden, z. B. okuläre Myositis: akutes Krankheitsbild; geschwollene, gerötete Lider
  - Isolierte Augenmuskelparesen und dekompensiertes Schielen: augenärztliche Diagnose; ggf. Doppelbilder, Einstellbewegungen im Abdecktest; Fehlen akzessorischer Symptome.

51.2 Welche Auffälligkeiten charakterisieren ein „myopathisches" EMG?

- „Skelettierte" Potenziale motorischer Einheiten, d. h. Potenziale meist schmal, polyphasisch, evtl. amplitudengemindert
- „Frühe Rekrutierung": beim Versuch der langsamen Kraftsteigerung frühzeitige Mobilisierung aller motorischer Einheiten, da eine einzelne motorische Einheit nur eine geringe Kraft aufbringen kann
- Dadurch „dichtes Innervationsmuster" (*versus:* „gelichtetes Innervationsmuster" bei „neurogen-verändertem EMG" durch Ausfall motorischer Einheiten).

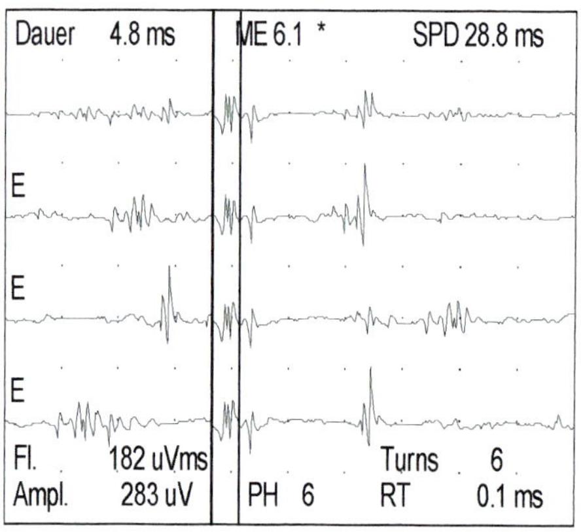

Einzelne Willkürpotenziale bei Myopathie: Typisch ist das Vorliegen kleiner, schmaler, aufgesplitterter (polyphasischer) Potenziale.

!! 51.3 Beschreiben Sie das Prinzip dieses Testes! Interpretieren Sie mögliche Befunde!

- **Prinzip:**
  - Nach >30 min körperlicher Ruhe Legen einer Venenverweilkanüle (ungestaut!, Stauung →Laktatanstieg!); Bestimmung von Laktat (Norm: ca.1 mmol/l) und Pyruvat
  - Fahrradergometrie (15 min Dauerbelastung bei niedriger Intensität, z. B. 25 W)
  - Erneute Blutentnahmen alle 5 min während und bis 15 min nach Ende der Belastung mit Bestimmung von Laktat und Pyruvat
- **Befundinterpretation:**
  - Normal: kein signifikanter Laktatanstieg (Begründung: geforderte Muskelarbeit wird aerob erbracht)
  - Pathologisch: deutlicher Laktatanstieg (meist >5 mmol/l) und Abfall des Laktat/Pyruvat-Quotienten aufgrund vermehrter anaerober Glykolyse bei Erkrankungen mit gestörter Funktion der Atmungskettenenzyme (typisch bei mitochondrialen Myopathien)
  - *Cave:* erhöhter Laktat-Ausgangswert bei mitochondrialen Myopathie häufig schon in Ruhe aber z. B. auch durch Stauung bei Blutentnahme oder vorausgegangener körperlicher Belastung möglich; erhöhter Laktatanstieg auch bei extrem untrainierten Patienten oder Patienten mit schweren Myopathien anderer Genese möglich.

51.4 Welche weiteren Untersuchungen würden Sie bei diesem Krankheitsbild veranlassen?

- Labor: „Muskelenzyme" (CK, LDH, GOT, Aldolase, Myoglobin)
- Muskelbiopsie und Genanalyse im Muskelgewebe und Serum
- Suche nach Mitbeteiligung weiterer Organsysteme: EEG, EKG, zerebrale Bildgebung.

51.5 Warum raten Sie trotzdem zu multidisziplinärer Abklärung des Krankheitsbildes?

Mitochondrien sind Bestandteile aller Zellen (außer Erythrozyten), daher handelt es sich bei mitochondrialen Myopathien um **Multisystemerkrankungen**!

51.6 Was versteht man unter einem „maternalen Vererbungsmodus"?

- Maternaler Vererbungsmodus: Vererbung der Erkrankung von der Mutter auf die Nachkommen
- Typisch für mitochondriale Erkrankungen, da mitochondriale DNA in der Oozyte von der Mutter an die Nachkommen weitergegeben wird.

→ Fall 51 Seite 52

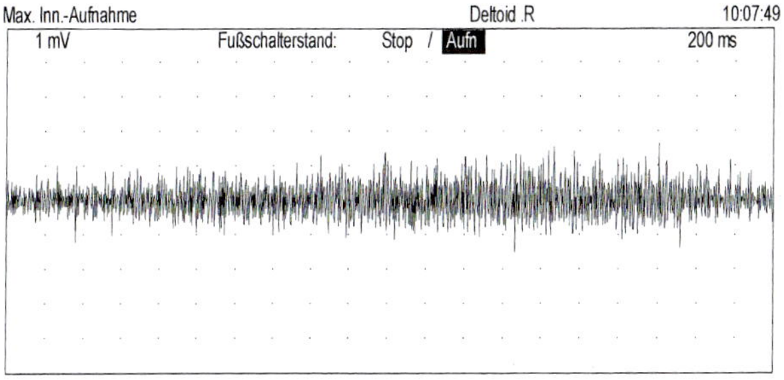

Interferenz: Bereits bei geringer willkürlicher Anspannung ohne wesentliche Kraftentwicklung zeigt sich ein „dichtes" Interferenzmuster. Dies ist ein Hinweis darauf, dass der Patient bereits frühzeitig alle ihm zur Verfügung stehenden motorischen Einheiten rekrutieren muss, um überhaupt eine Kraftentwicklung zu erzielen. Dies ist typisch für Myopathien.

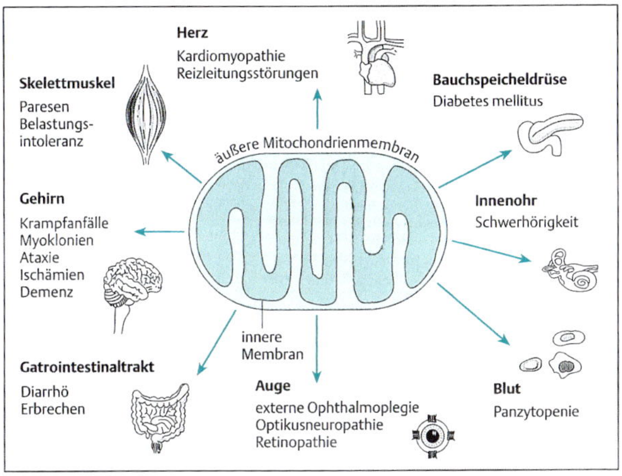

Multiorganbeteiligung bei mitochondrialen Myo- bzw. Enzephalomyopathien

Kommentar

Ätiologie und Pathophysiologie: Bei mitochondrialen Myopathien bzw. Enzephalomyopathien handelt es sich um phäno- und genotypisch sehr heterogene Krankheitsbilder, bei denen es aufgrund von **Mutationen oder Deletionen im mitochondrialen Genom** zu einem **Ausfall von Atmungskettenenzymen** und damit zu einer **gestörten aeroben Energiegewinnung** (ATP-Bildung) im Gewebe kommt. Betroffen sind daher außer der Muskulatur v. a. Organe, die in hohem Maße auf eine aerobe Energiegewinnung angewiesen sind, z. B. Retina, Gehirn und Herzmuskel. Typisch für mitochondriale Erkrankungen ist der **maternale Vererbungsmodus** (s. Antwort zur Frage 51.6). Allerdings finden sich Gene für die Atmungskettenenzyme nicht ausschließlich in der mitochondrialen DNA, so dass das Vorliegen eines autosomalen Erbgangs nicht gegen das Vorliegen einer mitochondrialen Erkrankung spricht.

Klinik: s. Antwort zur Frage 51.5. Aus dem klinisch großen Spektrum möglicher mitochondrialer Myo- bzw. Enzephalomyopathien bei einer Vielzahl möglicher Gendefekte wurde in den letzten Jahrzehnten (in der „Vorgenetik"-Ära) versucht einzelne Krankheitsbilder abzugrenzen. Diese Klassifikationen beschreiben jedoch eher klinisch häufigere Befundkonstellationen als tatsächlich abgrenzbare Krankheitsentitäten. Von den folgenden Krankheitsentitäten kommen am häufigsten die CPEO und die LHON vor, alle übrigen Formen sind sehr selten (< 1:1000000).

- **Kearns-Sayre-Syndrom (KSS):** Beginn vor dem 20.Lebensjahr; Kombination aus progressiver externer Ophthalmoplegie, Retinadegeneration sowie kardialen Überleitungsstörungen oder Ataxie oder Liquorproteinerhöhung >1 g/l
- **Chronisch progressive externe Ophthalmoplegie (CPEO) oder Ophthalmoplegia plus:** klinisch „inkomplette" Formen des KSS mit

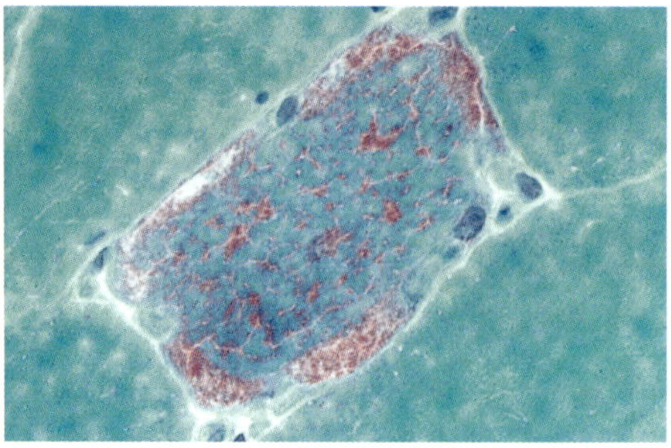

Die Abbildung zeigt eine Muskelfaser mit „zerrissenen" (= ragged) und fragmentierten Myofibrillen und subsarkolemmalen Mitochondrienagglomerationen, welche sich in der Gomori-Trichrom-Färbung rot darstellen, sog. Ragged-red-fiber.

Ophthalmoplegie sowie akzessorischen Symptomen in variablem Ausmaß (auch innerhalb einer Familie)

- **Leber-hereditäre-Optikusneuropathie (LHON):** rasch progredienter, meist beidseitiger Visusverlust, gelegentlich akzessorische Symptome; häufigste hereditäre Ursache einer Erblindung junger Männer im frühen Erwachsenenalter.

Die klinisch am schwersten verlaufenden (seltenen) Formen einer mitochondrialen Myo- bzw. Enzephalomyopathie im Jugend- und Erwachsenenalter sind:

- **Mitochondriale Enzephalomyopathie mit Laktatazidose und schlaganfallähnlichen Episoden (MELAS-Syndrom):** migränoide Kopfschmerzen, Krampfanfälle, rezidivierende „schlaganfallähnliche Episoden", wahrscheinlich verursacht durch ein vasogenes Hirnödem, Belastungsintoleranz, Demenz
- **Myoklonus-Epilepsie mit ragged-red-Fasern (MERRF-Syndrom):** Myokloni, generalisierte Krampfanfälle, zerebelläre Ataxie, fakultativ Hörstörung, Kleinwuchs, Demenz
- Weitere Syndrome, z. B. Morbus Leigh, Alpers-Syndrom: Auftreten v. a. im Kindesalter mit schwerem Krankheitsverlauf.

Diagnostik: Die Basisdiagnostik besteht aus **Labor** (s. Antwort zur Frage 51.4) und **EMG** zum Nachweis der Myopathie (s. Antwort zur Frage 51.2). Der Nachweis einer gestörten aeroben Energieutilisation im Muskelgewebe gelingt mittels **Laktatbestimmung in Ruhe und im Fahrradbelastungstest** (s. Antwort zur Frage 51.3). Die Diagnosesicherung erfolgt durch eine **Muskelbiopsie** und **Genanalyse**. In vielen Fällen finden sich in der Biopsie typische parakristalline Einschlüsse in pathologischen Mitochondrien, sog. **Ragged-red-fibers**. Weiterhin besteht die Möglichkeit, v. a. bei LHON und CPEO, des genetischen Nachweises verschiedener mitochondrialer Gendefekte. Dieser Nachweis gelingt jedoch aufgrund der genetischen Heteroplasmie nicht immer an Blutzellen, so dass bei einem Verdacht auf eine mitochondriale Myopathie der genetische Nachweis immer aus Blut- und betroffenem Muskelgewebe erfolgen sollte.

Therapie: Bislang gibt es **nur experimentelle Ansätze** zur Beeinflussung der mitochondrialen Energieutilisation durch Substitution von Coenzym Q, Carnitin, Kreatinin oder Vitaminen B_1, B_2, C und K. Positive Effekte sind im Einzelfall beschrieben. Ansonsten ist nur eine symptomatische Therapie, je nach Befundkonstellation, möglich, z. B. Behandlung von Anfällen oder Herzrhythmusstörungen (Schrittmacherimplantation), Lidraffung bei Ptosis, Cochlea-Implantate.

ZUSATZTHEMEN FÜR LERNGRUPPEN

- **Differenzialdiagnose der Ptosis im Erwachsenenalter**
- **Myoklonus-Epilepsien**
- **Formen der Scapula alata**

52 Polymyositis, Dermatomyositis

52.2 Stellen Sie eine Verdachtsdiagnose!

Polymyositis; Begründung: Myalgien, Arthralgien, Dysphagie, Paresen v. a. der proximalen Muskulatur (Schulter- und Hüftmuskulatur), Schmerzen beim Palpieren der proximalen Muskulatur.

52.2 Welche weiteren Laborparameter und welche apparative neurologische Untersuchungsmethode könnten Ihnen bei der Abklärung weiterhelfen? Welche Befunde würden Sie bei Ihrer Verdachtsdiagnose erwarten?

- Laborparameter: weitere Muskelenzyme (**Aldolase** ↑, **LDH** ↑), **Myoglobin** ↑
- Neurologische Untersuchungsmethode: **EMG**; Befund: **„myopathisches Muster"**, d. h.
  - in der Einzelpotenzialanalyse Nachweis polyphasischer Potenziale von kurzer Dauer

→ Fall 52 Seite 53

EMG-Befunde bei maximaler Willkürinnervation und Einzelpotenzialanalyse bei neurogener und myogener Schädigung

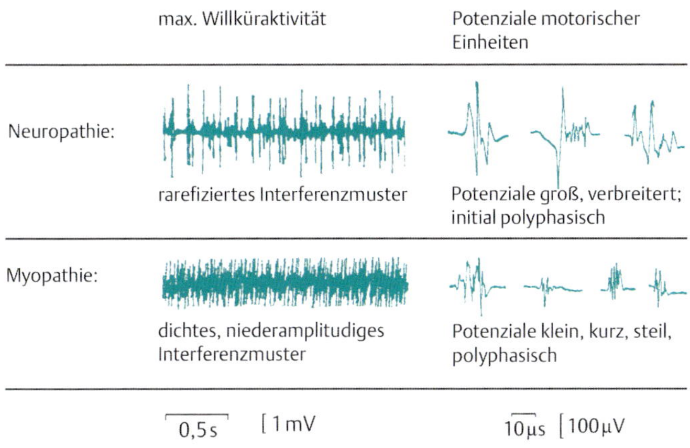

und niedriger Amplitude bei gleichzeitig dichtem Innervationsmuster (s. Fall 51)
- zusätzlich bei rasch verlaufenden entzündlichen Muskelerkrankungen (z. B. Polymyositis) pathologische Spontanaktivität (Fibrillationspotenziale, positive scharfe Wellen).

52.3 Welche Organe können dabei betroffen sein?

- **Herz:** meist unspezifische Herzrhythmusstörungen, AV-Block Grad I; selten Kardiomyopathie
- **Lunge:** interstitielle Lungenerkrankung
- **Gelenke:** Arthritiden, Systemerkrankungen aus dem Formenkreis der Kollagenosen (z. B. systemischer Lupus erythematodes, Sklerodermie, Rheumatoide Arthritis)

52.4 Wie nennt man diese Erkrankung, wenn zusätzlich eine Beteiligung der Haut bzw. Hautanhangsgebilde vorliegt? Nennen Sie dermatologische Auffälligkeiten, die evtl. mit dieser Erkrankung einhergehen können!

- Dermatomyositis
- Dermatologische Auffälligkeiten, z. B.:
  - Schwellungen der Augenlider
  - Rötlich-lilafarbenes Erythem im Gesicht
  - Gottron-Zeichen: erythematosquamöse Papeln über den Fingergelenken (Streckseiten)
  - Keinig-Zeichen: kleine Einblutungen/Teleangiektasien am Nagelfalz
  - Andere, unspezifische, vielgestaltige, meist flüchtige Hautveränderungen.

52.5 Was muss bei Vorliegen dieser Erkrankung unbedingt ausgeschlossen werden?

Tumor (v. a. bei Vorliegen einer Dermatomyositis).

Kommentar

Definition: Die Polymyositis ist eine meist sporadisch auftretende **autoimmunbedingte entzündliche Erkrankung der Skelettmuskulatur**. Eine Variante stellt die Dermatomyositis dar, bei der zusätzlich Haut und Hautanhangsgebilde betroffen sind und deren Pathogenese etwas anders ist.

Epidemiologie: Die Inzidenz beträgt ca. 5–10/100 000/Jahr. Genaue Daten liegen nicht vor.

Pathogenese: Bei der Polymyositis kommt es zu einer pathologischen T-Zell-Reaktion gegen Muskelfasern, bei der Dermatomyositis findet sich vorwiegend eine Aktivierung der B-Lymphozyten und des Komplementsystems mit perivaskulären Infiltraten. Bei beiden Erkrankungen zeigt sich eine gewisse HLA-Assoziation sowie Assoziationen mit diversen anderen Autoimmunerkrankungen (z. B. Kollagenosen) und Tumoren.

→ Fall 52 Seite 53

a

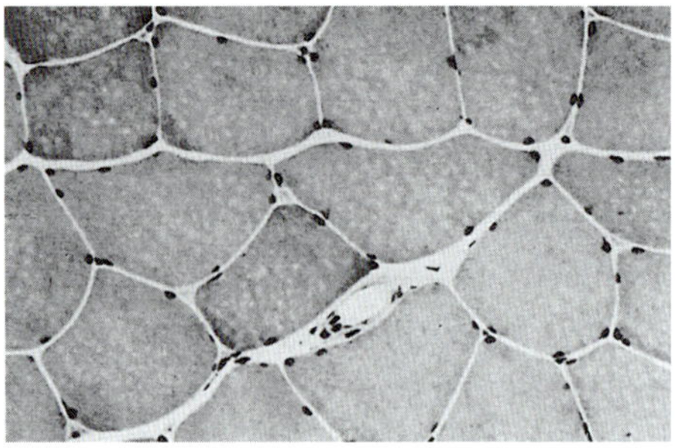

b

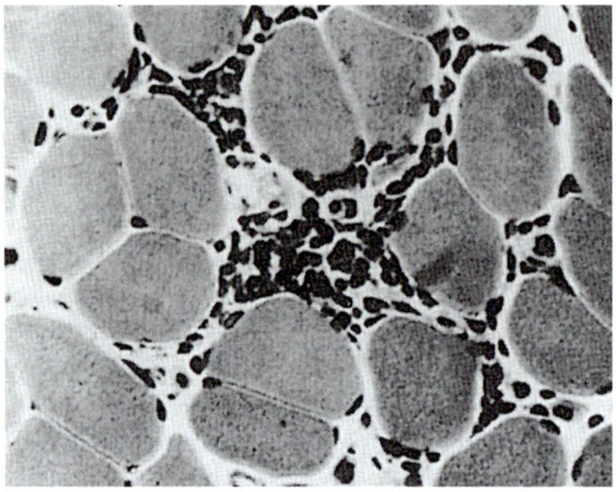

Histologie (a – normaler Muskelquerschnitt, b – Muskelquerschnitt bei Polymyositis)

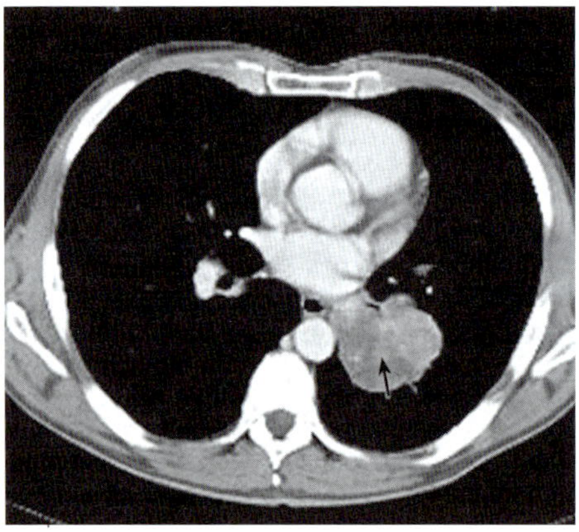

CT-Thorax: Patient mit Dermatomyositis und großem zentralem Bronchialkarzinom links. Bei einer Dermatomyositis muss immer nach einem Malignom gesucht werden!

Klinik: Leitsymptome sind meist innerhalb weniger Wochen **rasch zunehmende symmetrische Paresen** vorwiegend der **stammnahen** Muskulatur. Hals- und Pharynxmuskeln sind häufig mitbeteiligt, hieraus resultiert die **Dysphagie**. In mehr als der Hälfte der Fälle finden sich ausgeprägte **Myalgien**. Wegweisend ist manchmal auch die Kombination **ausgeprägter Paresen bei normaler Muskeltrophik**. Die Muskeleigenreflexe sind nur dann abgeschwächt oder erloschen, wenn die für den Reflexbogen notwendigen Muskeln stärker betroffen sind. **Begleiterkrankungen aus dem rheumatischen Formenkreis** sind häufig. **Kardiologische Auffälligkeiten** finden sich bei den meisten Patienten, meist handelt es sich um leichte Herzrhythmusstörungen oder einen AV-Block Grad 1 ohne klinische Relevanz. In wenigen Fällen finden sich allerdings ausgeprägtere Herzrhythmusstörungen oder eine dilatative Kardiomyopathie. Bei der **Dermatomyositis** können die dermatologischen Zeichen sehr flüchtig und unspezifisch sein. Manchmal gehen sie sogar der Manifestation der Paresen voraus. Zu den Hautveränderungen s. Antwort zur Frage 52.4.

Diagnostik: Finden sich zusätzlich zur Klinik **pathologisch erhöhte Muskelenzyme** und ein **„myopathisches Muster" in der EMG-Untersuchung**, ist die Diagnose der Polymyositis sehr wahrscheinlich. Es können aber auch atypische Verläufe vorkommen (z. B. langsam progrediente Formen, Formen mit fehlender oder nur geringer Erhöhung der Muskelenzyme). Auch finden sich nicht immer die „typischen" myopathischen EMG-Veränderungen: Manchmal zeigt sich eine Kombination aus myopathischen und neuropathischen Mustern (s. Tab.).
Eine **Muskelbiopsie** kann die Diagnose bestätigen, in ganz seltenen Fällen liefert auch die Biopsie bei Polymyositis negative Ergebnisse. Die Muskelbiopsie sollte aus einem klinisch deutlich betroffenen Muskel entnommen werden, der zuvor nicht mittels EMG untersucht wurde (Artefakte durch Mikroverletzungen!). Typische Biopsieorte sind der M. deltoideus, M. biceps oder M. quadriceps femoris.
Klinisch, laborchemisch und apparativ sollte nach begleitenden Erkrankungen gefahndet werden. Besonders in der Akutphase einer Myositis sollten wegen der häufigen Herzmitbeteiligung vierteljährliche internistische Kontrollen erfolgen. Bei der Dermatomyositis ist die Koinzidenz mit Malignomen (v. a. Mamma, Magen, Ovar) gesichert. Die muskuläre Symptomatik **kann der Tumormanifestation vorausgehen**, daher sollte in den ersten 3 Krankheitsjahren bei Patienten über 40 Jahren regelmäßig nach einem Tumor gesucht werden!

Therapie: Mittel der 1. Wahl ist die Gabe von **Glukokortikoiden**. Üblicherweise wird mit Prednison (100 mg/d) für etwa 4 Wochen begonnen. Die Weiterbehandlung richtet sich nach dem klinischen Bild, wobei ein Rückgang der CK-Erhöhung der klinischen Besserung meist vorausgeht. In ausgeprägteren Fällen erfolgt bereits initial eine **Kombinationstherapie**

→ Fall 52 Seite 53

mit Azathioprin (2–3 mg/d kg/KG), um auch bei längerfristiger Therapie mit Glukokortikoiden diese in geringerer Dosis einsetzen zu können. Im Falle einer Langzeitbehandlung mit Glukokortikoiden sollte zusätzlich eine **Osteoporoseprophylaxe** mit Vitamin D und Kalzium durchgeführt und auf **Hypokaliämien** geachtet werden! In Einzelfällen kann die Gabe von Immunglobulinen oder anderen Immunsuppresiva, wie Methotrexat, erwogen werden. Da die Erkrankung häufig rezidiviert, sollte die Behandlung mit der niedrigsten wirksamsten Dosis Prednison **mindestens 1 Jahr** fortgeführt werden.

Prognose: Meist kommt die Erkrankung nach spätestens 10 Jahren zum Stillstand. 60 bis 70% der Polymyositis-Patienten sind nach einigen Jahren Krankheitsdauer nur leicht behindert (z. B. Restparesen, Kontrakturen). Todesfälle kommen in den ersten Jahren v. a. bei Beteiligung der Atem- oder pharyngealen Muskulatur vor (Aspiration) oder sind Folge der begleitenden Tumoren.

ZUSATZTHEMEN FÜR LERNGRUPPEN

- **Einschlusskörpermyositis**
- **Okuläre Myositis**
- **Erregerbedingte Myositiden**

53 Demenz vom Frontalhirntyp (DFT, FLD)

53.1 Fassen Sie die Symptome dieses Krankheitsbildes zusammen!

Folgende Symptome sprechen für ein „Frontalhirnsyndrom“:

- Antriebsstörung mit Antriebsmangel, Verlangsamung, Mutismus
- Impulskontrollverlust (Hyperphagie, Nikotinabusus, vermehrte Reizbarkeit, aggressive Durchbrüche)
- Persönlichkeitsveränderung mit Störungen des Sozialverhaltens und der Selbsteinschätzung, fehlende Krankheitseinsicht
- Werkzeugstörungen, Sprachverarmung, Apraxie
- Keine wesentlichen Störungen der eigentlichen Gedächtnisleistungen und der räumlichen Orientierung.

Daneben bestehen noch somatische Symptome: Störungen des extrapyramidal-motorischen Systems (Rigor).

53.2 Stellen Sie eine Verdachtsdiagnose! Welche Differenzialdiagnosen kommen in Frage?

Verdachtsdiagnose: **Demenz vom Frontalhirntyp (DFT)**; Begründung: Frontalhirnsyndrom, typischer Beginn im mittleren Lebensalter, langsam progredienter Verlauf, extrapyramidal-motorische Störungen.

Differenzialdiagnosen:

- **Frontale Hirntumoren** (z. B. Meningeom): können ein Frontalhirnsyndrom auslösen, gelegentlich zusätzlich Kopfschmerzen, epileptische Anfälle; Ausschluss durch Bildgebung
- **Pseudodemenz bei Depression:** Hauptsymptom Affektstörung; Patienten beklagen selbst Einschränkungen der kognitiven Fähigkeiten, Einschränkungen sind selten alltagsrelevant
- **Psychosen aus dem schizophrenen Formenkreis**, z. B. hebephrene Schizophrenie: Manifestationsalter meist zwischen dem 15. und 30. Lebensjahr; Suche nach „Plussymptomen“ (z. B. Halluzinationen, gestörtes Ich-Erleben, Manierismen)
- **Chronische Enzephalitiden:** Psychosyndrom, zusätzlich Kopfschmerzen, evtl. Meningismus, Hirnnervenausfälle, Krampfanfälle; Diagnostik durch Bildgebung und Liquordiagnostik
- **Enzephalopathien bei chronischem Substanzabusus** (z. B. „Schnüffeln“ von Klebstoff, exzessivem Canabiskonsum): schleichende Wesensänderung, Adynamie; Anamnese; evtl. toxikologisches Screening
- **Creutzfeld-Jacob-Erkrankung (CJD):** rasch progredienter Verlauf, Sehstörungen, Myoklonien
- **Demenz vom Alzheimer-Typ:** Patient meist älter; deutliche Gedächtnis- und Orientierungsstörungen, „Persönlichkeitsfassade“ zunächst gut erhalten
- **Subkortikale Demenz bei Morbus Binswanger:** subkortikale Demenz, Antriebsstörungen, Halbseitensymptome, anamnestisch Hypertonie; typische MRT-Veränderungen (Leukenzephalopathie).

53.3 Welche Zusatzdiagnostik veranlassen Sie?

- **Neuropsychologische Testung:** genauere Einschätzung der kognitiven Defizite
- **MRT des Gehirns:** Nachweis einer frontal betonten Atrophie; Ausschluss organischer Differenzialdiagnosen (z. B. Tumor, vaskuläre Demenz)

→ Fall 53 Seite 54

- **Hirn-SPECT:** Nachweis eines frontalen Perfusionsdefizits
- EEG: lange unauffällig
- evtl. Lumbalpunktion/Liquoruntersuchung: Erhöhung der Tau-Proteine, Erniedrigung von A-42-Amyloid; Ausschluss einer chronische Enzephalitis oder eine CJD.

Kommentar

Definition und Epidemiologie: Bei einer Demenz vom Frontalhirntyp (DFT) handelt es sich um eine **degenerative Erkrankung des präfrontalen und/oder temporalen Kortex**. Der präfrontale Kortex ist hauptsächlich mit höheren psychischen und geistigen Leistungen wie abstraktem Denken und Aufmerksamkeit sowie der Verhaltenssteuerung (Antrieb, Modulation von Affekten) befasst.
Eine DFT liegt bei etwa 10 bis 20% aller Demenzkranken vor. Das Manifestationsalter liegt zwischen dem 30. und 70. Lebensjahr, typischerweise im 6. Lebensjahrzehnt, d.h. etwas früher als bei Patienten mit einer Demenz vom Alzheimer-Typ. Männer sind häufiger betroffen. Die DFT schließt die früher als „Morbus Pick" bezeichneten Krankheitsbilder mit ein. Die Einteilung des Morbus Pick erfolgte aufgrund des histopathologischen Befundes, d.h. des autoptischen Nachweises von argyrophilen „Pick-Kugeln" (= Neurofibrillenagglomerate). Pick-Kugeln finden sich nicht bei allen Patienten mit DFT, so dass der „Morbus Pick" eine – klinisch nicht zu unterscheidende – Unterform der DFT ist.

Ätiologie: Bei der DFT handelt es sich um eine in der Mehrzahl spontan auftretende neurodegenerative Erkrankung unbekannter Ätiologie, die zu den „Tauopathien" gezählt wird. Bei 20% der Patienten besteht ein autosomal-dominanter Erbgang, hier wurden verschiedene Mutationen des Gens für das Tau-Protein auf Chromosom 17 beschrieben.

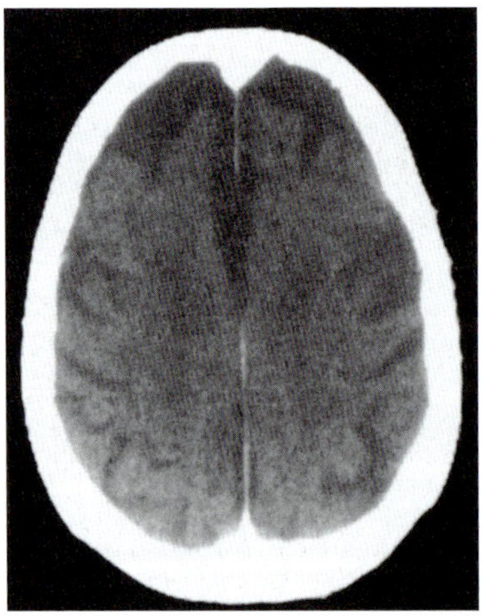

CT-Schädel (nativ): Deutliche kortikale, frontal betonte Rindenatrophie bei Demenz vom Frontalhirntyp

Klinik: Im Gegensatz zur Alzheimer-Demenz stehen nicht Gedächtnisstörungen und räumliche Orientierungsstörungen im Vordergrund, sondern **Antriebsstörungen**, **Apathie** und **Verhaltensauffälligkeiten**, wie Perseveration, Hyperoralität, gestörtes Sozialverhalten und Impulsdurchbrüche. Im Krankheitsverlauf treten Werkzeugstörungen, z.B. progrediente Apraxie, Agnosie oder Aphasie, auf. Daneben finden sich variable körperliche Symptome, wie Störungen der pyramidalen und extrapyramidalen Motorik.
Demenzen vom Frontalhirntyp treten gelegentlich in Kombination mit anderen degenerativen Erkrankungen (z.B. amyotrophe Lateralsklerose) auf. Daneben existieren spezielle Formen, bei der es zu einer Lobäratrophie mit spezifischen Ausfällen, wie Aphasie, kommt. Teilweise bestehen fließende Übergänge dieser Erkrankungen zur DFT, aber auch zur Alzheimer-Demenz.

Diagnostik: s. Antwort zur Frage 53.3.

Differenzialdiagnosen: s. Antwort zur Frage 53.2.

Therapie: Bislang ist **keine wirkungsvolle Therapie bekannt**. Die in der Behandlung der Alzheimer-Demenz etablierten Cholinesterasehemmer und Antidementativa (s. Fall 6) sind wahrscheinlich unwirksam. Dennoch sollte zumindest ein Therapieversuch mit diesen Substanzen unternommen werden. Schlafstörungen und Verhaltensstörungen können mit niederpotenten oder atypischen Neuroleptika, affektive Symptome durch SSRI symptomatisch therapiert werden. Verhaltensstörungen machen oft eine Heimunterbringung der Patienten notwendig. Den Angehörigen sollte eine psychologische Betreuung angeboten werden.

Prognose: Die Prognose ist sehr ungünstig, da der Verlauf progredient ist und wirksame Behandlungsmöglichkeiten nicht existieren. Die Lebenserwartung ist reduziert.

→ Fall 53 Seite 54

ZUSATZTHEMEN FÜR LERNGRUPPEN

- **Lobäre Hirnatrophien, z. B. progrediente Aphasie (PA)**
- **Demenz-Komplex bei der amytrophen Lateralsklerose**
- **Andere „Tauopathien"**
- **Histopathologische Besonderheiten der Demenzformen vom Alzheimer- und Frontalhirntyp, Morbus Pick**

54 Delirantes Syndrom (hier: Alkoholentzugsdelir)

54.1 Wie würden Sie dieses Syndrom bezeichnen?

Delirantes Syndrom; Begründung: Tremor, starkes Schwitzen, motorische Unruhe, Desorientiertheit, Blutdruckanstieg, Tachykardie, Aggressivität, optische Halluzinationen.

54.2 Nennen Sie wichtige Ursachen für ein solches Syndrom!

- **Entzug von Medikamenten/Alkohol**
- Respiratorische Insuffizienz (z. B. bei Pneumonie, COPD)
- Sepsis/hohes Fieber
- Schilddrüsenfunktionsstörungen
- Elektrolytentgleisungen (v. a. Natrium)
- Anticholinerg wirkende Substanzen (z. B. durch Atropin, Psychopharmaka)
- Ausgeprägte Exsikkose
- Intoxikation (z. B. Halluzinogene, Amphetamine)
- Enzephalitis.

54.3 Welche Ursache ist am wahrscheinlichsten?

Alkoholentzugsdelir; Begründung: Auftreten eines deliranten Syndroms typischerweise 2–3 Tag nach Unterbrechung der Alkoholzufuhr (hier: durch Krankenhausaufenthalt), Zeichen einer Leberschädigung (Laborwerte: γ-GT ↑, GOT ↑, GPT ↑, Albumin ↓, Cholinesterase ↓).

54.4 Welche Therapiemaßnahmen leiten Sie ein?

- Bei kardiopulmonaler Vorerkrankung (wie im Fallbeispiel):
  - 1. „Diazepam Loading" (10 mg/h bis zur Symptomfreiheit), bei entsprechender Kooperation p.o. möglich; Patient muss dabei erweckbar bleiben, ist dies nicht mehr der Fall, erfolgt die Weiterbehandlung auf der Intensivstation
  - 2. Erhaltungsdosis 20 mg/6 h
  - 3. Dosisreduktion ab dem 2. Tag
  - 4. Magenschutz mit Ranitidin
  - Alternativ: andere Benzodiazepine, z. B. Lorazepam (z. B. Tavor 2 × 2,5 mg/d oder Tranxiliumperfusor (Dosierung nach Wirkung unter Intubationsbereitschaft auf der Intensivstation))
- Ohne kardiopulmonale Vorerkrankung: Clomethiazol (z. B. Distraneurin 1. Tag 2 Kapseln alle 2 h bis zu einer Tageshöchstdosis von 24 Kapseln, alternativ Gabe als Saft; ab dem 2. Tag Dosisreduktion)
- Zusätzlich:
  - bei ausgeprägter Tachykardie und Blutdruckentgleisung: Clonidin (z. B. Catapresan 1–3 × 150–300 µg/d p.o., auf Intensivstation auch als Perfusor) oder β-Blocker (z. B. Metoprolol 50–200 mg/d)
  - bei ausgeprägter psychotischer Reaktion: Haloperidol (z. B. Haldol 1–6 × 10 mg/d)
  - bei Alkoholentzugsdelir zur Prophylaxe einer Wernicke-Enzephalopathie: Vitamin B_1 (= Thiamin, 100 mg/d für 5 Tage)
  - Ausreichende Flüssigkeitssubstitution
  - Magnesium (3 × 100 mg/d p.o.).

Kommentar

Definition: Es gibt kaum einen Begriff in der Medizin, der mehr Synonyme hat als der des Delirs. Begriffe wie „Durchgangssyndrom", „körperlich begründbare Psychose", „akuter exogener Reaktionstyp", „Delirium tremens", „Delirium nervosum" und viele mehr zeugen von einer Begriffsverwirrung und erschweren die Kommunikation. Liegen die o. g. Symptome vor, sollte heutzutage besser von einem „deliranten Syndrom" gesprochen werden.

Ätiologie: s. Antwort zur Frage 54.2. Die häufigsten Ursachen für ein delirantes Syndrom sind neben dem **Alkoholentzugsdelir** die **respiratorische Insuffizienz** (Sauerstoffunterversorgung des ZNS) und **Infektionen mit hohem Fie-**

→ Fall 54 Seite 55

ber, auf der Intensivstation auch der **Entzug der Analgosedierung** beim langzeitbeatmeten Patienten. Letztendlich kann jede schwerere Grunderkrankung ein delirantes Syndrom verursachen. Man kann von Folgendem ausgehen: **Je schwerer die Grunderkrankung ist, umso wahrscheinlicher ist das Auftreten eines deliranten Syndroms!**

Das Alkoholentzugsdelir tritt **typischerweise 2 bis 3 Tage nach Beendigung des Alkoholkonsums** auf – häufig im Krankenhaus, wenn der Patient aufgrund seiner Krankheit oder wegen der sozialen Kontrolle sich den Alkohol nicht mehr beschaffen kann. Diskutiert wird eine Neurotransmitterimbalance, die beim Alkoholentzug auftritt und zum deliranten Syndrom führt. Es kommt zu einer überschießenden sympathischen Aktivität (**„Noradrenalinsturm"**), die vegetative Symptome (z. B. Tachykardie, Schwitzen, Hypertonie) und manchmal sogar myokardiale Ischämien hervorruft. Eine dopaminerge Überaktivität im limbischen System verursacht die optischen Halluzinationen (im Gegensatz zur Schizophrenie, bei der die akustischen Halluzinationen im Vordergrund stehen). Eine verminderte GABA-erge Wirkung und ein alimentärer Magnesiummangel bedingen die Krampfanfälle.

Klinik: Das delirante Syndrom weist folgende typische Eigenschaften auf: **psychomotorische Unruhe, Desorientiertheit, vegetative Begleitsymptomatik** (z.B. Schwitzen, Tachykardie, entgleiste Hypertonie, Tremor), **Störungen des Affektes und des Gedächtnisses** (v. a. Merkfähigkeitsstörung im Sekundengedächtnis), im Vollbild v. a. **optische Halluzinationen** (meist kleine Tiere oder szenische Halluzinationen) und **fluktuierende Symptomatik**. Zusätzlich zu den Symptomen des deliranten Syndroms können Symptome der jeweiligen Grunderkrankung hinzutreten.

Beim Alkoholentzugsdelir gibt es auch ein **„trockenes Delir"** ohne vegetative Begleitsymptomatik, in seltenen Fällen sogar ein **„Kontinuitätsdelir"**, also ein Delir, welches trotz weiteren Alkoholkonsums entsteht!

Diagnostik: Die o.g. Symptome entwickeln sich meist sukzessive, so dass ein Vollbild oft noch nicht besteht, wenn man einen Patienten untersucht. Häufig wird für ein noch inkomplettes Delir der Begriff **„Prädelir"** verwendet. Ein Prädelir sollte unbedingt Anlass für eine konsequente Ursachenforschung und einen raschen Therapiebeginn geben. Zuerst sollten die häufigsten Ursachen (s. Ätiologie) abgeklärt werden. Sind diese Erkrankungen ausgeschlossen, kann die Ursachenklärung schwierig werden. Hier lohnt sich ein Blick in die Patientenkurve/Akte (Wie war die häusliche Medikation? Wurde evtl. ein Medikament abgesetzt oder ein neues hinzugefügt?) bzw. ein Gespräch mit dem Hausarzt oder den Angehörigen. Vor einer medikamentösen Delirtherapie sollte zunächst geklärt werden, ob man nicht besser ein Medikament absetzt, bevor man neue dazugibt (s. Fall 84).

Therapie: In der Praxis wird man bei einem aggressiven, unkooperativen Patienten um eine initiale Sedierung, evtl. auch um eine kurzfristige Fixierung, nicht herumkommen. Ein erster Versuch sollte mit Diazepam (20 mg i. v.) oder anderen Benzodiazepinen, bei Versagen z. B. mit Gammahydroxybutyrat (z. B. Somsanit 2 g i. v.) durchgeführt werden. Ist ein i. v.-Zugang nicht vorhanden, kann Diazepam (10 mg) auch i.m. appliziert werden. Die weitere Therapie erfolgt dann in Intubationsbereitschaft auf der Intensivstation (s. Antwort zur Frage 54.4). Da sowohl Distraneurin als auch Benzodiazepine die Krampfschwelle anheben, ist die oft durchgeführte prophylaktische Gabe eines Antiepileptikums (z. B. Carbamazepin) obsolet.

Prognose: Beim deliranten Syndrom liegt die Letalität unbehandelt bei 30 %, unter Therapie bei 5 %. Die Patienten versterben meist am Herzversagen, außerdem an Herzrhythmusstörungen, durch Elektrolytentgleisungen, Aspirationspneumonien oder gastrointestinale Blutungen.

ZUSATZTHEMEN FÜR LERNGRUPPEN
- **Wernicke-Enzephalopathie**
- **Anticholinerges Delir**
- **Cholinerges Delir**

55 Kauda-Syndrom

55.1 Stellen Sie eine Verdachtsdiagnose!

Akutes Kauda-Syndrom; Begründung: starke Lumboischialgie, Blasenstörung (Sphinkterstörung), peripher-polyradikuläres Muster der klinischen Ausfälle (L5–S4: beidseits ausgefallene Achillessehnenreflexe, asymmetrische Paresen der Fußmuskeln, Sensibilitätsstörung Oberschenkelinnen-/Oberschenkelrückseite linksbetont).

→ Fall 55 Seite 56

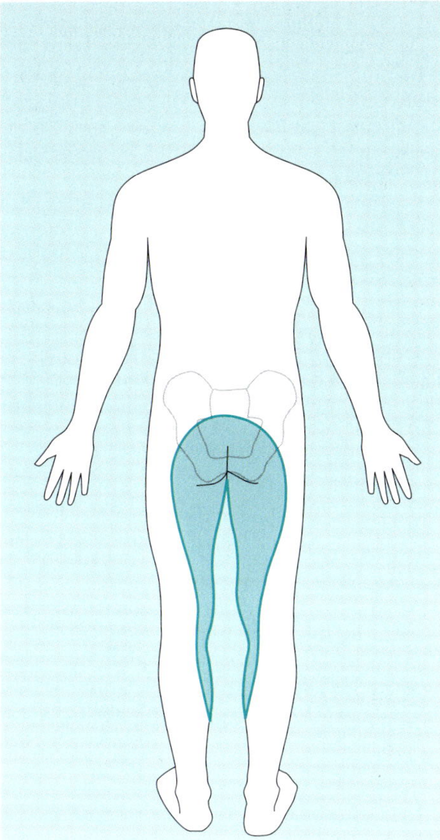

Reithosenanästhesie

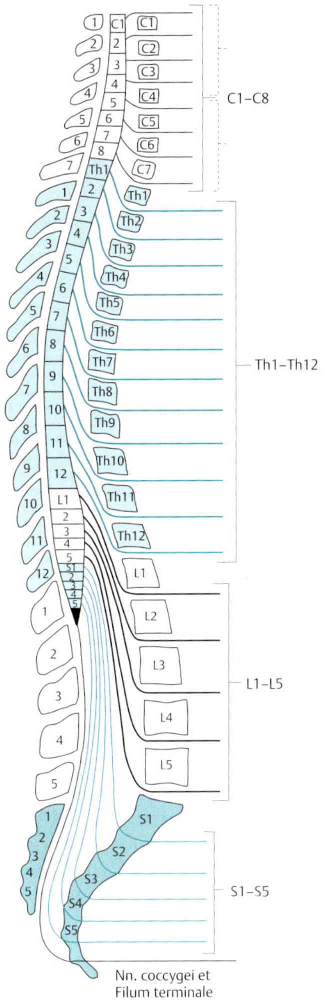

Lokalisation des Rückenmarks und der Wurzelfasern im Spinalkanal

55.2 Nach welchen hierfür typischen, in dieser Anamnese jedoch nicht erwähnten, klinischen Befunden würden Sie bei diesem Patienten noch gezielt fahnden?

- „Reithosenanästhesie": Sensibilitätsstörungen perianal beidseits sowie im Bereich der proximalen Oberschenkelinnenseite
- Schlaffer Tonus des Analsphinkters
- Analreflex: abgeschwächt/ausgefallen
- Cremaster- oder Bulbocavernosusreflexe beim Mann: abgeschwächt/ausgefallen

55.3 Welche Maßnahmen halten Sie unmittelbar für erforderlich?

- Ein Kauda-Syndrom ist ein **absoluter Notfall!** →
- **Sofortige Klinikeinweisung und bildgebende Diagnostik mittels MRT oder CT!**
- bei Vorliegen einer mechanischen Kompression, z. B. durch einen Bandscheibenvorfall, **sofortige OP**

55.4 In welcher Höhe würden Sie nach einer Läsion suchen?

- Läsionsort: Schädigung der Cauda equina unterhalb LWK 2; Begründung: mehrere Nervenwurzeln betroffen, Fußmuskelparesen (L5, S1), Verlust des Achillessehnenreflexes (S1), Blasenstörung (S2–S5)
- *Cave:* Conus medullaris endet auf Höhe LWK1–2, die abgehenden Nervenwurzeln verlaufen z. T. noch weit intraspinal und können im gesamten Verlauf geschädigt werden → bildgebende Diagnostik (CT, MRT) immer vom thorakolumbalen Übergang bis zum Os sacrum.

→ Fall 55 Seite 56

Kommentar

Definitionen: Beim **Kauda-Syndrom** handelt es sich um eine Schädigung der unterhalb des Conus terminalis im Spinalkanal verlaufenden Nervenfasern. Unter einem **Konus-Syndrom** versteht man eine Schädigung des Rückenmarks in Höhe des Conus medullaris (LWK1/2). Je nach Ursache und Höhe des Prozesses ist eine gemeinsame Schädigung des Conus medullaris und der abgehenden Nervenwurzeln in der Cauda equina häufig, so dass in der Praxis meist gemischte Formen vorliegen und auch der „unschärfere" Begriff **Konus-Kauda-Syndrom** verwendet wird.

Ätiologie: Die häufigste Ursache eines **akuten Kauda-Syndroms** ist ein **medialer Bandscheibenvorfall im Bereich der Lendenwirbelsäule unterhalb des 2. Lendenwirbelkörpers**. Eher chronisch kann ein Kauda-Syndrom im Rahmen einer Meningeosis carcinomatosa oder einer dekompensierten spinalen Stenose auftreten. Bei unauffälliger spinaler Bildgebung ist auch an entzündliche Ursachen zu denken (z. B. Elsberg-Syndrom).
„Reine" **Konus-Syndrome** sind selten und häufiger durch eine **spinale Ischämie** als durch eine mechanische Ursache (z. B. Bandscheibenvorfall, Tumor) bedingt. Mediane Bandscheibenvorfälle bei LWK1/2 führen meist zu einer gemischten Symptomatik (Konus-Kauda-Syndrom)

Pathogenese und Klinik: Beim **Kauda-Syndrom** werden die im Spinalkanal verlaufenden Nervenfasern der Cauda equina in der Regel durch lokal raumfordernde Prozesse geschädigt, so dass typischerweise klinisch **asymmetrische Ausfälle im Sinne einer polyradikulären Schädigung** der lumbalen Nervenwurzeln mit entsprechenden (meist asymmetrischen) motorischen und sensiblen Defiziten und Schmerzen auftreten. Zu Blasen- und Mastdarmstörungen bzw. einer Reithosenanästhesie kommt es, wenn die Nervenwurzeln S2 bis S5 mitgeschädigt werden.
Beim **Konus-Syndrom** werden autonome Zentren im Sakralmark geschädigt. Dadurch kommt es zu **Reithosenanästhesie**, **Impotenz** und **Sphinkterstörungen** mit Verlust der Urin- und Stuhlkontrolle. Sensibilitätsstörungen und Sphinkterstörungen sind meist symmetrisch. Solange nur der Conus medullaris betroffen ist, liegen **keine Paresen oder Reflexausfälle** an den unteren Extremitäten vor, da die entsprechenden Nervenwurzeln das Rückenmark oberhalb von L2 verlassen.

Diagnostik: Am häufigsten liegen mechanische Irritationen (z. B. Bandscheibenvorfälle) als Ursache vor. Die Diagnostik und Abgrenzung zu den o.g. anderen Ursachen erfolgt mittels **Bildgebung** (Notfalldiagnostik mittels CT, sonst besser MRT, da hiermit das Myelon beurteilbar ist). Ist die Bildgebung unauffällig, muss eine Lumbalpunktion durchgeführt werden, um entzündliche Ursachen auszuschließen.

Therapie und Prognose: Die Therapie richtet sich nach der auslösenden Ursache. Bei einem mechanisch bedingten Konus- oder Kauda-Syndrom ist eine sofortige operative Entlastung indiziert, da andernfalls irreversible Blasen- und Mastdarmstörungen drohen.

ZUSATZTHEMEN FÜR LERNGRUPPEN
- **Elsberg-Syndrom**
- **Weitere spinale Syndrome (z. B. komplettes Querschnittsyndrom, Spinalis-anterior-Syndrom)**

56 Transiente globale Amnesie (TGA)

56.1 Welche Differenzialdiagnosen gehen Ihnen zunächst durch den Kopf?

Die Symptome des Patienten (Ratlosigkeit, perseverierende Fragen, gestörtes Kurzzeitgedächtnis, aufgeregter Patient, Blutdruck 195/90 mmHg, evtl. Parese des rechten Beines) lassen folgende Differenzialdiagnosen zu:
- Schlaganfall
- Transiente globale Amnesie
- Komplex-fokaler Status
- Enzephalitis
- Intoxikation
- Psychiatrische Erkrankung.

56.2 Welches Krankheitsbild liegt vor, und wie wird diese Form der Amnesie bezeichnet?

- Krankheitsbild: **Transiente globale Amnesie**; Begründung: wacher, ratlos wirkender Patient mit Amnesie, perseverierende Fragen; keine Zeichen einer sonstigen Persönlichkeits- oder Verhaltensstörung

→ Fall 56 Seite 57

- Form der Amnesie: **anterograde Amnesie**; Begründung: Ereignisse **nach** Krankheitsbeginn werden nicht mehr erinnert.

56.3 Gibt es therapeutische Möglichkeiten?

Nein; lediglich Sedierung (z. B. Valium 10 mg i. v.) und Blutdrucksenkung (z. B. Adalat 5–10 mg p.o.) sind möglich, falls nötig.

56.4 Wie ist üblicherweise der Krankheitsverlauf?

Restitutio ad integrum (meist innerhalb von 12–24 Stunden).

Kommentar

Definition: Bei der transienten globalen Amnesie (TGA; Syn. transitorische globale Amnesie, amnestische Episode) handelt es sich um eine **akut einsetzende Amnesie von maximal 24 Stunden Dauer ohne weitere Symptome**.

Epidemiologie: Die TGA ist, obwohl sie vielen Medizinern nicht bekannt ist, **keine seltene Erkrankung**. Die Inzidenz wird mit etwa 5/100 000 Einwohner pro Jahr angegeben mit einem Häufigkeitsmaximum zwischen dem 50. und 70. Lebensjahr.

Ätiopathogenese: Die Ursache der TGA ist ungeklärt. In SPECT-Untersuchungen konnte eine Minderperfusion beider Hippocampi nachgewiesen werden, so dass dies als Ursache der TGA vermutet wird. Aber auch die Hypothese eines der Migräneaura verwandten Phänomens ist noch nicht sicher widerlegt. Weiterhin werden passagere zerebralvenöse Abflussstörungen diskutiert, da die TGA oft und nach anstrengenden körperlichen Tätigkeiten mit häufigem Bücken (z. B. nach längerer Gartenarbeit) auftritt.

Klinik: Klinisch wegweisend sind eine **plötzlich einsetzende Ratlosigkeit** mit (meist) **anterograder Amnesie** verbunden mit einer **hartnäckigen Perseverationsneigung**. Oft werden – wie im Fallbeispiel – immer wieder die gleichen Fragen gestellt (= „amnestisches Syndrom"). Weitere Symptome, wie fokal neurologische Ausfälle oder Bewusstseinsstörungen, finden sich nicht.

Diagnostik: Bei typischer Anamnese und Klinik sowie unauffälligem Neurostatus sind Zusatzuntersuchungen, wie EEG, CCT oder MRT, entbehrlich, andernfalls müssen mögliche Differenzialdiagnosen (s. u.) ausgeschlossen werden.

Differenzialdiagnosen: Die wichtigste Differenzialdiagnose ist der **komplex-fokale Anfall (KFA) bzw. Status**. Ein KFA kann manchmal eine TGA vollständig imitieren und muss keineswegs mit motorischen Phänomenen einhergehen, wie der Begriff „Anfall" vermuten lässt. Bildet sich eine TGA nicht schnell wieder zurück, sollte daher auf jeden Fall ein EEG durchgeführt werden.
Am häufigsten wird die TGA mit einem **Schlaganfall** oder mit einem **Verwirrtheitszustand** verwechselt. So ist die im Fallbeispiel geschilderte Situation durchaus charakteristisch und kann als Lehrbeispiel für manche problematische Situation im Aufnahmeraum gelten: Der mit dem Krankheitsbild nicht vertraute Kollege denkt an einem Schlaganfall, findet jedoch keine eindeutige Klinik. Der Patient wie dessen Ehefrau sind psychisch alteriert, die Ehefrau „bestätigt" die Verdachtsdiagnose. Der oftmals erhöhte Blutdruck wird als Ausdruck eines „Bedarfshochdrucks" im Rahmen des Schlaganfalls interpretiert und nicht im Zusammenhang mit der verständlichen psychomotorischen Erregung des Patienten. Schließlich wird eine vermeintliche Parese postuliert und der aufnehmende Arzt mit der Forderung nach einer Lysebehandlung wegen des engen therapeutischen Zeitfensters durch den Notarzt unbewusst und wohlmeinend unter Druck gesetzt. Generell lohnt es sich – gerade als Berufsanfänger – auf erfahrene Kollegen oder Schwestern zu hören, jedoch sollte man sich nicht unter Druck setzen lassen und selbst eine Entscheidung fällen. Liegen tatsächlich fokalneurologische Zeichen vor (z. B. Paresen, Sensibilitätsstörungen, Ataxie), muss eine „Schlaganfalldiagnostik" (z. B. Bildgebung, evtl. CT-Angiographie, Doppler der hirnversorgenden Gefäße, EKG, Labor) durchgeführt werden.
Eine Verwechselung mit einem echten Verwirrtheitszustand ist dann nicht möglich, wenn man sich vor Augen führt, **dass der Patient ja gar nicht verwirrt ist**. Er antwortet adäquat und ist auch nicht desorientiert, er ist lediglich extrem vergesslich. Ist dies einmal klargestellt, kann es im Einzelfall wichtig sein, **„symptomatische" Formen** einer TGA auszuschließen. Bei Fieber und erhöhten Entzündungsparametern (Leukozyten ↑, CRP ↑) sollte daher eine Enzephalitis ausgeschlossen werden (Bildgebung, Lumbalpunktion).

→ Fall 56 Seite 57

Therapie: s. Antwort zur Frage 56.3.

Prognose: Die TGA bessert sich klinisch meist nach einigen Stunden (bis 1 Tag), die Amnesie für den Zeitraum der Erkrankung bleibt bestehen. Rezidive werden mit etwa 10 bis 15% angegeben. Die TGA ist kein Risikofaktor für einen Schlaganfall!

ZUSATZTHEMEN FÜR LERNGRUPPEN

- **Physiologie und Anatomie des Gedächtnisses**
- **Abklärung von Verwirrtheitszuständen**

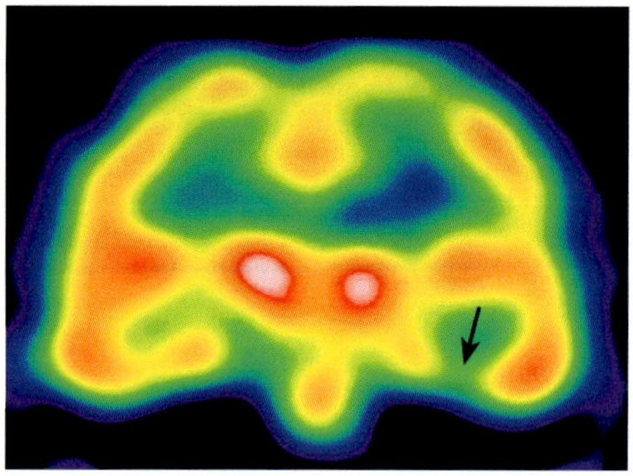

SPECT-Befund bei TGA: Temporomesiale Minderperfusion links

57 Komplex-fokaler Anfall

57.1 Welche Verdachtsdiagnose stellen Sie?

Komplex-fokale Anfälle; Begründung: starrer Blick, keine Reaktion auf Ansprache, orale Automatismen und stereotype Handbewegungen, intermittierende Verwirrtheit, im Anschluss an das Ereignis Müdigkeit, Amnesie für das Ereignis.

57.2 Welche Untersuchungen führen Sie durch?

- EEG (z.T. mehrfach): epileptiforme Potenziale?
- CT (besser MRT): strukturelle Hirnläsion?
- Schlaf-EEG nach Schlafentzug: Provokation epileptiformer Potenziale?
- Bei Verdacht auf entzündlichen Prozess: Lumbalpunktion
- In unklaren Fällen: evtl. Langzeit-EEG oder Video-EEG: epileptiforme Potenziale?

57.3 Würden Sie dennoch therapieren? Wenn ja, wie?

- Ja; Begründung: laut Ehemann seit mehreren Monaten rezidivierte Anfälle; Faustregel: Ab dem 2. Anfall sollte therapiert werden!
- Therapie: nebenwirkungsarmes Antiepileptikum (z.B. Lamotrigin) zur Beeinflussung der fokalen Anfälle und ohne Beeinträchtigung des Kontrazeptionsschutzes.

57.4 Stellen Sie aufgrund der Vorgeschichte der Patientin eine Diagnose!

Non-konvulsiver Status epilepticus (= Status komplex-fokaler Anfälle); Begründung: Desorientierung und Verwirrtheit seit Vortag.

57.5 Wie würden Sie jetzt therapieren?

- Benzodiazepin i.v. (z.B. Tavor 4–8 mg i.v.)
- Bei ausbleibendem Therapieerfolg: evtl. Schnellaufsättigung mit Valproat (z.B. 3000 mg/d i.v. für 3 Tage, danach 1200 mg/d p.o.) oder mit Levetiracetam (max. 4 g/d; s. Fall 20). *Cave:* Weiterführende Dauertherapie mit Valproat bei Frauen im gebärfähigen Alter wegen Teratogenität problematisch.

Kommentar

Definition: Ein epileptischer Anfall wird hervorgerufen durch **synchronisierte elektrische Entladungen mehrerer Neurone des Zentralnervensystems**.

Epidemiologie: Die Prävalenz der Epilepsien beträgt ca. 0,5 bis 1% in der Bevölkerung. Die Häufigkeit einzelner Anfälle ist um ein Vielfaches höher. Bedingt durch die altersgebundenen Epilepsiesyndrome sowie frühkindliche Hirnschäden und Missbildungen ist die Epilepsiehäufigkeit in den ersten beiden Lebensdekaden relativ hoch. Ab der 6. Dekade kommt es wieder zu einer Zunahme der Epilepsien, diese ist v.a. durch die zunehmende Häufigkeit von Schlaganfällen bedingt.

Formen und Ätiologie: Ein epileptischer Anfall ist nicht gleichzusetzen mit Epilepsie: Jeder Mensch kann unter bestimmten Voraussetzungen und in Abhängigkeit von der individuellen Krampfschwelle einen epileptischen Anfall er-

→ Fall 57 Seite 58

leiden! Ein solcher Anfall ist zunächst lediglich ein Symptom wie Kopfschmerzen, welches viele Ursachen haben kann (z. B. Meningitis, Enzephalitis, Alkohol, Hypoglykämie, Elektrolytstörungen, Schädel-Hirn-Trauma, Hirntumor, Hirninfarkt). Die einzelnen Anfälle werden dabei vereinfacht eingeteilt in fokale und generalisierte Anfälle (s. Tabelle Fall 75). Bei **fokalen Anfällen** beginnen die Entladungen in einem umschriebenen Neuronensystem innerhalb einer Hemisphäre. Man unterscheidet fokale Anfälle ohne Bewusstseinstrübung (= **einfach-fokale Anfälle**), fokale Anfälle mit Bewusstseinstrübung (= **komplex-fokale Anfälle**) und **sekundär generalisierte Anfälle**, d. h. dem generalisiertem Anfall geht ein einfach- oder komplex-fokaler Anfall voraus. Dieser mündet dann in einen tonisch-klonischen Anfall (= Grand-mal-Anfall). Bei den **primär generalisierten Anfällen** breitet sich die neuronale Entladung primär über beide Großhirnhemisphären aus. Hierzu gehören z. B. Absencen, myoklonische Anfälle, klonische Anfälle, tonische Anfälle, tonisch-klonische Anfälle (= primär generalisierter Grand-mal-Anfall), atonische Anfälle.

Von einer **Epilepsie** spricht man dann, wenn **mindestens 2 epileptische Anfälle** ohne Provokationsfaktoren (z. B. Schlaf- oder Alkoholentzug, Flackerlicht) aufgetreten sind. Auch Epilepsien werden vereinfacht in fokale und generalisierte Formen eingeteilt. Beide Formen können idiopathisch, symptomatisch oder kryptogen sein. Bei einer **symptomatischen Epilepsie** liegt eine organische Hirnläsion vor (z. B. Hirninfarkt, frühkindlicher Hirnschaden), **idiopathische Epilepsien** sind in der Regel altersgebunden und treten häufig familiär gehäuft auf. Eine Epilepsie wird als **kryptogen** bezeichnet, wenn vermutlich eine symptomatische Epilepsie vorliegt, bei der jedoch der Nachweis eines strukturellen Gehirndefektes nicht gelungen ist.

Klinik und Diagnostik komplex-fokaler Anfälle: Die häufigste Form komplex-fokaler Anfälle sind sog. **Temporallappenanfälle** wie im Fallbeispiel. der Patienten haben initial eine **Aura** mit aufsteigender Übelkeit oder Wärmegefühl im Bauch, manchmal werden auch Déjà-

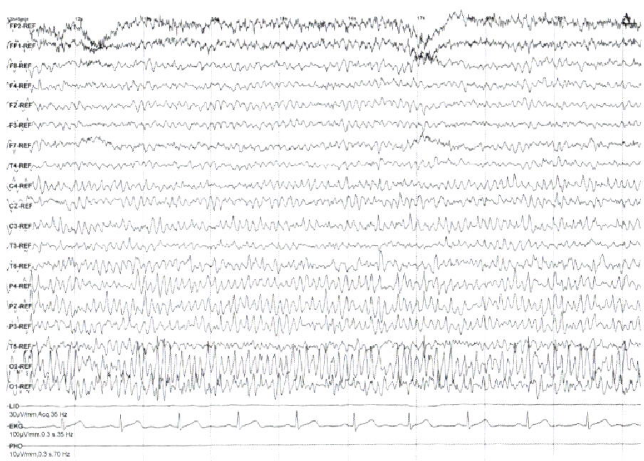

Normales EEG mit alpha-Rhythmus

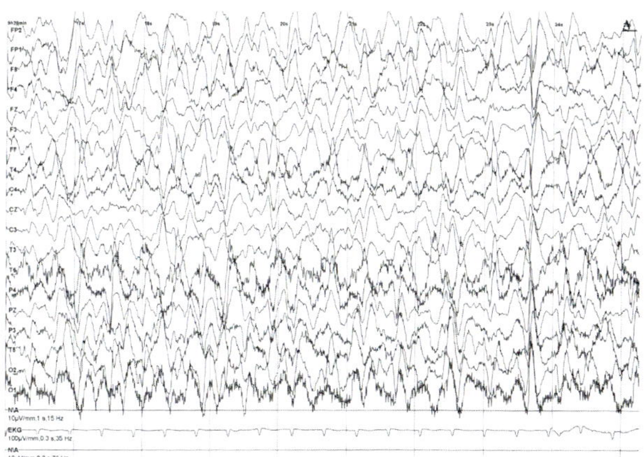

EEG: Non-konvulsiver Status mit hochgespannten rhythmischen Deltawellen

→ Fall 57 Seite 58

vu-Erlebnisse oder Angsteindrücke beschrieben. Es folgen dann ein **starrer Blick**, nach einigen Sekunden **orale Automatismen** und **Nestelbewegungen**, manchmal sogar ganze Handlungsabläufe. Die Anfälle gehen oft in einen **Dämmerzustand oder Müdigkeit** für Minuten oder Stunden über. Meist besteht für den Anfall eine komplette **Amnesie**. Sind andere Hirnregionen Ursprungsort der Anfälle, kommt es zu entsprechenden Symptomen des jeweils betroffenen Hirnareals. Komplex-fokal, also mit Bewusstseinstrübung einhergehend, sind diese Anfälle jedoch nur dann, wenn entweder Anteile **beider Hirnhemisphären** betroffen sind oder die **Läsion in der dominanten Hemisphäre** lokalisiert ist. Zur Diagnostik s. Antwort zur Frage 57.2. Bei Erstmanifestation von Anfällen kann es zusätzlich notwendig sein, eine Lumbalpunktion zum Ausschluss eines entzündlichen ZNS-Prozesses durchzuführen.

Von einem **non-konvulsiven Status** spricht man, wenn es v. a. bei fokaler Epilepsie oder bekannter Hirnläsion über einen längeren Zeitraum fluktuierend zu **Psychosyndromen mit Desorientierung oder Verhaltensauffälligkeiten** kommt. Letztendlich handelt es sich um eine EEG-Diagnose. Wegweisend ist dann meist eine rhythmisch ablaufende Theta- oder Deltaaktivität, die kontinuierlich zu beobachten ist.

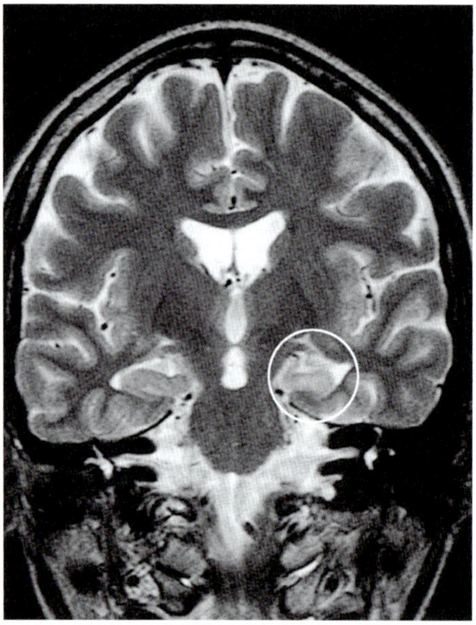

Hippocampussklerose links (Signalanhebung, Volumenminderung, Deformität): Die Ätiologie einer Hippocampussklerose ist ungeklärt, jedoch ist sie eine häufige Ursache für eine Temporallappenepilepsie. In derartigen Fällen besteht oft die Möglichkeit eines epilepsiechirurgischen Eingriffs mit kurativer Zielsetzung.

Therapie und Prognose: Die Auflistung sämtlicher möglicher Antiepileptika würde den Rahmen dieses Buches sprengen; als Faustregel kann man sich merken:

- **Kryptogene oder symptomatische fokale Epilepsien:** Gut wirksam sind z. B. Carbamazepin und Valproat; darüber hinaus stehen eine Reihe modernerer (aber auch teurerer) Substanzen wie Oxcarbazepin, Topiramat, Lamotrigin und Levetiracetam zur Verfügung.
- **Idiopathische primär generalisierte Epilepsien:** Mittel der 1. Wahl sind Lamotrigin, Valproat, Levetiracetam oder Topiramat. Valproat ist potenziell teratogen und führt häufig zu einer Gewichtzunahme. Topiramat kann kognitive Defizite hervorrufen.
- **Status epilepticus:** Zur Therapie des Grand-mal-Status s. Fall 20. Ein non-konvulsiver Status wird prinzipiell wie ein Grand-mal-Status behandelt. Ist mittels Benzodiazpinen der Status nicht zu durchbrechen, kann meist durch eine Schnellaufsättigung mit Valproat, Levetiracetam oder Phenytoin ein Therapieerfolg erzielt werden.
- **Therapierefraktäre fokale Epilepsie:** epilepsiechirurgische Eingriffe, Implantation eines Vagusnervstimulators.

Die Prognose einer Temporallappenepilepsie ist im Vergleich zu den idiopathisch generalisierten Epilepsien weniger gut. Oft gelingt es nicht, durch Einsatz von Antiepileptika eine befriedigende Anfallsreduktion zu erreichen. Liegen häufige und den Patienten belastende Anfälle vor, ist ein epilepsiechirurgischer Eingriff bei klar lokalisierbarem Fokus und vertretbarem OP-Risiko (problematisch z. B. bei nahe gelegenem Sprachzentrum!) in einem Epilepsiezentrum zu erwägen. Durchschnittlich kommt es nur bei ca. 50 % aller fokalen Epilepsien zu einer dauerhaften Anfallsfreiheit, bei idiopathisch generalisierten Formen gelingt dies in etwa $^3/_4$ der Fälle.

Zu beachten sind v. a. bei komplex-fokalen und Grand-mal-Anfällen die Richtlinien zur Kraftfahreignung.

ZUSATZTHEMEN FÜR LERNGRUPPEN

- **Primär generalisierte Epilepsiesyndrome**
- **Fieberkrämpfe**
- **Eklampsie**
- **Medikamentöse Therapie der Epilepsie (Substanzen, Indikationen, Nebenwirkungen)**
- **Richtlinien zur Kraftfahrereignung**
- **Epilepsiechirurgie**

→ Fall 57 Seite 58

58 Creutzfeldt-Jakob-Erkrankung (CJD)

58.1 Fassen Sie die Angaben als Syndrome zusammen! Geben Sie auch einzelne Symptome an, wenn diese sich nicht als Syndrome zusammenfassen lassen!

- Demenzielles Syndrom
- Gesichtsfeldausfälle
- Schweres zerebelläres Syndrom
- Depressives Syndrom
- Extrapyramidal-motorisches Syndrom (Rigor)
- Pyramidenbahnbeteiligung (Trömner- und Babinski-Reflex positiv)
- Myoklonien (Auslösung durch laute Geräusche)
- Veränderung im MRT in den Nuclei caudati.

58.2 Wie lautet Ihre Verdachtsdiagnose?

Sporadische Creutzfeldt-Jakob-Erkrankung (CJD); Begründung: rascher demenzieller Abbau, auslösbare Myoklonien, schweres zerebelläres Syndrom, Mitbeteiligung des pyramidalen und extrapyramidalen Systems, visuelle Störungen, im EEG Nachweis triphasischer periodischer Wellen ca. 1–2/s, hyperintenses Signal in der T2-Wichtung in den Nuclei caudati.

58.3 Was könnten Sie im Liquor bestimmen lassen, um Ihren Verdacht zu untermauern?

- Protein 14-3-3
- evtl. Bestimmung von Tau-Protein, Protein S100 und NSE (= Neuronenspezifische Enolase).

58.4 Gibt es eine kausale Therapie dieser Erkrankung?

Nein.

58.5 Besteht eine Meldepflicht für diese Erkrankung?

Ja, bei Verdacht, Erkrankung und Tod (dem Gesundheitsamt).

Kommentar

Definition und Formen: Die Creutzfeldt-Jakob-Erkrankung (CJD) zählt zu einer Erkrankungsgruppe, die durch eine **schwammige (spongiforme) Degeneration des Zentralnervensystems**, ausgelöst durch sog. Prione, gekennzeichnet ist. Zu den Prionenerkrankungen zählen neben der CJD auch die **fatale familiäre Insomnie** und das **Gerstmann-Sträussler-Scheinker-Syndrom**, die heute als Varianten der CJD angesehen werden, sich aber phänotypisch von der CJD unterscheiden. 90% der CJD-Patienten leiden an der **sporadischen**, nur 10% an der **vererbbaren (= familiären) Form**. Eine sog. **neue Variante der CJD** (nvCJD) ist aller Wahrscheinlichkeit nach Ausdruck einer Infektion mit dem **BSE-Erreger**. Nur noch historische Bedeutung hat die **Kuru-Erkrankung** in Neu-Guinea, die durch Kannibalismus übertragen wurde und heute nicht mehr vorkommt.

Epidemiologie: Die CJD hat eine Erkrankungshäufigkeit von etwa **1:1 000 000**. Der Erkrankungsbeginn liegt meist zwischen dem 55. und 65. Lebensjahr, für die familiäre Form etwas früher. Patienten, die an der nvCJD erkranken, sind immer jünger als 40 Jahre. In Deutschland sind bisher keine Fälle der nvCJD bekannt geworden.

Ätiologie und Pathogenese (Prionhypothese): Gemeinsam ist diesen Erkrankungen die Entstehung durch sog. **Prione** mit z. T. jahrzehntelanger Inkubationszeit und ein relativ **ähnliches neuropathologisches Bild** mit ausgeprägter Vakuolenbildung und Nervenzelluntergängen. Prione sind körpereigene Proteine der Zelloberfläche unbekannter Funktion, die fast in allen menschlichen Organen inklusive des Gehirns exprimiert werden (Chromosom 20). Abnorme Prionproteine führen zu einer zunehmenden Konfigurationsänderung der „normalen" Prionproteine von einer helikalen in eine **beta-Faltblattstruktur**. Die sich daraus bildenden Aggregate verursachen die neuropathologischen Veränderungen mit anschließendem Zelluntergang. Die familiären Formen zeigen Mutationen im Prion-Gen, bei den sporadischen Formen der CJD ist die Aminosäuresequenz zwar mit der des normalen Prions identisch, die Prionen weisen jedoch andere biochemische Eigenschaften auf.
Die CJD kann auch **iatrogen**, z. B. durch kontaminierte Dura-mater-Implantate (z. B. nach Schädeltrepanation), durch intrazerebrale EEG-Elektroden oder kontaminierte Corneatransplantate übertragen werden. Für die iatrogenen Formen scheint es eine gewisse **genetische Prädisposition** zu geben. Die **neue Variante der CJD** (nvCJD) ist wahrscheinlich durch eine Infektion mit dem **BSE-Erreger** (bovine spongiforme Encephalopathie), einer Prionenerkrankung des Rindes, bedingt. Bei den Pati-

→ Fall 58 Seite 59

enten, die an einer nvCJD erkranken, findet sich immer ein bestimmter Genotypus (Homozygotie für Methionin im Genom des Prionproteins am Codon 129).

Klinik und Diagnostik: Diagnostische Kriterien sind eine **rasch progrediente Demenz innerhalb von 2 Jahren sowie 2 von 4 weiteren Symptomen: Myoklonien** (oft durch Geräusche oder Berührung provozierbar), **pyramidale oder extrapyramidale Syndrome**, **zerebelläre oder visuelle Störungen** und **akinetischer Mutismus**.
Finden sich im **EEG triphasische periodische Wellen** (ca. 1/s) und/oder lässt sich im **Liquor** das **Protein 14-3-3** nachweisen, ist die Diagnose sehr wahrscheinlich. Neuere Studien zeigen, dass zusätzlich zum 14-3-3 Protein insbesondere das **Tau-Protein** im Liquor exzessiv erhöht sein kann und von ähnlich diagnostischer Bedeutung ist wie ein erhöhtes Protein 14-3-3. Der Nachweis von erhöhtem Protein S100 oder erhöhter neuronenspezifischer Enolase (NSE) im Liquor ist für die CJD unspezifisch, kann aber vorkommen. MRT-Veränderungen, wie eine leicht die Altersnorm überschreitende Hirnatrophie und ein hyperintenses Signal in der T2-Wichtung in den Nuclei caudati, lassen sich manchmal nachweisen, sind aber selten und ebenfalls nicht spezifisch.
Die **familiäre Form** verläuft etwas langsamer als die sporadische Form.
Bei der **nvCJD** stehen meist psychopathologische Veränderungen und eine schwere progrediente Ataxie im Vordergrund. Die nvCJD kann mittels Tonsillen- oder auch Hirnbiopsie nachgewiesen werden (Nachweis von Prion-Aggregaten im Westernblot).

Therapie: Therapeutisch beeinflussbar sind derzeit nur die Myoklonien. Empfehlenswert ist hier der Einsatz von **Clonazepam** (Dosierung nach Wirkung).

Hygienemaßnahmen: Eine **Isolierpflege**, wie bei MRSA-Patienten, ist **nicht notwendig**. Instrumente oder Gegenstände, die mit Liquor, inneren Organen oder Gehirn Kontakt hatten, müssen jedoch gesondert behandelt werden. Bei Hautkontamination wird empfohlen, die Haut für 10 Minuten mit 1-normaler Natronlauge zu behandeln und dann unter fließendem Wasser abzuspülen.

Prognose: Die CJD endet nach durchschnittlich 6 Monaten tödlich. Die mittlere Überlebenszeit der nvCJD ist meist etwas länger als die der „klassischen“ CJD, sie beträgt etwa 1 Jahr.

ZUSATZTHEMEN FÜR LERNGRUPPEN
- **Fatale familiäre Insomnie**
- **Gerstmann-Sträussler-Scheinker-Syndrom**
- **Akinetischer Mutismus**

59 Meningeosis neoplastica

59.1 Für wie wahrscheinlich halten Sie die von der Patientin selbst geäußerte Verdachtsdiagnose? Begründen Sie Ihre Antwort!

Diese Möglichkeit ist nicht völlig unwahrscheinlich. Lumboischialgien bei degenerativen Lendenwirbelsäulenveränderungen sind extrem häufige Beschwerden. Eindeutig gegen eine harmlose Ursache der Rückenschmerzen sprechen aber folgende Auffälligkeiten („red-flags“):
- **Beidseitige Paresen:** diese könnte höchstens ein großer, medial gelegener (und damit keinesfalls harmloser) Bandscheibenvorfall verursachen
- **Positives Pyramidenbahnzeichen:** spricht für eine Schädigung des 1. Motoneurons, also eine spinale oder zentrale Läsion
- **Tumoranamnese:** hier gilt immer: zuerst den „worst case“ (Rezidiv bzw. Metastasen) annehmen, bevor man sich mit einer harmlosen Ursache als Erklärung der Beschwerden zufrieden gibt.

59.2 Wo würden Sie den pathologischen Prozess vermuten? Welche klinische Prüfung könnte Ihnen bei Bestimmung der Lokalisation noch weiterhelfen?

- Lokalisation des pathologischen Prozesses: im Bereich der Spinalkanals (BWS, LWS); Begründung: Paraparese mit Pyramidenbahnzeichen; Kopfbereich und obere Extremitäten sind nicht betroffen → klinisch (inkomplettes) Querschnittsyndrom
- Klinische Prüfung: Sensibilitätsprüfung am Rumpf → Festlegung einer Grenze der Sensibilitätsstörung („sensibles Niveau“) → Festlegung der Schädigungshöhe.

59.3 Welche 3 wesentlichen Differenzialdiagnosen bestehen in diesem Fall?

- Wirbelkörpermetastase mit pathologischer Fraktur und hierdurch bedingter mechanischer Kompression des Myelons

→ Fall 59 Seite 60

- Solide spinale Metastase
- Diffuse Tumoraussaat und direkte Infiltration der Nervenwurzeln (Meningeosis neoplastica).

59.4 Stellen Sie eine Verdachtsdiagnose!

Meningeosis neoplastica; Begründung: in der sagittalen T2-gewichteten Sequenz Darstellung der Tumorinfiltrationen als signalgeminderte längliche Strukturen entlang der Meningen und der Cauda equina; zusätzlich im Bereich der Deckplatten der Lendenwirbelkörper 4 und 5 solide Wirbelkörpermetastasen.

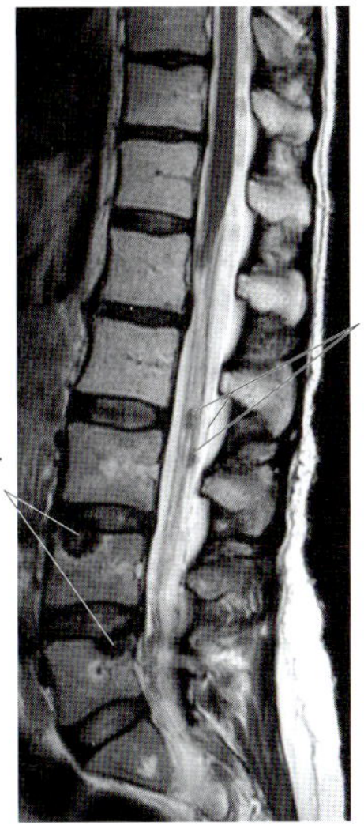

MRT der Lendenwirbelsäule (sagittal, T2-gewichtet)

Kommentar

Definition und Formen: Bei der Meningeosis carcinomatosa oder neoplastica handelt es sich um eine Tumoraussaat entlang der Meningen. Neben der diffusen leptomeningealen Tumorausbreitung (Meningeosis neoplastica im engeren Sinne) können auch solide meningeale Metastasen auftreten. In der Praxis liegen oft beide Varianten der Erkrankung parallel vor.

Epidemiologie: Spinale Metastasen bzw. eine Meningeosis neoplastica finden sich als Spätkomplikation bei etwa 10% der Patienten mit soliden Tumoren. Gehäuft treten spinale Metastasen bei **kleinzelligem Bronchialkarzinom**, **Mammakarzinom**, **malignem Melanom** oder **Lymphomen** auf, gelegentlich auch bei hirneigenen Tumoren (z. B. bei Glioblastom). Zwei Drittel der betroffenen Patienten haben weitere systemische Metastasen, etwa die Hälfte auch zerebrale Metastasen.

Klinik und Diagnostik: Leitsymptom sind fast immer **Schmerzen**. Neuaufgetretene Rückenschmerzen bei einem Tumorpatienten sind damit immer ein Warnsymptom und müssen abgeklärt werden. Im Verlauf kann es zur Entwicklung eines inkompletten bzw. kompletten Querschnittsyndroms mit entsprechenden Paresen, Sensibilitäts- und Blasenstörungen kommen. Bei einer Aussaat der Tumorzellen primär entlang der Nervenwurzeln kann auch ein peripheres, „polyradikuläres" Ausfallsmuster mit Reflexabschwächung und Paresen der Beine in radikulärer Verteilung auftreten, in diesem Fall ist besonders gründlich nach Zeichen einer spinalen Mitbeteiligung (sensibles Niveau, Pyramidenbahnzeichen) zu suchen.
Wirbelkörpermetastasen oder pathologische Frakturen sind oft auf einer konventionellen Röntgenaufnahme nachweisbar. Da eine unauffällige Röntgenaufnahme aber spinale Metastasen nicht ausschließt, sollte immer ein **MRT** des Spinalkanals durchgeführt werden. Dieses sollte – wegen der häufigen Koinzidenz von spinalen mit zerebralen Metastasen – die gesamte Neuroachse (= Gehirn und Rückenmark) umfassen und in jedem Fall die Gabe von Kontrastmittel (Gadolinium = Gd) beinhalten. Hierdurch sind solide Metastasen identifizierbar. Für die Meningeosis neoplastica ist die flächige Kontrastmittelanreicherung entlang der Meningen und evtl. der abgehenden Nervenwurzeln charakteristisch.
Eine **Lumbalpunktion** dient zur Diagnosesicherung und sollte v. a. zur Therapiekontrolle bei intrathekaler Chemotherapie und bei unklarem Primärtumor durchgeführt werden (*cave:* bei Hirnmetastasen und erhöhtem Hirndruck!). Im Liquor findet sich häufig eine Pleozytose mit Eiweißerhöhung, oft lassen sich Tumorzellen direkt nachweisen. Elektroneurographische Untersuchungen können Läsionen peripherer oder zentraler Nervenbahnen aufzeigen, sind aber entbehrlich, da diese Befunde unspezifisch sind.

Differenzialdiagnosen: Neben den o.g. unterschiedlichen Formen der spinalen Metastasierung können auch beim Tumorpatienten alle anderen Erkrankungen auftreten, die eine in-

→ Fall 59 Seite 60

komplette Querschnittsymptomatik verursachen können, z. B. spinale Stenosen, Myelitiden, Multiple Sklerose, spinale Abszesse, Ischämien, Blutungen, arteriovenöse Malformationen. Die Diagnose ergibt sich zumeist aus dem Ergebnis der MRT-Untersuchung.

Therapie: Der Therapieansatz ist **meist palliativ**. Deshalb muss der Allgemeinzustand des Patienten (Karnofsky-Index) immer bei der Therapieplanung mitberücksichtigt werden. Im Zentrum der Therapie sollte eine **suffiziente Schmerzbehandlung** nach dem WHO-Schema stehen. Die Fortführung der manchmal nebenwirkungsreichen und belastenden Radio- und Chemotherapie sollte auch im Behandlungsverlauf immer wieder kritisch hinterfragt werden. In Grundzügen bestehen folgende therapeutische Möglichkeiten:
Bei **soliden spinalen Metastasen** sollte bei drohendem Querschnitt bzw. neu aufgetretener Querschnittsymptomatik eine **Operation** innerhalb von 12 Stunden erfolgen und **Glukokortikoide** hochdosiert (Dexamethason 4 x 8 mg/d) gegeben werden, bei länger bestehender Symptomatik ist eine Operation mit „kurativem" Ansatz nur selten möglich. Hier kann eine Operation evtl. zur Stabilisierung der Wirbelsäule erforderlich sein. Je nach Tumorart kann eine **Strahlentherapie** mit 30–40Gy Herddosis oder eine systemische Chemotherapie erfolgen.
Bei **Meningeosis carcinomatosa** sollte bevorzugt eine **Chemotherapie**, entweder systemisch (z. B. bei Mammakarzinom) oder intrathekal mit Methotrexat (MTX 12–15 mg, 2-mal/Woche; zusätzlich Folsäure 15 mg/6 h) erfolgen. Die intrathekale Gabe des Zytostatikums erfolgt hierbei lumbal oder besser über ein intrathekales Ommaya-Reservoir. Bei klinischer Verschlechterung unter Methotrexat kann auch die Gabe von ARA-C oder thio-TEPA erwogen werden. Eine Therapiekontrolle erfolgt mittels Liquoruntersuchung, Ziel ist die Sanierung des Liquorbefundes.
Nur bei **Patienten mit spinal metastasierten Hirntumoren** sollte **primär** eine **Strahlentherapie** (Bestrahlung der Neuroachse) erfolgen. Bei den übrigen Patienten ist eine begleitende Radiotherapie nicht die Regel, da die Kombination Radio- und Chemotherapie die Nebenwirkungsrate signifikant erhöht. In Einzelfällen kann eine, dann meist zeitversetzt durchgeführte Bestrahlung aber sinnvoll sein.

Prognose: Die Prognose ist insgesamt **ungünstig**. Ohne Therapie beträgt die mittlere Überlebenszeit 1 bis 2 Monate. Unter Therapie liegt die 1-Jahres-Überlebenszeit – je nach Art der zugrundeliegenden Tumorerkrankung – bei bis zu 25 %, 2/3 der behandelten Patienten sterben dabei an Folgen der systemischen Tumorprogression.

ZUSATZTHEMEN FÜR LERNGRUPPEN
- **Karnowsky-Index**
- **Schmerztherapie nach dem WHO-Schema**
- **Paraneoplastische Syndrome**
- **Komplikationen der Radio- und Chemotherapie bei Meningeosis neoplastica**

60 Trigeminusneuralgie

60.1 Welche Erkrankung scheint bei der Patientin vorzuliegen?
Trigeminusneuralgie im 2. Trigeminusast rechts; Begründung: streng einseitige, blitzartig einschießende, unerträgliche Schmerzen von kurzer Dauer.

60.2 Bleiben Sie bei Ihrer Verdachtsdiagnose?
Ja, es muss aufgrund des sensiblen Defizits im Bereich der Wange aber auch an eine symptomatische Genese (z. B. bei Multipler Sklerose) gedacht werden.

60.3 Würden Sie noch weitere Untersuchungen durchführen? Und wenn ja, welche?
- **MRT des Schädels:** Ausschluss einer Raumforderung, Nachweis einer Gefäßschlinge
- **Lumbalpunktion:** bei Verdacht auf entzündliches Geschehen, z. B. bei weiteren fokalneurologischen Ausfällen wie Paresen oder fleckförmigen Sensibilitätsstörungen (Verdacht auf Multiple Sklerose)
- evtl. elektrophysiologische Diagnostik, z. B. Blinkreflex, Trigeminus-SEP (bei symptomatischer Genese pathologisch):
  - **Blinkreflex:** elektrische Prüfung des Cornealreflexes im Seitenvergleich durch elektrische Stimulation des N. supraorbitalis mittels Elektrode, die Ableitung erfolgt über den vom N. facialis innervierten M. orbicularis oculi; bei verzögerten Antwortpotenzialen im Seitenvergleich Rückschluss auf Läsionsort möglich

→ Fall 60 Seite 61

- **Trigeminus-SEP:** Beurteilung des kortikalen Antwortpotenzials nach Reizung des N. trigeminus absolut und im Seitenvergleich.

60.4 Wie würden Sie die Patientin behandeln, wenn Sie keine Ursache für die Symptome finden können?

- Mittel der 1. Wahl: **Carbamazepin** (Beginn mit 150 oder 200 mg retard am Abend, ambulante Aufdosierung alle 2–3 Tage um die gleiche Dosis als Zweimalgabe bis therapeutische Blutspiegel erreicht sind bzw. bis zur Verträglichkeitsgrenze; in der Klinik schnelleres Aufdosieren möglich)
- Medikamente der 2. Wahl: z. B. Gabapentin, Pregabalin, Lamotrigin, Phenytoin, Baclofen, Misoprostol
- Auslassversuch nach ca. 2 Monaten Symptomfreiheit; nach Rezidiven erst nach frühestens Jahr; dann Ausschleichen über mindestens 4 Wochen.

60.5 Kämen auch operative Maßnahmen in Betracht? Wann würden Sie solche Maßnahmen erwägen?

Ja, falls die medikamentöse Therapie zu keiner ausreichenden Linderung der Beschwerden führt.

60.6 Welche Auffälligkeit erkennen Sie im Operationssitus? Bei einem Patientenalter unter 60 Jahren und gutem Allgemeinzustand wäre in erster Linie an welches operative Verfahren zu denken?

- OP-Situs: mikrovaskuläre Kompression eines Trigeminusastes durch eine Gefäßschlinge
- OP-Verfahren nach Janetta: mikrovaskuläre Dekompression.

Kommentar

Definition: Bei der Trigeminusneuralgie handelt es sich um einen blitzartig einschießenden, extrem starken Schmerz im Versorgungsgebiet des N. trigeminus von wenigen Sekunden bis maximal wenigen Minuten Dauer.

Epidemiologie: Die Inzidenz beträgt etwa 5 auf 100 000 Einwohner pro Jahr. Der Erkrankungsgipfel liegt zwischen dem 50. und 80. Lebensjahr; Frauen sind etwas häufiger als Männer betroffen. Die Erkrankung tritt meist sporadisch, sehr selten familiär gehäuft auf.

Ätiologie und Pathophysiologie: Früher ist man in den meisten Fällen von einer idiopathischen Genese ausgegangen, heute führt man ca. 80% der Fälle auf einen pathologischen Gefäß-Nerven-Kontakt im Sinne eines **neurovaskulären Kompressionssyndroms** zurück (meist A. cerebelli superior). Dieser Gefäßkontakt scheint am Austrittspunkt des N. trigeminus eine fokale Demyelinisierung zu verursachen. Die betroffenen Axone geben vermutlich vermehrt ektope Signale ab. Weitere mögliche Ursachen sind Tumoren der mittleren und hinteren Schädelgrube (v. a. Meningeome) sowie Multiple Sklerose (ca. 1% aller Patienten mit Trigeminusneuralgie). Von einer echten idiopathischen Trigeminusneuralgie sollte man heutzutage nur noch sprechen, wenn ursächlich tatsächlich kein pathologischer Befund erhoben werden konnte.

Klinik: Typisch ist ein **meist einseitiger, plötzlich einschießender unerträglicher Schmerz im Versorgungsgebiet eines oder mehrerer Trigeminusäste**. Die Attacke dauert meist nur **Sekunden** an, teilweise treten mehrere Attacken hintereinander auf. Durch Kälte, Berührung, Kauen o.ä. können die Attacken ausgelöst werden. „Zuckungen" als „Tic douloureux" kommen vereinzelt vor. Ein zwischen den Attacken vorhandener Dauerschmerz, ein bleibendes sensibles Defizit nach der Attacke, ein beidseitiges Auftreten, eine neurologische Herdsymptomatik oder eine isolierte Beteiligung des 1. Trigeminusast (abgeschwächter Cornealreflex!) können auf eine symptomatische Ursache hinweisen.

Diagnostik: In Anbetracht der Häufigkeit eines neurovaskulären Kompressionssysndroms und zum Ausschluss einer Raumforderung sollte bei Erstmanifestation ein **MRT** des Schädels mit dünner Schichtung der hinteren Schädelgrube erfolgen, ergänzt durch eine MR-Angiographie oder eine Gefäßdarstellung als sog. „time of flight"-Aufnahme (TOF). Ergeben sich aus Anamnese und Untersuchung Hinweise auf ein entzündliches Geschehen (z. B. Meningismus, Fieber), sollte eine **Lumbalpunktion** erfolgen. Die Durchführung einer elektrophysiologischen Diagnostik ist unspezifisch und wenig sensitiv und daher nicht zwingend erforderlich.

Differenzialdiagnosen: Symptomatischen Formen (z. B. bei Multipler Sklerose, Tumoren im Kleinhirnbrückenwinkel), postherpetische Neuralgie, atypischer Gesichtsschmerz, Cluster-Kopfschmerz.

Therapie: s. Antworten zu Fragen 60.4 bis 60.6. Zunächst sollte ein **Therapieversuch mit Carba-**

→ Fall 60 Seite 61

mazepin ggf. bis zur Verträglichkeitsgrenze erfolgen, evtl. kann wegen der besseren Verträglichkeit Oxcarbazepin gegeben werden (*cave:* Gefahr der Hyponatriämie). Bei unzureichender Wirkung oder Unverträglichkeit kann z. B. eine Gabapentin- oder Pregabalin-Monotherapie, eine Kombinationen von Oxcarbazepin mit Lamotrigin oder Gabapentin versucht oder Topiramat oder Valproat gegeben werden. Baclofen zeigt zwar einen nachweisbaren Effekt, hat jedoch ausgeprägte zentralnervöse Nebenwirkungen (z. B. Sedierung, Übelkeit) bereits in relativ niedriger Dosierung. Bei Schluckunfähigkeit kann Phenytoin kurzfristig intravenös gegeben werden.
Ist die medikamentöse Schmerzlinderung unzureichend, treten starke medikamentenbedingte Nebenwirkungen auf oder ist der Patient jünger als 60 Jahre alt und konnte eine Gefäßschlinge nachgewiesen werden, kann eine **mikrovaskuläre Dekompression nach Janetta** erfolgen. Dies ist die einzige kausale Therapie. Wichtige Komplikationen dieser OP sind Blutung, Ponsinfarkt und bleibende Sensibilitätsstörungen, die jedoch nur selten auftreten. Bei Patienten >60 Jahre und/oder in schlechtem Allgemeinzustand sollten wegen des erhöhten Narkoserisikos im Rahmen der Janetta-OP weniger belastende Verfahren mit jedoch größerer Rezidivwahrscheinlichkeit und primär geringerer Erfolgsaussicht angewandt werden (z. B. perkutane retroganglionäre Glycerol-Instillation; Thermokoagulation des Ganglion trigeminale).

Prognose: Der Verlauf ist nicht vorhersehbar. Spontanheilungen kommen vor. Etwa 3/4 aller Patienten sind im ersten Jahr gut medikamentös zu behandeln; im weiteren Verlauf ist bei der Hälfte jedoch ein operativer Eingriff erforderlich. Nach einer Dekompressions-OP nach Janetta liegt die primäre Erfolgsrate bei über 90% bei einer geschätzten Rezidivrate von ca. 10%.

ZUSATZTHEMEN FÜR LERNGRUPPEN
- **Weitere Gesichtsneuralgien**
- **Verschiedene OP-Verfahren bei Trigeminusneuralgie (Indikationen, Wirkungen, Nebenwirkungen)**
- **Nebenwirkungen der medikamentösen Therapie der Trigeminusneuralgie**
- **Multiple Sklerose**

61 Kleinhirnatrophie im Erwachsenenalter

61.1 Welches Syndrom liegt bei der Patientin wahrscheinlich vor?

Zerebelläres Syndrom; Begründung: Ungeschicklichkeit (Koordinationsstörungen), Gangstörung, Intentionstremor.

61.2 Welche anamnestischen Angaben sind bei diesem Verdacht besonders relevant?

- Eigenanamnese: **Noxen** (Alkohol, Medikamente [z. B. Phenytoin, Zytostatika]), **Tumorerkrankung** v. a. der Mamma oder Lunge
- Familienanamnese: Vorliegen einer hereditären Erkrankung?

61.3 Welche klinischen Tests können Sie durchführen, um Ihren Verdacht weiter zu untermauern?

- **Prüfung von Blickbewegungen:** Nystagmus?, sakkadierte Blickfolge?, überschießende Sakkaden?
- **Prüfung der Sprache** (z. B. Nachsprechen von Testworten): bei Kleinhirnläsion „skandierendes" Sprechen, abgehackte Sprache, gestörte Artikulation (Sprechapraxie)
- **Koordinationsprüfungen** (Finger-Nase-Versuch, Knie-Hacke-Versuch, Diadochokinese); *cave:* Tests sind nicht spezifisch für Kleinhirnläsion, sondern fallen z. B. auch pathologisch aus bei extrapyramidaler Störung, Parese, sensibler Ataxie bei gestörter Tiefensensibilität; typisch aber bei Kleinhirnläsion sind Intentionstremor und überschießende Bewegungen (Hypermetrie)
- **Fingerfolgeversuch** (Barany: Patient zeigt mit dem eigenen Finger auf den Finger des Untersuchers, dieser bewegt ihn an eine andere Stelle, der Patient soll rasch folgen): bei Kleinhirnläsion überschießende Bewegungen auf der betroffenen Seite mit anschließender Korrektur.
- **Rebound-Phänomen** (Patient drückt mit dem Arm kräftig gegen den Widerstand des Untersuchers; Untersucher lässt unvermittelt los): bei Kleinhirnläsion kann der Patient im Gegensatz zum Gesunden die Bewegung nicht abfedern; *cave:* Patient kann sich hierbei verletzen, die Bewegung muss ggf. vom Untersucher abgefangen werden
- **Standprüfungen** (z. B. Romberg-Versuch): bei Kleinhirnläsion Ataxie durch Augenkontrolle nicht unterdrückbar

→ Fall 61 Seite 62

Cave: ein **kompletter Neurostatus** muss immer erhoben werden → wichtig für Differenzialdiagnostik: Liegt ein rein zerebelläres Syndrom vor oder finden sich weitere Auffälligkeiten (z. B. Zeichen einer Polyneuropathie, autonome Störungen, oder extrapyramidale Bewegungsstörungen; s. auch Kommentar)?

61.4 Beschreiben Sie den Befund, und nennen Sie mögliche Ursachen dieser Erkrankung!

- **MRT-Befund:** sagittales MRT der hinteren Schädelgrube in der Mittellinie deutlich erkennbare Verschmächtigung des Kleinhirns, während die umgebenden Hirnstrukturen wie Hirnstamm, Pons und Mittelhirn unauffällig erscheinen → Befund einer isolierten Kleinhirnatrophie (vgl. Abb. MSA, Fall 25)
- Im wesentlichen sind folgende Ursachen möglich:
  - Toxische oder medikamenteninduzierte Kleinhirnschädigung (am häufigsten, entsprechende Anamnese)
  - Idiopathische Kleinhirndegeneration (am zweithäufigsten, entweder rein zerebellär [IDCA] oder im Rahmen einer Multisystematrophie [MSA-C], Diagnosestellung durch Bildgebung und Ausschluss anderer Ursachen)
  - Hereditäre Erkrankung (im mittleren Lebensalter v. a. Gruppe der autosomal-dominanten zerebellären Ataxien [ADCA])
  - Paraneoplastische Kleinhirndegeneration.

Kommentar

Epidemiologie: Eine isolierte Kleinhirnatrophie im mittleren Erwachsenenalter findet sich mit einer Prävalenz von etwa 3:100 000.

Ätiologie: Eine Kleinhirnatrophie kann durch viele Ursachen bedingt sein, die sich im wesentlichen 3 großen Gruppen zuordnen lassen: hereditäre, symptomatische und sporadische („idiopathische") Formen. Zu den **hereditären** Erkrankungen gehört bei Erkrankungsbeginn im Erwachsenenalter v. a. die Gruppe der autosomal-dominanten zerebellären Ataxien mit Mutation in SCA-Genen (ADCA, früher: „Nonne-Marie-Menzel-Erkrankung"). Hierbei werden nach Begleitsymptomen 4 Untergruppen (ADCA I–IV) unterschieden, deren Unterformen teilweise klinisch, teilweise genetisch definiert sind. In der Gruppe ADCA-III finden sich die Krankheitsbilder mit rein zerebellärer Symptomatik, in den anderen Untergruppen Formen, bei denen Zusatzsymptome wie extrapyramidale oder pyramidal-motorische Störungen, Polyneuropathien, Demenzen oder Retinopathien vorliegen. **Symptomatische** Formen sind z. B. toxisch bei Alkoholismus oder langjähriger Einnahme von Phenytoin oder Zytostatika, paraneoplastisch oder durch Prion-Erkrankungen bedingt. Bei den paraneoplastischen Syndromen liegt wahrscheinlich ein autoimmuner Pathomechanismus mit kreuzreagierenden Antikörpern vor, welche ursprünglich gegen Tumorgewebe gerichtet waren. Typischerweise werden paraneoplastische Syndrome vor Diagnosestellung der Tumorerkrankung manifest. Gehäuft treten sie bei gynäkologischen Tumoren (z. B. Mamma-, Ovarialkarzinom) sowie beim kleinzelligen Bronchialkarzinom auf. Die Primärtumoren sind oft sehr klein und werden vom Immunsystem offenbar unter Kontrolle gehalten. Die betroffenen Patienten sterben selten an der Tumorerkrankung, sondern an den Folgen der paraneoplastischen Erkrankung. Die Diagnose **sporadische** (idiopathische) Kleinhirnatrophie (IDCA, früher: „Atrophie cérébelleuse tardive Marie-Foix-Alajouanine") ist eine Ausschlussdiagnose bei Fehlen einer positiven Familienanamnese und nach Ausschluss einer symptomatischen Genese. Oft finden sich jedoch bei entsprechender Diagnostik auch bei sporadischen Kleinhirnatrophien Mutationen in SCA-Genen, noch häufiger ist die Kleinhirnatrophie nur das führende Symptom in der Frühphase einer olivopantocerebellären Atrophie oder Multisystematrophie (OPCA, MSA-C). Ätiologie und Klassifikation dieser Untergruppe ist damit oft etwas unklar.
Weitere Differenzialdiagnosen bei Vorliegen eines Kleinhirnsyndroms sind rezessive hereditäre Erkrankungen mit Kleinatrophie (z. B. Morbus Friedreich [s. Fall 73], hereditärer Vitamin-E-Mangel, Louis-Bar-Syndrom), Infarkt, Blutung oder Tumor. Die Abgrenzung dürfte jedoch bei Berücksichtigung des klinischen Verlaufs (akut/chronisch), dem Manifestationsalter (Jugend/Erwachsenenalter) und dem MR-Befund (Atrophie/fokale Läsion) in der Regel unproblematisch möglich sein.

Klinik: Klinisch manifestiert sich eine Kleinhirnatrophie in einem subakut oder langsam chronisch progredienten beidseitigen Kleinhirnsyndrom. Nur bei Tumor, Blutung oder Infarkt sind die Symptome meist einseitig und entwickeln sich perakut. Die typischen Befunde des Kleinhirnsyndroms sind gleichseitige Ataxie, Dysmetrie, Muskelhypotonie, Reflexabschwächung, zerebelläre Dysarthrie und Augenbewegungsstörungen (z. B. Sakkadenhypo-

→ Fall 61 Seite 62

metrie, verlangsamte Blickfolgebewegungen, Blickrichtungsnystagmus). Läsionen der Kleinhirnhemisphären führen vorwiegend zur Gliedmaßenataxie und Dysarthrie, Läsionen des Kleinhirnwurmes zur Rumpf-, Stand- und Gangataxie und Augenbewegungsstörungen.

Diagnostik: Der Verdacht auf eine Kleinhirnatrophie wird **anamnestisch** und **klinisch** (s. Antworten zu Fragen 61.2 und 61.3) gestellt. Die Diagnosesicherung erfolgt mittels Bildgebung, wobei das **zerebrale MRT** (v. a. sagittale Schichten) dem CCT deutlich überlegen ist. Außerdem sollte nach weiteren Symptomen gesucht werden (z. B. Symptome einer begleitenden Polyneuropathie [bei klinischem Verdacht Neurographie], Retinopathie, autonome Störungen [z. B. Kipptischuntersuchung]), die Hinweis auf das Vorliegen einer bestimmten Ursache sein können. Die weitere apparative Diagnostik ergibt sich aus dem Spektrum der möglichen Ursachen (z. B. bei Verdacht auf Alkoholabusus Bestimmung von γ-GT, CDT; bei Verdacht auf Vitaminmangel Bestimmung von Vitamine B_1, B_6, B_{12}, E; bei Verdacht auf Morbus Refsum Bestimmung von Phytansäure; zum Ausschluss paraneoplastischer Syndrome Bestimmung von antineuronalen Antikörpern [z. B. Anti-Yo, Anti-Tr], bei positivem Befund oder Tumoranamnese weitere Tumorsuche [z. B. Ganzkörper-PET]; bei Verdacht auf hereditäre Erkrankung gezielte genetische Diagnostik).

Therapie und Prognose: Sofern keine behandelbare Grunderkrankung vorliegt, bestehen keine spezifischen Therapiemöglichkeiten. Die symptomatische Therapie erfolgt mittels Physio-, Logo- oder Ergotherapie. Bei Vorliegen einer hereditären Erkrankung sollte ggf. eine genetische Beratung erfolgen. Bei paraneoplastischen Syndromen bewirkt auch die Tumorresektion nur selten eine Befundbesserung, da das kreuzreagierende Gewebe als Antigen weiter erhalten bleibt. Eine immunsuppressive Behandlungen mit Immunglobulinen, Glukokortikoiden oder Immunsuppressiva kann in diesen Fällen manchmal erfolgreich sein. Insgesamt ist die Prognose aber sehr ungünstig.

ZUSATZTHEMEN FÜR LERNGRUPPEN
- **OPCA-C (Multisystematrophie mit vorwiegend zerebellärer Symptomatik)**
- **Andere paraneoplastische Syndrome, z. B. limbische Enzephalitis, paraneoplastische Neuropathie, Denny-Brown-Syndrom**
- **Unterschiede der klinischen Symptome bei fokalen Läsionen der Kleinhirnhemisphären, des Wurmes und des Flocculus**

62 Subarachnoidalblutung (SAB)

62.1 Befunden Sie die Röntgenaufnahme! Sehen Sie eine Erklärung für die genannten Symptome?

Deutliche degenerative Veränderungen der Halswirbelsäule:
- Ausgeprägte Osteochondrose der Halswirbelkörper 5, 6 und 7
- Steilstellung der Halswirbelsäule
- Spondylarthrose mit Spangenbildung der Halswirbelkörper 5, 6 und 7.
- Nein. Der Befund erklärt nicht die Nackensteife, die stärksten Nackenschmerzen und auch nicht die psychomotorische Verlangsamung.

62.2 Wie lautet Ihre Diagnose?

Akute **Subarachnoidalblutung** (SAB); Begründung: Klinik (akut auftretende heftigste Kopfschmerzen, Meningismus, psychomotorsiche Beeinträchtigung, Erbrechen, epileptischer Anfall), CCT (hyperdense Darstellung der basalen Zisternen und einiger Sulci, sichtbares hyperdenses Aneurysma im Circulus arteriosus Willisii rechts).

→ Fall 62 Seite 63

62.3 Was hätten Sie getan, wenn das CT einen unauffälligen Befund ergeben hätte?

Bei Vorliegen von Warnsymptomen (z. B. „neu aufgetretener, heftigster Kopfschmerz", „Meningismus") **und unauffälligem CT: Lumbalpunktion** zum Ausschluss einer SAB bzw. einer Meningitis (s. Kommentar).

62.4 Welche beiden Therapieoptionen stehen prinzipiell zur Verfügung?

- Neurochirurgisches Vorgehen (Aneurysmaclipping)
- Endovaskuläres Vorgehen mittels Angiographiekatheter mit Coiling des Aneurysmas.

62.5 Nennen Sie Hauptursache und weitere Ursachen dieser Erkrankung!

- Hauptursache: **rupturiertes Aneurysma des Circulus arteriosus Willisii** (80 % der Fälle)
- Weitere Ursachen: arterio-venöse Fisteln, sekundäre Einblutungen bei Malformationen, Vaskulitiden, Gerinnungsstörungen, Sinusthrombosen, Gefäßdissektionen; traumatische SAB.

62.6 Durch welche Komplikationen ist die Patientin bei dieser Erkrankung besonders gefährdet?

- Rezidivblutung
- Hydrozephalus aresorptivus mit Hirndruck
- Vasospasmen mit konsekutiven Hirninfarkten.

Kommentar

Definition: Bei einer Subarachnoidalblutung (SAB) handelt es sich um eine akute Einblutung in den Subarachnoidalraum.

Epidemiologie: Die SAB macht etwa 3% aller Schlaganfälle aus. Sie tritt mit einer Inzidenz von ca. 10/100 000 Einwohner auf. Betroffen sind meist Personen zwischen dem 40. und 65. Lebensjahr. Frauen erkranken etwas häufiger.

Ätiologie und Pathologie: s. Antwort zur Frage 62.5. Mehrfache Aneurysmen liegen bei ca. 15% der Patienten vor. Pathologisch-anatomisch lassen sich in erster Linie sackförmige Aneurysmen nachweisen. Die selteneren spindelförmigen (= fusiformen) Aneurysmen, die sich über einen längeren Gefäßbereich ausdehnen, sind oft im hinteren Stromkreislauf (Versorgungsgebiet der Aa. vertebrales, A. basilaris) lokalisiert. Nach derzeitigem Wissenstand sind Aneurysmen angeboren, wenngleich Nikotinabusus und arterielle Hypertonie mögliche Kofaktoren beim Aneurysmawachstum darstellen. Prädisponierend sind zudem Bindegewebeerkrankungen, wie Ehlers-Danlos- oder Marfan-Syndrom. In fast der Hälfte der Fälle finden sich Aneurysmen am **Ramus communicans anterior**.

Klinik: Klinische Charakteristika sind **stärkste Kopf- und/oder Nackenschmerzen**, evtl. auch **epileptische Anfälle** und **Vigilanzminderung**. Der plötzlichen Ruptur gehen häufig sog. **Warnblutungen** mit leichteren Kopfschmerzen voraus (s. Fallbeispiel). Durch eine raumfordernde Zunahme der Einblutung kann es zu fokalneurologischen Defiziten kommen (z. B. Okulomotoriusparese). Die klinische Schweregradeinteilung erfolgt nach Hunt und Hess (s. Tab.).

Diagnostik: Bei Verdacht auf eine SAB (Anamnese, Klinik) erfolgt die primäre Diagnostik durch eine **Computertomographie des Kopfes**. Zu beachten ist, dass die Sensitivität dieser Untersuchung selbst am 1. Tag nicht bei 100% liegt; einige Tage nach dem Ereignis beträgt sie nur noch 50%. Daher sollte bei negativem CT-Befund und bestehendem klinischen Verdacht auf eine SAB eine **Lumbalpunktion** durchgeführt werden. Bei blutigem Liquor (Differenzialdiagnose: artifizielle Blutung!) oder/und Vorliegen eines durch Blutabbauprodukte xanthochrom (= gelblich) verfärbten Liquors oder/und Nachweis von Erythrophagen im Liquor ist die Diagnose SAB gesichert. Goldstandard zum **Nachweis der Blutungsquelle** ist die **Katheterangiographie**, die jedoch in ca. 15% unauffällig ausfällt (thrombosierte Aneurysmen sind nach stattgehabter SAB nicht nachweisbar!). Meist wird dann nach 14–21 Tagen eine Kontrollangiographie veranlasst, in welcher oft ein Aneurysma entdeckt wird. Modernere Verfahren, wie die **CT-** oder **MR-Angiographie**, können Aneurysmen, die kleiner als 4 mm sind, kaum nachweisen. Bei Patienten im Stadium IV oder V wird man dennoch diesen Verfahren wegen der geringeren Invasivität (intravenöse Kontrastmittelgabe, Katheter ist nicht erforderlich) den Vorzug geben.

Therapie: Die **Suche nach der Blutungsursache** sollte schnell, d.h. unmittelbar nach Diagnosestellung erfolgen, da eine **Frühoperation vor dem 3. Tag** in den meisten Fällen angestrebt werden sollte. Der Grund hierfür ist die **Verhinderung eines Blutungsrezidivs**, das mit einer Letalität von etwa 70% einhergeht. Alternativ zum **Clipping** des Aneurysmas kann eine **endovaskuläre Versorgung** erfolgen. Hierbei werden Platindrähte (z.T. stentgeschützt) mittels Angiographiekatheter in das Aneurysma eingebracht. Besonders bei operativ schlecht zugänglichen Aneurysmen im hinteren Versorgungsgebiet sowie bei proximal in der A. carotis interna lokalisierten Aneurysmen wird diese Therapieform mittlerweile bevorzugt.

Schweregradeinteilung einer Subarachnoidalblutung nach Hunt & Hess

Grad	Kriterien
I	Keine Symptome oder leichter Kopfschmerz/Meningismus
II	Mäßiger Kopfschmerz/Meningismus; keine neurologischen Ausfälle außer Hirnnervenausfälle
III	**Somnolenz**, Verwirrtheit, leichte neurologische Ausfälle
IV	**Sopor**, mäßige bis schwere neurologische Ausfälle
V	**Koma**, Strecksynergismen

→ Fall 62 Seite 63

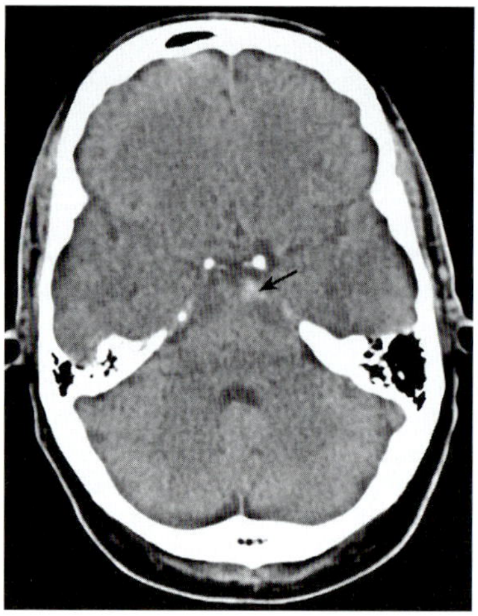

CCT: Subarachnoidalblutung (kleine hyperdense Blutansammlung in der präpontinen Zisterne)

Nur bei deutlich erhöhtem OP-Risiko (z.B. Stadium V, Multimorbidität, nachgewiesene Vasospasmen) wird eine Spätoperation erwogen.

Komplikationen (Diagnostik und Therapie): s. Antwort zur Frage 62.6. Ab dem 3. Tag nach SAB treten etwa bei der Hälfte der Patienten **Vasospasmen** auf, die die Aneurysmadarstellung erschweren. Die Ätiologie ist noch nicht geklärt. Diese Spasmen können zu **ischämischen Infarkten** führen und erhöhen das OP-Risiko. Daher sollte auch aus diesem Grund eine Frühoperation vor dem 3. Tag (s.o.) angestrebt werden. Vasospasmen werden durch Blutflussmessungen mittels transkraniellem Doppler diagnostiziert. Der **Dopplernachweis** eines Vasospasmus ist nicht immer einfach und gelingt nicht immer (z.B. unruhiger Patient). Prophylaktisch und bei diagnostizierten Vasospasmen wird bei klinisch stabilen Patienten **Nimodipin** gegeben. Nimodipin hat einen neuroprotektiven Effekt und wirkt über eine Erhöhung der Ischämietoleranz des Gehirns, nachteilig kann die blutdrucksenkende Wirkung des Nimodipins sein. Kommt es bei nachgewiesenen Vasospasmen zu neuen fokalneurologischen Defiziten und wurden andere Ursachen für die Zustandsverschlechterung des Patienten (z.B. Hydrozephalus, Nachblutung) ausgeschlossen, so wird eine **„Triple-H-Therapie"** eingeleitet (**h**ypertensive **h**ypervolämische **H**ämodilution). Hierbei werden unter intensivmedizinischer Überwachung HAES 10%, Elektrolytlösungen und Katecholamine gegeben. **Ziel** ist eine Steigerung des Blutvolumens und Blutdrucks, um den **zerebralen Perfusionsdrucks** zu **verbessern** und dadurch zerebrale Ischämien zu reduzieren. Bei einer Triple-H-Therapie gibt es **zahlreiche Therapielimitierungen und Komplikationen**, z.B. dekompensierte Herzinsuffizienz, Pneumothorax, Hirnödem, Elektrolytstörungen und Niereninsuffizienz. Die Tripel-H-Therapie ist erst nach definitiver Ausschaltung des Aneurysmas (OP o. Coiling) möglich!
Ein weiteres sehr häufig vorkommendes Problem nach SAB ist der **Hydrozephalus aresorptivus**, hervorgerufen durch eine Störung des Liquorabflusses über Verklebung der Pacchioni-Granulationen oder durch einen Bluteinbruch in das Ventrikelsystem. Der daraus resultierende **erhöhte Hirndruck** kann das Gehirn weiter schädigen. Hier hilft oft nur eine Liquordrainage nach außen mittels Ventrikelkatheter.

Prognose: Letalität und Grad der Behinderung nehmen in Abhängigkeit von der Menge des nachgewiesenen Blutes und der initialen Vigilanzminderung zu. Etwa $^1/_3$ der Patienten haben eine gute Prognose (v.a. Stadien I und II), die Letalität bei initial komatösen Patienten beträgt ca. 75%.

ZUSATZTHEMEN FÜR LERNGRUPPEN
- **Triple-H-Therapie zur Behandlung von Vasospasmen**
- **SIADH-Syndrom**

63 Traumatisches Querschnittsyndrom

63.1 Welches der Vielzahl der hier genannten „neurologischen" Symptome scheint das eigentliche Problem des Patienten zu sein?

Der Patient leidet vermutlich an Morbus Alzheimer und Morbus Parkinson, dies erklärt jedoch nicht die **Paraplegie mit Pyramidenbahnzeichen und evtl. Blasenstörungen**. Hier muss der Verdacht auf einen spinalen Prozess (Querschnittsyndrom) gestellt werden.

63.2 An welche Differenzialdiagnosen müssen Sie in diesem Fall denken?

- Akinetische Krise bei Morbus Parkinson
- Akuter Verwirrtheitszustand bei Exsikkose und Allgemeininfekt oder Überdosierung sedierender Medikamente
- Querschnitt aufgrund einer Fraktur mit Myelonkompression, spinalen Ischämie (s. Fall 71) oder Meningeosis carcinomatosa (s. Fall 59).

→ Fall 63 Seite 64

63.3 Welche Diagnostik veranlassen Sie akut?

- Röntgen der Wirbelsäule: Frakturen?, Versatz von Wirbelkörpern?
- CT, ggf. MRT der Wirbelsäule.

Kommentar

Definition: Querschnittsyndrome entwickeln sich durch traumatische und nichttraumatische **Verletzungen des Rückenmarks**.

Ätiologie: **Traumata** sind mit einer Inzidenz von 3–5/100 000 Einwohnern pro Jahr die häufigste Ursache akuter Querschnittsyndrome. Nicht immer liegt ein massives Trauma mit Zertrümmerung der Wirbelsäule vor (z. B. durch Motorradunfall, Sturz von der Leiter). Wie in diesem Fallbeispiel gezeigt, können bei Patienten mit vorgeschädigter Wirbelsäule (z. B. durch Osteoporose, Wirbelkörpermetastasen) schon banale Verletzungen zu pathologischen Frakturen mit Entwicklung eines Querschnittsyndroms führen.

Klinik: Leitsymptome des kompletten Querschnittsyndroms sind **Paraplegie** sowie **Sensibilitätsstörungen unterhalb der Läsionshöhe für alle Qualitäten**. Die klinischen Ausfälle zeigen dabei einen typischen zeitlichen Verlauf: In der **Akutphase** (**spinaler Schock**) finden sich **schlaffe Lähmungen**, Ausfall der Muskeleigenreflexe, keine Pyramidenbahnzeichen, Sensibilitätsstörungen für alle Qualitäten (oft mehrere Segmente unterhalb der eigentlichen Läsionshöhe) sowie autonome Störungen (z. B. Überlaufblase, Darmmotilitäts- und Erektionsstörungen). Bei Läsionen oberhalb von Th9–10 kommt es durch Störung sympathischer Zentren zusätzlich zu Bradykardie und Blutdruckregulationsstörungen. Nach einigen Tagen, manchmal auch Wochen, schließt sich die **chronische Phase** mit **spastischen Paresen unterhalb der Läsionshöhe**, schlaffen Paresen genau auf Läsionshöhe, gesteigerten Reflexen, positiven Pyramidenbahnzeichen, spinalen Automatismen und Sensibilitätsstörungen an. Die Blasenstörung kann in eine Detrusorhyperreflexie mit reduzierter Blasenkapazität und Dranginkontinenz übergehen.

Diagnostik: Zur Notfalldiagnostik wird beim polytraumatisierten Patienten in der Regel ein CT (evtl. als **Ganzkörper-CT**) durchgeführt. Ein MRT sollte bei Querschnittpatienten immer dann erfolgen, wenn sich mittels Röntgen- und CT-Diagnostik die Diagnose nicht sicher stellen lässt. Dies ist v. a. bei nichttraumatischen Querschnittsyndromen, bei denen auch an Prozesse im Rückenmark selbst gedacht werden muss, erforderlich (z. B. Meningeosis carcinomatosa, Querschnittmyelitis, Multiple Sklerose, intraspinale Tumoren/Metastasen, Syringomyelie, chronisch-zervikale Myelopathie, mediane Bandscheibenvorfälle [„Massenprolaps“]).

Therapie: Erstmaßnahmen am Unfallort umfassen Vermeidung jeglicher weiterer Traumatisierung der Wirbelsäule durch „en-bloc“-Lagerung und Transport auf Vakuummatratze, ggf. Behandlung von Schmerzen bzw. eines Volumenmangelschocks, Suche nach Begleitver-

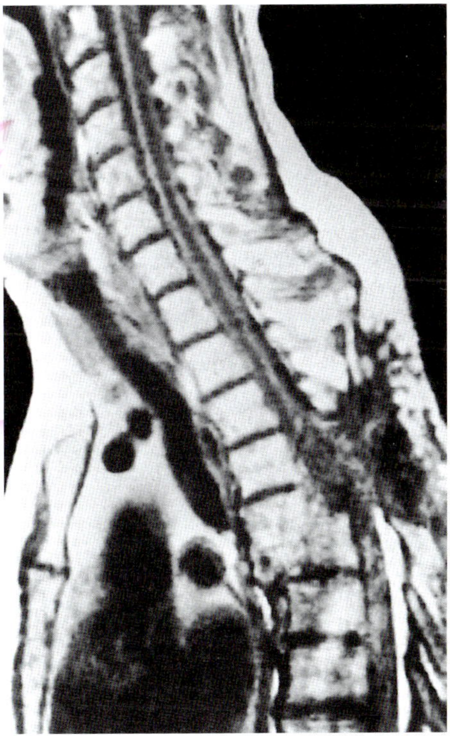

MRT: Komplette Querschnittlähmung aufgrund einer ventralen Luxations- und Impressionsfraktur Th6 mit Verlegung des Spinalkanals und posttraumatisch entstandener Syringomyelie

letzungen im Rahmen eines Polytraumas, Überwachung der Herz-Kreislauf-Funktion, bei Bradykardie Atropingabe oder Anlage eines temporären Schrittmachers sowie bei hohem Querschnitt mit Störung der Atemfunktion eine frühzeitige Intubation. **Nach Klinikaufnahme** werden Herz-Kreislauf-, Atem-, Blasen- und Darmfunktion weiterhin überwacht und weitere symptomatische Maßnahmen wie Anlage einer suprapubischen Harnableitung bei Überlaufblase, Nahrungskarenz, parenterale Ernährung, Neostigmingabe (3–4 x 0,5 mg/d) bei Darmatonie, Thromboseprophylaxe und Physiotherapie zur Kontrakturprophylaxe durchgeführt. Der Versuch einer **antiödematösen Therapie** kann mit Glukokortikoiden (sog. Brackenschema: Methylprednisolon 30 mg/kg KG i. v. als Bolus, dann 5,4 mg/kg KG/h für 2 Tage) erfolgen. Eine operative Intervention an der Wirbelsäule ist bei instabilen Frakturen, progredientem Querschnittsyndrom, Hämatomen oder dislozierten Knochenfragmenten im Spinalkanal bei einer Symptomdauer von weniger als 24 Stunden möglich. Bei länger bestehenden Symptomen wird die Prognose des Querschnittsyndroms durch die OP meist nicht mehr beeinflusst, kann aber im Einzelfall zur Stabilisierung der Wirbelsäule und Ermöglichung einer Mobilisation erforderlich sein.

ZUSATZTHEMEN FÜR LERNGRUPPEN
- **Rehabilitation des Querschnittpatienten**
- **Klinik des inkompletten Querschnittsyndroms**
- **Brown-Séquard-Syndrom**

64 Morbus Wilson (Hepatolentikuläre Degeneration)

64.1 Für wie wahrscheinlich halten Sie die Verdachtsdiagnose eines Morbus Parkinson?

Möglich, aber eher unwahrscheinlich; Begründung: Sehr junger Patient, unklare Blutungsneigung, deutliche psychische Veränderungen, Vorliegen einer Ataxie, Tremor besitzt neben einer Ruhe- auch eine Intentionskomponente.

64.2 Welche internistische Erkrankung kann Ursache einer derartigen Laborkonstellation sein?

Einschränkung der Syntheseleistung der Leber mit Verdacht auf Leberzirrhose; Begründung: GOT/GPT/γ-GT ↑, Quick/AT-III/Thrombozyten/Cholinesterase ↓.

64.3 Stellen Sie eine Verdachtsdiagnose!

Morbus Wilson; Begründung: Früher Symptombeginn mit Parkinson-ähnlicher Symptomatik (Tremor, Bradykinese), psychische Veränderungen, Hepatopathie.

64.4 Gibt es eine einfache klinische Untersuchung, mit der Sie Ihren Verdacht untermauern können?

Inspektion des Cornealrandes (mit Pupillenleuchte, besser mit Spaltlampe): Nachweis eines **Kayser-Fleischer-Cornealringes** (goldbraun-grünlich); dieses Phänomen ist bei Auftreten neurologischer Symptome bei Morbus Wilson nahezu immer vorhanden (selten auch bei anderen Lebererkrankungen).

64.5 Wie sichern Sie unter Zuhilfenahme apparativer Verfahren die Diagnose?

- **Labor:**
  - Serum: freies Kupfer ↑, Gesamtkupfer ↓, Serum-Coeruloplasminspiegel ↓ (*cave:* nur bei ca. 90 % der Patienten, bei 10 % Vorliegen eines defekten Proteins; s. auch Kommentar)
  - Urin: Kupfer ↑
- **Leberbiopsie** (nur erforderlich, wenn Diagnose weiterhin unklar ist): Kupfer ↑.

Kommentar

Definition und Epidemiologie: Der Morbus Wilson ist eine **autosomal-rezessiv** vererbte Systemerkrankung, hervorgerufen durch eine **Störung im Kupferstoffwechsel**. Die Prävalenz beträgt etwa 4:1 000 000. Der Symptombeginn liegt fast immer zwischen dem 5. und 40. Lebensjahr.

Ätiopathogenese: Ursache sind Mutationen (200 bisher bekannt) in einem ATPase-Gen auf Chromosom 14, welches für den Kupfertransport verantwortlich ist. Dies führt zu einem verminderten Einbau von Kupfer in das Transportprotein Coeruloplasmin. Daraus resultiert einerseits ein schnellerer Abbau dieses Proteins mit konsekutiver **Verringerung des Coeruloplasminspiegels**, andererseits kommt

→ Fall 64 Seite 65

es zu einer **Zunahme des freien Kupfers**. Das Kupfer wird nun, da es in nicht mehr ausreichendem Maße an Coeruloplasmin gebunden ist und normal biliär ausgeschieden werden kann, verstärkt in die Gewebe, v. a. Leber und Gehirn, aber auch Nieren und Herz, aufgenommen und entfaltet dort seine toxischen Effekte. Es kommt zur **Kupferakkumulation** mit Schädigung der Mitochondrien und Bildung freier Radikale. Das freie Kupfer wird zwar kompensatorisch vermehrt renal filtriert, insgesamt **resultiert jedoch eine positive Kupferbilanz**, die zu entsprechenden klinischen Symptomen führt.

Klinik: Klinisch dominieren **hepatische** und **neurologische Symptome**. Seltener kommt es zu Nierenschädigungen bis hin zum Nierenversagen, hämolytischen Anämie, psychiatrischen Auffälligkeiten (z. B. Verhaltensstörungen, Psychosen), Kardiomyopathie oder sekundären Amenorrhoe. Durch die rezidivierende Hämolyse können sich Pigmentgallensteine entwickeln, ein hepatozelluläres Karzinom tritt trotz Leberzirrhose eher seltener als bei anderen Zirrhoseursachen auf. An Augensymptomen ist neben dem Cornealring auch das Auftreten einer Kupferkatarakt möglich. Die neurologischen Symptome sind vielgestaltig. Neben dem beschriebenen **parkinsonähnlichen Bild** (Bradykinese, Ruhetremor, Rigor) können manchmal auch **Hyperkinesien** oder **dystone Bewegungsstörungen** im Vordergrund stehen, die differenzialdiagnostisch an eine Chorea oder eine originäre Dystonie denken lassen. Auch **Ataxien** oder **Dysarthrie** kommen vor. Die Leberbeteiligung kann zu Leberhautzeichen (z. B. Ikterus, Teleangiektasien, Pruritus), Hepatosplenomegalie und Blutungsneigung führen.

Es gibt **2 typische Verlaufsformen** dieser Erkrankung: Liegt der Erkrankungsbeginn zwischen dem 20. und 40. Lebensjahr, entwickelt sich die Erkrankung eher langsam progredient mit im Vordergrund stehender neurologischer Symptomatik; liegt der Beginn zwischen dem 5. und 20. Lebensjahr, kommt es eher zu einer subakut bis akut verlaufenden Form mit im Vordergrund stehender Hepatopathie (bis hin zur fulminanten Hepatitis).

Diagnostik: Das Vorkommen **langsam progredienter Bewegungsstörungen** bei Kindern, Jugendlichen oder Erwachsenen **bis zum 40. Lebensjahr** sollte einen immer an diese Erkrankung denken lassen, insbesondere wenn gleichzeitig eine Leberfunktionsstörung vorliegt. Bei Verdacht auf Morbus Wilson sollten zuerst **Gesamtkupfer im Serum** und **Kupfer im Urin** bestimmt werden (s. Antwort zur Frage 64.5). Der Coeruloplasminspiegel ist nicht so aussagekräftig, da er sowohl bei anderen Lebererkrankungen erniedrigt, als auch im Verlauf von Schwangerschaft oder im Rahmen von Infektionen erhöht sein kann (Coeruloplasmin gehört zu den Akute-Phase-Proteinen). Das freie Kupfer kann nach folgender Formel berechnet werden: Gesamtkupfer (µg/dl) – 3 × Coeruloplasminspiegel (mg/dl). Bei der **Spaltlampenuntersuchung** lässt sich eine goldbraun-grüne Verfärbung des Kornealrings nachweisen (s. Antwort zur Frage 64.4). Im **MRT** finden sich bei Morbus Wilson signalintense Veränderungen in den Stammganglien.

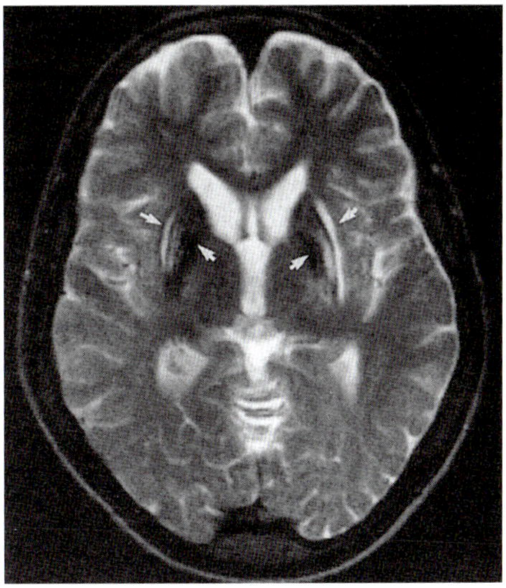

Im T2-gewichteten MRT-Bild bilaterale Signalabsenkung im Striatum und Signalanhebungen im Verlauf der Capsula externa (Pfeile); z. T. finden sich auch Signalanhebungen im lateralen Teil des Putamen.

Therapie: Ziel der Therapie ist die Reduktion des überschüssigen Kupfers. Basis ist eine **kupferarme Diät** (Meiden z. B. von Nüssen, Käse, Leber, Pilzen). Durch Gabe von **Chelatbildnern** (z. B. Trientin-Hydrochlorid, D-Penicillamin) kann Kupfer besser renal eliminiert werden. Durch orale Gabe von Zinkacetat kann die Kupferaufnahme im Darm reduziert werden. Die Abwägung, welches der Therapeutika indiziert ist, sollte einer Klinik vorbehalten sein, die Erfahrungen in der Therapie des Morbus Wilson hat, da Chelatbildner potenziell teratogen sind und v. a. D-Penicillamin viele Nebenwirkungen hat (z. B. toxische Nephropathie, allergische Reaktionen, aplastische Anämie). Als **ultima ratio** erfolgt eine **Lebertransplatation** bei ausgeprägter Leberzellinsuffizienz.

→ Fall 64 Seite 65

Prognose: Wird ein Morbus Wilson vor Auftreten neurologischer Symptome behandelt, ist von einer normalen Lebenserwartung mit Auftreten höchstens geringer Symptome auszugehen. Eine komplette Remission einmal aufgetretener neurologischer Symptome ist nur bei etwa einem Fünftel der Patienten zu erwarten. Daher ist eine **frühzeitige Diagnosestellung für die Prognose essenziell.**

ZUSATZTHEMEN FÜR LERNGRUPPEN

- **Ursachen eines Parkinson-Syndroms**
- **Ursachen einer Leberzirrhose**

65 Maßnahmen bei Epilepsie und Schwangerschaft

65.1 Wie hoch schätzen Sie die Gefährdung des Embryos durch Antiepileptika im Verhältnis zum „normalen" Risiko ein?

- Wahrscheinlichkeit embryonaler Fehlbildungen in einer Normalpopulation: ca. 2–3%
- Im Vergleich hierzu ist das Missbildungsrisiko bei Epilepsiepatientinnen mit genetisch bedingten (idiopathischen) Epilepsien bereits ohne Einnahme von Antiepileptika erhöht (evtl. bis doppelt so hoch)
- Die Einnahme von Antiepileptika kann zu einer weiteren Verdopplung des Missbildungsrisikos führen, bestimmte Antiepileptika sind problematischer als andere (s. Kommentar)
- Kombinationstherapien haben prinzipiell ein höheres Risiko (Faktor 2–3 pro zusätzlich gegebener Substanz).

65.2 Mit welchen anderen potenziellen Komplikationen ist bei den Patientinnen in der Schwangerschaft und nach der Geburt bei den Kindern zu rechnen?

- Komplikationen bei der Mutter: schnellerer Abbau/schnellere Ausscheidung von Antiepileptika in der Spätschwangerschaft → Abfall der Antiepileptikaspiegel → evtl. Anfallshäufung
- Komplikationen beim Kind:
  - Grand-mal-Anfälle → Hypoxie des Kindes oder direkte Schädigung durch Stürze der Mutter → erhöhtes Abort- und Schädigungsrisiko für das ungeborene Kind in Abhängigkeit von Anfallshäufigkeit und -dauer
  - Therapie der Mutter mit enzyminduzierenden Substanzen (Carbamazepin, Phenytoin, Phenobarbital) → Vitamin-K-Mangel → erhöhtes Blutungsrisiko beim Neugeborenen
  - Therapie der Mutter mit Benzodiazepinen oder Barbituraten → postpartale Sedierung und/oder Entzugssymptome beim Kind.

65.3 Was raten Sie der Patientin?

- Antiepileptika auf keinen Fall abrupt absetzen!
- Unklares Nutzen-Risiko-Verhältnis einer Therapieumstellung bei eingetretener Schwangerschaft (s. Kommentar); im Fallbeispiel wären 2 „Strategien" vertretbar:
  - Dosisreduktion der Valproinsäure möglichst <1000 mg/d, Lamotrigin belassen oder evtl. leicht erhöhen; ggf. überbrückend bis etwa zur 14. Schwangerschaftswoche (SSW) zusätzlich Gabe von Benzodiazepinen
  - Beibehalten der aktuellen Medikation
- In jedem Fall Medikamente auf mehrere Einzeldosen verteilen (Reduktion der Spitzenspiegel)
- Einnahme von Folsäure (5 mg/d)
- Evtl. Pränataldiagnostik (16.–20. SSW): Sonographie oder Bestimmung von α-Fetoprotein zum Ausschluss eines Neuralrohrdefekts.

65.4 Welche Empfehlung hätten Sie der Patientin gegeben, wenn Sie Ihren Rat vor einer geplanten Schwangerschaft eingeholt hätte?

- Umstellung auf eine antiepileptische Monotherapie mit wenig embryotoxischer und teratogener Substanz (z. B. Versuch der Monotherapie mit Lamotrigin und Vermeiden von Carbamazepin, Valproinsäure, Barbituraten)
- Prophylaktische Folsäureeinnahme (5 mg/d).

Kommentar

Genaue Zahlen zur Häufigkeit von Schwangerschaften bei Epilepsiepatientinnen liegen nicht vor. Die Gesamtprävalenz der Epilepsien liegt bei 1%, wobei sich die Hälfte aller Epilepsien im Kindes- und Jugendalter manifestieren. Daher ist eine Beratung von Epilepsiepatientinnen bezüglich einer Schwangerschaft relativ häufig erforderlich.

→ Fall 65 Seite 66

Schwangerschaftsverlauf bei Epilepsiepatientinnen: Durch eine Schwangerschaft wird die Anfallsfrequenz in der Regel kaum beeinflusst: Bei etwa 70% der Frauen bleibt die Anfallsfrequenz gleich, bei 10% sinkt sie, bei ca. 15 bis 20% steigt sie an. 90% aller Schwangerschaften bei Epileptikerinnen verlaufen ohne Komplikationen.

Risiko kindlicher Schädigungen in der Schwangerschaft: Das Risiko von kindlichen Missbildungen ist bei Epilepsiepatientinnen mit idiopathischen Epilepsien von vornherein erhöht (s. Antwort zur Frage 65.1), steigt aber v. a. bei Einnahme von Antiepileptika (AE) an. Mögliche durch AE verursachte Fehlbildungen sind insbesondere Neuralrohrdefekte (in 0,5–2% der Fälle). Es treten aber auch vermehrt Herzfehler, Skelettabnormalitäten, Lippen-Kiefer-Gaumen-Spalten und kleinere Missbildungen, wie Ohrmuschelanomalitäten oder Epikanthus, auf. Alle „klassischen“ AE, wie Carbamazepin, Valproinsäure, Phenytoin und Phenobarbital, sind mit einer erhöhten embryronalen Fehlbildungsrate assoziiert. Das Risiko erhöht sich pro eingenommener Substanz um ca. 3 bis 5%. Problematisch sind v. a. Valproinsäure und Phenobarbital. Für Valproinsäure konnte bezüglich des Auftretens von Neuralrohrdefekten ein Dosiseffekt festgestellt werden, d. h. insbesondere Dosen >1000 mg/d erhöhen das Fehlbildungsrisiko signifikant. Eine pauschale Empfehlung bezüglich „neuerer“ Substanzen (Topiramat, Oxcarbazepin, Neurontin, Pregabalin, Levetiracetam) kann aber auch nicht gegeben werden, da zu den meisten dieser AE keine aussagekräftigen Daten vorliegen. Lediglich eine Monotherapie mit Lamotrigin scheint die Missbildungsrate nicht zu erhöhen. Eine Kombinationstherapie aus Valproinsäure und Lamotrigin (wie im Fallbeispiel) hat dagegen ein besonders hohes Missbildungsrisiko von >10%.
Andererseits ist bei untherapierten Patientinnen das Risiko für das Kind aufgrund der Epilepsie ebenfalls deutlich erhöht. Insbesondere bei wiederholten Grand-mal-Anfällen steigt die Rate von Aborten an. Ursache hierfür könnte eine Minderdurchblutung der Plazenta mit konsekutiver kindlicher Hypoxie während des Anfalls sein. Auch kann der Abort infolge von Stürzen während des Anfalls zustande kommen. Kinder von Müttern mit gehäuften Grand-mal-Anfällen während der Schwangerschaft zeigen außerdem häufiger Entwicklungsstörungen und haben einen niedrigeren Intelligenzquotienten. Inwieweit sich auch fokale Anfälle der Mutter auf die Entwicklung des Kindes auswirken ist unklar.

Verhalten bei geplanter Schwangerschaft: Eine Epilepsie ist kein Grund, von einem Kinderwunsch generell abzuraten. Problematisch können Fälle sein, bei denen eine schwer einstellbare Epilepsie mit hoher Anfallsfrequenz vorliegt, die eine Kombinationstherapie erforderlich macht. In diesem Fall könnte eine Verschiebung des Kinderwunsches in eine Phase besserer Anfallskontrolle sinnvoll sein. Liegt eine Epilepsie mit seltenen Anfällen vor, bei denen der letzte Anfall mindestens 2 Jahre zurück lag, kann ein komplettes Absetzen der AE erwogen werden. Der Absetzversuch sollte rechtzeitig erfolgen, so dass bei erneut auftretenden Anfällen evtl. auch wieder eine medikamentöse Einstellung erfolgen kann. Ist eine Anfallsfreiheit nicht ohne Medikamente zu erzielen, sollte möglichst eine Umstellung auf eine Monotherapie mit einer wenig teratogenen und embryotoxischen Substanz erfolgen (z. B. Lamotrigin-Monotherapie). Da die erhöhte Fehlbildungsrate möglicherweise auf einen relativen Folsäuremangel zurückzuführen ist, sollte rechzeitig vor der Konzeption mit einer Folsäureprophylaxe (5 mg/d) begonnen werden.

Verhalten bei bereits eingetretener Schwangerschaft: Hier sind allgemeine Empfehlungen keinesfalls so eindeutig zu geben, so dass Patientinnen möglichst an ein Zentrum mit spezieller Erfahrung überwiesen werden sollten und Entscheidungen im Einzelfall erfolgen müssen. Dem möglichen Risiko durch die Fortführung der Medikamentengabe ist stets das Risiko gegenüberzustellen, welches von einer verschlechterten Anfallskontrolle ausgehen würde. Medikamentenreduzierungen sollten nur mit großer Vorsicht vorgenommen werden. Folgende Argumente sprechen gegen eine Medikamentenänderung:

- In der Regel wird eine Schwangerschaft 4–6 Wochen nach der Konzeption festgestellt. Die kritische Phase der Organogenese in den ersten Schwangerschaftswochen ist damit bereits größtenteils abgeschlossen. Mögliche positive Effekte einer Medikamentenumstellung würden damit zu spät kommen.
- Die Medikamentenumstellung muss in der Regel überlappend erfolgen. Jedoch erhöht gerade die gleichzeitige Gabe mehrerer AE das Risiko von Fehlbildungen signifikant, so dass von einer Medikamentenumstellung auf eine neue Substanz während einer Schwangerschaft abzuraten ist.
- Eine Reduktion der AE bedingt immer auch ein theoretisch erhöhtes Anfallsrisiko. Kommt es zu Grand-mal-Anfällen, werden die möglichen positiven Effekte einer AE-Reduktion wieder aufgehoben.

In der Regel wird man folglich die begonnene Therapie fortführen. Sofern möglich, sollte aber versucht werden, Kombinationstherapien zu

→ Fall 65 Seite 66

vermeiden und auf Valproinsäure zu verzichten. Zur Vermeidung von Spitzenspiegeln ist die Gabe von Retardpräparaten mehrmals täglich empfehlenswert.
Eine Folsäureprophylaxe ist stets indiziert. Im Einzelfall kann eine pränatale Diagnostik mittels Ultraschall oder Bestimmung von α-Fetoprotein im Fruchtwasser zur Aufdeckung eine möglichen Neuralrohrdefekts sinnvoll sein. Dies ist v. a. dann zu erwägen, wenn es in früheren Schwangerschaften oder in der Familie bereits zu derartigen Missbildungen gekommen war.

Sonstige Maßnahmen während der Schwangerschaft: Regelmäßig sollte der Medikamentenspiegel kontrolliert werden (*cave:* Abfall der Serumkonzentrationen der Medikamente in der Spätschwangerschaft; s. auch Antwort zur Frage 65.2.); Schlafmangel sollte vermieden werden.

Verschlechterung der Anfallssituation während der Schwangerschaft: In diesem Fall muss die Medikation unter Spiegelkontrolle vorsichtig angepasst werden. Die Akuttherapie eines Anfalles sollte mit Benzodiazepinen erfolgen (z. B. Diazepam 10 mg, Lorazepam 2,5 mg). Differenzialdiagnostisch ist in der Spätschwangerschaft an eine **Eklampsie** zu denken. Therapie der Wahl ist hier die Gabe von Magnesiumsulfat (4 g i. v. , anschließend 1–2 g/h oder 10 g i.m., anschließend 5 g/4 h i.m.)

Maßnahmen bei Geburt und postpartal: Wird die Mutter mit enzyminduzierenden Substanzen (Carbamazepin, Phenytoin, Phenobarbital) therapiert, empfiehlt sich präpartal die prophylaktische Gabe von Vitamin K (10–20 mg p.o.), um einem erhöhten Blutungsrisiko des Kindes vorzubeugen.
Der Geburtsverlauf wird durch eine Epilepsie oder AE-Einnahme wenig beeinflusst. Eine prinzipielle Indikation zur Sectio caesarea besteht nicht. War es im letzten Trimenon zu einer Anfallshäufung gekommen, sollte evtl. die prophylaktische Gabe von Benzodiazepinen (z. B. Frisium 10 mg) erfolgen, um Anfälle während des Geburtsvorgangs zu verhindern. Allerdings sollte die Geburt möglichst in einem Krankenhaus mit pädiatrischer Abteilung erfolgen, da die kindliche perinatale Mortalität erhöht ist. Beim Kind können durch AE-Nachwirkungen in der postpartalen Phase Symptome der Sedierung wie Trinkschwäche und Vigilanzminderung auftreten, weiterhin kann es zu einem AE-Entzug mit Irritabilität, Schreien und Unruhe kommen (v. a. bei Benzodiazepinen und Phenobarbital).
Beim Kind sollte postpartal eine Einmalgabe von Vitamin K 1 mg s.c. erfolgen.
Bei der Mutter kann es nach der Geburt zu einem Anstieg der AE-Spiegel kommen, daher sollten engmaschig Spiegelkontrollen erfolgen und die Medikamentendosis entsprechend angepasst werden. Schlafmangel und hormonelle Umstellung können das Auftreten von Anfällen begünstigen. Stillen ist prinzipiell möglich, auch wenn die meisten AE in die Muttermilch übergehen, allerdings sollte die Gabe stark sedierender AE nach Möglichkeit in dieser Zeit vermieden werden.

ZUSATZTHEMEN FÜR LERNGRUPPEN

- **Eklampsie**
- **Antikonvulsiva und Kontrazeption**
- **Medikamenteninteraktionen verschiedener Antiepileptika**

66 Bakterielle Meningitis

66.1 Welche beiden wichtigen neurologischen Erkrankungen kommen bei Vorliegen einer „Nackensteife“ in Frage?

- Subarachnoidalblutung (SAB)
- Meningitis (Meningoenzephalitis).

66.2 Wie gehen Sie diagnostisch weiter vor? Begründen Sie die einzelnen Schritte!

- **i. v.-Zugang** (für Infusionen/Medikamente) und gleichzeitig **Blutentnahme** mit 2 Blutkulturen: Infektzeichen? Gerinnung? Sepsis?
- **CT-Schädel:** SAB? Hirnabszess? Zeichen für erhöhten Hirndruck, z. B. Hirnschwellung, Ventrikelverschmälerung?
- **Lumbalpunktion** – sofern kein Hinweis auf erhöhten Hirndruck (CT-Schädel): Liquor blutig/eitrig?
- Asservierung von sterilem Liquor im Brutschrank (wie bei Blutkulturen); noch besser: sofortige **Verarbeitung des Liquors mikrobiologisch und zytologisch**
- Röntgen-Thorax: Infiltrate (bei V.a. auf Pneumonie)?

→ Fall 66 Seite 67

- Falls Infektfokus weiterhin unklar: Darstellung der Nasennebenhöhlen in CT-Dünnschichttechnik (→ Sinusitis? Otitis? Mastoiditis?).

Wichtig: Beim Verdacht auf bakterielle Meningitis (Meningismus + hohes Fieber + schweres Krankheitsbild) darf durch Diagnostik keine Zeit verloren werden, da ein frühzeitiger Therapiebeginn entscheidend für die Prognose ist! Im begründeten Verdachtsfall sollte auch dann eine Lumbalpunktion durchgeführt werden, wenn kein CT im Krankenhaus verfügbar ist, keine klinischen Hinweise auf einen erhöhten Hirndruck vorliegen und keine Stauungspapille nachzuweisen ist. Der Patient sollte in diesem Fall bei der Punktion auf der Seite liegen, und es sollte eine möglichst geringe Liquormenge entnommen werden. Findet sich bei der Punktion ein eitriger bzw. trüber Liquor muss **sofort antibiotisch** behandelt werden, keinesfalls darf man erst das „Laborergebnis" der Punktion abwarten.

66.3 Welche Erkrankung liegt vor?

Eitrige Meningitis; Begründung: Kopfschmerzen, Nackensteife (Meningismus), hohes Fieber, Erbrechen, Lichtscheu (Photophobie); Liquor (Zellzahl >500/µl [bei Zellzahl <500/µl eher virale Genese wahrscheinlich], Protein ↑, Liquorglukose-Blutglukose-Relation <0,6, Laktat ↑).

66.4 Welche Diagnose stellen Sie? Welchen Zusammenhang vermuten Sie zwischen diesen beiden Erkrankungen?

- Diagnose: Pneumonie, wahrscheinlich **Pneumokokkenpneumonie**; Begründung: Anamnese (Schnupfen, produktiver Husten), Röntgen-Thorax (deutliches Infiltrat im rechten Mittel- und Unterfeld), Pneumokokken sind die häufigsten Erreger einer häuslich erworbenen Pneumonie im Erwachsenenalter
- Hämatogene Streuung der Pneumokokken → Pneumokokkenmeningitis.

66.5 Wie gehen Sie therapeutisch vor?

- Intensivstation (oder zumindest Isolierung der Patientin bis 24 h nach Therapiebeginn); auf Hygienemaßnahmen achten („Kittelpflege", Handschuhe, Mundschutz, Desinfektionssprays)
- Gabe von Dexamethason i. v. (initial 8 mg i. v., dann 3 × 8 mg/d für 3 Tage)
- **Breitspektrumantibiotikatherapie:**
  - Ceftriaxon (Rocephin 1 × 4 g/d) + Ampicillin (Binotal 6 × 2 g/d)
  - In den ersten 3 Tagen zusätzliche Gabe eines Aminoglykosids, z. B. Netilmicin (Certomycin1 × 5 mg/kg KG/d i. v.)
- Symptomatische Therapie:
  - Flüssigkeitssubstitution (pro Grad Temperaturerhöhung zusätzlich 1 Liter Flüssigkeit; *cave:* kardiale Situation berücksichtigen!)
  - Fieber senken (z. B. mit Paracetamol, Metamizol, Wadenwickel)
  - Bei Schmerzen Analgetika (z. B. Paracetamol, Metamizol, ASS, ggf. Opiate)
  - Bei Krampfanfällen antikonvulsive Behandlung (z. B. Phenytoin als Kurzinfusion)
  - Hirndrucktherapie bei Hirnödem (z. B. ausreichende Sauerstoffgabe, Oberkörperhochlagerung, Normovolämie, Normothermie, Einsatz von Osmotherapeutika [z. B. Mannit], Thiopentalnarkose).

Kommentar

Definition und Epidemiologie: Bei der Meningitis handelt es sich um eine Entzündung der weichen Hirnhäute (Meningen) durch Bakterien, Viren oder andere Erreger. Die Inzidenz wird in den Industrienationen auf 5/100 000 Einwohner pro Jahr geschätzt.

Ätiopathogenese: Im Erwachsenenalter sind in über 50 % der Fälle **Pneumokokken** (Streptococcus pneumoniae) die Erreger der bakteriellen Meningitis, gefolgt von **Meningokokken** (Neisseria meningitidis). Listerien sind seltenere Erreger und finden sich meist bei Alkoholikern. Weitere seltene Erreger sind Staphylokokken, gramnegative Enterobakterien und Haemophilus influenzae.
Die Erreger gelangen hauptsächlich auf 3 Wegen in das Gehirn und seine Häute:

- **fortgeleitete Infektionen** (per continuitatem), z. B. Sinusitis, Otitis media, Mastoiditis, Infektionen im Zahn-Mund-Kieferbereich
- **hämotogene Streuung**, z. B. Endokarditis, Pneumonie
- **durch Verletzung der Dura**, z. B. über eine Liquorfistel bei Schädel-Hirn-Trauma, iatrogen (neurochirurgische oder HNO-Eingriffe).

Prädisponiert sind Patienten mit Immunschwäche, z. B. mit Diabetes mellitus, Alkoholkrankheit, HIV, Splenektomie, immunsuppressiver Medikation (z. B. Azathioprin, Glukokortikoide).

Klinik: Leitsymptome sind **hohes Fieber**, **Nackensteife**, **Photo- und Phonophobie**, **Erbrechen** und **Kopfschmerzen**. Leider gibt es **oft oligo-** und sogar **asymptomatische Fälle**, v. a. bei

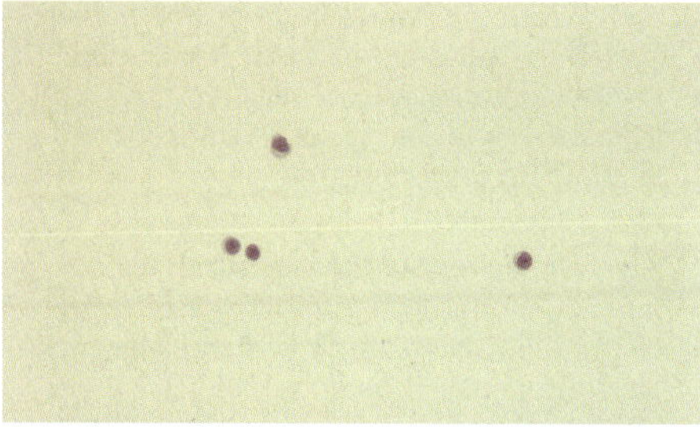

Liquorbefund: Normales lymphomonozytäres Zellbild eines Gesunden

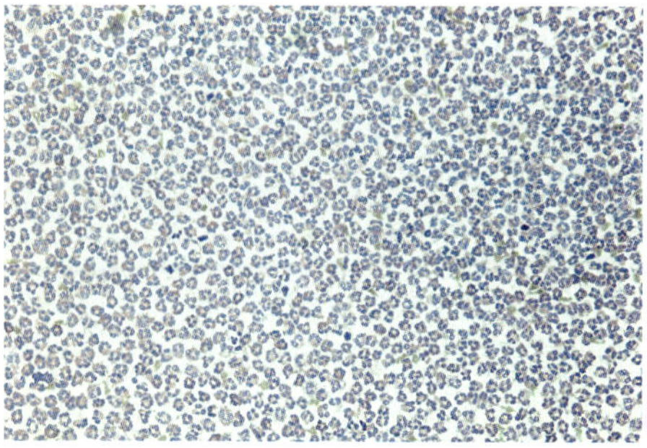

Liquorbefund: Zahlreiche Granulozyten bei ausgeprägter bakterieller Meningitis

Patienten höheren Alters (kaum Fieber, kaum Nackensteife!) und bei immunsupprimierten Patienten. Treten zu den erwähnten Symptomen eine Vigilanzminderung, ein Psychosyndrom, epileptische Anfälle oder fokal neurologische Ausfälle auf, so liegt eine **Meningoenzephalitis** vor.

Diagnostik: s. Antwort zur Frage 66.2. Neben der allgemeinen körperlichen Untersuchung wird der Neurostatus erhoben. Die **wichtigsten Zeichen eines meningealen Reizung** sind

- **Meningismus** (Nackensteifigkeit, der Patient setzt der passiven Kopfneigung nach vorn schmerzbedingt Widerstand entgegen)
- **Brudzinski-Zeichen** (bei passiver Kopfneigung nach vorn werden schmerzreflektorisch die Hüft- und Kniegelenke gebeugt)
- **Kernig-Zeichen** (Beugung der gestreckten Beine im Hüftgelenk führt zur reflektorischen Beugung der Kniegelenke)
- **Lasègue-Zeichen** (Beugung des gestreckten Beins im Hüftgelenk ist schmerzbedingt eingeschränkt)
- **Opisthotonus** (in sehr schweren Fällen kommt es zur Reklination des Kopfes und Überstreckung des Rumpfes bei angezogenen Beinen).

In den meisten Fällen findet sich nur eine isolierte Nackensteifigkeit. Das hängt damit zusammen, dass heutzutage die Patienten mit Verdacht auf Meningitis viel früher in eine Klinik eingeliefert werden und damit adäquat behandelt werden können.
Die wichtigste Untersuchung ist die **Liquoruntersuchung** – auch bei gering ausgeprägter Symptomatik sollte man an eine Meningitis denken und im Zweifelsfall lieber einmal öfter eine Lumbalpunktion durchführen. Bestimmt werden sollten Eiweiß-, Glukose- und Laktatgehalt sowie Zellzahl und -art. Der Liquor ist bei der bakteriellen Meningitis eitrig-trüb, es findet sich eine granulozytäre Pleozytose, der Laktatgehalt liegt meist über 3,5 mmol/l und der Liquorglukose-Blutglukose-Quotient unter 0,6. Die Diagnose wird durch den **Erregernachweis im Liquor** mittels mikrobiologischer Untersuchung mit Erstellung eines Antibiogramms gesichert. Falls nicht sofort eine mikrobiologische Diagnostik erfolgen kann, kann auch eine **Gramfärbung** des Liquorpräparates im hauseigenen Labor durchgeführt werden. Gramnegative Diplokokken sprechen für Meningokokken, grampositive für Pneumokokken.

Therapie: Wichtig bei allen Patienten mit Verdacht auf Meningitis: Schützen Sie den Patienten durch eine rasche Diagnosestellung und Therapie. Schnellstens sollte der Fokus gesucht und saniert werden (z. B. HNO-Infektion zeitnah operativ sanieren)! Schützen Sie sich und Ihr Personal durch eine **24-stündige Patientenisolierung** und entsprechende Hygienemaßnahmen (Tragen von Schutzkitteln, Mundschutz, Handschuhe, Händedesinfektion). Nach dieser Frist und unter suffizienter Antibiotikatherapie besteht keine Infektiosität mehr.
Bakterielle Meningitiden müssen **sofort antibiotisch** behandelt werden. Da das **Erregerspektrum vielfältig** sein kann, muss auch bei Verdacht auf einen bestimmten Erreger initial eine **Breitspektrumkombinationstherapie** erfolgen. Das o.g. Schema (s. Antwort zur Frage 66.5) ist nur eines von mehreren möglichen, hat sich aber in der Praxis bewährt. Cephalosporine der 3. Generation sind nicht wirksam gegen Listerien, daher sollte zusätzlich Ampicillin gegeben werden. Besteht aufgrund der Anamnese der Verdacht auf eine durch Staphylokokken (z. B. Schädel-Hirn-Trauma, liegender Ventrikelshunt) oder gramnegative Erreger (nosokomiale Infektion) ausgelöste Meningitis, sollte die Therapie mit Vancomycin ($4 \times 0{,}5$ g/d; *cave:* enger therapeutischer Bereich → Serumspiegelbestimmung!) und Meropenem (3 x 2 g/d) erfolgen. Nach Erhalt des Antibiogramms muss ggf. eine Umstellung der Antibiotikatherapie (bessere Wirksamkeit, Kostenreduktion)

→ Fall 66 Seite 67

nach Rücksprache mit einem Zentrum oder mit einem Mikrobiologen erfolgen. Die Dauer der Antibiotikatherapie ist erregerabhängig (ca. 7–10 Tage bei Meningokokken, 14 Tage bei Pneumokokken, 3 Wochen bei Listerien und gramnegativen Erregern).
Als adjuvante Maßnahme beginnt sich die **i. v. Gabe von Dexamethason** noch vor der Antibiotikagabe bei einer Zellzahl >1000/µl zu etablieren. Dexamethason soll eine überschießende Freisetzung inflammatorischer Mediatoren hemmen und als Hirnödemprophylaxe dienen. Eine Reduktion neurologischer Defizite (z. B. Hörstörungen) und der Letalität konnte bislang jedoch nur für die Pneumokokkenmeningoenzephalitis nachgewiesen werden.

Prophylaxe: Eine **Chemoprophylaxe** sollte bei Kontaktpersonen bei Verdacht auf Meningokokkenmeningitis – möglichst in den ersten 24 Stunden (beste Wirksamkeit) – durchgeführt werden. Hierzu zählen alle Haushaltsmitglieder, Kontaktpersonen in Gemeinschaftseinrichtungen und Personen, die wahrscheinlich mit oropharyngealen Sekreten des Patienten in Berührung gekommen sind (Empfehlungen des RKI seit 1996). Geeignet ist z. B. Rifampicin (600 mg alle 12 Stunden für 2 Tage) oder Ciprofloxacin (500 mg einmalig per os), bei Schwangeren und Kindern Ceftriaxon (Alter > 15 Jahre 1 × 250 mg/d i.m., Alter < 15 Jahre 1 × 125 mg/d i.m.).

Prognose: Die **Letalität** ist je nach Erreger sehr unterschiedlich; sie liegt bei Pneumokokkenmeningitis um 25 %, bei Meningokokkenmeningitis um 10 %. Defektheilungen sind v. a. bei meningoenzephalitischen Verläufen häufig; in 30 % der Fälle entwickelt sich eine Epilepsie, in 20 % der Fälle bleiben Paresen, Hypakusis, Hydrozephalus und neuropsychologische Defizite zurück.

ZUSATZTHEMEN FÜR LERNGRUPPEN

- **Behandlung von Meningitiskomplikationen (z. B. Hirnödem, Krampfanfälle)**
- **Schutzimpfungen (Pneumokokken, Meningokokken)**
- **Lumbalpunktion (Indikationen, Vorgehen)**
- **Erregerspektrum bei der Meningitis in Abhängigkeit vom Patientenalter**
- **Virale Meningitis**
- **Meldepflicht bei Meningitis**

67 Multiple Sklerose

67.1 Für welche Erkrankung sind die Augensymptome typisch? Nennen Sie potenziell assoziierte Erkrankungen! Welches Krankheitsbild wäre am wahrscheinlichsten?

- Augensymptome/-befunde (Schleiersehen, Bulbusbewegungsschmerz, Zentralskotom, afferente Pupillenstörung) sind typisch für eine **Retrobulbärneuritis**
- Potenziell assoziierte Erkrankungen: Multiple Sklerose, Neuroborreliose, Lupus erythematodes, Neurosarkoidose, Neurolues
- Verdachtsdiagnose: **Multiple Sklerose** (MS); Begründung: Retrobulbärneuritis, disseminierte Sensibilitätsstörungen, positives Lhermitte-Zeichen [= „Stromschlag" entlang der Wirbelsäule bei Kopfbewegungen]), Blasenstörungen.

67.2 Welche apparativen Verfahren sind für die Diagnosestellung geeignet?

- Zerebrales (spinales) MRT
- Lumbalpunktion
- Evozierte Potenziale (v. a. VEP und SEP).

67.3 Beschreiben Sie den Befund! Passt der Befund zu Ihrer Verdachtsdiagnose?

- MRT-Befund: ausgeprägte periventrikuläre fleckförmige hyperintense Läsionen
- Bei fehlenden Gefäßrisikofaktoren und in Anbetracht des Alters typischer Befund für MS.

67.4 Würden Sie die Patientin behandeln? Wenn ja, wie?

- Ja, eine Behandlung sollte erfolgen (Begründung s. Kommentar)
- Therapie: Kortisonpulstherapie (s. Kommentar).

! 67.5 Empfehlen Sie eine Rezidivprophylaxe? Begründen Sie Ihre Entscheidung!

- Ja
- Begründung: bereits nach dem 1. Schub bei gleichzeitigem Nachweis typischer disseminierter MS-Herde im MRT (≥ 6 T2-Herde) verlängert eine Therapie mit β-Interferonen oder Glatirameracetat die Zeit bis zum Auftreten eines 2. Schubes signifikant; weiterhin deutlich geringere Progression der Krankheitsaktivität im MRT in einem Beobachtungszeitraum über 2 Jahre.

→ Fall 67 Seite 68

Definition: Die Multiple Sklerose (MS, Syn. Enzephalomyelitis/Enzephalitis disseminata) ist eine **autoimmun bedingte, chronisch entzündliche, primär demyelinisierende Erkrankung des ZNS**.

Epidemiologie: Die weltweite Prävalenz der MS schwankt zwischen 1 und 300/100000, in Europa beträgt sie 30–80/100000. **Frauen** sind fast doppelt so häufig betroffen wie Männer. In beiden Erdhemisphären nimmt die Erkrankungshäufigkeit zu den Polen hin zu. Der momentan zu beobachtende Anstieg der MS-Prävalenz ist ein scheinbarer: Er ist wahrscheinlich auf die höhere Lebenserwartung und auf eine verbesserte Diagnostik zurückzuführen. Die MS tritt **meist im Alter zwischen 20 und 40 Jahren** auf. Sie ist die häufigste Ursache für eine Behinderung im jüngeren Erwachsenenalter.

Ätiopathogenese: Man geht davon aus, dass die MS durch **genetische und Umweltfaktoren** hervorgerufen wird. Für eine genetische Disposition sprechen familiäre Häufung, eine Assoziation mit bestimmten HLA-Genen auf Chromosom 6, eine erhöhte Konkordanzrate eineiiger Zwillinge und eine Bevorzugung kaukasischer Völker. Das MS-Risiko für Verwandte 1. Grades von MS-Patienten beträgt ca. 2% im Vergleich zu 1% in der Normalpopulation. Migrationsstudien zeigen, dass Individuen, die vor dem 15. Lebensjahr in eine Region mit anderer MS-Prävalenz ausgewandert sind, das MS-Erkrankungsrisiko der neuen Heimat annehmen, bei Auswanderung nach dem 15. Lebensjahr jedoch das MS-Risiko der alten Heimatregion beibehalten.

Histopathologie: Histologisch finden sich **multiple Entmarkungsherde** (= Plaques) vorwiegend perivenös. In aktiven Plaques zeigt sich ein entzündliches Infiltrat (v.a. Makrophagen und Lymphozyten), in ausgebrannten und vernarbten Läsionen beherrschen Gliazellen das Bild. Prädilektionsstellen, die man auch kernspintomographisch nachweisen kann, sind: N. opticus, Balken, Kleinhirn, Hirnstamm und periventrikuläres Marklager.

Klinik: Die MS kann prinzipiell jede Region des Zentralnervensystems befallen und dadurch zu verschiedenen Symptomen führen. Hieraus resultiert auch der synonyme Name Enzephalomyelitis disseminata. Aufgrund o.g. Prädilektionsstellen finden sich häufig folgende Symptome:

- „Augensymptome": **Retrobulbärneuritis** (meist einseitig, Schleiersehen, Zentralskotom, Photophobie, afferente Pupillenstörung, Bulbusbewegungsschmerz, evtl. sogar Erblindung bei initial unauffälligem Augenhintergrund [„der Patient und der Augenarzt sehen nichts!"], temporale Abblassung der Papille erst im Verlauf sichtbar), **Augenmuskelparesen** (v.a. N. III), **internukleäre Ophthalmoplegie** (Konvergenz intakt, beim Seitblick Adduktionsdefizit des einen Auges, horizontaler Nystagmus des abduzierten anderen Auges [= dissoziierter Nystagmus])
- **Sensibilitätsstörungen:** oft fleckförmig, diffus verteilte Missempfindungen, Parästhesien oder auch Störungen des räumlichen Tastgefühls, positives Lhermitte-Zeichen
- **Störungen der Motorik:** jegliche Formen zentraler Paresen (bis zur Tetraparese), Reflexdifferenzen, Ausfall der Bauchhautreflexe,
  Babinski-Zeichen, spastischer Muskeltonus, einschießende Myoklonien
- **Zerebelläre Symptome:** Ataxie, Intentionstremor, Nystagmus, Dysarthrie
- **Blasenstörungen:** Harnretention, Urge-Inkontinenz
- **Psychische Veränderungen:** z.B. depressives Syndrom (häufiger Erstkontakt eines Patienten mit MS ist der Psychiater), Fatigue
- Selten: symptomatische, dann oft **beidseitige Trigeminusneuralgien**.

Initial treten bei jüngeren Patienten meist eine Retrobulbärneuritis und/oder unklare sensible Störungen auf, bei älteren Personen liegen als Erstsymptome oft Paresen oder sensomotorische Störungen vor. Ein Anstieg der Körpertemperatur (z.B. durch einen viralen Infekt) kann die jeweiligen Symptome verschlechtern (sog. **Uthoff-Phänomen**).

Verlaufsformen: In ca. **85% beginnt die MS mit einem schubförmig remittierenden Verlauf.** Ein Schub ist dabei definiert als ein Auftreten akuter zentraler Symptome, die länger als 1 Tag andauern und nicht durch eine Erhöhung der Körpertemperatur erklärt werden können. Der einzelne Schub dauert meist 1–3 Wochen, längere Schübe (v.a. bei Vorliegen motorischer Ausfälle oder zerebellärer Symptome) haben eine schlechtere Rückbildungstendenz. 2 getrennte Schübe liegen dann vor, wenn mindestens 30 Tage zwischen dem Beginn des 1. und dem des 2. Schubes liegen. Generell kann jeder Schub komplett remittieren, inkomplette Remissionen finden sich öfter bei längerem Krankheitsverlauf. Etwa bei der **Hälfte der Pa-**

→ Fall 67 Seite 68

tienten mit schubförmiger MS geht die MS in eine Verlaufsform mit einer kontinuierlichen Zunahme der neurologischen Defizite über (= **sekundär progrediente MS**), zusätzlich können weitere Schübe intermittierend auftreten. **10–15% leiden bereits anfangs an einer chronisch-progredienten Verlaufsform** (mit und ohne zusätzliche Schübe). Man spricht dann von einer **primär-chronischen MS**.

Diagnostik: Bis in das Jahr 2001 war die Diagnose einer MS vorwiegend eine klinische, ergänzt durch den Liquorbefund, die evozierten Potenziale und die MR-Tomographie mit untergeordneter Bedeutung. Man forderte damals für die Diagnose mindestens 2 Schübe oder eine progrediente Verschlechterung über mindestens 1 Jahr. Die aufgetretenen Symptome mussten dabei mindestens 2 unterschiedlichen neurologischen Systemen zugeordnet sein (z. B. Auftreten von zerebellären und sensiblen Symptomen), um einen „disseminierten" Prozess zu belegen. Seit 2001 besitzt die MR-Tomographie eine viel größere Wertigkeit (**Kriterien nach McDonald**, revidiert nach Polman 2005). Der Vorteil dieser neuen Kriterien ist, dass über den **Nachweis einer räumlichen und zeitlichen Dissemination im MRT** eine MS bereit nach dem 1. Schub diagnostizierbar und somit auch behandlungspflichtig ist. Wie erwähnt macht es nach heutiger Studienlage Sinn, bereits nach dem 1. MS-Schub eine Rezidivprophylaxe zu initiieren (s. Antwort zur Frage 67.5). Eine **räumliche Dissemination** liegt dann vor, wenn 3 von 4 Kriterien vorliegen:

- 1 Kontrastmittel-aufnehmende Läsion oder 9 in der T2-Wichtung hyperintense Läsionen
- mindestens 1 infratentorielle Läsion
- mindestens 1 subkortikale Läsion
- mindestens 3 periventrikuläre Läsionen.

Eine **zeitliche Dissemination** liegt dann vor, wenn:

- in einer Kontroll-MRT 1 neue Kontrastmittel-aufnehmende Läsion oder 1 neue T2-hyperintense Läsion mindestens 3 Monate nach dem 1. Schub nachweisbar ist
- oder wenn klinisch erneut ein Schub vorliegt.

Klinisch ist heute **nur noch der Befall eines neurologischen Funktionssystems erforderlich**. Die evozierten Potenziale dienen zusätzlich der Objektivierung stummer ZNS-Prozesse. Am erfolgversprechendsten ist die Durchführung von **VEP und Tibialis-SEP** mit dem Nachweis verzögerter Latenzen.

Typische **Liquorbefunde** bei MS sind:

- bei über 90% der Patienten positiver Nachweis **oligoklonaler Banden** (= Ausdruck einer andauernden Antikörperproduktion mehrerer verschiedener Plasmazellklone). Er ist jedoch für die MS nicht spezifisch (positiver Nachweis z. B. auch bei Neuroborreliose).
- Nachweis eines **positiven IgG-Index** > **0,7** (= Delpech-Lichtblau-Quotient) bei mehr als 85% (= Ausdruck einer originären IgG-Produktion im ZNS)
- Vorliegen einer **lymphomonozytären Pleozytose** bei mehr als einem Drittel der Patienten (< 50 Zellen/μl).

Differenzialdiagnosen: Differenzialdiagnostisch müssen **andere multifokale Erkrankungen des ZNS** in Betracht gezogen werden, wie Infektionen (z. B. Neuroborreliose, Neurolues, HIV), Autoimmunerkrankungen und Vaskulitiden (z. B. Lupus erythematodes), Tumoren, Funikuläre Myelose sowie psychiatrische Erkrankungen.

Therapie des akuten Schubes: Methode der Wahl ist eine **hochdosierte Glukokortikoidgabe** (0,5 oder 1 g Prednisolonäquivalent/d als Kurzinfusion über insgesamt 5 Tage = **Kortisonpulstherapie**). Eine morgendliche Gabe sollte wegen der zirkadianen Rhythmik der endogenen Kortisonausschüttung aus der Nebenniere angestrebt werden. Liegen danach noch geringe bis mäßige Symptome vor, kann ein „orales Ausschleichen" über mehrere Tage erfolgen (z. B. Prednisolon 80/60/40/20 mg jeweils für 2 Tage; nicht evidenzbasiert). Finden sich noch ausgeprägte Symptome, kann zunächst die Initialtherapie auf 10–14 Tage ausgedehnt werden (sog. **Eskalationsbehandlung**). Nach einer 2-wöchigen Pause und Fortbestehen eines funktionell relevanten Defizits kann ein erneuter Versuch einer Pulstherapie, evtl. auch mit höherer Glukokortikoiddosis, unternommen werden. Ultima Ratio ist die Anwendung der **Plasmapherese**.

Je früher die Glukokortikoid-Therapie nach Auftreten eines neuen Schubs erfolgt, umso besser sind die Erfolgschancen. Floride Infektionen, v. a. Harnwegsinfekt und Pneumonie, sind vor der Glukokortikoidgabe auszuschließen, eine potenziell unter der Therapie auftretende Hypokaliämie muss ausgeglichen werden. Ein Magenschutz ist nur bei Ulkusanamnese oder bei gleichzeitiger Einnahme von NSAR erforderlich.

Rezidivprophylaxe: Mittels **immunmodulatorischer Therapie** gelingt in vielen Fällen eine Reduktion der Schubfrequenz (durchschnittlich um etwa 30%), der Krankheitsaktivität in der MR-Tomographie sowie der klinischen Progression. Zur Verfügung stehen **3 Interferon-Präparate** (Avonex, Rebif, Betaferon), das Polypeptidgemisch **Glatirameracetat** (Copaxone, GA) und die intravenöse Gabe von **Immunglobulinen**. Dabei finden sowohl die Interferone

→ Fall 67 Seite 68

wie auch Glatirameracetat (GA) Verwendung bei der klassischen schubförmig-remittierenden MS-Form (Einsatz bei mindestens 2 funktionell relevanten Schüben innerhalb 2er Jahre). Bereits nach einem 1. Schub kann und soll eine Rezidivprophylaxe eingesetzt werden, wenn folgende Kriterien vorliegen und damit eine hohe Rezidivwahrscheinlichkeit besteht:

- Nachweis einer autochthonen IgG-Produktion im ZNS und Nachweis zahlreicher (>5) Herde im MRT
- oder bei schwerer nicht voll reversibler Symptomatik im 1. Schub trotz Kortisonpulstherapie
- oder bei Zunahme der aktiven Herde im MRT in einer Kontrolluntersuchung innerhalb eines $^1/_2$ Jahres.

Zugelassen für die Rezidivprophylaxe nach erstem Schub (CIS = Klinisch isoliertes Syndrom) sind bislang die Präparate Avonex und Betaferon.

Auch bei einer sekundär-progredienten Verlaufsform können Interferone oder GA eingesetzt werden, wenn zusätzlich aktive Schübe vorliegen (klinisch und im MRT). Zudem besteht die **Möglichkeit des Wechsels von Interferonen auf GA oder umgekehrt**, wenn ein Wirkungsverlust eingetreten ist oder insbesondere eine Interferontherapie nicht vertragen wird. Nach aktueller Datenlage sind die genannten Interferone und GA als gleichwertig einzustufen.

Die intermittierende **Gabe von Immunglobulinen** kann dann erwogen werden, wenn Interferone oder GA nicht vertragen werden oder nicht ausreichend wirken. Bei chronisch progredienten Formen gibt es aber derzeit keinen Beleg für deren Wirksamkeit. Ein weiteres Einsatzgebiet der Immunglobuline kann die Schwangerschaft sein, in der Interferone und GA kontraindiziert sind. Ein eindeutiger Wirkungsnachweis der Immunglobuline existiert jedoch nicht.

Weitere Therapiemöglichkeiten sind der Einsatz des Chemotherapeutikums **Mitoxantron** bei therapieresistenter schubförmig-remittierender oder rasch progressiver sekundär-progredienter MS für die Dauer von 2–3 Jahren (kumulative Höchstdosis wegen Kardiotoxizität!), des Immunsuppressivums **Azathioprin** als Mittel 2. Wahl bei der schubförmig-remittierenden Form sowie von **Cyclophosphamid** als Reservemittel bei maligner MS (= sich sehr rasch entwickelnde MS mit geringem/fehlendem Ansprechen auf die Therapie und mit funktionell schweren/schwersten Ausfällen) und Versagen aller anderen Therapeutika (kumulative Höchstdosis beachten!). Neu i. S. e. eskalierenden Immuntherapie bei schubförmiger remittierender MS ist die Gabe von Natalizumab (Tysabri®). Natalizumab ist ein monoklonaler Antikörper, welcher das Anheften aktivierter T-Lymphozyten an Endothelzellen blockiert und damit eine Diapedese der T-Zellen in das ZNS verhindert. Er wird sowohl eingesetzt bei Versagen der Rezidivprophylaxe mit Interferonen oder GA als auch primär anstelle von Interferonen/GA beim jungen MS-Patienten mit bereits im ersten MRT sehr hoher „lesion load“. Die Substanz wird einmal monatlich als Infusion appliziert. Problematisch ist die Gefahr einer Induktion einer progressiven multifokalen Leukencephalopathie (PML) durch endogene Reaktivierung des JC-Virus mit potenziell letalem Ausgang. Die Indikationsstellung zu dieser Therapie sollte daher nur von in der Therapie mit Natalizumab erfahrenen Ärzten erfolgen.

Nach wie vor **gibt es kaum eine Therapiemöglichkeit für die primär chronisch-progrediente MS**. Hier kann eine Kortisonpulsbehandlung erfolgen, die in Abhängigkeit des therapeutischen Ansprechens in regelmäßigen Abständen (z. B. vierteljährlich) wiederholt werden kann.

Prognose: Prognostisch günstig sind: Erstsymptome < 40. Lebensjahr, schubförmiger remittierender Verlauf, weibliches Geschlecht und Sensibilitätsstörungen als Erstsymptom. Der Verlauf der MS ist insgesamt extrem variabel, so dass man lediglich einige Faustregeln angeben kann:

- durchschnittliche Dauer von der Erstmanifestation bis zum Übergang in eine sekundär-progrediente Form: 10 Jahre
- durchschnittliche Dauer, bis die Patienten eine Gehhilfe benötigen: 15 Jahre
- durchschnittliche Dauer bis zur Rollstuhlpflichtigkeit: 25 Jahre
- schlechteste Prognose hat die primär chronische Verlaufsform
- die Lebenserwartung der MS-Patienten ist generell verkürzt.

Es gilt eine Art **„Drittel-Regel“:** $^1/_3$ führt ein weitgehend normales Leben, $^1/_3$ wird erwerbsunfähig, $^1/_3$ ist schwerstbehindert.

ZUSATZTHEMEN FÜR LERNGRUPPEN

- **Neuromyelitis optica (Devic-Syndrom)**
- **Marburg-Variante der MS**

→ Fall 67 Seite 68

68.1 Welche Diagnose stellen Sie anhand der Computertomographie?

Kleinhirnblutung rechts; Begründung: in der Nativ-CCT hyperdense Darstellung einer Raumforderung (= Blutung) in der rechten Kleinhirnhemisphäre mittelliniennah; durch den raumfordernden Effekt wird der 4.Ventrikel zur Gegenseite verdrängt.

68.2 Welche Akutmaßnahmen treffen Sie?

- Senkung des Blutdrucks auf Werte <180 mm Hg
- Monitorüberwachung auf Stroke-Unit oder Intensivstation
- Hochlagerung des Oberkörpers, ausreichende Oxygenierung
- Bei fehlenden Schutzreflexen großzügige Indikationsstellung zur Intubation
- *Cave:* keine Glukokortikoide und Osmotherapie als Basistherapie! (s. auch Fall 81)
- Bei größeren Blutungen: Verlegung des Patienten in eine Klinik mit Möglichkeit einer neurochirurgischen Intervention.

! 68.3 Welche Kriterien des CT-Befundes helfen Ihnen bei Ihren Entscheidungen über das weitere therapeutischen Vorgehen?

- **Größe der Blutung:**
  - Durchmesser <3 cm: in der Regel konservative Behandlung
  - Durchmesser >3 cm: in der Regel operative Behandlung
- **Ventrikelaufstau oder Einbruch der Blutung in den 4.Ventrikel:** Anlage einer externen Ventrikeldrainage
- **Weite der Cisterna quadrigemina bzw. des IV. Ventrikels:** Kompression oder Verlagerung → rasch OP
- **Massive Kompression des Hirnstammes (große Blutung, tief komatöser Patient):** unabhängig vom therapeutischen Vorgehen sehr ungünstige Prognose, ggf. Therapielimitierung.

68.4 Nennen Sie die klinischen Charakteristika der Kleinhirnschädigung (Kleinhirnsyndrom)!

- Ipsilaterale(!) Gliedmaßenataxie, Dysmetrie
- Intentionstremor
- Ipsilaterale(!) Hypotonie der Muskulatur, Reflexabschwächung
- Zerebelläre Dysarthrie (Störung der Sprachmelodie: verwaschene oder abgehackte [= „skandierende“] Sprache)
- Rumpfataxie bei Schädigung mittelliniennaher Kleinhirnanteile oder des Kleinhirnwurmes
- Störungen der Okulomotorik, v. a. der Blickfolge und der Sakkadeninitiierung, Blickrichtungsnystagmus.

Kommentar

Epidemiologie: Kleinhirnblutungen gehören zu den infratentoriellen intrazerebralen Blutungen. Ungefähr 10% aller intrazerebralen Blutungen treten im Kleinhirn auf. Im Gegensatz zur supratentoriellen Situation sind Kleinhirnblutungen häufiger als Kleinhirninfarkte.

Ätiologie: Ursache sind meist **hypertensive Blutungen**, gefolgt von Blutungen unter Antikoagulation (Marcumar), nach Traumata oder aus tumorösen Prozessen wie Angiomen oder Metastasen. Andere Ursachen wie Vaskulitiden sind selten.

Klinik: s. Antwort zur Frage 68.4. Bei größeren Blutungen kann es zusätzlich zu Bewusstseinstrübung und Zeichen der Hirnstammkompression kommen.

Diagnostik: Bei Verdacht auf eine Kleinhirnblutung muss **sofort** eine **CCT** durchgeführt werden, um die Diagnose zu sichern und wesentliche Informationen für die Entscheidung über die weitere Therapie zu erhalten (s. Antwort zur Frage 68.3). Wenn aufgrund von Anamnese oder CT-Befund der Verdacht auf eine symptomatische Blutung aus Metastasen oder Gefäßmissbildungen besteht, müssen weitere Maßnahmen wie MRT und Angiographie angeschlossen werden.

Differenzialdiagnosen: Andere Ursachen eines Kleinhirnsyndroms (z. B. in erster Linie Kleinhirninfarkt, aber auch Metastasen, Zerebellitis), Neuronitis vestibularis, Hirnstamminfarkt, Basilaristhrombose.

Therapie: Die konservative Therapie umfasst **allgemein- und intensivmedizinische Basismaßnahmen** (s. Antwort zur Frage 68.2) und ist dann indiziert, wenn es sich um kleinere Blutungen handelt (meist wird eine Blutungsdurchmesser von 3 cm als Grenze angesehen) und klinisch keine Zeichen eines Liquoraufstaus oder einer Hirnstammkompression vorliegen. Gerinnungsstörungen müssen behandelt werden (z. B. Gabe von Prothrombinkomplexpräparaten [PPSB] bei Marcumarblutungen), der Blutdruck sollte auf Werte <180 mmHg systolisch gesenkt werden. Eine Osmotherapie, z. B. mit Mannitol, sollte nur in Fällen durchgeführt werden, bei denen eine kurzfristige Hirndrucksenkung bis zur Durchführung einer OP notwendig ist. Bei größeren Blutungen oder beginnender Verschlechterung der Bewusstseinslage ist in der Regel die Indikation zur operativen Entlastung (z. B. Hämatomausräumung und/oder osteoklastische Entlastungstrepanation, bei Liquoraufstau Anlage einer Ventrikeldrainage) gegeben. Patienten mit bereits bei Klinikaufnahme erloschenen Hirnstammreflexen und tiefem Koma sollten nicht mehr operiert werden.

Prognose: Die Prognose von Kleinhirnblutungen wird v. a. durch das Ausmaß der sekundären Hirnstammschädigung bestimmt. Kleine, auf das Kleinhirn beschränkte Blutungen haben – wie auch Kleinhirninfarkte – eine recht gute Prognose; eine Restitutio ad integrum ist oft möglich, da Kleinhirnläsionen funktionell gut kompensiert werden. Die Letalität der Erkrankung in der Akutphase steigt aber mit zunehmender Blutungsgröße rasch an und beträgt bei Blutungen >3 cm Durchmesser und operativer Versorgung ca. 30 %. Patienten, die bereits bei Klinikaufnahme Zeichen einer Hirnstammkompression zeigen, haben fast immer eine infauste Prognose.

ZUSATZTHEMEN FÜR LERNGRUPPEN

- **Anatomie der Gefäßversorgung des Kleinhirns**
- **Kleinhirnsyndrome, je nach Lokalisation der Schädigung**
- **Anteil des Kleinhirns an der Steuerung der Okulomotorik**
- **Weitere intrazerebrale Blutungen (z. B. Blutungen innerhalb des Striatums, Ponsblutung)**
- **Behandlung von Kleinhirninfarkten**

69 Nervus-oculomotorius-Läsion

69.1 Worauf achten Sie in Ihrer klinischen Untersuchung besonders, bzw. welche Tests können Sie durchführen, um den Ort der Schädigung zunächst klinisch zu lokalisieren?

- **Stellung der Augenbulbi bei Geradeausblick:** Abweichung?
- **Blickfolgebewegungen** (horizontal, vertikal, schräg): Bestimmung der Richtung, in der das Maximum der Doppelbilder auftritt bzw. in der die Doppelbilder ggf. verschwinden
- **Abdecktest:** ein pathologisches Doppelbild wird stets weiter außen stehend wahrgenommen; verschwindet beim Abdecken eines Auges das außen stehende Doppelbild, so ist dies das betroffene Auge
- **Einstellbewegungen:** kommt es beim Wiederaufdecken eines zuvor abgedeckten Auges zu einer Einstellbewegung, spricht das für das Vorliegen eines Begleitschielens und gegen eine Augenmuskelparese
- **Differenz der Pupillenweite (Mydriasis) oder unterschiedliche Lichtreaktion:** Hinweis auf Okulomotorius-Läsion.

69.2 Nennen Sie die Funktionen der von den Hirnnerven III, IV und VI versorgten Augenmuskeln! Beschreiben Sie die klinischen Charakteristika einer Schädigung der zu den Augenmuskeln führenden Hirnnerven III, IV und VI!

Nerv	Muskel	Funktion	Klinik bei Schädigung
N. oculomotorius (N. III)	M. rectus medialis	Adduktion	Doppelbilder in variablem Ausmaß beim Blick in nahezu alle Richtungen, am geringsten bei Abduktion des betroffenen Auges (M. rectus lateralis Innervation durch N. abducens)
	M. rectus superior	Elevation (v. a. bei Abduktion)	
	M. rectus inferior	Senkung (v. a. bei Adduktion)	
	M. obliquus inferior	Elevation (v. a. bei Adduktion)	

→ Fall 69 Seite 70

Nerv	Muskel	Funktion	Klinik bei Schädigung
N. oculomotorius (N. III)	M. sphincter pupillaer	Pupillenverengung	Mydriasis
	M. ciliaris	Akkomadation	Akkomodationsstörung
	M. levator palpebrae	Lidheben	Ptosis
N. trochlearis (N. IV)	M. obliquus superior	Senkung (v. a. bei Adduktion)	Maximum der (schrägstehenden) Doppelbilder bei Adduktion des betroffenen Auges und Blick nach unten, Verschwinden der Doppelbilder beim Blick nach oben außen; häufig begleitend Kopfneigung und Drehung zur gesunden(!) Seite, welche das Auge beim Geradeausblick in die günstige Position im oberen temporalen Quadranten bringt (positives Bielschowsky-Phänomen: Bei Kopfneigung zur betroffenen Seite steht das Auge bei einer N.-IV-Läsion höher.)
N. abducens (N. VI)	M. rectus lateralis	Abduktion	Beim Blick zur Seite des betroffenen Auges bleibt das betroffene Auges zurück → horizontale, parallel stehende Doppelbilder

69.3 Stellen Sie eine Verdachtsdiagnose!

Okulomotorius-Läsion links; Begründung: Doppelbilder in unterschiedliche Richtungen mit einem Minimum beim Blick nach lateral links (Zugrichtung des vom N. abducens versorgten M. rectus lateralis), Beteiligung innerer Augenmuskeln (Mydriasis).

69.4 An welche anderen Differenzialdiagnosen – außer Hirnnervenläsionen – müssen Sie bei Doppelbildern außerdem denken?

- **Okuläre Verlaufsform einer Myasthenia gravis:** v. a. bei fluktuierenden, im Tagesverlauf zunehmenden, nicht eindeutig einem Augenmuskel zuordenbaren Doppelbildern und begleitender Ptosis; ggf. Tensilon-Test, Bestimmung der ACh-Rezeptor-Antikörper (s. Fall 88)
- **Mechanische Behinderung einzelner Augenmuskeln** im Bereich der Orbita, z. B. durch Tumor, endokrine Orbitopathie: evtl. Zeichen der Raumforderung, häufig z. B. Exophthalmus; Abklärung durch Bildgebung
- **Begleitschielen:** meist im Kindesalter, kann sich aber auch bei älteren Personen v. a. bei Müdigkeit klinisch manifestieren; Abdecktest (s. Antwort zur Frage 69.1)
- **Zentrale Ursache (nukleäre Parese):** Hirnstamm- bzw. Mittelhirninfarkte (z. B. Benedikt-Syndrom, Weber-Syndrom), perakuter Beginn, Kombination mit kontralateralen Halbseitensyndromen
- **Bei monokulären Doppelbildern:** Ursache in den brechenden Medien des betroffenen Auges oder auch psychogen.

Kommentar

Epidemiologie: Etwa 1/3 aller Augenmuskellähmungen sind auf eine Läsion des N. oculomotorius (N. III) zurückzuführen.

Anatomie: Der N. oculomotorius enthält somatomotorische Fasern zum M. rectus medialis, M. rectus superior, M. rectus inferior und M. obliquus inferior. Weiterhin innerviert er den M. levator palpebrae. Die parasympathischen Fasern zu den inneren Augenmuskeln, dem M. ciliaris und dem M. sphincter pupillae, aus dem Edinger-Westphal-Kern verlaufen ebenfalls mit dem N. oculomotorius. Im Bereich des Hirnstammes ist der Kern zum M. levator palpebrae unpaarig angelegt, die übrigen Kerne paarig. Die Nervenfasern treten medial ventral aus dem Hirnstamm aus, verlaufen zunächst in Kontakt zu Gefäßen des posterioren Stromgebietes und ziehen entlang des lateralen Randes des Sinus cavernosus durch die Fissura orbitalis superior zur Orbita.

Ätiologie: Die häufigsten Ursachen sind eine Schädigung des Nerven durch **Diabetes mellitus** oder **mechanische Kompression** (z. B. Raumforderungen im Bereich der Fissura orbitalis oder

→ Fall 69 Seite 70

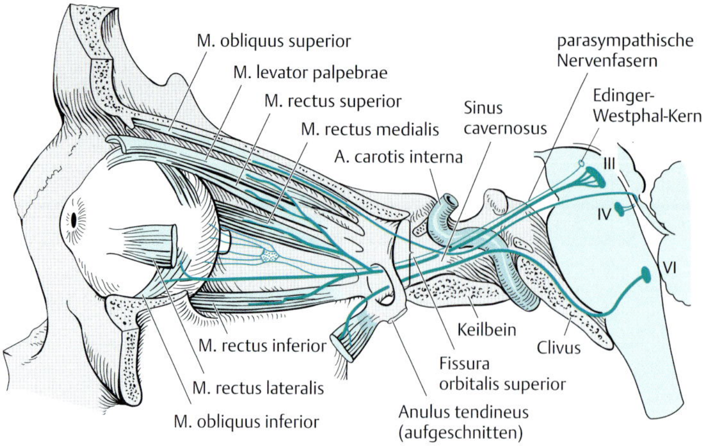

Verlauf der Augenmuskelnerven (seitliche Ansicht)

des Sinus cavernus, Aneurysma der A. cerebri communicans posterior) sowie eine **zentrale Schädigung der Kerngebiete bei Hirnstamminfarkt oder -blutung** (z. B. Weber-, Benedikt-Syndrom). Als Ursache für eine periphere Schädigung kommen weiterhin in Frage: erhöhter Hirndruck, vaskuläre Prozesse (z. B. AV-Fistel oder Thrombose des Sinus cavernosus), Ausbreitung entzündlicher Prozesse aus der Nachbarschaft (z. B. basale Meningitis, Sarkoidose), Mitbeteiligung im Rahmen autoimmuner Entzündungen (z. B. Guillan-Barré-Syndrom, Miller-Fisher-Syndrom, Tolosa-Hunt-Syndrom), angeborene N.-oculomotorius-Läsionen, Migraine ophthlamoplégique.

Klinik: s. auch Antwort zur Frage 69.2. Der Nerv kann in seinem Kerngebiet und im Verlauf geschädigt werden. Bei einer Nervenschädigung im Verlauf können unterschiedliche Nervenfaseranteile betroffen sein. Hierdurch ergeben sich unterschiedliche Ausfallmuster:
Die Nervenfasern zu den inneren Augenmuskeln verlaufen im äußeren Bereich des Nerven. Sie werden daher bei Druck zuerst geschädigt. Es resultiert eine **Ophthalmoplegia interna mit Pupillenstarre, Mydriasis und Akkomodationsstörung**. Die Nervenfasern zu den äußeren Augenmuskeln verlaufen im inneren Bereich des Nerven. Sie sind dadurch zunächst vor Druck von außen geschützt, werden aber bei Ischämie eher geschädigt, z. B. bei der durch eine diabetische Mikroangiopathie bedingten diabetischen Okulomotoriusläsion. Es resultiert eine **Ophthalmoplegia externa mit eingeschränkter Bulbusmotilität bei intakter Pupillomotorik**. Eine Kombination von interner und externer Ophthalmoplegie ist möglich (Ophthalmoplegia totalis). Schmerzen in Zusammenhang mit einer Okulomotoriusläsion sprechen für eine vaskuläre oder entzündliche Ursache (z. B. Diabetes mellitus, Tolosa-Hunt-Syndrom).
Bei einer **Schädigung im Bereich der Hirnnervenkerne** des N. oculomotorius kommt es typischerweise zu einer **beidseitigen Ptosis** aufgrund des unpaar angelegten Kernes zum M. levator palpebrae, ansonsten entspricht die Klinik der der Schädigung des N. oculomotorius im Verlauf. In der Regel liegen zusätzlich weitere Zeichen einer Hirnstammläsion vor, die die Verdachtsdiagnose einer zentralen Läsion nahe legen.

Diagnostik: Die Diagnose einer N.-oculomotorius-Läsion kann **klinisch** gestellt werden und erfolgt meist durch den Augenarzt. Zur genau-

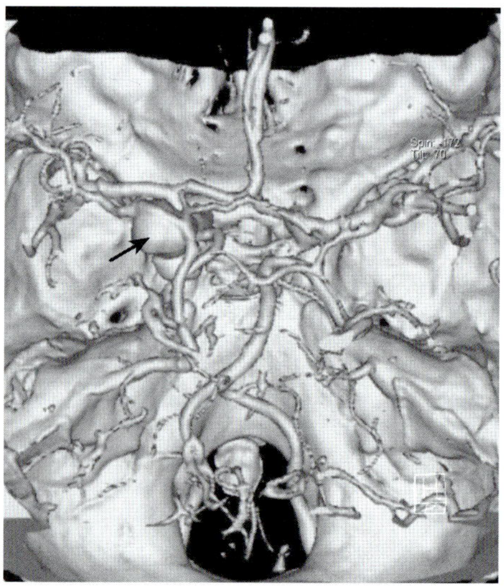

CT-Angiographie mit 3D-Rekonstruktion und Darstellung eines großen Aneurysmas der A. communicans posterior

→ Fall 69 Seite 70

eren Einordnung von Doppelbildern stehen eine Reihe von Hilfsmitteln zur Verfügung (z. B. Untersuchung mit Rot-Grün-Brille). Die Aufgabe des Neurologen besteht meist in der Abklärung und ggf. Behandlung der Ursache. Sofern sich nicht eindeutig der Verdacht auf eine Myasthenie oder eine diabetische N.-oculomotorius-Läsion ergeben, gehört ein **MRT** zur Basisdiagnostik, welches die meisten Ursachen aufklären kann. Eine weitere Diagnostik sollte ggf. gezielt erfolgen (z. B. Angiographie bei Verdacht auf Aneurysma, Lumbalpunktion bei Hinweis auf entzündliche Ursache, Dünnschicht-CT der Orbita bei Verdacht auf Prozesse mit knöcherner Beteiligung).

Therapie: Zunächst ist ein Abdecken des betroffenen Auges erforderlich, um die störenden Doppelbilder zu vermeiden. Bei gering ausgeprägten Befunden können Prismenfolien eingesetzt werden. Wenn möglich sollte die Grunderkrankung behandelt werden.

ZUSATZTHEMEN FÜR LERNGRUPPEN
- **Parasympathische und sympathische Innervation des Auges**
- **Ursachen von Blickparesen, internukleäre Ophthalmoplegie (INO) und Eineinhalbsyndrom**
- **Hirnstammsyndrome mit Einschluss des N. oculomotorius (z. B. Weber-Syndrom)**

70 Chronisch inflammatorische demyelinisierende Polyradikuloneuropathie

70.1 Wie nennt man das vorliegende neurologische Syndrom?

Polyneuropathisches Syndrom; Begründung: symmetrische strumpfförmige Hypästhesie/-algesie/Parästhesie, Pallhypästhesie, gestörtes Bewegungsempfinden, Areflexie und symmetrische schlaffe Paresen an den unteren Extremitäten.

70.2 Können Sie sich vorstellen, welche?

- **Guillain-Barré-Syndrom** (GBS); Begründung: polyneuropathisches Syndrom, beginnend an den unteren Extremitäten, Areflexie der unteren Extremitäten, progrediente Symptomatik
- *Cave:* folgende Symptome passen nicht zum GBS: ausgeprägte sensible Symptome (Hypästhesie/-algesie/Parästhesien); bereits früh im Krankheitsverlauf ausgeprägt gestörte Tiefensensibilität (Vibrationsempfinden, Bewegungsempfinden); s. auch Fall 37.

70.3 Welche Grunderkrankung liegt vor? Sehen Sie einen Zusammenhang zwischen dieser Grunderkrankung und den neurologischen Symptomen?

- Grunderkrankung: **monoklonale Gammopathie unklarer Signifikanz** (MGUS) = essenzielle Gammopathie; Begründung: Nachweis eines M-Gradienten, Nachweis von κ-Leichtketten im Urin (*cave:* Ein Plasmozytom liegt erst dann vor, wenn zusätzlich Plasmazellnester im Knochenmark gefunden werden und/oder der Anteil der Plasmazellen im Knochenmark > 15 % ist und/oder osteolytische Herde im Knochen gefunden werden.)
- Ja, ein Zusammenhang zwischen Grunderkrankung und neurologischen Symptomen ist sehr wahrscheinlich; Begründung: Eine MGUS, aber auch ein Plasmozytom oder ein Morbus Waldenström können nicht selten ein polyneuropathisches Syndrom hervorrufen.

! 70.4 Wie nennt man diese neurologische Erkrankung, wenn sie eine Krankheitsprogression über mindestens 8 Wochen zeigt?

Chronisch inflammatorische demyelinisierende Polyradikuloneuropathie (CIDP).

! 70.5 Welche Behandlungsmöglichkeiten stehen Ihnen prinzipiell zur Verfügung?

- Glukokortikoide
- Intravenöse Gabe von Immunglobulinen (IVIG)
- Plasmapherese/Immunadsorption
- bei unzureichender Wirkung Gabe klassischer Immunsuppressiva (z. B. Azathioprin)

Kommentar

Definition: Bei der CIDP handelt es sich um eine immunvermittelte, demyelinisierende chronische Poly(radikulo)neuropathie, die eine Krankheitsprogression über mindestens 8 Wochen zeigt.

→ Fall 70 Seite 71

Epidemiologie: Die Inzidenz beträgt ca. 2/100 000; Männer sind doppelt so häufig wie Frauen betroffen. Mit zunehmendem Alter steigt die Häufigkeit des Auftretens einer CIDP.

Ätiologie: Die Erkrankung tritt meist idiopathisch auf; in etwa 10% der Fälle im Gefolge anderer Grunderkrankungen, v. a. im Rahmen rheumatologischer Krankheitsbilder (z. B. Lupus erythematodes), aber auch bei entzündlichen Darmerkrankungen, nephrotischem Syndrom, **Plasmozytom** oder **essenzieller Gammopathie** (Syn. monoklonale Gammopathie unklarer Signifikanz = MGUS).

Klinik und Diagnostik: Die CIDP ist dem Guillain-Barré-Syndrom (GBS) sehr ähnlich (s. Fallbeispiel 37). Das Hauptunterscheidungsmerkmal zum GBS ist der zeitliche Verlauf: Während beim GBS nach spätestens 4 Wochen keine Symptomprogredienz zu erwarten ist, liegt bei der CIDP eine Progredienz von mindestens 8 Wochen vor. Eine Zwischenstellung (Progredienz zwischen 4 und 8 Wochen) nimmt die subakute inflammatorische demyelinisierende Polyradikuloneuropathie ein. Auch bei der CIDP sind **aufsteigende Paresen mit Hypo- bis Areflexie ohne Beteiligung der Pyramidenbahnen** charakteristisch. Meist stehen motorische Ausfälle im Vordergrund, es gibt aber auch rein sensible Formen und Krankheitsbilder mit im Vordergrund stehender Störung der Tiefensensibilität (Pallhypästhesie, gestörtes Bewegungsempfinden). Eine Hirnnervenbeteiligung ist seltener als beim GBS.
Zur **Diagnosestellung** führen ein **symmetrisches polyneuropathisches Syndrom mit einer Progression über mindestens 8 Wochen, typischem Liquorsyndrom (Zellzahl $<10/\mu l$; erhöhtes Eiweiß bis ca. 1500 mg/l), Zeichen der Demyelinisierung im ENG mit reduzierter sensomotorischer NLG, verzögerten F-Wellen und manchmal Auftreten eines Leitungsblockes**. Eine meist geringe axonale Schädigung spricht nicht gegen die Diagnose. In Zweifelsfällen kann eine Biopsie des N. suralis durchgeführt werden. Typisch ist in der Nervenbiopsie ein Nachweis von De- und Remyelinisierungsvorgängen, meist ohne Nachweis entzündlicher Infiltrate. Auch ist **die Symptomatik nicht immer distal betont und an den unteren Extremitäten; es gibt zahllose klinische Varianten**, z. B. können die Symptome auch nur proximal betont oder nur an den Armen auftreten. Auch rein axonale Formen kommen vor, die dann besser als CIAP (chronisch inflammatorische axonale Polyradikuloneuropathie) bezeichnet werden sollten.
Da ca. 10% der CIDP-Erkrankungen im Gefolge von Grunderkrankungen (s. o.) auftreten, sollte man diese Erkrankungen ausschließen. Typische CIDP-Verlaufsformen gibt es v. a. beim Vorliegen einer IgG- und IgA-Paraproteinämie, manchmal geht die neurologische Symptomatik der hämatologischen voraus.

Therapie: In leichteren Fällen ist die Gabe von **Prednison** Mittel der 1. Wahl (1–1,5 mg/kg KG/d für 4 Wochen, dann je nach klinischem Verlauf schrittweise Reduktion um 10–20 mg/14 d). Kortison ist hier – im Unterschied zum GBS – wirksam. Unbedingt sollte begleitend eine **Osteoporoseprophylaxe** durchgeführt werden (z. B. Physiotherapie, Gabe von Vitamin D und Kalzium, bei vorbestehender Osteoporose auch Einsatz von Bisphosphonaten). Bei ausgeprägter Symptomatik (z. B. Verlust der Gehfähigkeit) wird der Einsatz von **Immunglobulinen** empfohlen (0,4 g/kg KG/d i. v. an 5 aufeinanderfolgenden Tagen, Wiederholung je nach klinischem Verlauf alle 1–3 Monate in geringerer Dosis).
Reservetherapie sind die **Plasmapherese** und **Immunabsorption**, in schwierigen Krankheitsfällen ist in Zentren auch der Einsatz von Azathioprin, Cyclosporin A u. a. Substanzen möglich. Ein CIDP-Syndrom bei essenzieller Gammopathie wird analog behandelt. Bei Vorliegen eines manifesten Plasmozytoms erfolgt primär die hämatologische Therapie.

Prognose: Monophasische, chronisch-rezidivierende und chronisch-progrediente Verlaufsformen werden beschrieben, wobei die Verlaufsformen keine Aussage über ein etwaiges bleibendes neurologisches Defizit zulassen. Negativ wirken sich v. a. ein höheres Lebensalter und eine ausgeprägte axonale Schädigung aus. Ein Drittel der behandelten Fälle zeigen längere Remissionen, die Letalität beträgt ungefähr 10%. Ebenso viele Patienten leiden an ausgeprägten neurologischen Defekten, die z. T. zur Bettlägerigkeit führen.

ZUSATZTHEMEN FÜR LERNGRUPPEN

- **Behandlung des Plasmozytoms**
- **Vaskulitische Neuropathien**
- **Guillain-Barré-Syndrom**

→ Fall 70 Seite 71

71 Spinale Ischämie (Spinalis-anterior-Syndrom)

71.1 Stellen Sie eine Syndromdiagnose! Nach welchen Symptomen fragen bzw. suchen Sie noch gezielt?

Paraparese bei unauffälligen oberen Extremitäten spricht für eine **spinale Ursache** der Symptomatik. Nach folgenden Punkten sollte gezielt „gefahndet" werden:

- **Höhe der Läsion:** gezielte Prüfung der Sensibilität am Rumpf (auch bei „aufgeregten" oder unkonzentrierten Patienten lässt sich am Rumpf mit Nadel oder Zahnstocher meist ein sensibles Niveau eingrenzen)
- **Blasen-/Mastdarmstörung:** Hinweis auf Läsion sakral-autonomer Zentren im kaudalen Rückenmark (Höhe L1/2) oder der sakralen Bahnen; sind immer ein neurologischer Notfall, da sie irreversibel sind, wenn die Ursache nicht rasch abgeklärt bzw. beseitigt werden kann! (*cave:* Im Fallbeispiel hat die Patientin längere Zeit im Hof gelegen, also kann sie auch eingenässt haben, weil sie nicht aufstehen konnte; nach weiteren Zeichen einer sakralen Läsion [z. B. Sphinktertonus, perianale Sensibilitätsstörung] sollte gefahndet werden.)
- **Auslöser:** Trauma? Heben schwerer Gegenstände?
- **Schmerz:** meist sind spinale Syndrome mechanisch bedingt (z. B. Bandscheibenvorfall, Wirbelfraktur bei Trauma, Osteoporose, Tumor); Schmerz ist hier ein Leitsymptom und fehlt fast nie.

! 71.2 Beschreiben Sie die Auffälligkeiten! Ist der klinische Befund hierdurch hinreichend erklärt?

CT-Befund: degenerative Veränderungen der Lendenwirbelsäule, v. a. deutliche Arthrose der kleinen Wirbelgelenke, knöchern enger Spinalkanal; dieser Befund ist für eine Bäuerin mit 74 Jahren nicht ungewöhnlich; Lumboischialgien oder die Symptomatik einer Claudicatio spinalis sind bei diesem Befund gut vorstellbar → Es ist jedoch unwahrscheinlich, dass diese Veränderungen die aktuelle Symptomatik einer hochgradigen Paraparese erklären können.

! 71.3 An welche Differenzialdiagnosen denken Sie in Kenntnis des CT-Befundes?

Rückenmarkschädigung durch spinale Ischämie; Begründung: Alter der Patientin, akutes Auftreten der Symptome, vaskuläre Risikofaktoren, Ausschluss von extramedullären Ursachen (z. B. Tumor, Fraktur, Blutung, größerer Bandscheibenvorfall) durch CT.

71.4 Welche weiteren diagnostischen und therapeutischen Schritte tragen Sie in das Krankenblatt ein?

- Basistherapie: Lagerung, Thromboseprophylaxe, evtl. Anlage eines Blasenkatheters
- Gabe von Thrombozytenaggregationshemmern (ASS 250 mg)
- Internistische Basistherapie/-diagnostik: Patientin aufwärmen, EKG (Herzrhythmusstörungen?)
- Für den nächsten Tag: Planung einer spinalen MRT-Untersuchung, Echokardiographie und Abdomensonographie zum Ausschluss einer kardialen Emboliequelle und eines Aortenaneurysmas
- Anmeldung zu krankengymnastischer Therapie.

Kommentar

Epidemiologie: Spinale Ischämien sind im Vergleich zu zerebralen Ischämien selten. Dies liegt an dem relativ gut ausgebildeten Gefäßnetz des Rückenmarkes.

Anatomie: Die Blutversorgung des Rückenmarks erfolgt im wesentlichen über die **A. spinalis anterior** an der ventralen Seite des Rückenmarks, über die **A. spinalis posterior** auf der Dorsalseite des Rückenmarks und über Rr. spinales der Radikulararterien. Äste der Aa. spinalis anterior und posterior bilden eine Vielzahl von Anastomosen („Vasocorona"). Zu den Versorgungsgebieten der einzelnen Arterien s. Abb.

Ätiologie: Als Ursache kommen in Frage: Erkrankungen der Aorta abdominalis (z. B. Aneurysma, Thrombose), postoperativ nach Eingriffen an der Aorta (als Komplikation nicht selten), Mikroangiopathie bei Diabetes mellitus, Arteriitis, Dura-AV-Fistel, Gefäßentzündungen (Vaskulitis, Lues), mechanische Gefäßkompression (z. B. Tumor, medianer Bandscheibenvorfall), embolischer Gefäßverschluss im Rahmen eines Dekompressionszwischenfalls bei Tauchern, Gefäßobliteration nach Bestrahlung.

→ Fall 71 Seite 72

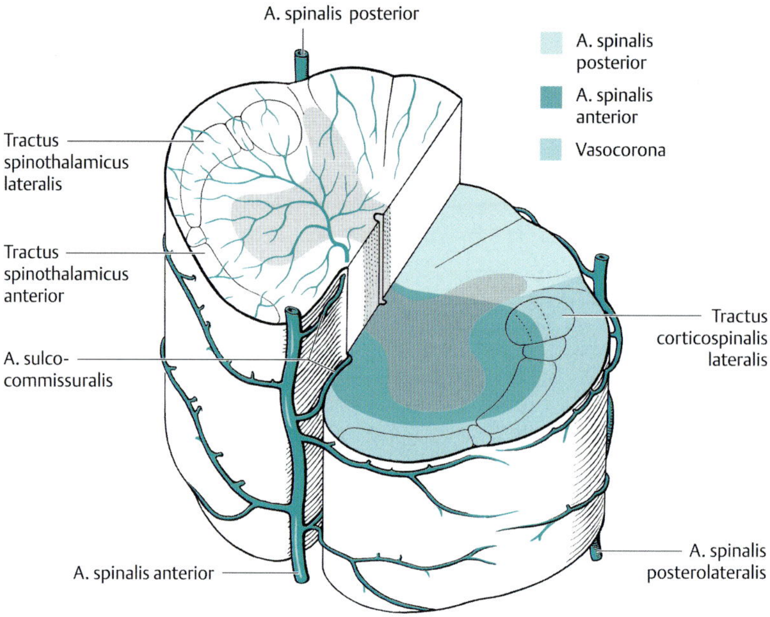

Blutversorgung des Rückenmarks

Klinik: Aus der Vielzahl der möglichen Schädigungsorte lassen sich folgende wesentliche Rückenmarksyndrome ableiten, die aus dem Verschluss der großen zuführenden Gefäße resultieren:

- **Arteria-spinalis-anterior-Syndrom (Spinalis-anterior-Syndrom):** In erster Linie werden Vorder- und Seitenstränge geschädigt. Dies führt zu Paraparese, dissoziierter Sensibilitätsstörung kaudal der Läsion sowie Blasen- und Mastdarmstörungen.
- **Arteria-spinalis-posterior-Syndrom:** Hierbei werden v. a. die Hinterstränge geschädigt. Es kommt zu Störungen der Tiefensensibilität bei weitgehend erhaltener Motorik.
- **Arteria-radicularis-magna-Syndrom:** Hierbei tritt häufig ein komplettes thorakales Querschnittsyndrom auf.

Allen spinalen Ischämien ist gemeinsam, dass sie sich **akut** (über Minuten, selten bis zu einigen Stunden) entwickeln, **gürtelförmige Parästhesien und Schmerzen** sind häufig.

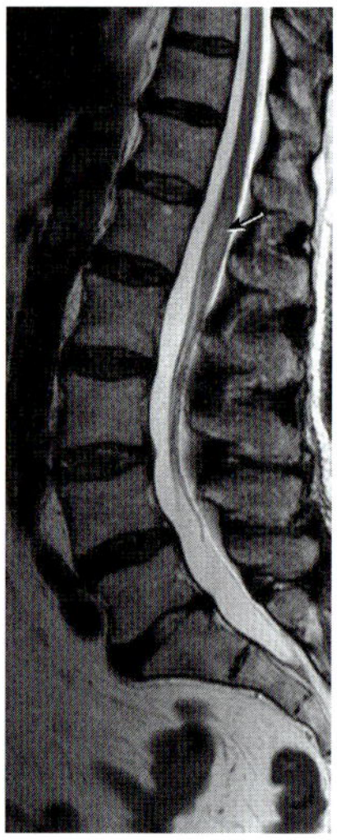

MRT der Lendenwirbelsäule mit spinaler Ischämie

Diagnostik: Die primäre Diagnostik erfolgt mittels spinaler Bildgebung (CT oder besser MRT). Je nach Verdachtsdiagnose muss ggf. weitere Diagnostik erfolgen. Ergeben sich in der MRT z. B. Hinweise auf eine Gefäßmalformation (z. B. Dura-AV-Fistel), sollte eine Angiographie durchgeführt werden. Weiterhin sollte eine Aortendissektion ausgeschlossen werden (Abdomensonographie, ggf. CT-Abdomen).

Differenzialdiagnosen: Mechanische Rückenmarkläsionen (z. B. Bandscheibenvorfall, Tumor, Fraktur, Syringomyelie, spinale epidurale Blutung, Abszess), andere nicht-mechanische Rückenmarkläsionen (z. B. Myelitis, Multiple Sklerose, Funikuläre Myelose, Strahlenmyelopathie), Erkrankungen, die ein spinales Syndrom imitieren können (z. B. Lériche-Syndrom bei Aortenverschluss, akutes Guillain-Barré-Syndrom, mittelliniennahe Infarkte oder Tumo-

→ Fall 71 Seite 72

ren im Bereich des Frontalhirnes [Mantelkanten-Syndrom]).

Therapie: Spinale Ischämien sind nur selten kausal therapierbar. Eine rheologische Therapie oder Glukokortikoide sind wirkungslos. Die Gabe eines Thrombozytenaggregationshemmer ist aus theoretischen Erwägungen sinnvoll, kann aber den Verlauf der Erkrankung vermutlich nicht wesentlich beeinflussen. Die symptomatische Therapie bei Patienten mit spinalen Ischämien entspricht der allgemeinen Versorgung eines Querschnittpatienten (s. Fall 63).

Prognose: Die Ischämietoleranz des Rückenmarks liegt ähnlich der des Gehirns bei wenigen Minuten. Insofern ist die Prognose spinaler Ischämien ungünstig und die entstandene Querschnittssymptomatik ist meist irreversibel.

ZUSATZTHEMEN FÜR LERNGRUPPEN

- **Spezielles Vorgehen bei Dura-AV-Fisteln**
- **Spinaler Abszess und Spondylodiszitis**
- **Rehabilitation des Querschnittpatienten**
- **Formen der Blasenstörung bei ZNS-Läsionen (z. B. Reflexblase, Sphincter-Detrusor-Dyssynergie, Störung bei Läsion des frontalen Blasenzentrums)**

72 Glioblastom

72.1 Welche Erklärungsmöglichkeiten bieten sich für die Hemiparese, das Psychosyndrom und den epileptischen Anfall an?

- Intrazerebrale Blutung/Ischämie
- Chronisches Subduralhämatom
- Intrazerebrale Raumforderung (z. B. Tumor)
- Sinusthrombose.

72.1 Könnte der angegebene Kopfschmerz ein so genannter analgetikainduzierter Kopfschmerz sein? Begründen Sie Ihre Antwort!

Nein; Vorliegen eines analgetikainduzierten Kopfschmerzes per definitionem (s. auch Fall 28) bei

- täglicher Analgetikaeinnahme über mindestens 3 Monate (50 g ASS/Monat oder Äquivalent eines anderen Analgetikums) und
- Kopfschmerzen an mindestens 15 von 30 Tagen/Monat und
- Besserung der Kopfschmerzen innerhalb von 4 Wochen nach Absetzen des Medikamentes.

72.3 Wie nennt man im Klinikjargon einen epileptischen Anfall, der sich über eine Körperregion räumlich ausbreitet? Handelt es sich hier nach offizieller Nomenklatur um einen einfach-fokalen, komplex-fokalen oder generalisierten Anfall?

- Klinikjargon: motorischer „Jackson-Anfall" mit March
- Offizielle Nomenklatur: einfach-fokaler Anfall (da das Bewusstsein erhalten ist).

72.4 Beschreiben Sie den Befund, und stellen Sie eine Verdachtsdiagnose!

- **CCT-Befund:** linksfrontal rundliche Raumforderung mit großem umgebendem bis zur Mittellinie reichenden hypodensem Hirnödem mit Verlagerung und Kompression der Seitenventrikel
- **MRT-Befund:** ring- bis girlandenförmige inhomogene Kontrastmittel-Anreicherung im Randbereich des raumfordernden Prozesses.
- Verdachtsdiagnose: **Glioblastom**; Begründung: Klinik (Kopfschmerzen, Hemiparese, Psychosyndrom, erstmalig aufgetretener epileptischer Anfall), CCT-/MRT-Befund (s. o.).

Kommentar

Epidemiologie, Ätiologie und Pathologie: Beim Glioblastom handelt sich um den **häufigsten und bösartigsten originären Hirntumor**. Er hat sein Häufigkeitsmaximum zwischen dem 50. und 70. Lebensjahr. Männer sind etwas häufiger betroffen und erkranken etwas früher.
Pathologisch-anatomisch handelt es sich um einen neuroepithelialen Tumor, der zu den **astrozytären** Tumoren gehört. Die Einteilung der astrozytären Tumoren nach WHO erfolgt nach Malignitätskriterien und histologischem Differenzierungsgrad, wobei die Glioblastome dem WHO-Grad IV entsprechen (schlechteste Prognose). Histologisch findet sich ein unruhiges Bild mit Nekrosen, zystischen Anteilen, Vernarbungen und Einblutungen, daher auch die

→ Fall 72 Seite 73

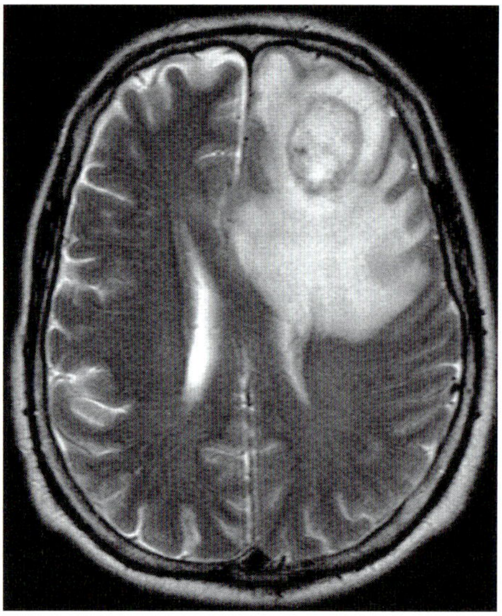

MRT (T2-gewichtet, axial): Raumforderndes, in der T2-Wichtung hyperintenses Tumorödem, welches fingerförmig um ein Glioblastom liegt.

Bezeichnungen **Glioblastoma multiforme** oder **„buntes Gliom“**.
Man unterscheidet primäre von sekundären Glioblastomen. Letztere entwickeln sich aus initial höherdifferenzierten astrozytären Tumoren, machen ca. 15% aller Glioblastome aus und treten eher bei jüngeren Patienten auf.

Lokalisation: Die Hauptlokalisation des Tumors ist das **supratentorielle Marklager**. Nur selten werden die Meningen oder die graue Substanz infiltriert. Sehr charakteristisch ist das Vorkommen eines **Balkenglioms** mit Ausbreitung in beide Hemisphären (**„Schmetterlingsgliom“**).

Klinik: Durch die intrazerebrale Raumforderung können **fokalneurologische Ausfallerscheinungen** (z. B. Hemiparese, Hemianopsie, neuropsychologische Symptome), **epileptische Anfälle** oder ein **Psychosyndrom** auftreten, im Spätstadium auch eine **Hirndrucksymptomatik** (z. B. Kopfschmerzen, Erbrechen, Bewusstseinsstörungen).

Diagnostik: Im **CCT** findet sich **meist eine hypodense Läsion mit großem fingerförmigem Ödem**. Nach Kontrastmittelgabe zeigt sich eine **inhomogene Anreicherung**, die manchmal an eine Abszessformation erinnert. Im Gegensatz zum Glioblastom reichert sich beim Abszess das Kontrastmittel in der Regel homogen an; die Patienten mit Hirnabszess wirken schwer krank und die Entzündungsparameter im Blut sind erhöht. Im MRT finden sich beim Glioblastom oft auch kleinere Einblutungen bei insgesamt stark inhomogener Signalintensität (in der T1-Wichtung eher hypointens, in der T2-Wichtung eher hyperintens).

Therapie: Standardtherapie ist die **Resektion** des Tumors, die jedoch **niemals vollständig möglich** ist. Aus diesem Grund sollte ein möglichst gewebeschonender Eingriff vorgenommen werden, um neurologische Ausfälle postoperativ so gering wie möglich zu halten und um die Lebensqualität weitgehend zu erhalten. Oftmals wird nur eine stereotaktische Hirnbiopsie zur Diagnosesicherung vorgenommen. Eine **Strahlentherapie** wird in der Regel angeschlossen (ca. 60 Gy Gesamtdosis in Einzeldosen von etwa 2 Gy). Bei Patienten bis ca. 70 Jahre in gutem Allgemeinzustand kann nach dem operativen Eingriff eine kombinierte Behandlung mit Radiatio, konkomitanter und adjuvanter Chemotherapie erfolgen (nach dem sog. „Stupp-Schema“). Hilfreich vor einer Chemotherapie ist dabei die Bestimmung des Methylierungsstatus der Methylguanin-DNA-Methyltransferase (MGMT) im Resektat bzw. in der Hirnbiopsie. Dieses Enzym stellt ein DNA-Reparaturenzym dar, welches den Behandlungserfolg des Chemotherapeutikums Temozolomid zunichte machen kann. Ist dieses Enzym aber methyliert, so ist die Temozolomidtherapie erfolgversprechender. Bei Rezidiv oder Tumorprogression nach 6 Monaten kann ein Zweiteingriff erwogen werden, evtl. ergänzt um eine Chemotherapie (z. B. PCV- oder BCNU-Schema oder Temozolomid) und stereotaktische Bestrahlung. Entscheidungskriterien für eine solche **multimodale Therapie** sind Alter und Begleiterkrankungen des Patienten sowie der sog. Karnofsky-Index (Graduierung der Behinderung). Bei einem Karnofsky-Index <70% und einem Alter > 70–75 Jahre werden im Allgemeinen nur noch Palliativmaßnahmen empfohlen (z. B. Dexamethason zur Hirndrucksenkung, Benzodiazepine, Opiate, Hospizwesen).

Prognose: Die Überlebenszeit ohne Therapie liegt im Mittel bei 3 bis 4 Monaten, bei multimodaler Therapie bei 10 bis 11 Monaten. Etwa 20% der Patienten überleben $1^1/_2$ Jahre, 4% 5 Jahre.

ZUSATZTHEMEN FÜR LERNGRUPPEN
- **Karnofsky-Index**
- **Diagnostik und Therapie der Oligodendrogliome**

→ Fall 72 Seite 73

73 Morbus Friedreich

73.1 Welche Informationen über das Krankheitsbild können Sie dieser Beschreibung entnehmen?

Verdacht auf:

- Langsam progrediente Erkrankung mit Entwicklung einer Gangstörung im Jugendalter
- Störung der Kleinhirnfunktion („Danebengreifen", „Zittern" → Intentionstremor?; Dysarthrie; Störung der Feinmotorik → Koordinationsstörung?) mit zerebellärer Ataxie
- bei positiver Familienanamnese hereditäre (rezessiv-vererbte?) Erkrankung.

Cave: Es ist immer gefährlich aus vagen und/oder „fernmündlichen" Beschreibungen ein Syndrom und damit eine Verdachtsdiagnose zu stellen! Zur weiteren Einordnung fehlen wichtige Informationen (z. B. Leidet der Bruder wirklich an der gleichen Erkrankung?, Ist das Gangbild wirklich „spastisch"?).

73.2 Was antworten Sie?

Unter der Annahme einer hereditären Erkrankung mit dem Leitsymptom „Ataxie" ergeben sich v. a. folgende Differenzialdiagnosen:

- Morbus Friedreich
- Ataxie bei Vitamin-E-Mangel (Abetalipoproteinämie, Bassen-Kornzweig-Syndrom)
- Ataxia teleangiectatica (Louis-Bar-Syndrom)
- Bestimmte Formen autosomal-dominanter zerebellärer Ataxien (SCA 7, SCA 13, DRPLA = dentatorubropallidoluysianische Atrophie [DRPLA])
- HMSN-IV (Morbus Refsum) mit Polyneuropathie, Retinitis pigmentosa, Ichthyosis.

73.3 Was raten Sie?

- Zeichen der Polyneuropathie: Muskeleigenreflexe (typischerweise beim Morbus Friedreich an den unteren Extremitäten erloschen)
- Muskeltonus: Spastik?
- Art der Koordinationsstörung: rein zerebelläres Bild oder zusätzliche dystone oder choreatiforme Komponenten?
- Sensibilitätsstörungen, v. a. der Tiefensensibilität (unter den genannten Erkrankungen typisch für den Morbus Friedreich)
- Störungen der Okulomotorik, Seh- oder Hörstörungen (z. B. HMSN-IV)
- Anamnestische Hinweise auf Krampfanfälle (DRPLA), Verhaltensstörungen, geistige Retardierung oder gehäufte Infekte (Louis-Bar-Syndrom)
- Orthopädische Auffälligkeiten, z. B. Hohlfüße, Kyphoskoliose (typisch für Morbus Friedreich, z. B. aber auch bei Formen hereditärer Neuropathien wie HMSN-I/-IV)
- Hauterscheinungen, z. B. Teleangiektasien (Verdacht auf Louis-Bar-Syndrom), Ichthyosis (Bassen-Kornzweig-Syndrom, HMSN-IV).

73.4 Welche Zusatzdiagnostik halten Sie für erforderlich, um das Krankheitsbild weiter einzugrenzen?

- **MRT von Kleinhirn und Halsmark:** bei Morbus Friedreich Nachweis einer Atrophie des zervikalen Rückenmarks ohne wesentliche Kleinhirnatrophie; Ausschluss „symptomatischer Ataxien" bei Prozessen im Kleinhirnbereich (s. Kommentar)
- **ENG, SEP, MEP:** bei Verdacht auf Polyneuropathie
- **Labor:** Differenzialblutbild, CK, Immun- und Lipidelektrophorese, Vitamin-E-Spiegel, evtl. Phytansäure
- EKG, Ophthalmoskopie u. a.: Suche nach weiteren Organmanifestationen je nach Verdachtsdiagnose
- Molekulargenetische Untersuchung: Bestätigung der Verdachtsdiagnose.

Kommentar

Epidemiologie: Der Morbus Friedreich ist die **häufigste hereditäre Erkrankung**, die zur Entwicklung einer **progredienten Ataxie im Jugendalter** führt. Die Prävalenz liegt bei etwa 3:100 000 Einwohner.

Ätiopathogenese: Die Erkrankung wird **autosomal-rezessiv** vererbt. Bei 95 % der Friedreich-Patienten liegt eine **Mutation** im Frataxin-Gen auf Chromosom 9 vor, meist in Form einer **GAA-repeat-Expansion**. Folge ist die Fehlkodierung eines mitochondrialen Proteins mit mitochondrialer Eisenakkumulation. Dies führt zu einer Degeneration von Rückenmarkbahnen (z. B. Tractus spinocerebellaris), zum Untergang von Purkinje-Zellen im Kleinhirn, zur Veränderung des Myokards und zum Untergang von Langerhans-Zellen im Pankreas.

Klinik: Leitsymptome sind eine **progressive Ataxie mit Beginn in der 2. Lebensdekade** (selten nach dem 25. Lebensjahr), eine **Areflexie der unteren Extremitäten** sowie eine **Dysarthrie**, die innerhalb von 5 Jahren nach Erkran-

→ Fall 73 Seite 74

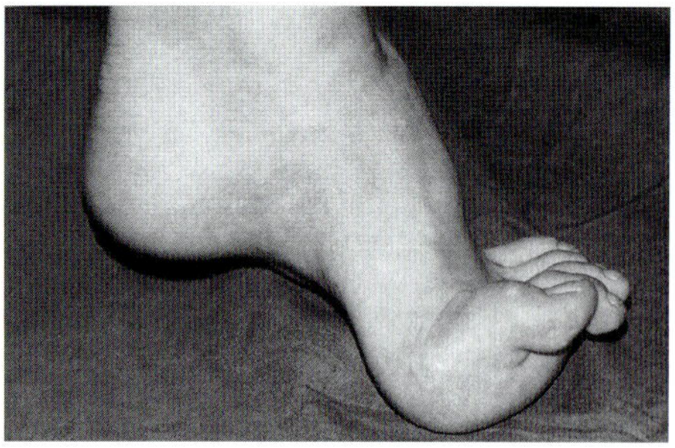

Hohlfuß („Friedreich-Fuß")

kungsbeginn auftritt. Fakultative Zusatzsymptome sind atrophische Paresen an den unteren Extremitäten sowie Störungen der Okulomotorik und Tiefensensibilität. Die Entwicklung eines hirnorganischen Psychosyndroms im Verlauf ist möglich. An nicht-neurologischen Manifestationen finden sich regelmäßig ein **Diabetes mellitus**, eine **hypertrophe Kardiomyopathie** sowie **Skelettdeformitäten** wie Kyphoskoliose und Hohlfüße („Friedreich-Fuß"). Der „Friedreich-Fuß" ist jedoch nicht spezifisch, Hohlfüße finden sich z. B. auch bei hereditären Polyneuropathien wie der HMSN-I (s. Fall 5).

Diagnostik: Die Kombination der o.g. Leitsymptome hat bei **positiver Familienanamnese** bereits klinisch eine Spezifität von fast 90%. Zur Bestätigung und Differenzialdiagnostik sollten ein **MRT des Gehirns und des Halsmarks** (Nachweis der Atrophie) und eine elektroneurographische Diagnostik erfolgen (s. Antwort zur Frage 73.4). Hierbei finden sich als Ausdruck der Degeneration zentraler Bahnsysteme verlängerte Latenzen der SEP und MEP-Ableitungen, sowie elektroneurographisch reduzierte Amplituden der sensiblen Nervenaktionspotenziale. Die **Diagnosesicherung** erfolgt **molekulargenetisch**. Aufgrund möglicher Organkomplikationen (v. a. kardiale Mitbeteiligung) muss nach Diagnosesicherung eine umfassende **internistische Untersuchung** erfolgen.

Differenzialdiagnosen: Als weitere Ursachen für Ataxien und Gangstörungen im Kindesalter kommen in Frage: **andere hereditäre Ataxien mit Beginn im Kindesalter** (s. Antwort zur Frage 73.2) und **episodische Ataxien**. Vordergründig kann auch eine **HMSN-I** mit einem Morbus Friedreich verwechselt werden, bei der ebenfalls Hohlfüße und eine Gangstörung auftreten können. Leitsymptom ist hier aber die Polyneuropathie. Das „ataktische" Gangbild ist hier, sofern vorhanden, durch eine Störung der Tiefensensibilität bedingt und nicht auf eine zerebelläre Störung zurückzuführen. Gerade dem Anfänger fällt die klinische Differenzierung oft schwer. Man kann sich merken, dass sich bei Störung der Tiefensensibilität die Symptome unter Augenkontrolle bessern, bei Störung der Kleinhirnfunktion jedoch nicht. Episodische Ataxien haben einen fluktuierenden Verlauf. Sofern nicht eindeutig eine positive Familienanamnese vorliegt ist auch an erworbene Erkrankungen mit dem Leitsymptom einer zerebellären Störung (= **symptomatische Ataxien**) zu denken, v. a. da diese weitaus häufiger auftreten als hereditäre Ataxien (z. B. bei Multipler Sklerose, Tumoren im Bereich der hinteren Schädelgrube wie Medulloblastom, Metastasen)

Therapie: Eine **kausale Therapie** ist **nicht bekannt**. Neben physikalischer Therapie und Hilfsmittelversorgung kann die Gabe von Amantadin (PK-Merz bis 300 mg/d) zur Verringerung der Ataxie versucht werden. Idebenone (5 mg/kg KG/d) soll die Myokardhypertrophie verringern. In offenen Studien wird derzeit die Wirksamkeit von Eisenchelatoren oder Koenzym Q10 untersucht. Internistische Begleiterkrankungen, wie Diabetes mellitus und Herzrhythmusstörungen, müssen ebenfalls therapiert werden.

Prognose: Der Morbus Friedreich verläuft langsam progredient und führt meist innerhalb von 10 bis 15 Jahren zur schweren Gangstörung mit Rollstuhlpflichtigkeit. Der Verlauf wird durch Organkomplikationen bestimmt. Die Lebenserwartung ist v. a. bei Vorliegen einer hypertrophen Kardiomyopathie deutlich reduziert.

ZUSATZTHEMEN FÜR LERNGRUPPEN

- **Idiopathische zerebelläre Ataxien mit Beginn im Erwachsenenalter**
- **Formen der autosomal-dominanten zerebellären Ataxien**
- **Erworbene zerebelläre Ataxien**
- **Therapie von Herzrhythmusstörungen und Diabetes mellitus**

74.1 Nennen Sie zeckenstichassoziierte Infektionskrankheiten und ihre Erreger!

- Lyme-Neuroborreliose (Erreger: Borrelia burgdorferi)
- Frühsommer-Meningoenzephalitis (FSME) (Erreger: FSME-Flavivirus)
- Ehrlichiose (Erreger: den Rickettsien verwandtes gramnegatives, intrazelluläres Bakterium)
- Babesiose (Erreger: verschiedene Spezies von Babesien; intraerythrozytäre Parasiten; Vorkommen v. a. in Nordamerika, in Europa sehr selten)
- Rickettsiosen: Erreger verschiedener Fleckfieber, z. B. des Mittelmeerfleckfiebers.

74.2 Welche weiteren klinischen Zeichen einer meningealen Reizung können Sie überprüfen?

Bei der Untersuchung liegt der Patient entspannt auf dem Rücken mit gestreckten Beinen.

- **Brudzinski-Zeichen:** bei passiver Beugung des Kopfes nach vorn (Meningismusprüfung) und gleichzeitiger Beugung der Beine in Hüft- und Kniegelenk nimmt die meningeale Reizung und der Schmerz ab
- **Lasegué-Zeichen:** passive Beugung eines Beines im Hüftgelenk führt zur Erhöhung der meningealen Spannung und damit zur Schmerzverstärkung
- **Zeichen nach Bragard:** bei der Prüfung des Zeichens nach Lasegué führt eine passive Dorsalflexion des Fußes zu einer weiteren Schmerzverstärkung
- **Kernig-Zeichen:** Beugung eines Beines im Hüft- und Kniegelenk um je 90°, bei unveränderter Hüftbeugung führt die Kniestreckung zur Schmerzverstärkung
- **Bulbusdehnungsschmerz:** konjugierte Blickbewegungen zur Seite führen zur Schmerzverstärkung.

74.3 Für wie wahrscheinlich halten Sie die von den Angehörigen befürchtete Verdachtsdiagnose? Welche Verdachtsdiagnose stellen Sie? Begründen Sie Ihre Antworten!

- Prinzipiell möglich, aber eher **unwahrscheinlich**. Begründung: Eine Neuroborreliose manifestiert sich bei Erwachsenen in der Mehrzahl der Fälle als **Radikulitis** (Bannwarth-Syndrom, siehe hierzu Fall 94). Die im Fallbeispiel genannte „Rötung“ an der Stichstelle muss kein Erythema migrans sein (Kriterien des Erythema migrans: Durchmesser > 2cm, Ausbreitung nach peripher mit zentraler Abblassung über mehrere Tage). Es handelt sich hier eher um eine unspezifische Lokalreaktion.
- Verdachtsdiagnose: **FSME.** Begründung: Zeichen einer **Meningoenzephalitis** bei Anamnese eines kurz zurückliegenden Zeckenstiches und **zweiphasigem Krankheitsverlauf**

74.4 Wie sichern Sie Ihre Verdachtsdiagnose?

- **Lumbalpunktion:** muss bei jedem fieberhaften Infekt mit Zeichen der meningealen Reizung erfolgen.
- **Labor**: Typische Befunde bei FMSE sind:
  - **Im Liquor:** Pleozytose < 500 Zellen/µl; lympho-plasmozelluläres Zellbild (bei Punktion in sehr frühem Stadium lymphogranulozytäres Mischbild möglich), FSME-spezifische Antikörper im Liquor bzw. erhöhter Antikörper-Index (Quotient Liquor/Serum > 1); sofern verfügbar FSME-PCR mit Borrelien-Nachweis
  - **Im Serum:** FSME-IgM- und IgG-AK

74.5 Welche anderen klinischen Symptome können bei dieser Erkrankung auftreten?

Myelitis bzw. **Myeloradikulitis**: Klinisches Bild bei Myeloradikulitis ähnlich einer Plexusneuritis mit schmerzhaften Paresen und radikulärem Verteilungsmuster. Bei Myelitis inkomplettes Querschnittsmuster, im MRT signalangehobene Herde, die MS-Herden ähnlich sehen. S. auch Kommentar.

Kommentar

Epidemiologie: Zeckenstich-assoziierte Infektionskrankheiten finden sich v.a. im Süden Deutschlands mit zunehmender Häufigkeit. Das Erkrankungsrisiko für **FSME** liegt in Endemiegebieten (Bayern, Baden-Württemberg, Österreich) bei 1:1000 Zeckenstiche. Die FSME ist eine meldepflichtige Erkrankung.

Klinik: Die Inkubationszeit der **FSME** liegt zwischen 7 und 21 Tagen. Typisch ist ein zweigipfliger Verlauf mit einem unspezifischem grippalen Prodromalstadium und anschließender akuter Meningitis bzw. (häufiger) Meningoenzephalitis. Als Komplikation kann eine Myelitis bzw. eine schmerzhafte Myeloradiku-

→ Fall 74 Seite 75

litis mit asymmetrischen radikulären Paresen auftreten (Polio-ähnliches Verlaufbild). Die im Falltext genannte „Unruhe" der mimischen Muskulatur (Muskelwogen, Faszikulationen) ist nicht sehr häufig, aber typisch für eine FSME.

Diagnostik: Die Verdachtsdiagnose einer FSME ergibt sich aus **Anamnese** (Zeckenstich? Aufenthalt in Endemiegebiet?) und **Klinik**. Sie wird durch die **Liquorpunktion** und den **Laborbefund** (s. Antwort zur Frage 74.4) abgesichert, Differenzialdiagnosen sollten ausgeschlossen werden (s. unten).
Zur Abgrenzung eines rein meningitischen von einem enzephalitischen Verlauf der Erkrankung ist das **EEG** geeignet, das bei enzephalitischem Verlauf Herdbefunde anzeigt.
Im **MRT** lassen sich bei enzephalitischem oder myelitischem Verlauf meist auch entsprechend signalangehobene (entzündliche) Herde im Cerebrum bzw. im Myelon nachweisen.

Differenzialdiagnosen: Andere akute virale Menigitiden und Meningoenzephalitiden (v.a. Herpes-Enzephalitis, s. Fall 8). Bei myelitischem Verlauf: Neuroborreliose (s. Fall 94). Auch wenn FSME-Antikörper nachgewiesen werden, sollte in jedem Fall eine Diagnostik gegen die genannten Differenzialdiagnosen erfolgen.

Therapie: Bei **FSME** kann **nur symptomatisch** therapiert werden. Zur Schmerztherapie werden **Analgetika** (z.B. Ibuprofen 3×800 mg, Paracetamol 3×000 mg, Novaminsulfon 3×500 mg, Tramadol 3×20 gtt) eingesetzt, zur Fiebersenkung **physikalische Maßnahmen** oder **Antipyretika** (Paracetamol, Novaminsulfon). Bei enzephalitischer Beteiligung können als Komplikation Krampfanfälle hinzukommen, die ggf. antikonvulsiv behandelt werden müssen (akut Gabe von **Benzodiazepinen**, Aufsättigung mit **Valproat, Levetiracetam** oder **Phenytoin**, vgl. auch Kommentar zu Fall 20).
Bei ausgeprägtem Psychosyndrom muss ggf. sedierend oder mit antipsychotisch (Neuroleptika) behandelt werden. Bei Entwicklung eines Hirnödems ist die Gabe von **Osmotherapeutika** oder von **Glukokortikoiden** (cave: Verschlechterung der Immunabwehr!) erforderlich. Ferner sind Allgemeinmaßnahmen wie Thromboseprophylaxe und Überwachung von Atmung und Elektrolyten notwendig. Je nach Schweregrad der Erkrankung ist hierzu eine intensivmedizinische Überwachung erforderlich.
Bei Verdacht auf Enzephalitis und noch unklarem Erreger sollte bis zur Diagnosesicherung durch Antikörpernachweis (dauert ein bis mehrere Tage) und Ausschluss einer bakteriellen bzw. durch Herpesviren bedingten Erkrankung mit **Rocephin** (1×2 g/d i.v.) und **Aciclovir** (750 mg/d) behandelt werden.

Prognose: Die FSME-Meningoenzephalitis hat eine akute Letalität von ca. 1% der Erkrankten. Bei enzephalitischen Verläufen können Psychosyndrome, Paresen, Ataxie und Hörstörungen über längere Zeiträume anhalten, ggf. erfolgt auch nur eine inkomplette Ausheilung mit Defektzuständen. Bei den leichteren, meningitischen Verläufen heilt die FSME folgenlos aus.

Prophylaxe: Es besteht die Möglichkeit einer prophylaktischen Impfung mit einem **Totimpfstoff** (zur Grundimmunisierung sind 3 Impfungen erforderlich, Immunität bei 95-99% der Geimpften; Auffrischung alle 3-5 Jahre). Eine Indikation besteht **bei beruflichem Risiko** (Arbeit im Freien in Endemiegebieten) oder **häufiger privater Exposition.**
Direkt nach einem Zeckenbiss besteht prinzipiell bei Ungeimpften noch die Möglichkeit einer aktiven Immunisierung, die Wirksamkeit ist jedoch umstritten, so dass dies nicht allgemein empfohlen wird. Eine passive Immunisierung nach Exposition ist nicht möglich. Der beste Schutz vor zeckenassoziierten Erkrankungen besteht in der Vermeidung des Zeckenstiches.

ZUSATZTHEMEN FÜR LERNGRUPPEN

- **Borreliose**
- **Neurolues**
- **Polio**
- **Erregerspektrum viraler Meningitiden**

75 Absenceepilepsie (Pyknolepsie)

75.1 Welche Verdachtsdiagnose liegt nahe?

Absenceepilepsie (Pyknolepsie); Begründung: plötzliche, nur Sekunden dauernde Abwesenheitszustände („Absencen") bei ansonsten unauffälligem Kind, typisches Manifestationsalter.

75.2 Welchen Befund erwarten Sie?

Generalisierte spike-wave-Aktivität mit einem 3/s-Rhythmus.

→ Fall 75 Seite 76

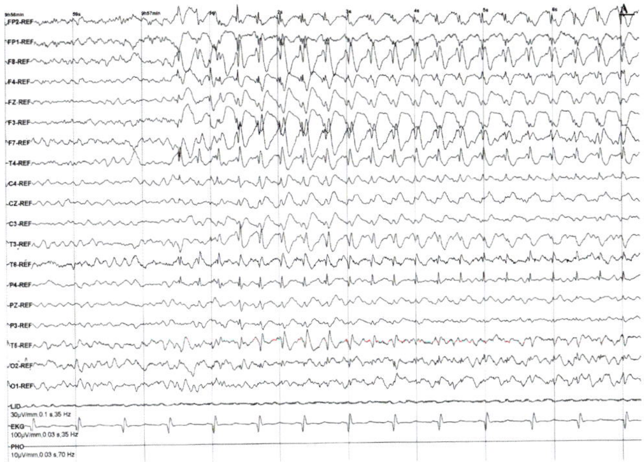

EEG bei Absenceepilepsie

75.3 Nennen Sie andere Formen der altersgebundenen idiopathischen Epilepsien!

- Benigne familiäre Neugeborenenkrämpfe
- Benigne myoklonische Epilepsie des Kleinkindalters
- Myoklonisch-astatische Petit-mal (Kleinkindalter)
- Juvenile Absencepilepsie (Beginn in der Pubertät), gelegentlich kombiniert mit Grand-mal-Anfällen
- Juvenile myoklonische Epilepsie bzw. Impulsiv-Petit-mal (Beginn in der Pubertät)
- Epilepsie mit Aufwach-Grand-mal (Beginn 2. Lebensjahrzehnt).

75.4 Wie schätzen Sie die Prognose dieser Erkrankung ein?

Prognose: günstig; unter adäquater Behandlung werden 90% der Patienten anfallsfrei und zeigen eine normale Entwicklung; mit der Pubertät sistieren die Anfälle meist, allerdings kann lebenslang eine erhöhte Anfallsbereitschaft (v.a. bei Schlafentzug) bestehen bleiben.

Kommentar

Definition der Epilepsie: Bei einem epileptischen Anfall kommt es zu abnormen und exzessiven Entladungen von Neuronenverbänden im Gehirn. Eine Epilepsie liegt dann vor, wenn 2 oder mehr epileptische Anfälle aufgetreten sind, die durch eine unmittelbare Ursache nicht provoziert wurden.

Epidemiologie und Ätiologie der Epilepsien im Kindesalter: Epilepsien gehören mit einer Prävalenz von etwa 1% der Gesamtbevölkerung zu den häufigen neurologischen Krankheitsbildern. Mehr als die Hälfte der Epilepsien manifestiert sich im Kindesalter. Epilepsieformen und -ursachen unterscheiden sich bei Kindern signifikant von denen der Erwachsenen. Während die Manifestation einer Epilepsie im Erwachsenenalter zunächst immer verdächtig auf das Vorliegen einer symptomatischen Ursache ist (z.B. zerebraler Prozess, vaskuläre Schädigung), liegt **bei Kindern** häufig eine **genetische Ursache** vor (idiopathische Epilepsien). Diese Epilepsien haben jeweils ein typisches Manifestationsalter. Verdächtig für das Vorliegen einer symptomatischen Ursache sind immer fokal beginnende, sekundär generalisierende Anfälle bzw. Auffälligkeiten im neurologischen Status. Weiterhin können bei Kindern Gelegenheitsanfälle, wie Fieberkrämpfe, auftreten.

Einteilung der Epilepsien: Nach der aktuellen Epilepsieklassifikation wird der einzelne Anfall, je nachdem ob die neuronalen Entladungen primär in beiden Großhirnhemisphären oder in einem umschriebenen Neuronenverband innerhalb einer Hemisphäre beginnen in **generalisiert** oder **fokal** eingeteilt. Je nach Ätiologie der Epilepsie erfolgt eine Zuordnung in **idiopathische** (genetisch determiniert), **symptomatische** oder **kryptogene** (d.h. mit unbekannter,

→ Fall 75 Seite 76

Klassifikation epileptischer Anfälle

Anfallsart	Formen
fokal (partiell)	– *einfach fokal (EPA):* – motorisch – sensibel – vegetativ (autonom) – isolierte Auren – *komplex fokal (KPA)* – *sekundär generalisiert*
primär generalisiert	– *tonisch-klonisch (TC) = Grand-mal-Anfall (GM)* – *Petit-mal-Anfall* (primär generalisierte Nicht-Grand-mal-Anfälle): – Absence – myoklonisch – tonisch – klonisch – atonisch (astatisch)
nicht klassifizierbar	

Klassifikation der Epilepsien	
fokale (partielle Epilepsien)	
symptomatisch oder kryptogen *idiopathisch, (altersgebundener Beginn)*	– Temporal-, Frontal-, Parietal-, Okzipitallappenepilepsien – Epilepsia partialis continua (Kojewnikow) – epileptische Syndrome mit spezifischen Auslösern – benigne Epilepsie des Kindesalters mit zentrotemporalen spikes (Rolandische E.) – benigne Epilepsie des Kindesalters mit okzipitalen Paroxysmen
generalisierte Epilepsien	
idiopathisch	– benigne Neugeborenenkrämpfe – benigne myoklonische Epilepsie des Kindesalters – Absence-Epilepsie des Schulalters (Pyknolepsie) – juvenile Absence-Epilepsie – juvenile myoklonische Epilepsie (impulsiv-petit-mal) – myoklonisch-astatische Epilepsie – Aufwach-Grand-mal-Epilepsie – Epilepsien mit spezifischer Anfallsauslösung (Reflexepilepsie)
symptomatisch/kryptogen mit altersbezogenem Beginn	– West-Syndrom (= BNS) – Lennox-Gastaut-Syndrom
symptomatisch	– bei unspezifischer Hirnschädigung – bei speziellen Missbildungen oder Stoffwechselerkrankungen
spezielle epileptische Syndrome	
rezidivierende Anfälle mit bestimmten Auslösemechanismen	– Gelegenheitsanfälle – Fieberkrämpfe (einfache, komplizierte) – Alkoholentzugskrämpfe – Anfälle mit medikamentösen, metabolischen und toxischen Ursachen

aber vermutlich symptomatischer Ursache) Epilepsien.

Im Zusammenhang mit kindlichen Epilepsien wird noch oft der historische Begriff **„Petit-mal"** verwendet. Er beschreibt eine Gruppe von Epilepsien, bei denen im Gegensatz zum **„Grand-mal"** keine tonisch-klonischen Anfälle auftreten. Er ist reserviert für die **speziellen, altersgebundenen Krankheitsbilder** Absencen-epilepsie, Impulsiv-Petit-mal, die Blitz-Nick-Salaam-Krämpfe (Propulsiv-Petit-mal) und myoklonisch-astatisches-petit-mal. Da sich in der „Petit-mal-Gruppe" fokale wie generalisierte, idiopathische wie symptomatische Epilepsieformen finden, welche eine völlig unterschiedliche Ätiologie und Prognose haben, ist die Bezeichnung heute überholt, wird aber im Klinikjargon noch verwendet und leider oft

→ Fall 75 Seite 76

fälschlicherweise mit „fokalen" Anfällen gleichgesetzt.

Epidemiologie der Absenceepilepsie: Die Absenceepilepsie (Pyknolepsie) ist die häufigste Form einer idiopathischen generalisierten Epilepsie mit Beginn im Kindesalter. Das Manifestationsalter liegt zwischen dem 5. und 8. Lebensjahr. Mädchen sind häufiger betroffen.

Klinik der Absenceepilepsie: Kennzeichnend ist eine **kurzzeitige Bewusstseinsstörung**, welche oft nur 1 bis 5 Sekunden anhält und damit von der Umgebung und dem betroffenen Kind auch selbst nicht immer wahrgenommen wird. Kinder halten in ihrer Aktivität spontan inne, zu beobachten ist oft eine Blickwendung nach oben, gelegentlich auch Lidmyoklonien. Die Bewusstseinsstörung muss nicht vollständig sein. Oft setzen Kinder am Ende des einzelnen Anfalls die begonnene Tätigkeit einfach fort. Charakteristisch ist auch die hohe Anfallsfrequenz von 100 Anfällen oder mehr am Tag, daher auch der Begriff „Pyknolepsie". Hyperventilation oder emotionale Anspannung können die Anfälle triggern.

Diagnostik der Absenceepilepsie: Bei unklaren Verhaltenauffälligkeiten, Bewusstseinsstörungen, unwillkürlichen Bewegungen oder Aufmerksamkeitsstörungen bei Kindern sollte man immer daran denken, dass es sich um ein Anfallsleiden handeln könnte. Die Diagnosesicherung erfolgt mittels **EEG**, ggf. durch wiederholte Ableitungen und Durchführung von Provokationstests. Der charakteristische EEG-Befund der Absencenepilepsie ist das Auftreten kurzdauernder 3/s spike-wave-Paroxysmen. Handelt es sich um eine klassische Absenceepilepsie und zeigen sich sonst keine neurologischen Auffälligkeiten ist eine weitere Diagnostik entbehrlich. In allen anderen Fällen, in denen eine symptomatische Ursache nicht primär äußerst unwahrscheinlich erscheint, sollten ein zerebrales MRT sowie ggf. auch Laboruntersuchungen durchgeführt werden (z. B. zum Ausschluss von Stoffwechselstörungen oder Speicherkrankheiten).

Differenzialdiagnosen der Absenceepilepsie: Andere Epilepsieformen mit Auftreten von Absencen (z. B. juvenile Absenceepilepsie), symptomatische Epilepsien mit komplex-fokalen Anfällen, nicht-epileptische Ursachen von Verhaltensauffälligkeiten (z. B. Tic-Störungen).

Therapie der Absenceepilepsie: Für alle idiopathischen, generalisierten Epilepsien, also auch die Absenceepilepsie, ist **Valproinsäure** das Mittel der 1. Wahl (typische Dosis im Kindesalter 20–30 mg/kg KG/d; mittlere wirksame Plasmakonzentration 50–100 μg/ml). 2. Wahl sind bei Absencen die Medikamente Ethosuximid (15–30 mg/kg KG/d) oder Lamotrigin (0,5–5 mg/kg KG/d). Ziel ist eine vollständige Anfallsfreiheit. Die Medikamentendosis wird also ggf. solange erhöht, bis diese erreicht ist oder eine weitere Erhöhung aufgrund von Nebenwirkungen nicht möglich ist, in diesem Fall sollte eine Umstellung auf ein Medikament der 2. Wahl erfolgen. Für Valproinsäure ist die Plasmakonzentration bestimmbar, welche aber nur ein grober Anhaltspunkt für das Erreichen einer wirksamen Dosis ist und im Einzelfall durchaus überschritten werden kann. Die Therapie sollte für etwa 3 bis 5 Jahre durchgeführt werden, dann ist ein Absetzversuch vertretbar, sofern sich keine Hinweise auf einen ungünstigen Verlauf der Erkrankung (z. B. atypische EEG-Veränderungen, Anfallsrezidive unter Therapie) ergeben haben.

Prognose der Absenceepilepsie: s. Antwort zur Frage 75.4.

ZUSATZTHEMEN FÜR LERNGRUPPEN

- **Epilepsie im Rahmen von speziellen Syndromen, z. B. Myoklonus-Epilepsien**
- **Symptomatische Epilepsien im Kindesalter**
- **Klinik der anderen Epilepsien der „Petit-mal"-Gruppe**
- **Fieberkrämpfe**

76 Basilaristhrombose

76.1 Welche Verdachtsdiagnose haben Sie?

Transitorische ischämische Attacke (TIA) im Hirnstamm; Begründung: Vorliegen von Hirnstammsymptomen (Schwindel, Dysarthrie, Doppelbilder) und Rückbildung der Symptome innerhalb von 24 Stunden.

76.2 Welche diagnostischen Maßnahmen führen Sie durch?

- CT des Schädels: Ischämie?
- EKG: Herzrhythmusstörungen?
- Labor: Diabetes mellitus? Fettstoffwechselstörung? Gerinnungsstörungen?

→ Fall 76 Seite 77

- Ultraschall-Doppleruntersuchung der Halsgefäße (v. a. Stromgebiet der Aa. vertebralis/A. basilaris): Stenosen?, Atherosklerose?, Verschluss eines Gefäßes?, Gefäßdissektionen ?

76.3 In welchem anatomischen Gefäßversorgungsgebiet vermuten Sie die Läsion, und wie erklären Sie sich die Tetraparese mit beidseits positiven Pyramidenbahnzeichen?

Im hinteren Stromgebiet (A. vertebralis/basilaris); Begründung: Es liegen Symptome des Hirnstammes vor, der vom hinteren Stromgebiet versorgt wird: Dysarthrie, Vigilanzminderung, „Augensymptome" (Anisokorie, vertikaler Spontannystagmus, vertikale Blickparese). Da beide Körperhälften unter Einbeziehung der Pyramidenbahnen betroffen sind, liegt die Läsion vermutlich distal des Zusammenflusses beider Vertebralarterien in der unpaaren A. basilaris.

76.4 Befunden Sie das EKG!

EKG: absolute Arrhythmie bei Vorhofflimmern.

76.5 Was ist Ihr nächster diagnostischer Schritt? Diskutieren Sie Vor- und Nachteile der jeweiligen Verfahren!

- **Konventionelle Katheterangiographie (DSA):**
  - Vorteil: gute Darstellbarkeit des Gefäßprozesses; gleichzeitig Therapie möglich
  - Nachteil: invasivstes Verfahren mit größerer Komplikationswahrscheinlichkeit; aufwändiges Verfahren (erfahrener/s Radiologe/Hilfspersonal erforderlich; Patient muss i. d. R. vorher intubiert werden)
- **CT-Angiographie:**
  - Vorteil: schnell durchführbar (Kontrastmittel i. v.)
  - Nachteil: keine gleichzeitige Therapie möglich
- **MR-Angiographie:**
  - Vorteil: im diffusionsgewichteten Bild Läsion früher sichtbar als im CT
  - Nachteil: Zeitverzug, MRT dauert länger als CT; Patient muss ruhig liegen; keine gleichzeitige Therapie möglich; Abgangsbereich der Vertebralarterien stellt sich oft nicht eindeutig dar
- **Transkranielle Doppleruntersuchung (TCD):**
  - Vorteil: nichtinvasive Untersuchung
  - Nachteil: geübter Untersucher notwendig; Zeitverzug, da Patient meist unruhig ist; keine gleichzeitige Therapie möglich
- Bei normalem CCT und neu aufgetretener Klinik ist die Methode der Wahl die DSA mit gleichzeitiger Möglichkeit zur Intervention

76.6 Wie lautet Ihr Therapievorschlag?

Intraarterielle Lyse im Rahmen der Katheterangiographie (cave: Zeitverlust!) oder „klassische" intravenöse Lyse mit rt-pA (s. Fall 87).

Kommentar

Ätiopathogenese: Eine Thrombose **der A. basilaris** ist ein **vaskulärer Notfall**. Er entsteht auf dem Boden atherosklerotischer Gefäßveränderungen oder im Rahmen einer arterio- bzw. kardio-arteriellen Embolie (zumeist bei Vorhofflimmern), selten bei einer Gefäßdissektion im hinteren Stromgebiet, z. B. nach manuellem „Einrenken" der Halswirbelsäule.

Klinik: Typisch sind **wechselnde Hirnstammsymptome**, wie Schwindel, Dysarthrie, verschiedenste Augensymptome (z. B. Blickparesen, Nystagmus, internukleäre Ophthalmoplegie, Pupillenstörungen), Hirnnervenparesen (ipsilateral zur Läsion, die Paresen sind kontralateral = gekreuzte Symptomatik, Alternanssyndrom), Vigilanzminderungen unterschiedlicher Ausprägung und schlaffe Lähmungen (Hemi- aber oft auch Tetraparese). Die Pyramidenbahnzeichen sind oft beidseits positiv. Irreführend ist das **häufige Fluktuieren** der Symptome, hervorgerufen durch das Nebeneinander körpereigener Lysevorgänge und Rethrombosierungen. Vielfach gehen dem Basilarisverschluss, wie im Fallbeispiel, rezidivierend transitorische ischämische Attacken (TIA) im Hirnstamm voraus.

Diagnostik: Problematisch für die Diagnosestellung ist das „vielgestaltige klinische Bild". *Merke:* **Eine Kombination aus unklarer Vigilanzminderung, komplexen „Augensymptomen", flüchtigen Paresen, Schwindel und Dysarthie ist hochverdächtig auf einen Basilaristhrombose!** Um möglichst schnell therapieren zu können, sollte die Diagnose gesichert werden mittels angiographischer Verfahren (Vor- und Nachteile von DSA, CTA und MRA s. Antwort zu Frage 76.5). Wichtig ist die Implementierung einer krankenhausinternen Regelung, welches Verfahren zu welcher Tageszeit zur Verfügung steht, um zeitliche Verzögerungen zu vermeiden.

Therapie: Die einzig mögliche Therapie ist die Lysebehandlung. Es besteht die Möglichkeit einer intraarteriellen Lyse via DSA sowie einer Gabe von rt-pA intravenös (s. Fall 87). Welches

→ Fall 76 Seite 77

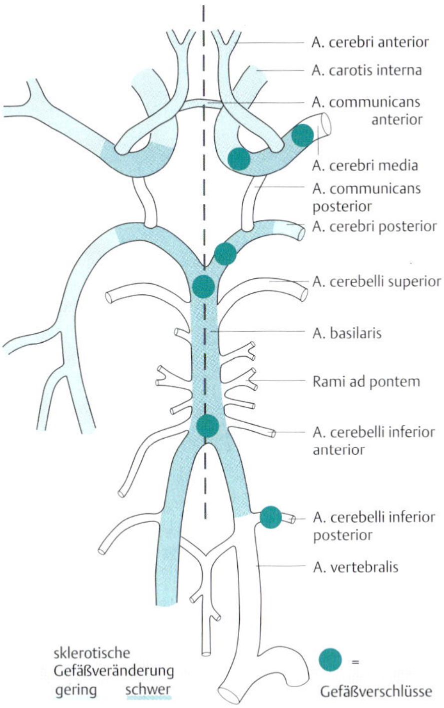

◁ *Lokalisation der häufigsten Gefäßverschlüsse und arteriosklerotischen Veränderungen nach Schweregrad*

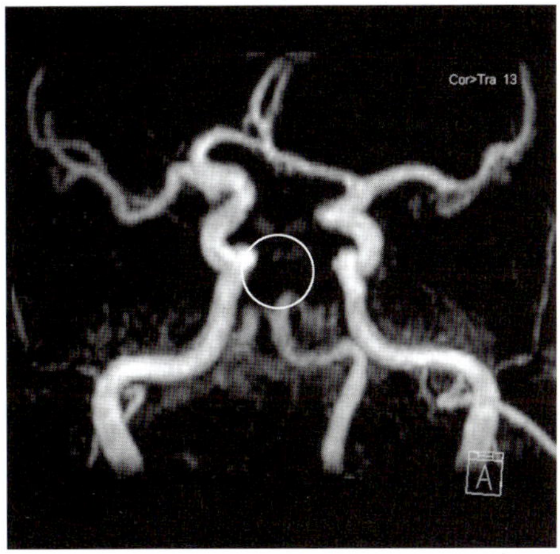

MR-Angiographie: ○ fehlende Darstellbarkeit der A. basilaris = Verschluss der A. basilaris

von beiden Verfahren Anwendung findet, sollte im Vorfeld „hausintern" abgesprochen sein. Prinzipiell sind beide Therapieformen als gleichwertig anzusehen. Möglich ist auch ein sog. „bridging": Beginn der Lysebehandlung intravenös, Fortführen der Lyse intraarteriell, wenn der Patient auf dem Angiographietisch vorbereitet ist. Dieses Verfahren ist aber spezialisierten Zentren im Rahmen von Studien vorbehalten, da beispielsweise die Dosis von rt-pA z.Zt. noch ungeklärt ist.

Die i.a.-Lyse wird über einen Angiographiekatheter durchgeführt, der vor den Gefäßverschluss platziert wird. Verwendet werden Lyseschemata mit Urokinase oder mit rtPA. Dieses Verfahren kann nach individueller Risikoabwägung auch dann angewandt werden, wenn lediglich ein Teilverschluss der A. basilaris bei stark fluktuierender Hirnstammsymptomatik vorliegt. Eine **absolute Kontraindikation gegen diese Therapie gibt es nicht, da eine Basilaristhrombose nahezu immer fatal endet**. Es existiert daher auch **kein definiertes Lysezeitfenster**, wie für den ischämischen Hirninfarkt sonst üblich (s. Fall 87). Üblicherweise wird jedoch **nicht** mehr **lysiert**, wenn zusätzlich eine **schwere Grunderkrankung** vorliegt (z. B. Malignom, ausgeprägte Multimorbidität), sich im CT bereits demarkierte Infarkte des Basilarisstromgebietes nachweisen lassen (d. h. das betroffene Hirngewebe bereits irreversibel geschädigt ist) oder wenn Koma und Tetraparese bereits seit einigen Stunden bestehen, da dann ein Therapieerfolg sehr unwahrscheinlich ist.

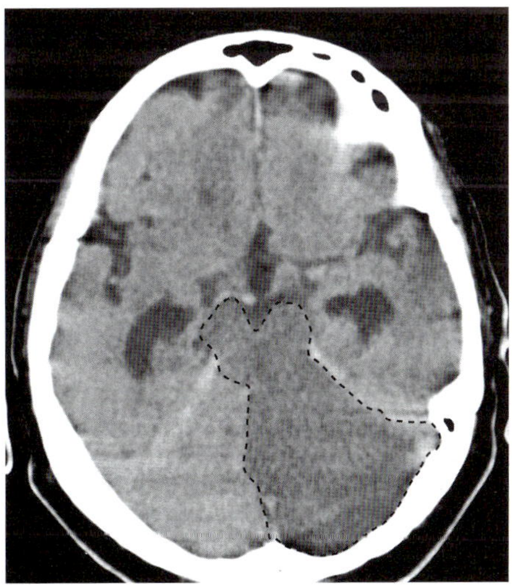

CCT (nativ): Basilaristhrombose mit demarkiertem Infarktareal (Hier ist eine Lyse nicht mehr sinnvoll.)

Im Anschluss wird eine intravenöse Heparinisierung (Heparin 500IE/h) empfohlen, zur Sekundärprophylaxe bei atherosklerotischer Genese Acetylsalicylsäure oder Clopidogrel oder Dipyridamol und Acetylsalicylsäure, bei Vorhofflimmern eine orale Antikoagulation mit Marcumar. Die begleitende Therapie entspricht der des Hirninfarktes (sog. Basistherapie, s. Fall 87).

Prognose: Die Basilaristhrombose als Maximalvariante eines Hirnstamminfarktes ist immer lebensbedrohlich und wird ohne Therapie entweder nicht überlebt oder der Patient wird schwerst pflegebedürftig (z. B. Locked-in-Syndrom). Selbst bei Anwendung der intraarteriellen Lyse liegt die Letalität deutlich über 50%, und das Pflegefallrisiko ist hoch.

ZUSATZTHEMEN FÜR LERNGRUPPEN

- **Symptomatik und Therapie des Kleinhirninfarktes**
- **Basilarisspitzensyndrom**
- **Locked-in-Syndrom**
- **Internukleäre Ophthalmoplegie**

77 Narkolepsie/Kataplexie

77.1 Welches Krankheitsbild wird vermutlich in der Apothekenzeitung beschrieben?

Narkolepsie; Begründung: Kardinalsymptom imperativer Schlafdrang am Tage; durch emotionale Auslöser sind bei 70% der Patienten zusätzlich „kataplektische" Stürze (Kataplexie, „Lachschlag") triggerbar (= plötzlicher Tonusverlust der Muskulatur ohne Bewusstseinsstörung).

77.2 Warum war die ursprüngliche Verdachtsdiagnose „Synkopen" ohnehin unwahrscheinlich?

Kardinalsyndrom der Synkope: **Bewusstseinsverlust** aufgrund kurzdauernder zerebraler Minderperfusion; Patientin gibt bei ihren Stürzen aber keine Bewusstseinsstörungen an, somit kann es sich nicht um Synkopen gehandelt haben.

77.3 Welche Symptome können bei dem Krankheitsbild noch auftreten?

- **Schlaflähmungen** (ca. 25% der Patienten) mit Bewegungsunfähigkeit und Sprachblockierung, meist beim Einschlafen oder Erwachen
- **Hypnagoge (= szenisch visuelle) Halluzinationen** (ca. 20–40% der Patienten) beim Einschlafen und Erwachen
- **Schlaffragmentierung** (ca. 40–50% der Patienten) → Störung des Nachtschlafes, verfrühtes Einschlafen, verfrühter REM-Schlaf
- **Episoden mit Handlungsautomatismen** (ca. 20% der Patienten) und anschließender Amnesie ähnlich einem Dämmerzustand.

77.4 Welche Untersuchungen veranlassen Sie, um die Diagnose zu sichern?

- **Polysomnographie im Schlaflabor:** bei Narkolepsie typisch verfrühter Schlafbeginn mit Einschlaflatenz <5 min und REM-Schlaf-Aktivität nach Einschlafen innerhalb von 15 min, insgesamt gestörte Schlafarchitektur
- **Schädel-MRT:** einmalig zum Ausschluss symptomatischer Formen (z. B. bei Tumoren im Bereich des Hypothalamus oder Diencephalons)
- **HLA-Klasse-II-Typisierung:** HLA-DR15, HLA-DQ6 positiv bei >95% der Patienten, aber auch bei 25% der Normalbevölkerung → Vorliegen dieses Genotyps ist kein Beweis für Diagnose, aber bei Fehlen ist Diagnose wenig wahrscheinlich
- **ggf. Bestimmung des Hypocretin (HCT)-Spiegels im Liquor:** HCT-Spiegel stark erniedrigt, meist unterhalb der Nachweisgrenze von 40 pg/ml → pathognomonisch für Narkolepsie.

! 77.5 Was antworten Sie?

Sie müssen heutzutage damit rechnen, dass ein „informierter Patient" mit einer vorgebildeten Meinung Ihr Sprechzimmer betritt, und dagegen müssen Sie gewappnet sein:

- Methylphenidat (Ritalin) ist durchaus ein geeignetes Medikament zur Behandlung der Narkolepsie. Allerdings handelt es sich dabei um ein BTM-pflichtiges Amphetamin mit deutlichen sympathomimetischen Nebenwirkungen (Blutdruckerhöhung, Tremor, Impotenz) und der Gefahr einer Toleranzentwicklung. Daher ist es Mittel der 2.Wahl.
- Der 1. Therapieversuch sollte mit Modafinil (Vigil) erfolgen. Dieses Medikament ist deutlich besser verträglich. Zu weiteren Therapiestrategien s. Kommentar.

→ Fall 77 Seite 78

Kommentar

Definition: Die Narkolepsie bzw. das Narkolepsie-Kataplexie-Syndrom gehört zu den **primären Schlaferkrankungen**.

Epidemiologie: Es handelt sich um keine seltene, sondern eher um eine zu selten diagnostizierte Erkrankung. Die Prävalenz liegt vermutlich bei 25–50:100 000. Die Erkrankung manifestiert sich bis spätestens zum 40. Lebensjahr. Das Erstmanifestationsalter liegt meist im 2. Lebensjahrzehnt.

Ätiopathogenese: Bei der idiopathischen Form wird aufgrund einer hohen Assoziation der Erkrankung zu bestimmten HLA-II-Phänotypen ein autoimmuner Prozess auf dem Boden einer **genetischen** Determinierung vermutet. Hierbei kommt es vermutlich zu einem **Ausfall der Hypocretin-synthetisierenden Zellen** im Hypothalamus. Hypocretin hat einen stimulierenden Einfluss auf histaminerge, dopaminerge und cholinerge Bahnsysteme im Bereich der Formatio reticularis, die für das Arousal zuständig sind.

Symptomatische Formen der Erkrankung kommen bei Läsion des Diencephalons oder des Hirnstamms mit Schädigung der Formatio reticularis oder der Bahnsysteme zum Hypothalamus vor.

Klinik: s. Fallbeispiel und Antwort zur Frage 77.3.

Diagnostik und Differenzialdiagnosen: s. auch Antwort zur Frage 77.4. Beim Vorliegen des Vollbildes der Erkrankung bereitet die Narkolepsie keine differenzialdiagnostischen Schwierigkeiten. Zum Ausschluss symptomatischer Formen muss eine zerebrale Bildgebung erfolgen. Bei monosymptomatischen Formen sind viele Differenzialdiagnosen in Erwägung zu ziehen:

- Bei Schlafattacken: Tagesmüdigkeit durch gestörten Nachtschlaf (z. B. Schlaf-Apnoe-Syndrom [Pickwick-Syndrom], Restless-leg-Syndrom), depressive Syndrome, Chronic-fatigue-Syndrom, medikamenteninduzierte Hypersomnien (z. B. durch Tranquilizer, Antihistaminika, Antidepressiva, β-Blocker), Periodische Hypersomnie (Kleine-Levine-Syndrom)
- Bei Kataplexie: orthostatische Dysregulation, Synkopen, atonische epileptische Anfälle, Hirnstammanfälle, dissoziative Störungen
- Bei Schlaflähmungen: periodische dyskaliämische Lähmungen
- Bei hypnagogen Halluzinationen: epileptische Auren, drogeninduzierte Halluzinationen, delirante Syndrome, Psychosen aus dem schizophrenen Formenkreis, schizoaffektive Störungen
- Bei Handlungsautomatismen: epileptischer Dämmerzustand, psychogene Dämmerzustände, Fugue, Somnambulismus.

Therapie: Die Therapie richtet sich nach den Hauptsymptomen und muss bei stark störender Symptomatik lebenslang erfolgen. Zur medikamentösen Therapie der Tagesmüdigkeit sind **Stimulanzien** wie Modafinil (z. B. Vigil 1–2 ×200 mg/d) Mittel der 1. Wahl. Modafinil ist gut verträglich, die Therapiekosten sind aber hoch (ca. 25 €/d). Alternativ kann Methylphenidat (z. B. Ritalin 10–60 mg/d) gegeben werden. Beide Medikamente müssen einschleichend aufdosiert werden. Speziell gegen die kataplektischen Anfälle ist Natriumoxybat (Xyrem 3–9 gr z. N., BTM-pflichtig) wirksam. Weitere wirksame Medikamente sind Pemolin, Ephedrin, Metamphetamine oder MAO-Hemmer (z. B. Selegilin).
Zur Therapie der Kataplexie und der an die Einschlaf- und Aufwachphase gekoppelten Lähmungen und Halluzinationen werden serotonerge und noradrenerge Antidepressiva aus der Gruppe der trizyklischen Antidepressiva (z. B. Clomipramin 10–150 mg/d) und SSRI (z. B. Fluoxetin 20–60 mg/d), empfohlen. Unterstützend zur medikamentösen Therapie sollten **„schlafhygienische" Maßnahmen** erfolgen (z. B. regelmäßiger Nachtschlaf, Schlafpausen tagsüber).

Prognose: Über den Spontanverlauf der Erkrankung ist wenig bekannt. Remissionen werden nicht beschrieben.

ZUSATZTHEMEN FÜR LERNGRUPPEN

- **Differenzialdiagnose der Insomnien**
- **Physiologie des Schlafes, Schlafphasen**
- **Nebenwirkungen und Kontraindikationen der Stimulanzien**

→ Fall 77 Seite 78

78.1 An welche Krankheitsbilder müssen Sie allein aufgrund der Anamnese denken? Auf welche Symptome achten Sie bei der neurologischen Untersuchung daher besonders?

- Wichtigste Differenzialdiagnosen bei subakut auftretender Paraparese: Guillain-Barré-Syndrom (GBS), spinale Prozesse
- Neurologische Untersuchung:
  - Reflexstatus: Muskeleigenreflexe beim GBS erloschen, beim spinalen Prozess erhalten oder gesteigert, evtl. Auftreten von Pyramidenbahnzeichen (*cave:* beim akuten spinalen Syndrom können die Reflexe auch zunächst abgeschwächt sein!)
  - Sensibilitätsstörungen: v. a. auf Vorliegen eines sensiblen Niveaus am Rumpf achten (typisch für spinale Prozesse, untypisch für GBS).

78.2 Stellen Sie eine Syndromdiagnose!

Spinales Syndrom (inkomplettes Querschnittsyndrom); Begründung: symmetrische Paraparese, sensibles Niveau am Rumpf, Blasenstörungen.

78.3 Fassen Sie die Besonderheiten dieses Falles zusammen, und nennen Sie die in diesem Fall wahrscheinlichen Differenzialdiagnosen!

Wichtige Hinweise für die Diagnosestellung sind: Alter der Patientin; rasch progredienter, aber nicht perakuter Beginn der Querschnittsymptomatik; vorausgegangener Infekt; keine Schmerzen. In Frage kommen damit v. a. (weitere prinzipiell mögliche Differenzialdiagnosen s. Kommentar):

- **Querschnittmyelitis** (infektiös, parainfektiös): hierfür typisch sind vorausgegangener Infekt, subakuter Beginn, symmetrische Ausfälle
- **Erstmanifestation einer Multiplen Sklerose** (MS) mit spinalem Herd: wichtigste Differenzialdiagnose; klinische Ausfälle sind hier aber meist asymmetrisch, typischerweise Sensibilitätsstörungen, akute Paraparese höheren Grades eher ungewöhnlich (hierbei evtl. an MS-Sonderformen wie Devic-Syndrom denken). Die Abgrenzung einer MS von einer Querschnittmyelitis ist oft nur aus dem Verlauf heraus möglich (s. Kommentar)
- **Intramedulläre Tumoren**: typisch wären einseitige oder asymmetrische Störungen sowie schleichender Beginn (akute Verläufe sind aber möglich).

78.4 Geben Sie an, welche diagnostischen Schritte Sie als erstes unternehmen!

- **MRT** in vermuteter Läsionshöhe (hier Brustwirbelsäule)
- **Falls Ursache durch MRT nicht geklärt: Lumbalpunktion** (Zellzahl?, Zellbild?, oligoklonale Banden?, Asservierung von Liquor für ggf. weiterführende mikrobiologische/virologische Diagnostik).

Kommentar

Definition: Eine Entzündung des Rückenmarks mit Querschnittsyndrom wird als Querschnittmyelitis (Syn. Myelitis transversa) bezeichnet.

Epidemiologie: Es handelt sich um seltene Erkrankungen. Die Inzidenz liegt bei etwa 1–2/100 0000/Jahr.

Ätiologie: Eine Querschnittmyelitis kann infektiös und parainfektiös auftreten. Für eine autoimmune (parainfektiöse) Genese spricht das oft vorhandene Intervall zwischen vorausgegangenem Infekt oder auch einer Impfung und dem Auftreten der Symptome. Histologisch zeigen Querschnittmyelitiden das Bild einer perivenösen Entmarkung mit Makrophageninfiltration, ähnlich dem bei Multipler Sklerose oder akuter disseminierter Enzephalomyelitis (ADEM). Eine akute infektiöse oder parainfektiöse Myelitis wird am häufigsten durch **Coxsackie-**, **Echo-** und **Varizella-zoster-Viren** (VZV), seltener durch Epstein-Barr- oder HTLV-I-Viren verursacht. Bei immunsupprimierten Patienten (z. B. AIDS-Patienten) finden sich auch gehäuft Fälle durch Herpes-simplex- (HSV) und Cytomegalie-Viren. Als bakterielle Erreger kommen in Frage: Mycoplasma pneumoniae (häufig), Borrelien, Clamydien und Treponema pallidum. Myelitiden wurden ferner nach Impfungen gegen Influenza, Hepatitis B, Masern, Mumps, Röteln, Tollwut oder Tetanus beschrieben.

Klinik: Zunächst kommt es zu einem **partiellen oder kompletten Querschnittsyndrom** mit autonomen Störungen. Die Reflexe können noch erhalten, aber auch schon ausgefallen sein. **Im Verlauf** kann sich eine **spastische Muskeltonuserhöhung** mit Reflexsteigerung entwickeln.

Diagnostik: Das spinale Syndrom (Querschnittsyndrom) ist hinsichtlich der Ätiologie zunächst unspezifisch. Für die Verdachtsdiagnose

→ Fall 78 Seite 79

einer infektiösen oder parainfektiösen Myelitis sprechen folgende klinische Befunde:

- Subakute Entwicklung eines Querschnittsyndroms über Stunden bis Tage
- Symmetrische Ausprägung der Ausfälle; ein asymmetrisches Muster schließt eine akute Myelitis aber nicht aus
- Bevorzugte Beteiligung der Pyramidenbahn und vorderen Kommisur (evtl. Entwicklung einer dissoziierten Sensibilitätsstörung)
- Vorausgegangener Infekt oder Impfung in der Anamnese.

Die weitere Abklärung des Syndroms muss immer mittels Bildgebung und Lumbalpunktion erfolgen. Das **MRT** ist die Methode der Wahl zur Darstellung des Myelons. Typische Befunde bei Querschnittmyelitis sind meist isolierte, signalangehobene Herde mit Kontrastmittelaufnahme (aufgrund einer Schrankenstörung) über 2 bis 3 Segmente, im axialen Bild sind die Herde zentral-symmetrisch lokalisiert. Der **Liquorbefund** bei viraler oder parainfektiöser Genese zeigt meist eine lymphozytäre Pleozytose ($<50/\mu l$) und leichte Eiweißerhöhung, bei bakterieller Genese ein granulozytäres Zellbild. Bei einer persistierenden Infektion liegen die Zellzahlen meist höher (s. u.). Mittels elektrophysiologischer Untersuchungsmethoden lassen sich verzögerte MEP und SEP über den betroffenen Bereichen nachweisen; dies ist jedoch ein unspezifischer Befund.

In einem zweiten Schritt kann versucht werden, die Ätiologie der Entzündung zu klären. Der Versuch der **Identifizierung des Erregers** ist jedoch **oft wenig erfolgreich**. Wenn man versucht, Antikörperbestimmungen gegen alle in Frage kommenden Erreger (evtl. auch mittels PCR) durchzuführen, hat man schnell viele 100 Euro ausgegeben, ohne dass sich daraus therapeutische Konsequenzen ergeben. Sinnvoll erscheint es, die Antikörpernachweise auf behandelbare Erreger wie VZV, HSV, Mycoplasmen oder Borrelien zu beschränken.

Differenzialdiagnosen: Etliche Differenzialdiagnosen müssen sorgfältig ausgeschlossen werden, insbesondere wenn sich die Symptome langsam schleichend oder deutlich asymmetrisch entwickeln. Die wichtigste Differenzialdiagnose ist die **Multiple Sklerose** (MS). Nach Zeichen einer räumlichen und zeitlichen Dissemination der Erkrankung sollte mittels zerebralem MRT und evozierten Potenzialen (VEP) gesucht werden (s. Fall 67). Im MRT erstrecken sich spinale Herde bei der MS meist nur über 1 Segment und sind eher asymmetrisch gelegen. Typische Liquorbefunde sind der Nachweis oligoklonaler Banden und eines positiven IgG-Index $>$ 0,7; dieser Befund ist aber nicht spezifisch, auch bei parainfektiösen Myelitiden können oligoklonale Banden auftreten.

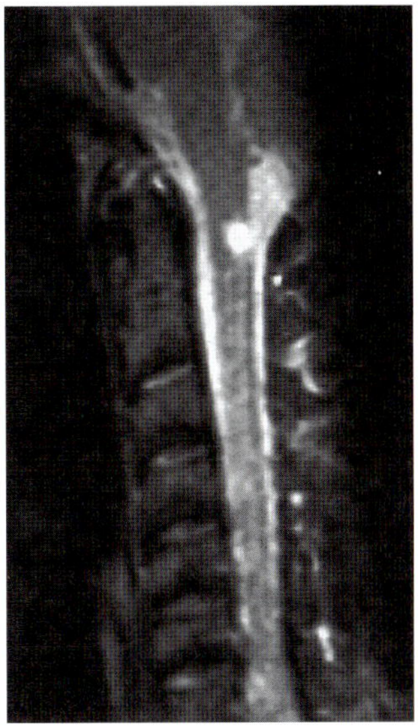

MRT (T2-gewichtet, sagittal): Querschnittmyelitis mit Herd im oberen Halsmark (In Höhe von Atlas und Dens axis ist im hinteren Anteil des Marks ein Areal abnorm erhöhten Signals zu erkennen.)

Eine **Mitbeteiligung des Myelons** ist auch **im Rahmen von Enzephalomyelitiden** (z. B. ADEM, Borrelieninfektion) möglich. Neben dem Querschnittsyndrom finden sich dann aber auch zerebrale oder radikuläre Symptome. Weitere mögliche Differenzialdiagnosen sind **Myelitis bei Kollagenosen** (systemischer Lupus erythematodes, Sjögren-Syndrom) oder **Sarkoidose**, **paraneoplastische nekrotisierende Myelitiden** (selten), **chronische Myelopathien** (z. B. im Rahmen einer funikulären Myelose bei Vitamin-B_{12}-Mangel) und HIV-Myelopathie. Bei der **Poliomyelitis** finden sich asymmetrische, schlaffe Paresen durch Befall der Vorderhornzellen.

Intramedulläre Tumoren, v. a. Ependymome und Astrozytome, imponieren im MRT manchmal ähnlich wie die Läsionen einer Querschnittmyelitis, sind aber meist gut an ihrer raumfordernden Wirkung zu identifizieren. Im Liquor lassen sich keine Entzündungszeichen nachweisen. Gelegentlich kann die Differenzierung zwischen beiden Ursachen nur histologisch erfolgen.

Vaskuläre Rückenmarkläsionen (z. B. spinaler Infarkt) beginnen perakut, sind schmerzhaft und treten eher bei älteren Patienten mit vaskulärem Risikoprofil auf.

Andere Ursachen eines subakut beginnenden Querschnittsyndroms sind z. B. **spinale Abszesse**, **ausgedehnte Bandscheibenvorfälle** und **Meningeosis carcinomatosa**. Diese lassen sich differenzialdiagnostisch mittels Bildgebung abklären.

→ Fall 78 Seite 79

Therapie: Die Therapie erfolgt weitgehend unter empirischen Gesichtspunkten: Für 3 bis 5 Tage werden intravenös **hochdosiert Glukokortikoide** (1000 mg/d) gegeben, danach muss die Dosis langsam reduziert werden. Solange eine infektiöse Genese möglich erscheint, sollte zusätzlich kalkuliert eine antivirale und antibakterielle Behandlung mit Zovirax und Rocephin erfolgen; bei Erregernachweis kann dann gezielt therapiert werden. Zur Basistherapie gehören u. a. Physiotherapie, ggf. Thromboseprophylaxe und Behandlung der Blasenstörungen.

Prognose: Myelitiden können folgenlos ausheilen, führen aber häufig zu axonalen Schädigungen durch die Entzündung mit entsprechenden persistierenden neurologischen Ausfällen. In 20 bis 50% der Fälle einer Myelitis ohne Erregernachweis stellt sich die Erkrankung nachträglich als Erstmanifestation einer Multiplen Sklerose heraus.

ZUSATZTHEMEN FÜR LERNGRUPPEN
- **Akute demyelinisierende Enzephalomyelitis (ADEM)**
- **Poliomyelitis und Post-Polio-Syndrom**
- **Formen intraspinaler Tumoren (intramedullär, extramedulläre intradural/-extradural)**

79 Fazioskapulohumerale Muskeldystrophie (FSHD)

79.1 Nennen Sie allgemein Symptome, die den Verdacht auf das Vorliegen einer degenerativen Muskelerkrankung lenken!

- Langsam progrediente, relativ symmetrische Paresen mit Muskelatrophie; meist proximale Betonung der Ausfälle an den Extremitäten; meist abgeschwächte, niemals gesteigerte Reflexe
- Muskelatrophien im Gesicht („Facies myopathica")
- Nebeneinander von Muskelatrophie und Muskelhypertrophie bzw. „Pseudohypertrophie" durch fettige Degeneration des Muskelgewebes
- Positive Familienanamnese
- Fehlen von Sensibilitätsstörungen und Faszikulationen.

79.2 Beschreiben Sie den Befund und nennen Sie Ihre Verdachtsdiagnose!

- Befund: Atrophie der Brust- und Schultergürtelmuskulatur sowie der Muskulatur im Bereich der Scapula bei gut erhaltenem M. deltoideus, Scapula alata
- Diagnose: **fazioskapulohumerale Muskeldystrophie** (FSHD); Begründung: o.g. Befund mit den hierdurch entstehenden tiefen Achsel-Brust-Falten ist pathognomonisch für die FSHD.

79.3 An welche anderen Erkrankungen muss beim Vorliegen der Leitsymptome „Parese und Muskelatrophie" gedacht werden?

Symptomkombination „Parese und Muskelatrophie" spricht für Schädigung der „neuromuskulären" Einheit, welche aus 2. Motoneuron und der Muskulatur selbst besteht. Folgende Differenzialdiagnosen kommen in Frage:

- **Myopathien** anderer Ursache, z. B. erworbene Myopathien (z. B. Kortisonmyopathie), Myositiden und Myopathien bei Stoffwechselerkrankungen (z. B. Hypothyreose), myotone Dystrophien (z. B. Curshmann-Steinert, PROMM), metabolische Myopathien, mitochondriale Myopathien
- **Primär „neurogene" Ursachen**, z. B. spinale Muskelatrophien, Poliomyelitis, Post-Polio-Syndrom, rein motorische Polyneuropathien (z. B. MMN, HMSN-I), amyotrophe Lateralsklerose
- **Erkrankungen mit gestörter neuromuskulärer Übertragung**, z. B. Myasthenia gravis, andere myasthene Syndrome (z. B. Lambert-Eaton-Syndrom)
- **Nicht-neurologisch bedingte „atrophische Paresen"**, z. B. Inaktivitätsatrophie, Kachexie, sekundäre Muskelatrophie bei Sehnenruptur, Gelenkdeformitäten (Polyarthritis).

Jedoch müssen nicht bei jedem Patienten sämtliche Differenzialdiagnosen berücksichtigt werden. Wichtige Anhaltspunkte zur Stellung einer ersten Verdachtsdiagnose sind: positive Familienanamnese, Manifestationsalter, Geschwindigkeit der Progredienz der Symptome und klinisches Verteilungsmuster der Störungen. Zwischen primär neurogener bzw. myopathischer Ursache kann mittels EMG differenziert werden, für eine Myopathie würden u. a. auch laborchemische Veränderungen (z. B. CK ↑, Pyruvat ↑, Laktat ↑) sprechen.

79.4 Welche Zusatzuntersuchungen werden Sie in diesem Fall durchführen? Welche Befunde würden Sie bei Ihrer Diagnose erwarten?

- Labor: CK (↑), Pyruvatkinase ↑ ↑
- EMG: „myopathische" Veränderungen in betroffenen Muskeln

→ Fall 79 Seite 80

- Muskelbiopsie: typisches, aber nicht spezifisches Bild mit Faserhypertrophien und eingestreuten atrophischen, angulären Fasern, sogenannten Mottenfraßnekrosen; gehäuft entzündliche Zellinfiltrate
- Genetik: Nachweis eines auf <35 kB verkürzten EcoRI-Fragmentes auf Chromosom 4 im Southern-Blot (99 % Spezifität, 92 % Sensitivität)

Kommentar

Muskeldystrophien (Allgemeines und Formen): Muskeldystrophien sind Erkrankungen, bei denen eine **genetisch bedingte strukturelle Abnormalität der Muskulatur zu progredienter Muskelschwäche und -atrophie führt**. Die häufigen Muskeldystrophien (z. B. Muskeldystrophie Typ Duchenne oder Becker-Kiener) sind Erkrankungen des Kindes- und Jugendalters. Im Erwachsenenalter manifestieren sich die okulopharyngeale Muskeldystrophie sowie einzelne Formen der sehr seltenen Gliedergürteldystrophien und distalen Myopathien sowie Spätmanifestationen kongenitaler Myopathien. Für die einzelnen Formen bestehen typische klinische Verteilungsmuster, ebenso typisch ist, dass sich die meisten Formen in einem jeweils bestimmten Alter manifestieren.

Dystrophinopathien sind Muskeldystrophien, bei denen es aufgrund von Mutationen im Dystrophin-Gen zu einem Fehlen oder einer Verringerung von Dystrophin in der Muskelzelle kommt. Die Erkrankungen werden X-chromosomal-rezessiv vererbt. Es handelt sich um schwer verlaufende, generalisierte Muskeldystrophien mit Beginn im Bereich der Oberschenkelmuskulatur. Zu den Dystrophinopathien gehören die Muskeldystrophie **Typ Duchenne** und **Typ Becker-Kiener**. Die Muskeldystrophie Typ Duchenne ist die häufigste Muskeldystrophie und eine der häufigsten Erbkrankheiten überhaupt (ca. 1:3500 männliche Neugeborene). Die Erkrankung manifestiert sich zwischen dem 1. und 6. Lebensjahr. Die Lebenserwartung ist deutlich reduziert. Bei der Muskeldystrophie Typ Becker-Kiener ist der Verlauf gutartiger, da ein noch teilweise funktionstüchtiges Dystrophin vorhanden ist. Die Erkrankung manifestiert sich zwischen dem 5. und 15. Lebensjahr.

Zur **fazioskapulohumeralen Muskeldystrophie** s. u.

Die **okulopharyngeale Muskeldystrophie** ist eine autosomal-dominant vererbte Erkrankung, die sich meist zwischen dem 40. und 60. Lebensjahr manifestiert. Leitsymptome sind Ptosis und Dysphagie.

Muskeldystrophien vom Gliedergürteltyp (LGMD = limb girdle muscular dystrophy) sind seltene Erkrankungen mit dominantem oder rezessivem Erbgang und bevorzugter Beteiligung der Muskulatur des Schulter- oder Beckengürtels.

Zu den **Muskeldystrophien mit Frühkontrakturen** zählen die X-chromosomal vererbte Muskeldystrophie Typ Emery-Dreifuss und die autosomal-dominante vererbte Muskeldystrophie Typ Hauptmann-Thanhauser. Charakteristisch für diese Formen sind früh im Krankheitsverlauf auftretende Kontrakturen der humero-peronaealen Muskulatur. In der Muskelbiopsie kann ein Fehlen oder eine Verringerung des Proteins Emerin nachgewiesen werden.

Andere seltene Formen von Muskeldystrophien sind **kongenitale Muskeldystrophien** mit Strukturanomalien und **distale Myopathien**, die sich meist asymmetrisch an den unteren Extremitäten manifestieren.

Epidemiologie und Ätiologie der FSHD: Die fazioskapulohumerale Muskeldystrophie (FSHD) wird autosomal-dominant vererbt, die Penetranz ist hoch. Die Prävalenz liegt bei 1–5 / 100 000. Typisches Manifestationsalter ist die 2. Lebensdekade, Manifestationen kommen aber auch im Kleinkind- und Erwachsenenalter vor. Bei der Erkrankung finden sich polymorphe Repeat-Sequenzen auf Chromosom 4, welche molekulargenetisch nachweisbar sind. Der eigentliche Gendefekt ist aber derzeit noch unbekannt.

Klinik der FSHD: Der klinische Verlauf ist relativ gutartig. Muskelatrophien und Paresen beginnen im Schultergürtelbereich und Gesicht. Klinische Charakteristika sind eine **Facies myopathica ohne Ptosis** sowie eine **Atrophie der Schultermuskulatur**. Der M. deltoideus und der M. orbicularis oris sind häufig ausgespart oder sogar hypertroph, so dass ein charakteristischer Phänotyp mit leicht gespitzem Mund („Tapirmund") und vertieften Brust-Achsel-Falten entsteht. Im Verlauf kann sich die Erkrankung auf die Beckengürtel- und Unterschenkelmuskulatur ausbreiten. Beteiligung anderer Organe sind selten, gelegentlich treten retinale Gefäßveränderungen oder Innenohrschwerhörigkeit auf.

Diagnostik der FSHD: s. Antwort zur Frage 79.4.

→ Fall 79 Seite 80

Therapie der FSHD: Eine kausale Therapiemöglichkeit besteht nicht. Wie bei anderen neuromuskulären Erkrankungen liegt der Schwerpunkt auf physiotherapeutischen Maßnahmen und ggf. Bereitstellung ergotherapeutischer Hilfsmittel. Medikamentöse Therapieversuche sind bei Muskeldystrophien bislang ohne Erfolg. Eine geringe, kurzfristige Verbesserung der Muskelkraft kann manchmal durch Einnahme von Kreatin oder dem Sympathikomimetikum Clenbuterol erreicht werden.

Prognose der FSHD: Die Lebenserwartung betroffener Patienten ist nicht reduziert, die meisten Patienten (ca. 80%) bleiben bis ins hohe Alter gehfähig. Im Einzelfall, v. a. bei Manifestation im Kindesalter, kann die Erkrankung aber auch rasch progredient verlaufen und zum Tod durch Ateminsuffizienz führen.

ZUSATZTHEMEN FÜR LERNGRUPPEN
- **Klinik und Pathophysiologie der Dystrophinopathien**
- **Okulopharyngeale Muskeldystrophie**

! 80 Septische Enzephalopathie, Herdenzephalitis

80.1 Stellen Sie eine Verdachtsdiagnose!

SIRS bzw. Sepsis unklarer Genese mit septischer Enzephalopathie; Begründung:
- Zeichen einer Sepsis/SIRS: Entzündungszeichen (Leukozyten ↓, CRP ↑, Thrombozyten ↑), Quick ↓ und PTT ↑ (→ beginnende Verbrauchskoagulopathie), Körpertemperatur ↓, arterielle Hypotonie, Tachykardie
- Zeichen einer septischen Enzephalopathie: Vorliegen von SIRS oder Sepsis + Vigilanzminderung, Psychosyndrom, epileptischem Anfall, Muskeltonuserhöhung.

80.2 Welche weiteren Untersuchungen veranlassen Sie, um Ihre Verdachtsdiagnose zu bestätigen?

Fokussuche:
- Anfertigung mehrerer Blutkulturen
- Urinuntersuchung: Nitrit?, Sediment?, evtl. Urinkultur
- Röntgen-Thorax: Infiltrate?
- Lumbalpunktion: Meningitis?
- Oberbauchsonographie, evtl. CT Abdomen/Thorax: Abszesse? Lymphknoten? Splenomegalie?
- Transösophageale Echokardiographie (TEE): Endokarditis?
- CCT mit Kontrastmittel oder MRT: Abszesse? andere Ursachen für den epileptischen Anfall (z. B. Blutung?, Tumor?, Ischämie?).

80.3 Welche Verdachtsdiagnose stellen Sie jetzt? Und welche Notfalluntersuchungen sollten spätestens jetzt durchgeführt werden?

- Verdachtsdiagnose: **Herdenzephalitis bei Endokarditis**; Begründung: septisches Bild, wechselnde fokal-neurologische Zeichen jetzt mit flüchtiger Hemiparese links und positivem Babinskizeichen links (initial Krampfanfall rechts), Systolikum über Erb und Mitralklappe, im Urinstix Nachweis einer Erythrozyturie und Proteinurie (Verdacht auf Herdnephritis)
- Notfalluntersuchungen:
  - TEE: Endokarditis?
  - Zerebrales MRT: Erklärung für die wechselnden fokal-neurologischen Zeichen (Abszesse?, Hinweis auf [septische] Sinusthrombose?).

80.4 Wie müssen Sie die Patientin behandeln, noch bevor weitere diagnostische Schritte unternommen werden?

- Bei Sepsisverdacht: **sofort Antibiotikatherapie** nach Gewinnung von Blut/Urin/Liquor, z. B. Cephalosporin der 2. Generation (z. B. Spizef 3 × 2 g/d) + Aminoglykosid (z. B. Gentamicin 240 mg/d i. v.), alternativ Carbapenem (z. B. Meronem 3 × 2 g/d)
- **Supportive Therapie bei Sepsis:**
  - Volumensubstitution (*cave:* Der zentralvenöse Druck ist bei Sepsis kein geeigneter Parameter für den Volumenbedarf mehr, daher Steuerung der Volumenzufuhr über „Piccosystem" oder Pulmonaliskatheter)
  - Bei Hypotonie: Gabe von Noradrenalin, Überwachung der Urinausscheidung (Stundenurin)
  - Bei Hyperglykämie: konsequente Blutzuckersenkung mit Insulin (Normbereich anstreben)
  - Gabe von Hydrokortison (6 × 50 mg/d i. v. oder als Perfusor) wegen drohender Nebennierenrinden-Insuffizienz im septischen Schock, falls sich der Kreislauf trotzt Volumengabe und Einsatz von Katecholaminen nicht stabilisieren lässt.

→ Fall 80 Seite 81

Kommentar

Definitionen und Pathogenese: Bei der **septischen Enzephalopathie** handelt es sich um eine prinzipiell reversible zerebrale Funktionsstörung bei Sepsis oder SIRS (= Systemic Inflammatory Response Syndrome), die durch keine andere Ursache zu erklären ist (Ausschlussdiagnose).

Eine **Herdenzephalitis** liegt dann vor, wenn entweder metastatisch im Rahmen einer Sepsis Bakterien über den Blutstrom ins Gehirn gelangen und sich dort absiedeln (septisch-metastatische Herdenzephalitis) oder kleine erregerhaltige Emboli das Gehirn erreichen (septisch-embolische Herdenzephalitis). Bei der septisch-metastatischen Herdenzephalitis ist der Ausgangspunkt der Sepsis verschieden, bei der septisch-embolischen Herdenzephalitis meist das Endokard.

Klinik: Bei einer **septischen Enzephalopathie** stehen **Bewusstseinstrübungen** und/oder ein **Psychosyndrom** im Vordergrund. Zusätzlich kommt es manchmal zu epileptischen Anfällen, Myoklonien oder Rigor. Häufig tritt die septische Enzephalopathie als **Frühsymptom** einer Sepsis auf.

Für die **Herdenzephalitis** typisch ist eine Kombination aus – manchmal nur flüchtiger – **Schlaganfallsymptomatik** (z. B. Hemiparese, Aphasie) **mit Fieber**, erhöhten Entzündungsparametern und evtl. epileptischen Anfällen oder einem Psychosyndrom mit Vigilanzminderung. Kopfschmerzen sind ebenfalls häufig; zuweilen klagen Patienten auch über Sehstörungen, die durch retinale Blutungen durch septische Emboli hervorgerufen werden können.

Diagnostik: Das recht schwierige Fallbeispiel zeigt die manchmal enge Verzahnung eines internistischen mit einem neurologischen Krankheitsbild. Kompliziert wird der Fall nicht nur wegen der Vielgestaltigkeit des klinischen Bildes und der wenig aussagekräftigen Anamnese, sondern auch durch zunächst mehr oder weniger unauffällige Befunde (CT, Lumbalpunktion). In diesen unklaren Fällen ist es hilfreich, zunächst einmal „gedanklich vorzusortieren", welche Phänomene überhaupt vorliegen. Am wichtigsten ist zu erkennen, dass im Fallbeispiel (mindestens) ein **SIRS** vorhanden ist; hierzu müssen mindestens 2 von 4 Kriterien erfüllt sein:

- Leukozytose $>$12 000/μl oder Leukopenie $<$4000μl oder $>$10 % unreife Granulozyten
- Temperatur $>$ 38 °C oder $<$ 36 °C
- Herzfrequenz $>$ 90/min
- Atemfrequenz $>$20/min oder $paCO_2$ $<$ 32 mmHg.

Findet sich zusätzlich ein Infektionsfokus, liegt per definitionem eine **Sepsis** vor. In Richtung Sepsis weist auch ein pathologischer Gerinnungsstatus (Quick ↓, PTT ↑). Für Therapie und Prognose ist das Auffinden eines Infektionsfokus unabdingbar, so dass hier – ggf. auch mehrfach – nach einem Fokus gesucht werden sollte. Weiterhin sollte man sich die neurologischen Symptome vergegenwärtigen und nach einem möglichen Zusammenhang zwischen der internistischen Grunderkrankung und der neurologischen Symptomatik suchen. Zunächst liegen im Fallbeispiel typische Symptome und Befunde einer septischen Enzephalopathie vor (Klinik s. o.; CCT unauffällig). Der Liquorbefund mit deutlicher Laktaterhöhung passt ebenfalls zur Sepsis, die leichte Zellzahl- und Eiweißerhöhung sollten jedoch schon an eine Herdenzephalitis denken lassen (bei septischer Enzephalopathie sind diese beiden Parameter meist normal). Im MRT finden sich manchmal unspe-

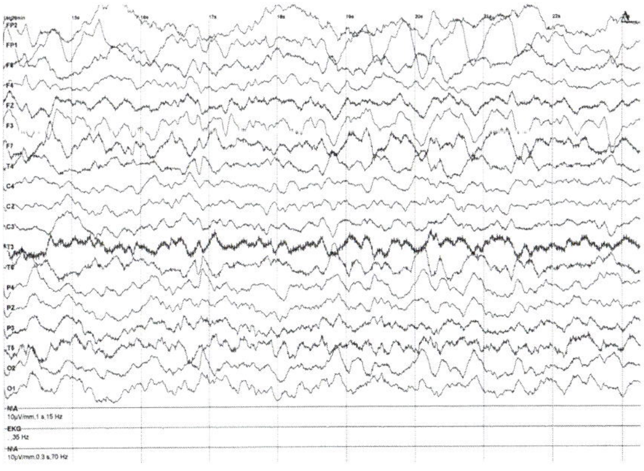

EEG: Schwere Allgemeinveränderungen, die Grundfrequenz beträgt nur noch 3–4/s (zum Vergleich: alpha-Rhythmus: 8–13/s, leichte Allgemeinveränderungen: 6–7/s, mittelschwere Allgemeinveränderungen: 4–5/s).

→ Fall 80 Seite 81

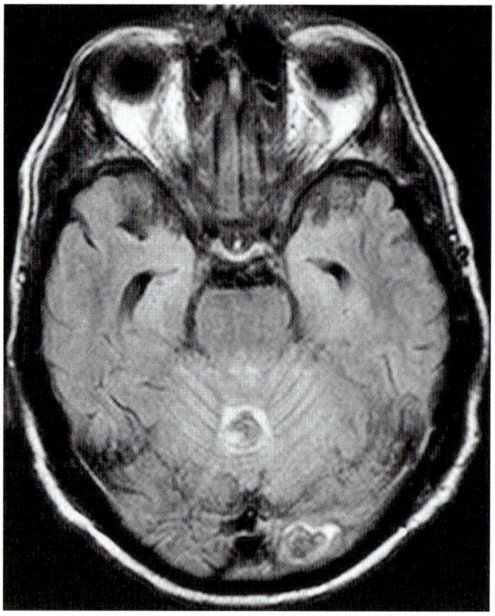

MRT: embolische Herdenzephalitis

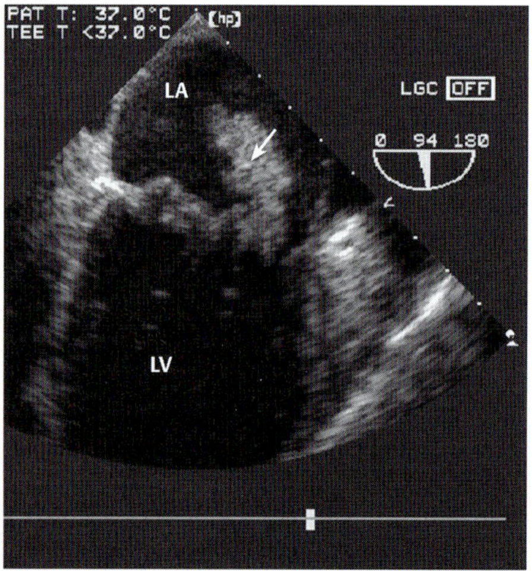

TEE (Klappenvegetationen auf der Mitralklappe)

zifische diffus verteilte Läsionen in der weißen Substanz. Das EEG zeigt meist eine **„Allgemeinveränderung"**, d.h. eine Verlangsamung des Grundrhythmus, die aber völlig unspezifisch ist.

Im Fallbeispiel entwickeln sich nun weitere neurologische Symptome, die über eine septische Enzephalopathie hinausgehen. Es liegt eine septische Herdenzephalitis vor. Hier lassen sich im MRT oder CT mit Kontrastmittel multiple kleine Abszesse oder Infarkte, die zuweilen hämorrhagisch umgebaut sind, nachweisen. Das MRT ist dabei wesentlich sensitiver als das CT. Meist findet sich im Liquor – häufig auch erst im Verlauf – eine granulozytäre Pleozytose bei nur leicht erhöhtem Eiweiß. Ein xanthochromer Liquor ist dabei Ausdruck einer Einblutung mit Kontakt zum Subarachnoidalraum als Folge einer pyogenen Vaskulitis mit Ausbildung mykotischer Aneurysmen mit eher schlechter Prognose.

Wichtig, um eine adäquate Therapie einzuleiten, ist die **Suche nach einer Infektionsquelle** bzw. der **Erregernachweis** mit Erstellung eines Antibiogramms (= Fokussuche, s. Antwort zur Frage 80.2). Eine septisch-embolische Herdenzephalitis geht häufig von einer Endokarditis aus. Typische Befunde einer Endokarditis sind: neu aufgetretenes Herzgeräusch oder Änderung eines vorher bekannten Herzgeräusches, bekanntes Klappenvitium oder Herzklappenersatz, Hautbeteiligung (Petechien, Osler splits [= rötliche schmerzhafte Knötchen an den Fingern oder Zehen]) und Nierenbeteiligung (Löhlein-Herdnephritis, seltener Niereninfarkt oder akute Glomerulonephritis). Mittels transösophagealer Echokardiographie (TEE) kann die Endokardbeteiligung (Klappenvegetationen, z.T. mit Abszedierungen, neu aufgetretene Klappeninsuffizienz) dargestellt werden.

Therapie: Bei Vorliegen einer septischen Enzephalopathie oder Herdenzephalitis sind **Fokussanierung**, **systemische Antibiotikatherapie** und allgemeine **supportive Therapiemaßnahmen** erforderlich (s. Antwort zur Frage 80.4). Bei Patienten mit Herzklappenersatz sollte die Antibiotikakombination z.B. aus einem Cephalosporin der 3. Generation und Vancomycin bestehen.

Prognose: Die **Letalität** beträgt etwa **50%**. Überlebende haben **oft ausgeprägte neurologische Residuen** (v.a. epileptische Anfälle, Paresen). Ein frühzeitiger, in der Regel „blinder" Therapieversuch mit Antibiotika kann die Prognose verbessern. Eine häufige Todesursache ist die dekompensierte Herzinsuffizienz durch massive Klappendestruktion der betroffenen Herzklappe(n). Ein rechtzeitiges Konsil bei einem Kardiochirurgen mit regelmäßigen echokardiographischen Kontrollen ist daher unbedingt erforderlich.

ZUSATZTHEMEN FÜR LERNGRUPPEN

- **Endokarditistherapie und -prophylaxe**

→ Fall 80 Seite 81

81.1 Welches Syndrom liegt klinisch bei dem Patienten vor?

Der Patient zeigt neben dem vorbekannten Halbseitensyndrom links Zeichen eines **Mittelhirnsyndroms** mit

- Bewusstseinsstörung (Sopor/Koma)
- Strecksynergismen der nicht paretischen Extremitäten
- Träge reagierenden Pupillen, Pupillenerweiterung auf der betroffenen Seite
- Pathologischem Atemmuster, „Maschinenatmung“.

81.2 Welche Ursache vermuten Sie für die klinische Verschlechterung? Welche 2 wesentlichen Gründe hierfür müssen Sie zur Planung der Therapie umgehend abgrenzen?

Die Entwicklung eines Mittelhirnsyndroms in Folge eines supratentoriellen Hirninfarktes spricht für **zunehmenden Hirndruck** mit beginnender rechtsseitiger Herniation des Uncus gyri parahippocampalis und des Mittelhirnes am Tentorium. Hierfür sind zunächst 2 konträre Gründe denkbar:

- Zunehmende Schwellung des ischämischen Hirngewebes („maligner Infarkt“)
- Zunehmende Raumforderung durch Einblutung in das Infarktareal, in diesem Fall begünstigt durch die therapeutische Vollheparinisierung.

Zur Differenzierung dieser beiden Ursachen ist die umgehende Durchführung eines CCT indiziert.

81.3 Befunden Sie das CT!

Kompletter Media- und Posteriorinfarkt rechts mit massiv raumfordernder Wirkung. Die äußeren Liquorräume sind nicht mehr abgrenzbar, die Mittellinie ist um mehrere Zentimeter zur Gegenseite verlagert. Erweiterung des Ventrikelsystems der Gegenseite als Zeichen einer Liquorabflussstörung durch Blockade des Foramen Monroi oder des Aquädukts. Innerhalb des infarzierten Gewebes einzelne hyperdense Areale als Ausdruck der sekundären Einblutung in den Infarktbezirk. Nebenbefundlich hypodenses Areal im Mediagebiet li, wohl Ausdruck eines älteren abgelaufenen Infarktgeschehens.

81.4 Welche Maßnahmen ergreifen Sie nun?

- Verlegung des Patienten auf Intensivstation
- Oberkörperhochlagerung/Vermeidung von Kopfbewegungen: zur Erhöhung des venösen Rückflusses und Vermeidung von venösen zerebralen Abflussbehinderungen
- Bei Unruhe Sedierung (Verringerung des Sauerstoffbedarfs des Gehirns)
- Vollheparinisierung reduzieren und ggf. beenden
- Kontinuierliches Monitoring (Blutdruck-, Pulsmessung, EKG, Pulsoxymetrie, Blutgasanalyse, Elektrolyte, Blutzucker, Körpertemperatur) und neurologische Überwachung
- Adäquate Oxygenierung, ggf. Intubation und leichte Hyperventilation: $paCO_2$-Anstiege erhöhen den Hirndruck, daher großzügige Indikationsstellung nach Blutgasanalyse (Ziel: $paO_2 > 100$ mmHg, $paCO_2 < 40$ mmHg)
- Flüssigkeits-/Elektrolytsubstitution: Normovolämie, Elektrolytbalance anstreben
- Aggressive Behandlung einer Hyperthermie (z. B. physikalische Maßnahmen, Paracetamol)
- Vermeidung von Hyperglykämien (osmotischer Effekt führt zu Ödemzunahme)
- Anlage eines zentralvenösen Katheters: Applikation von Medikamenten; Monitoring des zentralvenösen Drucks (ZVD), Ziel-ZVD 6–12 mmHg
- ggf. Osmotherapie: Mannitol 20 % 125 ml i. v. über 10 min, ggf. bis zu 4–6-mal wiederholen; alternativ Glyzerin 10 % 500–1000 ml i. v.; TRIS-Puffer (THAM) Testdosis 1 mmol/kg KG, anschließend Dauerinfusion mit 0,25 mmol/kg KG; Monitoring der Osmolalität im Serum obligat (Ziel: 320–340 mosmol/l); s. auch Kommentar
- Bei therapieresistenter Hirndruckerhöhung ggf. Barbituratnarkose mit Thiopental (Senkung des Sauerstoffbedarfes des Gehirns, Ziel: burst-supression-Muster im EEG)
- Operative Maßnahmen: Anlage einer Außenableitung bei Zeichen der Liquorstauung oder Entlastungstrepanation in Einzelfällen (Indikationen s. Kommentar).

!! 81.5 Angenommen die Symptome des Patienten wären nicht durch einen Hirninfarkt sondern durch einen Hirntumor als Grunderkrankung verursacht, würden sich dann andere therapeutische Konsequenzen ergeben? Wenn ja, welche?

Beim Hirntumor liegt oft (neben der raumfordernden Wirkung durch den Tumor selbst) ein perifokales, vasogenes Hirnödem vor. Pathophysiologisch spielt in diesem Bereich eine gestörte Blut-Hirn-Schranke die wesentliche Rolle. Die **Gabe von Glukokortikoiden** (z. B. Dexamethason 80 mg i. v. als Bolus, danach 4 × 8 mg i.v. in ausschleichender Dosierung) kann deshalb – im Gegensatz zum Hirnödem beim Infarkt, Blutung oder Trauma – eine deutliche Befundbesserung bewirken und gehört damit zur Basistherapie.

→ Fall 81 Seite 82

Kommentar

Definition: Ein erhöhter Hirndruck liegt ab einem Wert über 15 mmHg vor, kontinuierliche Werte über 20 mmHg sind behandlungsbedürftig.

Pathophysiologie: Der intrakranielle Druck wird durch das Größenverhältnis von intrakraniellem Inhalt (z. B. Blut, Liquor, Hirngewebe) und der ihn umgebenden starren Hüllen bestimmt. Kommt es zu einer Volumenvermehrung (z. B. durch Tumor, Blutung, Infarkt) innerhalb dieses vorgegebenen Raumes, führt dies zu einer Erhöhung des Hirndrucks. Lediglich die Liquorräume können – solange keine Liquorabflussstörung vorliegt – kompensatorisch komprimiert werden und einer Steigerung des Hirndrucks zunächst partiell entgegenwirken. Durch den erhöhten Hirndruck kommt es zum Abfall des zerebralen Perfusionsdrucks (Perfusionsdruck = mittlerer arterieller Blutdruck – mittlerer intrakranieller Druck). Die Folge ist eine Minderdurchblutung und damit Hypoxie des Hirngewebes. Diese führt zur Zunahme des zytotoxischen Hirnödems und damit des Hirndrucks. Ein Circulus vitiosus entwickelt sich. Eine Zunahme des Hirndrucks kann zur Einklemmung (Herniation) von Hirngewebe im Bereich des Tentoriumschlitzes oder des Foramen magnum führen („obere" bzw. „untere" Einklemmung).

Klinik: Eine **chronische Hirndrucksteigerung** (z. B. durch langsam wachsenden Tumor) führt zunächst zu **unspezifischen Symptomen** wie Müdigkeit, Psychosyndrom, Kopfschmerzen, Erbrechen bei Lagewechsel, Gähnen, Schluckauf, Entwicklung von Stauungspapillen, im späteren Verlauf kann es zu Einklemmungsphänomenen (s. u.) kommen. Eine **akute Hirndrucksteigerung** (z. B. durch Infarkt, Blutung, Enzephalitis) zeigt sich meist als dramatisches Krankheitsbild mit Vorliegen einer Bewusstseinsstörung bis zum Koma, Halbseitensymptomen und evtl. Zeichen der Einklemmung.
Eine Einklemmung im Bereich des Tentoriumsschlitzes („obere" Einklemmung) führt zu einem **Mittelhirnsyndrom** mit Ausfall der Formatio reticularis sowie der kortikobulbären und rubrospinalen Bahnsysteme. Folgen sind (vgl. auch Schema im Anhang)

- Bewusstseinsstörung (Sopor, Koma)
- keine gezielte Abwehr auf Schmerzreize sondern zunächst Massenbewegungen bzw. Beugesynergismen, bei Fortschreiten Strecksynergismen der Extremitäten
- enge, nur träge auf Licht reagierende Pupillen durch Läsion sympathischer Bahnen zum M. sphincter pupillae
- Auftreten von Enthemmungsphänomenen (z. B. Puppenkopf-Phänomen wird auslösbar)
- Atemstörungen (z. B. Cheyne-Stoke-Atmung, Maschinenatmung)
- Anstieg von Temperatur, Pulsfrequenz und Blutdruck durch Läsion vegetativer Zentren im Hypothalamus.

Ein Fortschreiten des Hirndruckes (bzw. eine primär infratentorielle Läsion) führt schließlich zur „unteren Einklemmung" mit Herniation der Kleinhirntonsillen im Foramen magnum. Folge ist ein **Bulbärhirnsyndrom** durch Schädigung des Hirnstammes mit

- fehlender Reaktion auf Schmerzreize bzw. Reste von Strecksynergismen
- schlaffem Muskeltonus
- zunehmender Pupillenerweiterung und fehlender Lichtreaktion
- zunehmender Atemstörung, Schnappatmung
- kardialen Arrythmien und Herzstillstand durch Ausfall vegetativer Zentren.

Zum Mittel- und Bulbärhirnsyndrom s. auch Tabelle im Anhang.

Diagnostik: Die Verdachtsdiagnose des erhöhten Hirndrucks lässt sich klinisch bei Vorliegen der entsprechenden Symptomkonstellationen (s. o.) stellen. Die Bestätigung erfolgt mittels zerebraler Bildgebung. Typischerweise findet sich eine Kompression der inneren und äußeren Liquorräume (*cave:* bei Liquorabflussstörung können die Ventrikel auch erweitert sein). Bei fokalen Ursachen findet sich außerdem eine Massenverschiebung, z. B. Mittellinienverlagerung zur Gegenseite. Die objektive Messung des Hirndruckes kann durch Anlage einer Liquordrucksonde in die Seitenventrikel erfolgen.

Therapie: Ein akut erhöhter Hirndruck ist ein **therapeutischer Notfall**. Ziel ist die Senkung des Hirndruckes auf möglichst normale Werte, so dass ein ausreichender zerebraler Perfusionsdruck gewährleistet ist. Zur Basistherapie gehören: ausreichende **Oxygenierung**, **Senkung des Kohlendioxidpartialdrucks**, Gewährleistung einer **Normovolämie** und **Normothermie**, **Oberkörperhochlagerung**, **Vermeidung von venösen zerebralen Abflussbehinderungen**, **Analgosedierung**, evtl. **Barbituratnarkose** und **Vermeidung von Hyperglykämien**. Zur **Osmotherapie** eignen sich im Akutfall Mannitol oder Glyzerin. Alle Osmotherapeutika lagern sich bei Dauertherapie auch im Hirngewebe ein. Da sie osmotisch aktiv sind, kann so das Hirnödem bei Dauergabe noch verstärkt werden. Osmotherapeu-

→ Fall 81 Seite 82

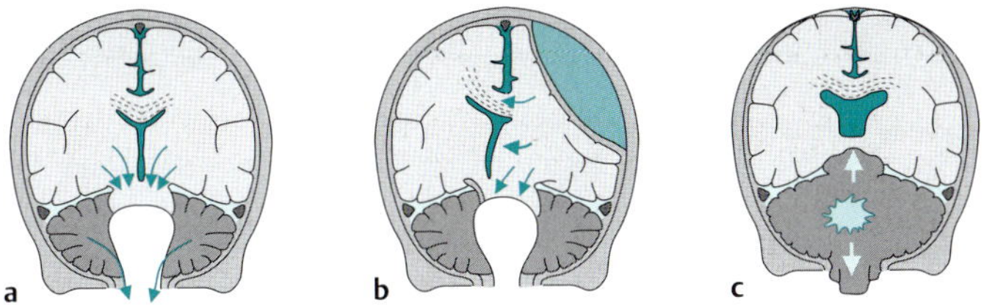

a – Axiale Einklemmung bei generalisiertem Hirnödem. Die mesobasalen Anteile des Temporallappens werden in den Tentoriumschlitz gedrückt und komprimieren das Mittelhirn („obere“ Einklemmung). Bei anhaltendem Druck prolabieren auch die Kleinhirntonsillen in das Foramen magnum und komprimieren die Medulla oblongata („untere Einklemmung“).
b – Laterale Einklemmung bei einseitig raumforderndem Prozess. Durch seitlichen Druck und Verlagerung von mesobasalen Anteilen des gleichseitigen Temporallappens in den Tentoriumschlitz wird der kontralaterale Hirnteil gegen das Tentorium gepresst.
c – Axiale Einklemmung bei Raumforderung unterhalb des Tentoriums. Die Kleinhirntonsillen werden nach unten in das Foramen magnum gedrückt („untere Einklemmung“) sowie durch den Tentoriumschlitz nach oben. Hierdurch entsteht sekundär eine Kompression des Hirnstamms und des 3. und 4. Ventrikels mit Liquorabflussstörung.

tika sollten daher immer nur kurz zur Intervention in Krisensituationen (z.B. akute Verschlechterung, drohende Einklemmung) eingesetzt werden. Glukokortikoide können bei Tumorödem eingesetzt werden, sind aber bei Hirnödemen anderer Genese wahrscheinlich unwirksam. TRIS-Puffer (THAM) führen über Induktion einer Alkalose zur zerebralen Vasokonstriktion und damit Verringerung des Hirnödems. Auch mittels kurzfristiger **milder Hyperventilation** für z.B. 30 Minuten ($paCO_2$ 30 mmHg) kann der Hirndruck gesenkt werden, um z.B. die Zeit bis zu einer Notfall-Trepanation zu überbrücken. Die Hypokapnie bewirkt eine Vasokonstriktion, senkt dadurch das zerebrale Blutvolumen und somit den Hirndruck. Bei längerer Hyperventilation überwiegen aber auch hier die negativen Effekte (Hypoxie, Laktatanstieg, Linksverschiebung der O_2-Bindungskurve mit verringerter Sauerstoffabgabe an das Gewebe). Eine **Hypothermie** senkt den zerebralen Sauerstoffverbrauch und die Letalität deutlich, ist aber derzeit noch Gegenstand von Studien.
Als **operative Maßnahmen** kommen die Anlage einer externen Liquordrainage und die Entlastungstrepanation in Frage. Die **externe Liquordrainage** führt bei gestörtem Liquorabfluss zu einer Verringerung des Hirndrucks durch Verminderung des Liquorkompartiments und ermöglicht zusätzlich das direkte Monitoring des intrazerebralen Druckes. Diese Maßnahme ist jedoch nur auf Intensivstationen durchführbar und birgt die Gefahr einer Infektion, auch kann eine Liquordrainage in manchen Fällen durch intrazerebrale Massenverschiebungen eine Einklemmung sogar begünstigen. Die **Entlastungstrepanation** beim malignen Mediainfarkt mit Entfernung eines breitbasigen Knochendeckels auf der betroffenen Seite führt zu einer signifikanten Reduktion der Sterblichkeit ohne die Zahl der Überlebenden mit schweren neurologischen Defiziten zu erhöhen. Indiziert ist dieses Verfahren v.a. bei jüngeren Patienten. Patienten, die älter als 60 Jahre sind, sowie Patienten mit Infarkt in der dominanten Hemisphäre sollten zurückhaltend operiert werden, da die Prognose dieser Patientengruppe auch mit Trepanation schlecht ist.

Prognose: Wird die Phase einer akuten Hirndrucksteigerung überlebt, wird die Prognose durch das Ausmaß der dabei eingetretenen Hirnschädigung bestimmt. Im ungünstigsten Fall, bei bereits eingetretenen Einklemmungszeichen, kann ein apallisches Syndrom bzw. ein Locked-in-Syndrom zurückbleiben. Ein fortgeschrittenes Bulbärhirnsyndrom wird in der Regel nicht überlebt.

ZUSATZTHEMEN FÜR LERNGRUPPEN

- **Apallisches Syndrom**
- **Locked-in-Syndrom**
- **Kriterien des Hirntodes**
- **Prinzipien der Neuropsychologischen Rehabilitation**

→ Fall 81 Seite 82

82 Morbus Parkinson (Idiopathisches Parkinson-Syndrom)

82.1 Welche Verdachtsdiagnose kommt in erster Linie in Betracht?

Morbus Parkinson; Begründung: typisches Alter, Symptombeginn (armbetont) auf der dominanten Seite, reduzierte Handgeschicklichkeit, subjektives Steifigkeitsgefühl, Rigor, Veränderung des Schriftbildes.

82.2 Welche Fragen stellen Sie dem Patienten und – nach Zustimmung des Patienten – einem Angehörigen, um Ihre Verdachtsdiagnose zu bestätigen?

- Hat sich die Mimik vermindert?
- Ist die Sprachmelodie monotoner geworden?
- Hat sich das Gangbild verändert?
- Treten Schwierigkeiten bei unwillkürlicher Motorik (Umdrehen aus dem Gehen, Reflexe zum Halten des Gleichgewichts) auf?

82.3 Auf welche Funktionen und Befunde legen Sie bei der klinisch-neurologischen Untersuchung besonderes Augenmerk?

- Gangbild kleinschrittig?
- Umdrehen „en bloc“?
- Verminderte/fehlende Mitbewegung der Arme beim Gehen?
- Muskeltonus erhöht?
- Zahnradphänomen bei passiver Bewegung der Extremitäten?
- Ruhetremor?

82.4 Welche diagnostischen Verfahren würden Sie weiter einsetzen?

- CCT, MRT: beim Morbus Parkinson unauffällig, Ausschluss symptomatischer Ursachen (z. B. Hydrozephalus, vaskuläre Läsionen)
- Spaltlampenuntersuchung: v. a. bei jüngeren Patienten Ausschluss Morbus Wilson (Kayser-Fleischer-Kornealring), Laborscreening (s. Fall 64)
- Bei nicht eindeutigen Untersuchungsergebnissen L-Dopa-Test: zur Verbesserung der Resorption Motilium (3 × 2 Tbl. für 3 Tage), danach lösliches L-Dopa (200 mg p.o.) → Beobachtung des Patienten über 2 Stunden → Besserung der Beschwerden? = positives Testergebnis.
- ggf. IBZM-SPECT zur Abgrenzung einer MSA: unauffälliger Befund beim Morbus Parkinson, verminderte postsynaptische Dopaminrezeptordichte bei MSA (Multi-System-Atrophie, s. Fall 25)

Kommentar

Definition: Der Morbus Parkinson (Syn. Idiopathisches Parkinson-Syndrom) ist eine **neurodegenerative Erkrankung des extrapyramidalmotorischen Systems** mit der Symptomtrias Rigor, Tremor und Akinese (Bradykinese) sowie Zeichen der posturalen Instabilität.

Epidemiologie: Er tritt mit steigendem Lebensalter zunehmend häufiger auf, der Altersgipfel für die Erstmanifestation liegt bei 55 Jahren. Die Gesamtprävalenz beträgt etwa 0,2 %, die der über 80-Jährigen etwa 3 %.

Ätiologie und Pathophysiologie: Die Ätiologie ist ungeklärt. Es findet sich im Wesentlichen eine **Degeneration der dopaminergen Neurone, die von der Substantia nigra zum Corpus striatum projizieren**. Der Dopaminmangel führt zu einer Transmitterimbalance mit fehlender Hemmung der cholinergen Neurone im Striatum. Eine Degeneration weiterer Systeme, v. a. autonomer Regelkreise, tritt zusätzlich auf.

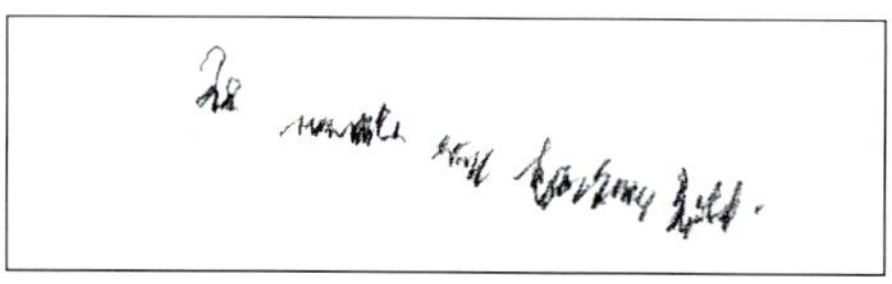

Mikrographie

Klinik: In **frühen Krankheitsstadien** finden sich häufig **unspezifische, asymmetrische Symptome**, wie das im Fallbeispiel beschriebene Schulter-Arm-Syndrom oder eine „chronische Lumbago“. Die wegweisende Symptomkonstellation ist die **Symptomtrias** aus **Muskelsteifigkeit** (Rigor), **verminderter Spontanbeweglichkeit** (Akinese bzw. eher Bradykinese) und dem klassischen **Ruhetremor mit etwa 3–6 Hz** (Tremor). Die Ausprägung der 3 Kardinalsymptome ist individuell unterschiedlich. Weitere eigenständige Symptome, z. B. Störung der Halte- und Stellreflexe (= posturale Instabilität) oder autonome Störungen, oder aus den Kardinalsymptomen abgeleitete Symptome, wie Umdrehen „en bloc“, Zahnradphänomen, verminderte Mitbewegung der Arme beim Gehen, Mikrographie, Hypomimie, sind häufig ebenfalls vorhanden.

→ Fall 82 Seite 83

Diagnostik: Die Diagnostik muss in erster Linie alle **Differenzialdiagnosen ausschließen** (s. u.). Dazu dient neben einer **sorgfältigen Anamnese** und **klinischen Untersuchung** eine **zerebrale Bildgebung** und bei Patienten unter 50 Jahren in jedem Fall der Ausschluss eines Morbus Wilson. Die Besserung der Symptome bei Gabe eines rasch wirkenden L-Dopa-Präparats kann die Diagnose stützen (s. Antworten zu Fragen 82.2, 82.3 und 82.4).

Differenzialdiagnosen: In erster Linie kommen **andere idiopathische degenerative extrapyramidale Erkrankungen** (z.B. Lewy-Körper-Demenz, Multisystematrophie) und **symptomatische Parkinson-Syndrome** (v. a. vaskuläres oder medikamenteninduziertes Parkinson-Syndrom, Normaldruckhydrozephalus, Morbus Wilson) in Frage, die im Gegensatz zum Morbus Parkinson eher symmetrische Symptome und nur selten einen Ruhetremor aufweisen. Bei Tremordominanz können **andere Tremorerkrankungen**, wie ein essenzieller Tremor (s. Fall 12), differenzialdiagnostische Schwierigkeiten bereiten.

Therapie: Die Therapie besteht in der **Beseitigung des Neurotransmittermangels** durch externe Substitution (z. B. L-Dopa, Dopaminagonisten [z. B. Ropinirol, Pramipexol]), Erhöhung der Verfügbarkeit des vorhandenen Dopamins (C-O-Methyl-Transferase-Hemmer [z. B. Entacapone]), Reduktion der cholinergen Aktivität (Anticholinergika [z. B. Biperiden]) oder Gabe von MAO-B-Hemmern (z. B. Selegilin) oder NMDA-Antagonisten (z. B. Amantadin). Folgende Therapieprinzipien gelten:
Bei Vorliegen eines akinetisch-rigiden Parkinson-Syndroms oder Parkinson-Syndroms vom Äquivalenztyp (d. h. Rigor, Ruhetremor, Bradykinese sind etwa gleich stark ausgeprägt) sollten Patienten, die älter als 70 Jahre sind, initial mit L-Dopa therapiert werden, bei Wirkungsverlust sollten zusätzlich Dopaminagonisten gegeben werden. Bei Patienten, die jünger als 70 Jahre sind, beginnt man die Therapie mit Dopaminagonisten unter Domperidon-Schutz ($3 \times 20\,mg/d$), bei Wirkungsverlust wird zusätzlich L-Dopa gegeben. Sowohl bei Patienten über als auch unter 70 Jahre (v. a. aber bei jüngeren Patienten) kann ein Therapieversuch mit Selegilin, Rasagilin oder Amantadin vor Einsatz von L-Dopa oder Dopaminagonisten erfolgen.
Liegt ein Parkinson-Syndrom mit Tremordominanz vor, dann wird zunächst nach dem gleichen Schema wie beim akinetisch-rigidem Parkinson-Syndrom therapiert. Bei unzureichender Wirksamkeit wird zusätzlich zunächst Biperiden oder ein anderes Anticholinergikum, später evtl. Amantadin, Budipin (*cave:* long-QT-Syndrom!) Propanolol oder ein atypisches Neuroleptikum (z. B. Clozapin, *cave:* Agranulozytose!) gegeben.
Steht der Haltetremor im Vordergrund der Symptomatik, können primär Propranolol oder Primidon eingesetzt werden. In Spätstadien kann im Bereich der Basalganglien eine operative Therapie indiziert sein (stereotaktische Läsionsoperation oder Overdrive-Stimulation), in ausgewählten Fällen kommen auch Apomorphin (s.c. Pen oder s. c. Pumpe) oder die jejunale Applikation von L-Dopa (Duodopa®) über eine PEJ zum Einsatz.

Prognose: Die Patienten werden im Mittel nach 20 Jahren pflegebedürftig. Eine prinzipiell bessere Prognose in Bezug auf Pflegebedürftigkeit weisen Patienten mit Tremordominanz auf, deren Symptome jedoch weniger erfolgreich zu behandeln sind.

ZUSATZTHEMEN FÜR LERNGRUPPEN
- **Behandlung von Komplikationen im Verlauf (Fluktuationen, Akinesien, vegetative Störungen, Dopaminpsychosen)**
- **Tremor-Syndrome**
- **Multisystematrophie**
- **Morbus Wilson**

83 Nervus-ischiadicus-Läsion

83.1 Stellen Sie eine Verdachtsdiagnose!

(Peronäal betonte) **Läsion des N. ischiadicus**; Begründung: Zeichen einer peripheren Nervenläsion mit Reflexabschwächung; betroffene Muskulatur v. a. durch N. peronaeus (Fußheber), aber auch durch N. tibialis versorgt (Fußsenker); Sensibilitätsstörung des gesamten Fußes und lateralen Unterschenkels; Anamnese (Hüft-OP).

83.2 Welchen Schädigungsort und -mechanismus vermuten Sie?

- **Schädigungsort:** Läsion des N. ischiadicus
- **Schädigungsmechanismus:** bei Hüftoperation langdauernde Hüftabduktion unter Zug → Überdehnung des Nerven; Druckläsion an knöchernen Strukturen; evtl. auch direkte Druckschädigung durch Einsatz von OP-Spateln.

→ Fall 83 Seite 84

83.3 Nennen Sie eine Einteilung, die das Ausmaß der Schädigung eines peripheren Nerven beschreibt!

Folgende Einteilung gilt für stumpfe Nervenläsionen („scharfe“ bzw. „offene“ Nervenverletzungen sind ein Sonderfall, bei denen immer von einer [partiellen] Durchtrennung der peri- und epineuralen Strukturen auszugehen ist):

- **Grad I (Neurapraxie):** erhaltene Nervenstrukturen, aber blockierte Nervenleitung, z. B. durch Ödem; Restitutio ad integrum innerhalb von Tagen bis Wochen
- **Grad II (Axonotmesis):** Kontinuitätsunterbrechung der Axone bei erhaltener Kontinuität der Nervenhüllen → Waller-Degeneration (Degeneration des distal des Schädigungsorts gelegenen Axonabschnitts); erhaltene Kontinuität der Nervenhüllen ermöglicht ein Wiedereinsprossen der Axone; partielle Restitution innerhalb von Monaten
- **Grad III–V (Neurotmesis):** Kontinuitätsunterbrechung von Axon und Endoneurium (Grad III), einschließlich Perineurium (Grad IV) und Epineurium (Grad V); Plegie der betroffenen Muskulatur; zunehmender Verlust der Leitstrukturen für das Aussprossen der Axone bedingt eine zunehmend schlechtere Prognose.

! 83.4 Welche Möglichkeiten bestehen zu diesem Zeitpunkt?

Prinzipiell bestehen 2 Möglichkeiten des Nachweises einer peripheren Nervenschädigung:

- **ENG:** Nachweis der Kontinuitätsunterbrechung des Nerven, wenn der entsprechende Nervenabschnitt einer elektrischen Stimulation zugänglich ist; Befund: verzögerte oder blockierte Signalübertragung über die betroffene Stelle hinweg (Reduktion der Nervenleitgeschwindigkeit) bzw. zunehmender Amplitudenverlust bei Messung distal des Schädigungsortes durch fortschreitende Waller-Degeneration
- **EMG:** Nachweis von Denervierungszeichen (Spontanaktivität, später chronisch-neurogene Umbauzeichen) in der betroffenen Muskulatur.

Diese Frage beinhaltet eine Falle, denn die indirekten Schädigungszeichen sind 2 Tage nach der Läsion noch nicht vorhanden. Die Waller-Degeneration entwickelt sich im Laufe einiger Tage, in dieser Zeit kann die elektrische Erregbarkeit der distalen Axonabschnitte noch gegeben sein, und die ENG damit unauffällig ausfallen (normale Nervenleitgeschwindigkeit, evtl. zunehmender Amplitudenverlust mit fortschreitender Degeneration). Im EMG sind Denervierungszeichen frühestens nach etwa 10–14 Tagen zu finden.

In der Frühphase einer Nervenläsion ist im EMG allenfalls ein gelichtetes Interferenzmuster mit einer erhöhten Entladungsfrequenz der nicht-geschädigten motorischen Einheiten nachweisbar. Die einzige Möglichkeit des Nachweises der akuten Nervenläsion bestünde damit im Versuch der Messung über die Schädigungsstelle hinweg, z. B. durch Versuch einer ENG mit proximaler lumbaler Stimulation und Ableitung von Fußmuskeln oder durch Vergleich von F-Wellen. Beide Methoden liefern relativ ungenaue Ergebnisse, erlauben keine Differenzierung zwischen Neurapraxie und Axonotmesis und sind bei der Patientin mit Hüftverbänden und Drainagen wahrscheinlich nicht sinnvoll durchführbar. In der Praxis muss die Diagnose also im Akutstadium zunächst klinisch gestellt werden. Nach ca. 14–21 Tagen sollten dann ENG und EMG durchgeführt werden, um das Ausmaß der axonalen Schädigung zu beurteilen.

83.5 Stellen Sie eine Prognose für die Nervenschädigung!

- Prognosestellung im Akutstadium einer Nervenläsion schwierig, da klinisch und elektrophysiologisch eine Neurapraxie zunächst nicht von einer Axonotmesis zu unterscheiden ist (s. auch Antwort zur Frage 83.4). Partielle Läsionen haben prinzipiell eine günstigere Prognose als komplette Schädigungen, stumpfe Läsionen eine bessere als scharfe.
- Verlaufsbeobachtung erforderlich bzw. Abschätzung des Ausmaßes der Schädigung mittels Elektrophysiologie nach 2–3 Wochen
- Fallbeispiel: es liegt maximal eine partielle Nervenläsion vor (Begründung: Muskulatur paretisch, aber nicht komplett plegisch), so dass von einer Regenerationsfähigkeit auszugehen ist und die Prognose bei adäquater physiotherapeutischer Behandlung günstig ist.

Kommentar

Anatomie: Der N. ischiadicus wird aus sämtlichen Anteilen des Plexus lumbosacralis (L4–S3) gebildet und ist der gemeinsame Stamm von N. peronaeus und N. tibialis. Er verlässt durch das Foramen piriforme das Becken, zieht bedeckt vom M. glutaeus maximus und M. biceps zunächst lateral, biegt dann in Längsrichtung zum Oberschenkel ab und verläuft hier in der Tiefe der Flexorenloge des Oberschenkels bis zur Kniekehle. Hier trennen sich meist N. peronaeus und N. tibialis.

→ Fall 83 Seite 84

Der N. ischiadicus innerviert die ischiokrurale Muskulatur an der Rückseite des Oberschenkels und über seine Äste N. peronaeus und N. tibialis die gesamte Muskulatur des Unterschenkels und Fußes. Sensibel versorgt der N. ischiadicus die Haut des Unterschenkels lateral und dorsolateral sowie die Haut des Fußes mit Ausnahme des medialen Knöchels und eines schmalen Streifens am medialen Fußrand (Versorgung durch N. saphenus, sensibler Ast des N. femoralis).

Ätiologie: Ischiadicusläsionen entstehen meist traumatisch durch Druck und Zug des Nerven im proximalen Abschnitt im Rahmen von Operationen oder Polytraumen, seltener durch direkte Verletzungen oder unsachgemäße glutäale i.m.-Injektionen („Spritzenlähmung"). Andere Ursachen (Neurinome, Tumorinfiltration) sind selten.

Klinik: Die klinische Symptomatik variiert in Abhängigkeit von der Läsionshöhe und der Mitbeteiligung des Tibialis- oder Peronaeusanteils. Bei einer weit proximalen Schädigung ist neben einer **Parese aller distalen Fußmuskeln** (Fußhebung, Zehenstreckung, Fußsenkung und Zehenbeugung) auch die **Kniebeugung** eingeschränkt. **Sensibilitätsstörungen** finden sich am **Unterschenkel und Fuß**. Nicht betroffen sind die Kniestrecker (Versorgung durch N. femoralis; der Patellarsehnenreflex ist erhalten), die Glutäalmuskulatur (Versorgung durch N. glutaei) sowie die Sensibilität am medialen Unterschenkel (Versorgung durch N. saphenus).

Diagnostik: Die Verdachtsdiagnose ist klinisch bei Vorliegen von Paresen und Sensibilitätsstörungen im entsprechenden Gebiet zu stellen. Im Verlauf lässt sich neurographisch die axonale Schädigung durch eine Amplitudenreduktion bei Ableitung des N. peronaeus und N. tibialis sowie des sensiblen aus dem N. tibialis stammenden N. suralis aufzeigen, Denervierungszeichen im EMG treten in der vom N. ischiadicus versorgten Muskulatur auf. Ist der Schädigungsmechanismus nicht aus der Anamnese eindeutig ableitbar, muss nach der Ursache ggf. mittels MRT der Gesäßregion und des Oberschenkels getahndet werden.

Differenzialdiagnosen: Eine Differenzialdiagnose der peronäal betonten Ischiadicusläsion ist die **isolierte Nervus-peronaeus-Läsion**, ausgelöst durch Druck am Fibulaköpfchen (s. Fall 26). Hier ist jedoch die vom N. tibialis versorgte Muskulatur und v. a. auch die Kniebeugung unauffällig.
Als weitere Differenzialdiagnose kommen ein **polyradikuläres Syndrom der Lendenwirbelsäu-**

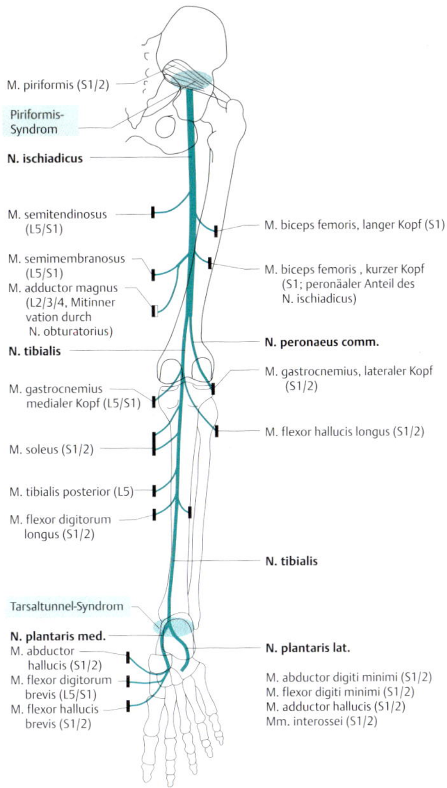

Motorische Versorgungsgebiete des N. ischiadicus und seines einen Endastes N. tibialis (Versorgungsgebiet des N. peroneaeus s. Fall 26)

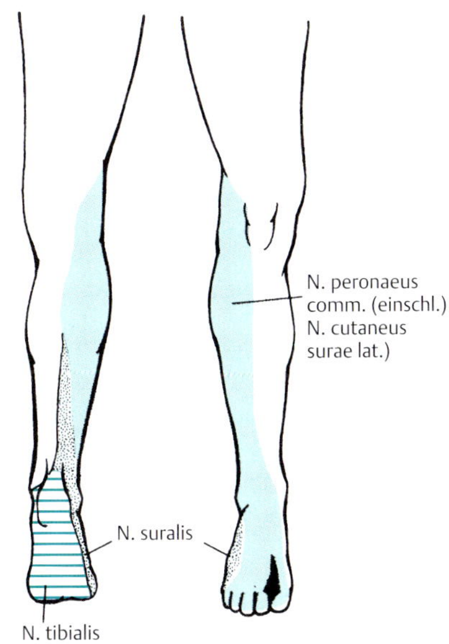

Sensible Versorgungsgebiete des N. ischiadicus

→ Fall 83 Seite 84

le mit Schädigung der Wurzeln L5/S1 bzw. Kauda-Syndrom in Frage. Leitsymptom wäre hier der lumbale Schmerz, weiterhin finden sich bei Beteiligung sakraler Wurzeln Blasen- und Mastdarmstörungen sowie eine „Reithosenhypästhesie", die bei einer N.-ischiadicus-Läsion niemals auftreten. Hier finden sich dafür Störungen der Schweißsekretion, die bei radikulären Läsionen meist fehlen. Beim Kauda-Syndrom sind in der Regel auch beide Beine betroffen.

Läsionen des Plexus sacralis sind oft schwierig von einer Ischiadicusläsion abzugrenzen. Hier sollte gezielt nach Ausfällen gesucht werden, die nicht durch den Ausfall des N. ischiadicus erklärt werden können (z. B. Sensibilitätsstörungen perianal und im Versorgungsgebiet des N. saphenus; Paresen der Mm. glutaei max. und min. [Hüftstreckung, Abduktion und Beugung]). Die Differenzialdiagnose erfolgt mittels ENG und EMG.

Therapie: Die Therapie ist abhängig vom Ausmaß der Nervenläsion. Prinzipiell gilt, dass stumpfe Nerventraumen vom **Grad I bis IV zunächst konservativ** behandelt werden sollten. Generell sollte eine weitere Traumatisierung durch Dehnung des Nerven bei Überstreckung der Extremität vermieden werden. Physiotherapeutische Übungsbehandlungen zum Erhalt der Muskulatur sollten durchgeführt werden, ggf. sind orthopädische Hilfsmittel (z. B. Peronaeusschiene bei Fallfuß) erforderlich. Bei hochgradiger Parese oder Plegie der Muskulatur kann zusätzlich eine Elektrostimulation des Muskels einer Atrophie vorbeugen. Operative Maßnahmen kommen in Betracht, wenn von einer vollständigen Kontinuitätsunterbrechung des Nerven auszugehen ist. Eine frühzeitige OP-Indikation mit dem Versuch einer primären Nervennaht besteht bei „scharfen" Verletzungen mit Plegie oder höchstgradigen Parese der Extremität (Paresegrad 0–2). Bei stumpfen Verletzungen sollte eine OP erwogen werden, wenn Regenerationszeichen nach ca. 6 bis 12 Monaten klinisch und im EMG fehlen. Hier ist eine primäre Nervennaht seltener möglich, evtl. kann eine Autotransplantation eines Nerven, z. B. des N. suralis, erfolgen.

Prognose: Die Prognose einer partiellen Ischiadicusläsion (wie im Fallbeispiel) ist prinzipiell günstig. Abhängig vom Ausmaß der axonalen Schädigung kann sich die Parese innerhalb weniger Tage (bei einer reinen Neurapraxie) oder aber Monaten (bei einer partiellen Axonotmesis, bei der Nervenfasern erst neu aussprossen müssen) vollständig zurückbilden.

ZUSATZTHEMEN FÜR LERNGRUPPEN
- **Waller-Degeneration**
- **Läsionen des N. tibialis und N. peronaeus**
- **Akute und chronisch-neurogene Schädigungszeichen im EMG**

! 84 Anticholinerges Syndrom

84.1 Welche diagnostischen Schritte sollten zunächst aus neurologischer Sicht unbedingt erfolgen, um die Ursache des prolongierten Komas zu klären?

- **Nachweis/Ausschluss eines Opiat- oder Benzodiazepinüberhangs:** Gabe von Antagonisten
  - Antagonisierung von Fentanyl: Narcanti (1–2 Ampullen i. v.)
  - Antagonisierung von Dormicum: Anexate (1–2 Ampullen i. v.);
  - *cave:* die Wirkung von Dormicum und Fentanyl kann beim älteren Menschen auch nach 24-stündigem Absetzen der Analgosedierung noch anhalten!
- **Notfall-CT des Schädels:** Ausschluss einer zerebralen Zweiterkrankung (z. B. Blutung?, Ischämie?, Raumforderung?, Hydrozephalus?)
- **Lumbalpunktion:** Entzündung?
- **EEG:** non-konvulsiver Status epilepticus (s. Fall 57)?

!! 84.2 Für welches Syndrom könnten die geweiteten Pupillen, die trockene gerötete Haut und die Tachykardie sprechen? Wie können Sie Ihren Verdacht beweisen?

- Verdachtsdiagnose: **Anticholinerges Syndrom**; Begründung: die o.g. Symptome sind Ausdruck eines Überwiegens des Sympathikus
- Diagnostischer Nachweis: **probatorische Gabe eines indirekten Parasympathomimetikums** (z. B. Physostigmin 0,04–2 mg/kg KG langsam i.v); liegt ein anticholinerges Syndrom vor, wird der Patient daraufhin deutlich wacher.

!! 84.3 Nennen Sie Ursachen für dieses Syndrom!

Atropin, Neuroleptika, trizyklische Antidepressiva, Antihistaminika, Benzodiazepine, Opiate, Barbiturate, Propofol.

→ Fall 84 Seite 85

!! 84.4 Worin besteht die Therapie dieses Syndroms?

- Weglassen/ausschleichen der potenziell zu diesem Syndrom führenden Medikamente (s. Antwort zur Frage 84.3)
- Falls notwendig weitere Gabe von Physostigmin (z. B. bei ausgeprägter Tachykardie oder agitiertem Syndrom 3 Ampullen/3 h via Perfusor).

Kommentar

Definition: Ein anticholinerges Syndrom (Syn. anticholinerges Delir) ist durch anticholinerge (= atropinartige) Symptome gekennzeichnet.

Epidemiologie: Das anticholinerge Syndrom ist eine relativ häufige Ursache für ein prolongiertes Koma auf der Intensivstation. Genaue Zahlen liegen nicht vor. Die Dunkelziffer liegt wahrscheinlich sehr hoch, weil es oft verkannt wird.

Ätiologie: s. Antwort zur Frage 84.3.

Klinik: Meist finden sich nur einzelne oder nur sehr diskret ausgeprägte Symptome und nicht das Vollbild einer Atropinintoxikation. Je nachdem welche Symptome überwiegen unterscheidet man ein peripheres von einem zentralen anticholinergem Syndrom. Symptome eines **peripheren anticholinergen Syndroms** (PAS) sind: Tachykardie, Blutdruckanstieg, Hyperthermie, Obstipation, Harnverhalt, trockene und gerötete Haut, Mydriasis, verminderte Schweiß- und Speichelsekretion. Zu den Symptomen eines **zentralen anticholinergen Syndroms** (ZAS) zählen: agitiertes Syndrom mit Halluzinationen, psychomotorischer Erregtheit, Aggressivität oder Vigilanzminderung bis hin zum Koma oder Vorliegen isolierter zentraler Symptome (z. B. Dysarthrie, Vertigo). Zuweilen zeigt sich nur eine Vigilanzminderung ohne weitere Symptomatik.

(Differenzial-)Diagnostik: Das o.g. bunte Symptombild zeigt die diagnostischen Schwierigkeiten auf: Viele der genannten Symptome können mehrere Ursachen haben und stellen häufige Komplikationen von Intensivpatienten dar. So kann die Obstipation schon vor Erkrankungsbeginn bestanden haben, aber auch Folge des Fentanyleinsatzes sein. Der Harnverhalt ist wegen des liegenden Blasenkatheters nicht festzustellen. Tachykardie, Hypertonie oder Psychosyndrom mit Halluzinationen können Folge des Medikamentenentzugs nach längerer Beatmung sein. Auch im Fallbeispiel finden sich mehrere mögliche Ursachen für das Koma: zum einen die anticholinerge Medikamentennebenwirkung, zum anderen eine chronische und evtl. akute Schädigung des Gehirns (ältere vaskuläre Läsionen in der Bildgebung, evtl. septische Enzephalopathie). Sind „klassische" Komaursachen (s. Antwort zur Frage 84.1) ausgeschlossen worden, sollte man an ein anticholinerges Syndrom denken. Durch den **Physostigmin-Test** kann die Diagnose gestellt werden (s. Antwort zur Frage 84.2).

Differenzialdiagnosen: Differenzialdiagnostisch kommen alle anderen Komaursachen in Frage, wobei zwischen einer **Zweiterkrankung** (= neues Koma, z. B. durch zwischenzeitlich neu aufgetretenen Hinstamminfarkt) und **Komplikationen bei bekannter Grunderkrankung** (= prolongiertes Koma im eigentlichen Sinne, z. B. zentrale pontine Myelinolyse, Wernicke-Enzephalopathie) unterschieden werden sollte. Auch eine veränderte Pharmakokinetik und -dynamik beim älteren Menschen kann manchmal zu **unvorhergesehenen Medikamentenwirkungen** führen.

Therapie: s. Antwort zur Frage 84.4. Es ist wichtig, dem Patienten die nötige Zeit zur Rekonvaleszenz zu geben, ohne sofort wieder intensivmedizinische Maßnahmen zu ergreifen.

Prognose: Ist ein anticholinerges Syndrom erkannt und sind entsprechende Maßnahmen ergriffen worden, kann es folgenlos ausheilen. Problematisch ist das Andauern des anticholinergen Syndroms durch Fortführen der Medikation, die zu diesem Syndrom führte. Sind z. B. Neuroleptika unerkannt für ein ZAS mit ausgeprägter Agitiertheit verantwortlich, werden häufig weiterhin Neuroleptika in höherer Dosierung in der fälschlichen Annahme gegeben, den Patienten damit sedieren zu können. Eine Zunahme des Psychosyndroms kann dann unter Umständen zu einer Reintubation führen und dem Patienten durch forcierte intensivmedizinische Maßnahmen Schaden zufügen.

ZUSATZTHEMEN FÜR LERNGRUPPEN
- **Zentrale pontine Myelinolyse**
- **Wernicke Enzephalopathie**
- **Andere Komaursachen**

→ Fall 84 Seite 85

85.1 Nennen Sie mögliche neurologische Manifestationen einer HIV-Erkrankung! In welchen Stadien der Erkrankung treten diese typischerweise auf?

Manifestationen im zentralen Nervensystem:

- Primäre HIV-Manifestationen (Stadium IVb): akute HIV-Meningitis/Meningoenzephalitis (selten auch im Stadium I), chronische HIV-Meningitis, HIV-Myelopathie, HIV-Enzephalopathie („AIDS-Dementia-Complex")
- Opportunistische Infektionen (Stadium IVc): Toxoplasmose-Enzephalitis, CMV-Enzephalitis, Meningoenzephalitiden durch Pilze (v.a. Kryptokokkose, Aspergillose, Candidose) oder Mykobakterien (M. tuberculosis, auch M. avium intacellulare), progressive multifokale Leukenzephalopathie (PML) durch Reaktivierung von JC-Viren
- Neoplasien (Stadium IVd): primär zerebrales Lymphom
- Zerebrovaskuläre Komplikationen (Stadium IV): parainfektiöse zerebrale Vaskulitis, hämorrhagische Infarkte bei Immunthrombozytopenie, embolische Infarkte bei Endokarditis

Manifestation im peripheren Nervensystem und in der Muskulatur:

- Akute Polyneuroradikulitis (ab Stadium I): ähnlich Guillain-Barré-Syndrom (GBS) oder chronisch inflammatorischer demyelinisierender Polyradikuloneuropathie (CIDP)
- HIV-Neuropathie und -myopathie (Stadium IVb)
- *Cave:* Polyneuropathie bei HIV-Patient kann auch Therapiefolge sein (v.a. unter Therapie mit Didanosin, Zalcitabin, Stavudin).

85.2 Beschreiben Sie die Syndrome, die bei diesem Patienten vorliegen! Welche davon müssen Sie vordringlich abklären?

Es bestehen Zeichen

- eines polyneuropathischen Syndroms (distal symmetrische Sensibilitätsstörung, Reflexverlust an beiden Beinen)
- eines hirnorganisches Psychosyndroms (Antriebsminderung, Konzentrationsstörung, Desorientiertheit)
- eines Halbseitensyndroms rechts (Absinken rechts im Vorhalteversuch).

Die Polyneuropathie kann HIV-assoziiert oder Therapiefolge sein (s. Antwort zur Frage 85.1), scheint hier aber eher das „harmlosere" Syndrom zu sein; unmittelbare therapeutische Konsequenzen würden sich nur bei GBS-artigen Verläufen ergeben, wofür es in diesem Fall keinen Anhalt gibt. Kopfschmerz und Psychosyndrom sprechen für einen zerebralen Prozess, evtl. auch mit Erhöhung des Hirndruckes. Zusammen mit der Halbseitensymptomatik besteht der **Verdacht auf ein fokales Geschehen** v.a. in der linken Hemisphäre; dies muss rasch mittels Bildgebung abgeklärt.

85.3 Beschreiben Sie den Befund! An welche Differenzialdiagnosen müssen Sie in diesem Fall denken?

- **CT-Befund:** mehrere fokale ringförmig Kontrastmittel aufnehmende Läsionen mit raumforderndem Effekt (Kompression des Seitenventrikels) im Bereich der Stammganglien links sowie am Hinterhorn des linken Seitenventrikels; deutliches Marklagerödem links
- **Differenzialdiagnosen:** entzündlicher Prozess (bei HIV v.a. Toxoplasmose), Abszess, septische Herdenzephalitis, zerebrales Lymphom (s. auch Kommentar), Glioblastom.

! 85.4 Gibt es Möglichkeiten zur Vorbeugung neurologischer Komplikationen bei HIV-Patienten?

- Beste Prophylaxe: adäquate antiretrovirale Therapie (HAART, s. Kommentar)
- Prophylaxe neurologischer Komplikationen (v.a. HIV-Enzephalopathie): liquorgängige Virostatika (v.a. Zidovudin [AZT], evtl. auch Stavudin [D4T], Abacavir [ABC], Nevirapin [NVP]), geeignetster Protease-Inhibitor Indinavir (CRX)
- Sekundärprophylaxe nach Toxoplasmoseinfektion oder CMV-Enzephalitis: Dauergabe von Chemotherapeutika (s. Kommentar).

Kommentar

AIDS ist eine durch verschiedene Typen des humanen Immundefizienzvirus (HIV) übertragene Erkrankung, die im Verlauf bei ca. 50% der Infizierten zu neurologischen Manifestationen führt. Eine **Toxoplasmose-Enzephalitis** ist die **häufigste opportunistische Infektion bei HIV-Patienten** und trat vor Einführung der HAART (s.u.) bei bis zu 30% aller Patienten auf, stellte in 10% sogar das erste Symptom der Erkrankung dar. In der Regel handelt es sich um eine Reaktivierung einer persistierenden Infektion mit Toxoplasma gondii (Durchseuchungsgrad

→ Fall 85 Seite 86

in der Bevölkerung Deutschlands ca. 80%). Eine Reaktivierung tritt gehäuft bei einem Abfall CD4+-T-Zellen unter 200/µl auf.

Klinik: Meist beginnt die Erkrankung **subakut** über mehrere Tage bis Wochen. Neben **Allgemeinsymptomen**, wie Fieber und Kopfschmerzen, sowie **Verschlechterung des Allgemeinzustandes** treten typischerweise als Zeichen der lokal raumfordernden Entzündung **fokal-neurologische Symptome** wie Hemiparesen, Hemianopsie, Ataxie oder Hirnstammsymptome, gelegentlich auch epileptische Anfälle auf. Seltener sind diffuse Enzephalitiden.

Diagnostik: Die Diagnosestellung ergibt sich aus der Kombination von – typischerweise multifokalen – **Kontrastmittel aufnehmenden Läsionen im CT und MRT** und **neu aufgetretenen fokalen Symptomen**. In der Lumbalpunktion zeigt sich oft ein (allerdings unspezifisch) entzündliches Liquorsyndrom (Zellzahlerhöhung [Lymphozyten ↑, Granulozyten ↑], evtl. leichte Eiweißerhöhung). Eine Toxoplasmose-PCR aus Serum und Liquor kann durchgeführt werden. Die Spezifität liegt hier bei 100%, die Sensitivität aber nur bei etwa 50%. Serologische Tests sind ebenfalls unsicher. Im Zweifelsfall wird man daher mit einer probatorischen Therapie (s. u.) beginnen, auf die 70% der Patienten innerhalb einer Woche eine deutliche klinische Besserung zeigen.

Differenzialdiagnosen: Ausbleibende Besserung oder sogar Verschlechterung unter Therapie sollten an der Diagnose zweifeln lassen. Insbesondere ein **zerebrales Lymphom** muss dann, ggf. auch mittels Hirnbiopsie, ausgeschlossen werden. Dies ist auch die wichtigste Differenzialdiagnose, da es sich in der zerebralen Bildgebung sehr ähnlich einer Toxoplasmose-Enzephalitis darstellen kann (Lymphom = „Chamäleon der zerebralen Bildgebung"). Ein erhöhter Uptake im Thallium-201-SPECT kann beim Lymphom, nicht jedoch bei entzündlichen Läsionen nachgewiesen werden, dies ist jedoch keine Routinediagnostik.
Bei **septischer Herdenzephalitis** durch Endokarditis finden sich in der Regel noch zusätzlich Zeichen einer Sepsis (s. Fall 80) und ein pathologischer Echokardiographiebefund (TEE).
Bei **Hirnabszessen anderer Ursachen** finden sich im MRT meist größere, eher singuläre Läsionen. Andere neurologische Manfestationen, wie progressive multifokale Leukoenzephalopathie (PML) oder HIV-Enzephalopathie, zeigen im MRT eher flächige Signalanhebungen im Marklager, selten fokale Befunde.

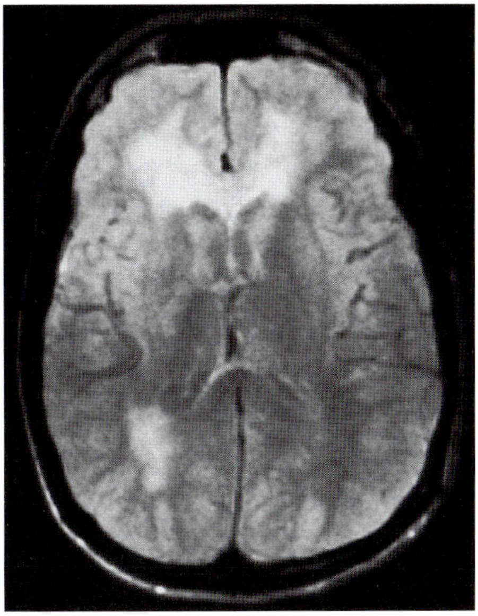

MRT: Progressive multifokale Leukoenzephalopathie (beidseits annähernd symmetrische das frontale Marklager betreffende Läsionen)

Therapie: Neurologische Manifestationen der HIV-Erkrankung finden sich meist im fortgeschrittenen Stadium der Erkrankung (= Stadium IV; Ausnahmen s. Antwort zur Frage 85.1). Eine antivirale Therapie bzw. deren Optimierung, ist daher immer angezeigt und sollte in Absprache mit einem erfahrenen Internisten erfolgen. Die therapeutischen Regimes sind einem raschen Wandel unterzogen, derzeit wird eine Kombinationstherapie aus 2 nukleosidanalogen-Reverse-Transkriptase-Inhibitoren (NRI) und 1 bis 2 Präparaten mit anderem Wirkungsmechanismus (nichtnukleosidische-Reverse-Transkriptase-Inhibitoren [NNRI] oder HIV-Protease-Inhibitoren [PI]) empfohlen. Diese Therapie wird auch als **„HAART"** (hochaktive antiretrovirale Therapie) bezeichnet. Seit Einführung der HAART im Jahre 1996 sind die Zahlen der AIDS-assoziierten Komplikationen deutlich rückläufig. Bei der Auswahl der Substanzen ist auf eine ausreichende **Liquorgängigkeit** zu achten. Günstig ist hier v. a. Zidovudin (AZT), alternativ Stavudin (D4T), Abacavir (ABC) oder Nevirapin (NVP), als Protease-Inhibitor erscheint Indinavir (CRX) am günstigsten. Insbesondere scheint die Gabe von Zidovudin auch einen prophylaktischen Effekt bezüglich des Auftretens einer HIV-Enzephalopathie zu haben.
Die **spezifische Therapie der Toxoplasmose-Enzephalitis** erfolgt mit Pyrimethamin (75–100 mg/d) und Sulfalen (2 g/Woche p.o.) oder Sulfadiazin (4 g/d p.o.) für 4 bis 6 Wochen. Zusätzlich sollte prophylaktisch Folsäure

(10 mg/d) gegeben werden. Aufgrund der hohen Rezidivrate (50%) der Toxoplasmose-Enzephalitis sollte anschließend eine lebenslange Prophylaxe mit Pyrimethamin (50–75 mg/d) und Folsäure (10 mg/d) oder Clindamycin (300-600 mg/d) oder Cotrimoxazol (1 Tbl/d) erfolgen.

Andere neurologische Manifestationen: Angesichts der unterschiedlichen Möglichkeiten einer Manifestation der AIDS-Erkrankung im zentralen und peripheren Nervensystem ist die Klinik uneinheitlich und ursachenabhängig. Akute Symptome, die eine weitere Diagnostik erforderlich machen, sind z. B. Zeichen einer peripheren Neuropathie oder Myopathie (Paresen, Sensibilitätsstörungen, Schmerzen), Querschnittsyndrome, demenzielle Entwicklung, akute Psychosyndrome, Krampfanfälle und Halbseitensyndrome.
Die spezifische Therapie einzelner HIV-assoziierter neurologischer Erkrankungen kann hier nur gestreift werden: Bei HIV-Enzephalopathie gibt es keine spezifische Therapie. In Studien konnten geringe positive Effekte durch die Gabe von Nimodipin, Seligilin oder Memantine nachgewiesen werden. Bei HIV-Neuropathie sollten neurotoxische Virostatika abgesetzt und neuropathische Schmerzen symptomatisch, z. B. mit trizyklischen Antidepressiva, Carbamazepin oder Opiaten, therapiert werden.

ZUSATZTHEMEN FÜR LERNGRUPPEN
- **Klinik und Befunde bei HIV-Enzephalopathie (AIDS-Demenz-Komplex)**
- **Zerebrales Lymphom**
- **HIV-Prophylaxe bei akzidentieller Nadelstichverletzung**
- **Therapie opportunistischer Infektionen (Pilze, CMV)**
- **Stadien der HIV-Infektion**

! 86 Lewy-Körper-Demenz (LKD)

86.1 Halten Sie das Vorliegen einer originären Psychose für wahrscheinlich?

Nein; Begründung: Auftreten der psychotischen Symptome primär nach Gabe von Antiparkinson-Medikamenten.

86.2 Mit welchem Problem müssen Sie rechnen, wenn Sie in diesem Fall mit Neuroleptika behandeln?

Verschlechterung des Parkinson-Syndroms durch die antidopaminerge Wirkung klassischer Neuroleptika.

86.3 Welche Verdachtsdiagnose legen die vorliegenden Symptome nahe?

Lewy-Körper-Demenz (LKD); Begründung: Demenz + akinetisch-rigides Parkinson-Syndrom, Dopa-Überempfindlichkeit (s. Kommentar), Fluktuationen von Aufmerksamkeit/Konzentration, visuelle Halluzinationen, häufige Stürze.

86.4 Welche therapeutische Strategie wäre bei dieser Erkrankung am ehesten Erfolg versprechend?

- Therapie der Parkinsonsymptome: L-Dopa niedrigdosiert
- Therapie der kognitiven Defizite: Cholinesterasehemmer
- Therapie der psychotischen Symptomen: Neuroleptika sollten vermieden werden, wenn das nicht möglich ist Gabe von atypischen Neuroleptika niedrigdosiert (z. B. Quetiapin, Clozapin).

Kommentar

Definition: Die Lewy-Körper-Demenz (LKD) wird durch das ubiquitäre Auftreten von Lewy-Körpern (s. u.) im Gehirn pathologisch-anatomisch definiert.

Epidemiologie: Genaue epidemiologische Daten liegen nicht vor. Meist beginnt die Erkrankung in der 7. Lebensdekade. Männer sind etwas häufiger betroffen.

Pathologie: Pathologisch-anatomisch finden sich posthum sog. **Lewy-Körper** (= abnorm phosphorylierte Proteine) in den Neuronen vorwiegend im Kortex und limbischen System. Die Lewy-Körper kommen auch beim Morbus Parkinson vor, sind hier aber im Gegensatz zur LKD v. a. in der Substantia nigra abgelagert. Diskutiert wird daher, ob es sich bei der LKD möglicherweise um eine Variante des Morbus Parkinson handelt. Oft finden sich auch senile Pla-

→ Fall 86 Seite 87

ques im Kortex, die an eine Alzheimer-Erkrankung denken lassen; weitere Charakteristika eine Alzheimer-Erkrankung fehlen jedoch.

Klinik: Typisch ist das Vorliegen einer meist **gemischten, d. h. subkortikalen** (Störungen von Antrieb, Vigilanz, Konzentration, Auffassung) **und kortikalen Demenz** (Störungen der Merkfähigkeit), **die einem meist hypokinetisch-rigiden Parkinson-Syndrom mäßiger Ausprägung sehr häufig vorausgeht**. Bessern sich unter einer Parkinsontherapie die Symptome Rigor und Bradykinese und treten zugleich und sogar bei niedriger L-Dopa-Dosis psychotische Symptome auf (**Dopa-Überempfindlichkeit**), sollte man an eine LKD denken. Insbesondere **ausgeprägte optische Halluzinationen** und eine **ausgestaltete Wahnsymptomatik** sind hier charakteristisch. Behandelt man Halluzinationen und Wahn mit **Neuroleptika**, tritt charakteristischerweise auch eine **Überempfindlichkeit** gegenüber dieser Medikamentenklasse auf. So kann es zu einer unerwartet starken Sedierung, aber auch zu einer verstärkten Verwirrtheit des Patienten kommen.

Diagnostik: **Klinische Kriterien für die Diagnosestellung** sind: das Vorliegen einer **Demenz** und mindestens 1 von 3 folgenden Symptomen: **Parkinson-Syndrom** und/oder **optische Halluzinationen** und/oder **Fluktuieren von Aufmerksamkeit/Vigilanz**. Ergänzende Kriterien sind: rezidivierende Stürze bzw. Synkopen, Wahn, Halluzinationen und Neuroleptika-Überempfindlichkeit. CT oder MRT sollten zum Ausschluss symptomatischer Formen erfolgen, bei Patienten unter 50 Jahren sollte ein Morbus Wilson ausgeschlossen werden.
Merke: Von einer „Parkinson-Demenz" sollte man eher dann sprechen, wenn bei ausgeprägter Parkinson-Symptomatik eine Demenz relativ spät im Krankheitsverlauf eingetreten ist!

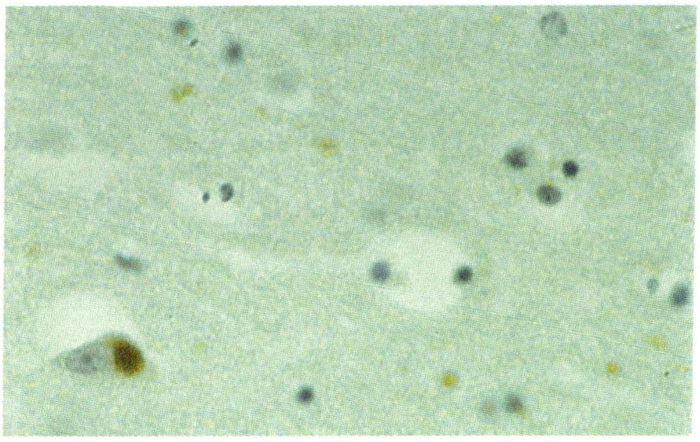

Lewy-Körper

Differenzialdiagnosen: Differenzialdiagnostisch kommen je nach Ausprägung und Stadium der LKD in Frage: isoliertes Parkinson-Syndrom, Alzheimer-Erkrankung und Frontale Demenz.

Therapie: s. Antwort zur Frage 86.4. Therapeutisch sollten diese Medikamente vorsichtig eingesetzt werden, da Neuroleptika – auch atypische, wenn auch in einem geringerem Maße – die Parkinsonsymptomatik verschlechtern oder zu stark sedieren und Parkinsonmedikamente bereits in niedriger Dosis zu Halluzinationen führen. Relativ gut wirksam sind **Cholinesterasehemmer**; insbesondere Rivastigmin bessert teilweise auch die psychotischen Symptome.

Prognose: Die durchschnittliche Krankheitsdauer liegt zwischen 5 und 8 Jahren. Im Endstadium finden sich ähnliche Symptome wie bei der Alzheimer-Erkrankung (Bettlägerigkeit, Inkontinenz, Tod durch thrombembolische Komplikationen, interkurrente Infekte, Kachexie).

ZUSATZTHEMEN FÜR LERNGRUPPEN
- **Wirkungsweise atypischer Neuroleptika**
- **Differenzialdiagnosen der LKD**

87 Hirninfarkt

87.1 Befunden Sie das CCT!

In den ersten Stunden nach dem Ereignis kann das CCT noch weitgehend unauffällig sein. Man erkennt aber häufig sog. Infarktfrühzeichen, wie im Fallbeispiel:
- Verstrichene Hirnfurchen im vorderen Mediastromgebiet links ohne sichere Rinden-Mark-Abgrenzung.
- Verwaschene Grenzen der Stammganglien links im Vergleich zur Gegenseite.

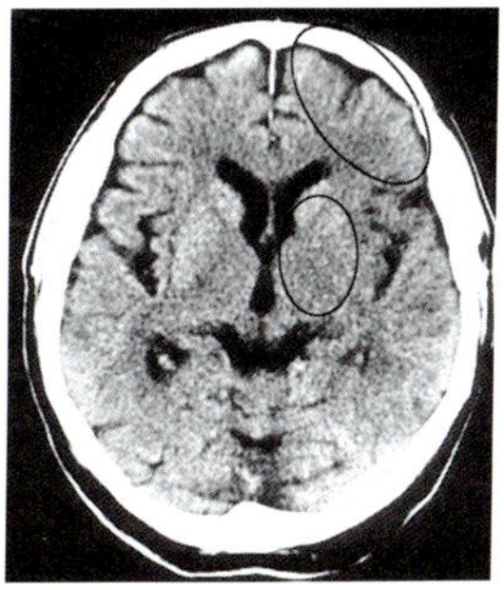

→ Fall 87 Seite 88

87.2 Welche Maßnahmen müssen Sie vor einer Lyse durchführen, was müssen Sie unbedingt abklären bzw. erfragen?

- **Zeitfenster:** i. v.-Lyse nur innerhalb von 3 (in Einzelfällen bis 4,5) Stunden nach Symptombeginn möglich (d. h. ist der Patient „mit der Lähmung aufgewacht", dient der letzte symptomlose Zeitpunkt als Grundlage zur Berechnung, d. h. meist der Zeitpunkt des Schlafengehens). Liegt der Symptombeginn länger zurück, sollte eine Lyse nur in den Fällen erfolgen, in denen sich MR-topografisch ein „Missmatch" findet (siehe Kommentar)
- **Labor:** Blutbild (Thrombozytopenie?), Gerinnungsparameter (Gerinnungsstörungen?), Blutzucker (eine Hypoglykämie kann eine Schlaganfallsymptomatik vollständig imitieren!), Elektrolyte (Elektrolytstörungen?), Leber- und Nierenwerte (Anhalt für weitere Erkrankungen?)
- **CCT:** Blutung?, Tumor?, Abschätzung der Größe des Infarktes
- **Falls ohne Zeitverzug möglich:**
  - **Ultraschall-Doppler** der hirnversorgenden Gefäße oder **CT-Angiographie**: Stenosen? Gefäßverschluss?
  - **Röntgen-Thorax:** Herzinsuffizienzzeichen?, Filiae?, Infiltrate?
- **Abklären der absoluten Kontraindikationen:**
  - Infarktgröße (Infarkt >1/3 des Versorgungsgebietes der A. cerebri media → Einblutungsgefahr groß; Prognose generell schlecht, da bereits große Gewebegebiete irreparabel geschädigt sind!)
  - Intrakranielle Blutung/Subarachnoidalblutung (aktuelles CCT)
  - Intrakranielle Blutung in der Anamnese
  - Thrombozytopenie <100 000/µl; Quick <50%; PTT > 50 s
  - Fixierte arterielle Hypertonie >180/110 mmHg
  - Verdacht auf Endo- oder Perikarditis
  - Punktion eines großen nicht komprimierbaren Gefäßes oder Lumbalpunktion in der letzten Woche
  - Schweres Trauma/OP in den letzten 2 Wochen
  - Gastrointestinale/urogenitale Blutung in den letzten 3 Wochen
  - Schlaganfall/schweres Schädel-Hirn-Trauma/neurochirurgische OP in den letzten 3 Monaten
- **Relative Kontraindikationen:**
  - Schwerstes neurologisches Defizit (erhöhte Einblutungsgefahr)
  - Schwerwiegendere Begleiterkrankungen (z. B. Malignome, Multimorbidität)
  - Hohes Alter (Einzelfallabwägung!)
  - Schwangerschaft/Wochenbett
  - Epileptischer Anfall bei Symptombeginn
- **EKG** (Basisdiagnostik, aber nicht zwingend vor Lyse erforderlich):
  - Herzrhythmusstörung (v. a. Vorhofflimmern?)
  - Koronare Herzerkrankung/alter oder frischer Myokardinfarkt?
  - Herzwandaneurysma?

87.3 Welche Ursachen können zu einem ischämischen Schlaganfall führen?

- **Makroangiopathie** (Atherosklerose); ca. 25% der Fälle
- **Mikroangiopathie** (v. a. durch arterielle Hypertonie, Diabetes mellitus); ca. 25% der Fälle
- **Embolische Infarkte** durch kardiogene Embolie (v. a. bei Vorhofflimmern) oder arterio-arterielle Embolien; ca. 25% der Fälle
- Seltene Ursachen; ca. 5% der Fälle, z. B. Gefäßdissektionen, Vaskulitiden, Migräne, Gerinnungsstörungen, Drogen (z. B. Kokain, Heroin)
- Ungeklärte Ursachen; ca. 20% der Fälle.

87.4 Wie sieht die sog. Basistherapie des Schlaganfalles – meist durchgeführt auf einer „stroke unit" oder Intensivstation – aus?

- **Überwachung des Blutdruckes:**
  - Blutdrucksenkung erst ab Blutdruck >220/120 mmHg (Bedarfshochdruck), z. B. mit Urapidil (z. B. Ebrantil 5–10 mg i. v.)
  - Blutdrucksteigerung bei Blutdruck <130 mmHg systolisch oder bei Verschlechterung der neurologischen Symptome im Einzelfall bei Blutdruck >130 mmHg systolisch, z. B. Volumengabe, evtl. Katecholaminen (Dopamin oder Noradrenalin, Dosis nach Wirkung, meist kontinuierliche Applikation über Perfusor nötig)
- **Überwachung der Sauerstoffsättigung im Blut** (SpO_2; evtl. Blutgasanalyse): bei SpO_2 <94% O_2-Gabe über Nasensonde oder Maske; ggf. Intubation (Faustregel: Atemfrequenz > 35/min, pO_2< 50 mmHg unter Sauerstoffgabe [6 l/min], pCO_2 > 55 mmHg, Erschöpfung der Atemmuskulatur, zunehmende Vigilanzminderung, zunehmende Tachykardie), nur selten bei Hirninfarkt notwendig (z. B. bei drohender Einklemmung)
- **Überwachung der Körpertemperatur:** Temperatursenkung bei Körpertemperatur >37,5°C (z. B. Wadenwickel, Paracetamol, Metamizol)
- **Überwachung des Herzrhythmus (EKG):** Behandlung symptomatischer Brady- oder Tachykardien/höhergradiger Blockbilder
- **Überwachung des Blutzuckers:**
  - bei Blutzucker >150 mg/dl, beim Diabetiker > 200 mg/dl: Altinsulingabe
  - bei Blutzucker <80 mg/dl: Glukose 50% 10–30 ml i. v.

→ Fall 87 Seite 88

- **Rascher Beginn von Physiotherapie, Logopädie, Ergotherapie innerhalb von 24 h.**
- **Atemgymnastik (Pneumonieprophylaxe)**
- **Management der vaskulären Risikofaktoren** (Diagnostik und Therapie), z. B. Diabetes mellitus, Fettstoffwechselstörung, Herzrhythmusstörungen, Vaskulitis, Migräne, Gerinnungsstörung, offenes Foramen ovale, Phlebothrombose, Östrogentherapie, Rauchen, Drogenabusus
- **Thrombose- und Dekubitusprophylaxe:**
  - Low-dose-Heparinisierung (z. B. Calciparin 2 × 5000–7500 IE/d s.c.)
  - Lagerungsplan
  - Antithrombosestrümpfe
  - Frühzeitige Mobilisation
- **Konsequente antibiotische Therapie** (z. B. bei Pneumonie, Harnwegsinfekt)
- **Aspirationsprophylaxe** (30 % der Schlaganfallpatienten haben Schluckstörung):
  - Magensonde
  - Bei persistierender Dysphagie (> 5–7 d) PEG- oder PEJ-Anlage
- **Frühzeitige Sekundärprävention**, z. B.:
  - bei Atherosklerose oder Mikroangiopathie: ASS 100–250 mg/d (alternativ Clopidogrel oder ASS + Dipyridamol)
  - bei kardialer Emboliequelle: PTT-wirksame Heparinisierung (1,5–2-fache des Ausgangswerts), anschließend orale Antikoagulation, z. B. mit Marcumar. *Cave:* Frühzeitiges pTT-wirksames Heparinisieren kann bei größeren Hirninfarkten zu sek. Einblutungen in das Infarktgebiet führen. Der Nutzen der Antikoagulation wird in diesen Fällen durch die Hämorrhagisierung aufgehoben. Bei größeren Infarkten empfiehlt sich daher die pTT-wirksame Heparingabe erst nach Konsolidierung des Infarktgebietes, also trotz Vorhofflimmerns erst nach z. B. 7–14 Tagen (Einzelfallentscheidung!)

87.5 Nennen Sie den wichtigsten Risikofaktor für das Entstehen eines Hirninfarktes!

Arterielle Hypertonie (Bei einer Blutdruckzunahme um ca. 8 mmHg verdoppelt sich das Schlaganfallrisiko).

Kommentar

Epidemiologie: Der Schlaganfall ist die **dritthäufigste Todesursache** in den Industrieländern und die **häufigste Ursache für Pflegebedürftigkeit des Erwachsenen.** Etwa 200 000 Menschen erleiden pro Jahr in Deutschland einen Schlaganfall, das entspricht ungefähr der Einwohnerzahl der Stadt Mainz.

Ätiologie und Pathophysiologie: Ursache des Schlaganfalls ist in etwa 85 % der Fälle eine **zerebrale Ischämie** (ischämischer Infarkt bzw. Insult, Hirninfarkt). Weitere Ursachen für das klinische Bild des Schlaganfalls können **intrazerebrale Blutung** (Hirnmassenblutung, ~10 %) und **Subarachnoidalblutung** (~5 %) sein. Zu den Ursachen/Risikofaktoren eines Hirninfarkts s. Antwort zur Frage 87.3. Mikroangiopathien verursachen **lakunäre Infarkte kleinerer Endarterien**, Makroangiopathien können durch lokale Thrombose, arterio-arterielle Embolien oder Stenosen hirnversorgender Arterien zu **Territorialinfarkten** oder v. a. im letzteren Fall zu **Grenzzoneninfarkten** führen.
Für eine kardiale Genese sprechen Infarkte oder rezidivierende transitorische ischämische Attacken (TIA) in verschiedenen Gefäßstromgebieten und das Vorliegen eines Vorhofflimmerns.

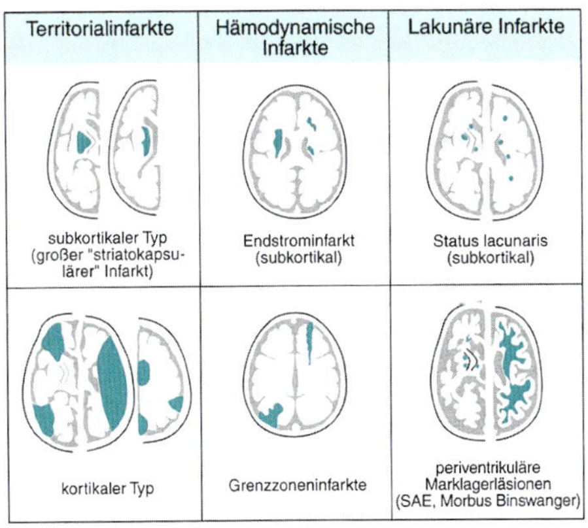

Supratentorielle Hirninfarktmuster im CCT

Klinik: Häufige Symptome sind Hemiparese und verschiedene neuropsychologische Phänomene, bei einem Schlaganfall der dominanten Hemisphäre v. a. eine Aphasie. Auf der gelähmten Seite sind meist die Pyramidenbahnzeichen positiv, die Muskeleigenreflexe im Akutstadium abgeschwächt (nach Tagen oder Wochen jedoch gesteigerte Muskeleigenreflexe), und es findet sich ein sensibles Defizit. Es können aber auch isolierte ZNS-Symptome, wie Hemianopsien oder reine motorische Ausfälle, vorliegen. Prinzipiell ist jedes Symptom möglich, das durch Ausfälle im ZNS zu erklären ist.

→ Fall 87 Seite 88

Diagnostik: Zügig sollte eine **(Fremd-)Anamnese** (Zeitpunkt des Symptombeginns, Vorerkrankungen) erhoben und eine **orientierende klinische Untersuchung** (Bewusstseins-, Atem- und Schluckstörungen, Sensorik, Motorik, Pupillomotorik, Reflexe) erfolgen. **Messung von Blutdruck, Puls, Sauerstoffsättigung, Körpertemperatur und Blutzucker** sind obligat; ein **EKG** sollte abgeleitet werden. Eine **Blutentnahme**, ein **kraniales CT** sollten erfolgen, ebenso eine **nichtinvasive Gefäßdiagnostik**.

Therapie: Der Schlaganfall ist ein **Notfall**, der sofort einer Abklärung und Behandlung, am besten auf einer spezialisierten Station („stroke unit"), bedarf. Maßgeblich für das o.g. Therapiekonzept (Basistherapie des Schlaganfalls s. Antwort zur Frage 87.4) ist das pathogenetische Modell der **„Penumbra"** (lat. Halbschatten): Eine verminderte Substrat- und Sauerstoffzufuhr im Rahmen der Ischämie führt über verschiedene Schädigungskaskaden zu einer Kernzone mit abgestorbenem Hirngewebe. Der Randbereich dieser Zone, die **Penumbra**, ist jedoch noch nicht irreversibel geschädigt und hat lediglich ihren Funktionsstoffwechsel „aus Sparsamkeitsgründen" eingestellt. Diese Region **kann durch die Basistherapie und evtl. durch eine Lysebehandlung gerettet werden.** Diese Penumbra findet sich im diagnostisch eingesetzten „Missmatch-Konzept" in der MR-Bildgebung wieder. Hier zeigt sich durch die Wahl entsprechender Sequenzen (DWI, T_2/FLAIR) eine Diskrepanz zwischen dem minderperfundierten (damit potenziell rettbaren) und dem bereits irreversibel geschädigten Hirngewebe. Liegt ein deutlicher „Missmatch" vor (häufig bei embolischen Verschlüssen eines Hauptastes der A. cerebri media bei zunächst noch ausreichender Kollateralisierung, um einen Mindeststoffwechsel des Gewebes aufrecht zu erhalten), kann eine Lyse auch in einem erweiterten Zeitfenster bis 6 h erfolgreich verlaufen. Eine Lyse kann jedoch nur bei ca. 10 % der Patienten aufgrund des trotz allem relativ engen Zeitfensters erfolgen und wird hier – im Gegensatz zum Herzinfarkt – nur mit rt-pA durchgeführt.

Prognose: **25 %** der Patienten mit Hirninfarkt versterben an den Folgen meist innerhalb der ersten 3 Monate, **25 %** bleiben schwer behindert, **25 %** sind leicht behindert und **25 %** gesunden komplett. Die geringste Letalität haben Patienten mit lakunären Infarkten, die höchste diejenigen mit kardialer Emboliequelle. Fast **die Hälfte aller Todesfälle geht auf Sekundärkomplikationen**, wie Phlebothrombosen im paretischen Bein mit konsekutiver Lungenembolie, Aspirations- und hypostatischen Pneumonien sowie banalen Harnwegsinfekten, zurück.

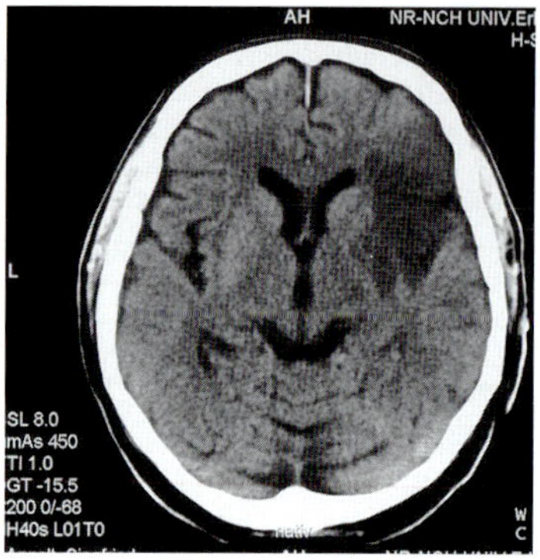

CCT des Patienten aus dem Fallbeispiel (Aufnahme einige Stunden nach dem Infarktereignis ohne Lysetherapie): jetzt deutlich demarkierter Hirninfarkt im vorher vermuteten Infarktareal (Mediastromgebiet links)

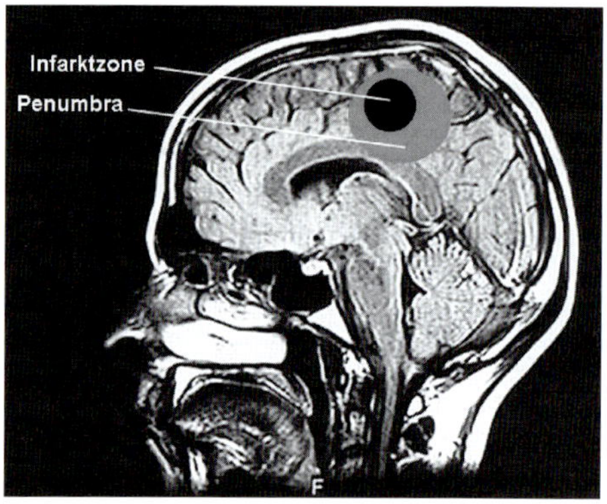

Beim Hirninfarkt entsteht ein ischämisches Areal mit Untergang der Hirnzellen (Infarktzone). Um diese Infarktzone liegt anfangs ein mangelversorgtes Areal (Penumbra). Erfolgt keine Therapie, sterben auch die Zellen der Penumbra ab, bei suffizienter Therapie kann dieses Areal evtl. gerettet werden.

ZUSATZTHEMEN FÜR LERNGRUPPEN

- **Klinisches Bild des Hirninfarktes in Abhängigkeit des thrombosierten Gefäßterritoriums**
- **Indikationen zur intraarteriellen Lyse mittels Angiographiekatheter**
- **Dekompressionskraniektomie und moderate Hypothermiebehandlung bei malignem Mediainfarkt**

→ Fall 87 Seite 88

88 Myasthenia gravis

88.1 Welcher Hinweis aus der Anamnese könnte Sie veranlassen, die Kraftprüfung noch ausführlicher durchzuführen? Auf was richten Sie besonders Ihr Augenmerk?

- Anamnestischer Hinweis: Ermüdbarkeit der Muskulatur am Abend, Doppelbilder/Ptosis nach längerem Fernsehen; Restitutio am Morgen
- Befunde bei Kraftprüfung: zunehmende Paresen nach Provokation (z. B. nach länger andauerndem Arm- oder Beinvorhalteversuch; Auftreten oder Verstärken von Doppelbildern oder einer Ptosis bei längerem tonischem Blick zur Seite/nach oben)?

88.2 Warum sind Doppelbilder und Ptosis in diesem Fall wahrscheinlich nicht Symptome eines Schlaganfalls?

Beidseitige Ptosis und Doppelbilder durch Hirnstammprozess beidseits möglich, jedoch müssten auch weitere Symptome, wie z. B. Hemiparese, Sensibilitätsstörungen oder Vigilanzminderung vorliegen.

88.3 Welche Verdachtsdiagnose stellen Sie, und mit welchen Verfahren können Sie diese untermauern?

- Verdachtsdiagnose: **myasthenes Syndrom**; Begründung: belastungsabhängige Muskelschwäche, okuläre Symptome (Ptosis, Doppelbilder), tageszeitliche Abhängigkeit der Symptome
- **Diagnostik:** (s. auch Kommentar)
  - Tensilon-Test: i. v.-Applikation des kurzwirksamen Cholinesterase-Inhibitors Tensilon bewirkt eine kurzfristige sichtbare Besserung/Normalisierung der Symptome (z. B. der Ptosis)
  - EMG mit repetitiver Reizung
  - Bestimmung von Acetylcholinrezeptorantikörpern im Serum.

88.4 Nennen Sie Erkrankungen, die häufig mit diesem Krankheitsbild assoziiert sind! Welche ist dabei besonders wichtig?

- Assoziation mit anderen Autoimmunerkrankungen (z. B. systemischer Lupus erythematodes, rheumatoide Arthritis, perniziöse Anämie, Thyreoiditis, Diabetes mellitus Typ I)
- Fast immer liegen **Thymusveränderungen** vor: in 70% der Fälle Thymitis, in 10–20% der Fälle Thymom.

88.5 Welche Therapiemöglichkeiten stehen Ihnen prinzipiell zur Verfügung?

- Acetylcholinesterase-Inhibitoren
- Glukokortikoide
- Immunsuppresiva:
  - Mittel der 1. Wahl: Azathioprin
  - Reservesubstanzen: Ciclosporin A, Mycophenolat Mofetil, Tacrolimus, Methotrexat, Cyclophosphamid
- Hochdosiert Immunglobuline i. v.
- Plasmapherese und Immunabsorption
- Thymektomie; Radiochemotherapie bei invasiven Thymomen
- s. auch Kommentar.

! 88.6 Um welche Erkrankung handelt es sich, und mit welcher anderen Diagnose ist diese Erkrankung meist verknüpft?

- Lambert-Eaton-Syndrom (paraneoplastische Erkrankung)
- In 70% der Fälle mit kleinzelligem Bronchialkarzinom, seltener mit Non-Hodgkin-Lymphomen o.a. Neoplasien assoziiert.

281

Fall 88

Kommentar

Definition: Bei der Myasthenia gravis (MG) handelt es sich um eine **Autoimmunerkrankung** mit Bildung von Antikörpern gegen die nikotinischen Acetylcholinrezeptoren. Dies führt zu einer **Störung der neuromuskulären Erregungsübertragung**.

Epidemiologie: Die MG ist eine **seltene Erkrankung**. Die Prävalenz liegt bei etwa 5–10/100 000. Ein Erkrankungsgipfel liegt für Frauen im 2. und 3. Lebensjahrzehnt und für Männer zwischen dem 5. und 7. Lebensjahrzehnt. In 5–10% der Fälle sind Kinder unter 10 Jahren betroffen.

Ätiologie und Pathophysiologie: Ursache der MG ist ein autoimmun vermittelter **Verlust nikotinischer Acetylcholinrezeptoren** (ACh-Rezeptoren) an den motorischen Endplatten; die muskarinischen ACh-Rezeptoren (z. B. der Bronchien, im Magen-Darm-Trakt, der Drüsen) sind nicht betroffen. Polyklonale Autoantikörper binden sich an postsynaptische ACh-Rezeptoren und führen damit zu einer Abnahme verfügbarer ACh-Rezeptoren an der neuromusku-

→ Fall 88 Seite 89

lären Endplatte, aktivieren das Komplementsystem mit anschließender Zerstörung postsynaptischer Membranen durch den „membrane-attack-complex" und bedingen eine Aggregation der ACh-Rezeptoren mit konsekutiv beschleunigtem Abbau der Rezeptoren.
Eine zentrale Rolle bei der Autoantikörperbildung scheint der **Thymus** zu spielen, der in über 80% der Fälle Veränderungen (z. B. Thymitis, Thymom) aufweist. Welcher Mechanismus letztendlich zur Autoaggression führt, ist unklar. In erster Linie vermutet man eine molekulare Mimikry bakterieller oder viraler Keime mit partieller Antigengemeinschaft von erregerspezifischen Epitopen und Epitopen des ACh-Rezeptors. Auch gibt es in einigen Fällen mit frühem Krankheitsbeginn ein gehäuftes Auftreten bestimmter HLA-Typen.
Myasthene Reaktionen können durch psychosozialen Stress, Menstruation, Hitzebelastung oder Infektionen ausgelöst bzw. verstärkt werden. Auch zahlreiche **Medikamente** können den ACh-Stoffwechsel negativ beeinflussen und eine bekannte MG verschlechtern oder eine bislang inapparente MG zur Manifestation bringen. Die Medikamentenliste ist kaum zu überschauen (im Zweifelsfall im Beipackzettel nachlesen), merken sollte man sich v. a. folgende Medikamente: fast alle Antibiotika (am besten zur Therapie von Infektionen bei MG sind Cephalosporine geeignet), Benzodiazepine, Antimalariamittel (z. B. Chinin), Antidepressiva vom Amitriptylintyp, D-Penicillamin, Kalzium-Antagonisten.

Klinik: Die MG manifestiert sich in etwa 50% der Fälle als **okuläre Myasthenie** mit Lähmung der äußeren Augenmuskeln und/oder Auftreten einer ein- oder beidseitigen Ptosis, in je 20% der Fälle steht primär eine **bulbäre Symptomatik** (näselnde Sprache, Dysphagie) oder eine **meist proximal betonte weitgehend symmetrische Schwäche der Extremitätenmuskeln** im Vordergrund. Die einzelnen Symptome sind dabei charakteristischerweise **tageszeitlichen Schwankungen** unterworfen, typisch ist eine zunehmende Ermüdbarkeit am Abend und/oder nach körperlicher Anstrengung. In seltenen Fällen kann es auch morgens zu myasthenen Reaktionen kommen. Spontane Besserungen und Verschlechterungen kommen ebenfalls vor. Die okuläre Myasthenie geht in mehr als 60% der Fälle nach einigen Jahren in eine generalisierte Form über (Myasthenie-Score s. Anhang).
Mit der im Jahre 2000 durch die amerikanische Myasthenia-gravis-Gesellschaft (MGFA) modifizierte Ossermann-Klassifikation (1958) lässt sich die MG entsprechend ihrer klinischen Schweregrade einteilen (s. Tab.).

Einteilung nach Ossermann/MGFA 2000 (vereinfachte Darstellung)

Klasse	Klinik
I	Okuläre Myasthenie
II	Leichtgradig generalisierte Myasthenie
III	Mäßiggradig generalisierte Myasthenie
IV	Schwere generalisierte Myasthenie
V	Intubationsbedürftigkeit

Diagnostik: Besteht aufgrund von Klinik und Anamnese der Verdacht auf eine MG, so sollte ein Tensilontest und eine repetitive Reizung erfolgen. Beim **Tensilontest** werden fraktioniert insgesamt 10 mg Edrophoniumchlorid (Tensilon; nur über die internationale Apotheke erhältlich) langsam intravenös appliziert, nach $^{1}/_{2}$–2 Minuten sollte eine deutliche Besserung der Parese eingetreten sein, die sich nach einigen Sekunden bis Minuten wieder verstärkt. Hierzu beobachtet man am besten einen deutlich paretischen Muskel, z. B. den Lidheber bei einer Ptosis. Dieser Test ist allerdings unspezifisch; eine geringe Besserung ist auch bei anderen neuromuskulären Erkrankungen oder beim Lambert-Eaton-Syndrom möglich. Da Tensilon als Acetylcholinesterase-Inibitor auch die Wirkung von Acetycholin an den muskarinischen Rezeptoren verlängert, kann es zu muskarinischen Symptomen, wie Hypersalivation oder Bradykardie, kommen. Ausgeprägte muskarinische Nebenwirkungen können mit Atropin (0,5–1 mg i. v.) antagonisiert werden.
Die abnorme Signalübertragung an der cholinergen neuromuskulären Synapse kann **elektrophysiologisch** mit 2 Verfahren nachgewiesen werden:
1.) mittels **repetitiver supramaximaler Reizung** (5–10 schnell aufeinanderfolgende Einzelreize) eines gut zugänglichen Nerven mit 3Hz und Ableitung des Muskelaktionspotenzials des dazugehörigen Muskels. Meist werden der N. accessorius (Ableitung vom M. trapezius) oder –

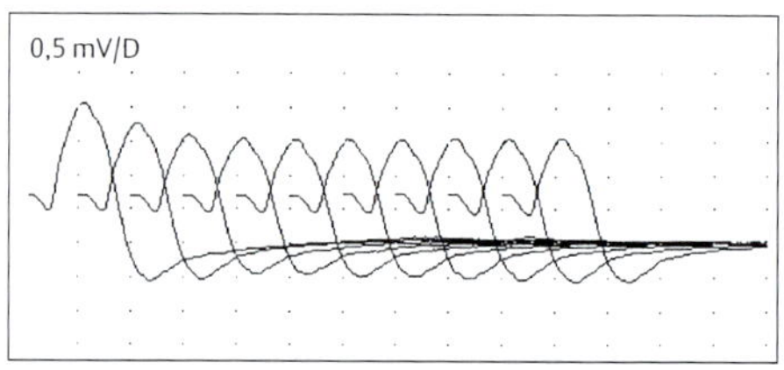

Typischer EMG-Befund bei Myasthenia gravis: Stimulation des N. facialis mit 3Hz führt zu einem Dekrement des Muskelsummenaktionspotenzials

→ Fall 88 Seite 89

bei rein okulären Symptomen – der N. facialis mit Ableitung vom M. nasalis stimuliert. Typischer Befund bei MG ist eine Amplitudenreduktion von mehr als 10% des 5. Potenzials gegenüber dem 1. Potenzial (= pathologisches Dekrement).

2.) mittels **Einzelfaser-EMG**. Hierbei kann bei MG eine zeitliche Verzögerung des Aktionspotenzials einer einzelnen motorischen Einheit nach nervalem Erregungsimpuls (= vermehrter „Jitter") erfasst werden. Diese Untersuchung hat die höchste Sensitivität, ist allerdings nicht überall verfügbar, sehr aufwendig und für den Patienten unangenehm und bleibt damit der Diagnostik unklarer Fälle vorbehalten.

Die **Diagnosesicherung** erfolgt durch eine **Bestimmung der ACh-Rezeptorantikörper im Serum**, die bei generalisierten Formen fast immer, bei einer rein okulären Myasthenie nur in maximal 50% der Fälle positiv sind. Der Titer der ACh-Rezeptorantikörper steht in keiner Korrelation zum Schweregrad der MG, er eignet sich aber zur Verlaufskontrolle unter Therapie. Seronegative MG-Patienten weisen manchmal positive Antikörpertiter gegen muskelspezifische Tyrosinkinase auf („Anti-MuSK"), insbesondere bei Patienten mit einem Thymom findet man oft Antikörper gegen Skelettmuskulatur (z. B. Titin-AK). Anti-MuSK-positive Patienten weisen häufiger bulbäre Symptome und früher im Verlauf eine respiratorische Insuffizienz auf. In der Regel finden sich bei diesen Patienten keine Thymusveränderungen und die Therapieerfolge sind deutlich schlechter (ca. $^1/_3$ therapierefraktäre Verläufe!). In weit über 90% der Fälle finden sich anti-MuSK nur bei der generalisierten Myasthenie.

Immer muss mittels **HR-CT** des Thorax nach einem **Thymom** gefahndet werden. Eine radiologische Differenzierung zwischen einer Thymitis und einem Thymom ist, wenn das Thymom nicht eindeutig invasiv wächst, allerdings kaum möglich.

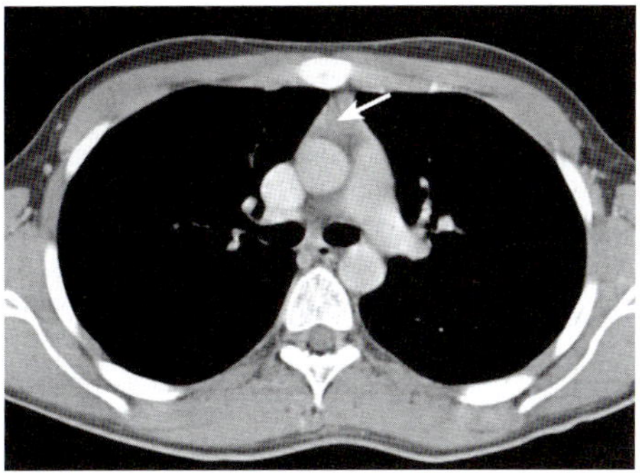

CT-Thorax: Thymom im vorderen Mediastinum bei Myasthenia gravis

Therapie: Die Basisbehandlung erfolgt mit **reversiblen Inhibitoren der ACh-Esterase** (Acetylcholinesterase-Inhibitoren). Die Bioverfügbarkeit der verwendeten Substanzen ist allerdings sehr schlecht (< 20%) und individuell sehr unterschiedlich. Die Halbwertszeit der beiden üblicherweise eingesetzten Medikamente Neostigmin oder Pyridostigmin (z. B. Mestinon) liegt zwischen 2 und 6 Stunden; eine Applikation ist hier 4–6-mal pro Tag erforderlich. Bei manchen Patienten kann ein retardiertes Präparat des Pyridostigmins (z. B. Mestinon retard) vor dem Schlafengehen zu einer Besserung der Symptome führen. Die Dosis der ACh-Esterase-Inhibitoren muss **individuell eingestellt** werden (z. B. Beginn mit 3 × 10 mg Pyridostigmin, dann weiteres Aufdosieren auf 4 × 30–60 mg Pyridostigmin bei generalisierter MG je nach Schwere des Krankheitsbildes). Eine **Tagesgesamtdosis von 500–600 mg sollte möglichst nicht überschritten werden** (Gefahr der cholinergen Krise). Mit einer alleinigen ACh-Esteraseinhibitor-Behandlung lassen sich jedoch nur 10–15% aller MG-Patienten auf Dauer zufriedenstellend behandeln. Meist ist eine begleitende **Glukokortikoidtherapie** erforderlich (1–1,5 mg/kg KG/d Prednisolon-Äquivalent). Bei mehr als der Hälfte aller mit Glukokortikoiden behandelten Patienten verschlechtern sich die MG-Symptome anfangs unter einer derartigen Behandlung v. a. dann, wenn gleich mit der Gesamtdosis behandelt wird. Daher sollten Glukokortikoide initial in niedriger Dosierung eingesetzt (z. B. Prednisolon 20 mg/d) und dann wöchentlich um 5–10 mg unter Berücksichtigung des klinischen Verlaufes gesteigert werden. Eine Besserung der Symptome ist oft erst nach einigen Wochen bis Monaten festzustellen. Beginnt man eine Glukokortikoidtherapie, sollte zeitgleich eine medikamentöse **Osteoporoseprophylaxe** mit Vitamin D und Kalzium erfolgen. Stabilisiert sich das klinische Bild, kann mit einer **vorsichtigen Reduktion der ACh-Esterase-Inhibitoren** und dann auch mit einer langsamen Reduktion (über Monate) des Glukokortikoids begonnen werden (am besten Reduktion bis unterhalb der Cushing-Schwelle von 7,5 mg Prednisolon-Äquivalent).

Zur Einsparung von Glukokortikoiden wird oft der Purinantagonist **Azathioprin** eingesetzt (2,5–3 mg/kg KG/d). Die **Wirkung** dieser Substanz **setzt erst nach einigen Wochen bis Monaten ein**. Dann erst kann die Glukokortikoiddosis reduziert werden. Als Reservemittel stehen z. B. Ciclosporin A, Cyclophosphamid und Methotrexat unter Beachtung der Kontraindikationen und Nebenwirkungen zur Verfügung. Im Rahmen einer myasthenen Krise kommen bevorzugt Immunglobuline und die Plasmapherese zum Einsatz.

→ Fall 88 Seite 89

Die meisten Autoren empfehlen eine Thymektomie bei einer kürzer als 3 Jahre bestehenden generalisierten MG bei Patienten < 60 Jahre, evtl. auch bei einer rein okulären Myasthenie mit hohem Antikörpertiter und unzureichendem medikamentösem Erfolg. Ein manifestes Thymom sollte immer entfernt, bei invasivem Wachstum ggf. auch radio-chemotherapiert werden.

Prognose: Da heute etwa 90 % der MG-Patienten suffizient medikamentös zu behandeln sind, sind Myasthenien mit ausgeprägten Atrophien nur noch sehr selten bei jahrzehntelangem therapierefraktärem Verlauf zu beobachten. Ebenfalls selten geworden sind myasthene oder cholinerge Krisen, die intensivmedizinisch meist gut zu behandeln sind.

ZUSATZTHEMEN FÜR LERNGRUPPEN
- **Neonatale Myasthenie**
- **Klinik, Diagnostik und Intensivtherapie der myasthenen und cholinergen Krise**
- **Lambert-Eaton-Syndrom**
- **Kongenitale myasthene Syndrome**
- **Kontraindikationen und Nebenwirkungen der Immunsuppressiva**

89 Hirnstamm-TIA

89.1 Nennen Sie eine Klassifikation der häufigen Sprachstörungen! Um welche Art der Sprachstörung hat es sich wahrscheinlich bei dieser Patientin gehandelt?

- **Aphasien** bei unterschiedlichen Läsionsorten in der sprachdominanten Hemisphäre:
  - **Motorische Aphasie** (Broca) bei Läsion des frontalen Sprachzentrums: stark gestörte und verringerte Sprachproduktion, Paraphasien, erhaltenes Sprachverständnis
  - **Sensorische Aphasie** (Wernicke) bei Läsion im posterioren Anteil des Temporallappens: „fluent" Aphasie, oft gesteigerte Sprachproduktion mit phonematischen und semantischen Paraphasien, grob gestörtes Sprachverständnis
  - **Amnestische Aphasie** bei temporoparietalen Läsionen: v. a. lexikalische Störung, Wortfindungsstörungen mit Umschreibungen, vereinzelt Paraphasien; Sprachverständnis, Artikulation, Nachsprechen, Schreiben, Lesen kaum gestört
  - **Transkortikal-motorische Aphasie** (Läsion frontal des Broca-Areals) und **transkortikal-sensorische Aphasie** (temporo-okzipitale Läsion): klinisch zunächst ähnlich Broca- bzw. Wernicke-Aphasie; Nachsprechen aber im Gegensatz zu diesen nicht gestört
  - **Globale Aphasie** bei ausgedehnten Läsionen, z. B. komplettem Mediainfarkt: Kombination aus Symptomen der Broca- und Wernicke-Aphasie, reduzierte Sprachproduktion und stark gestörtes Sprachverständnis.
- **Sprechstörungen:**
  - **Dysarthrie bei bulbären Läsionen oder Läsionen kortikobulbärer Bahnen:** Funktionsstörung der für die Sprachbildung notwendigen kaudalen Hirnnerven; kloßige, verwaschene Sprache, schlechte Artikulation; keine semantischen oder grammatikalischen Auffälligkeiten
  - **Zerebelläre Dysarthrie bei Kleinhirnläsionen:** abgehackte, unregelmäßige Sprache (Sprechapraxie)
  - **Sprechstörungen aufgrund einer Störung im HNO-Bereich:** z. B. Rhinolallie, Dysphonie.
- Sprachstörung bei der Patientin: Dysarthrie.

89.2 Stellen Sie eine Verdachtsdiagnose!

Passagere Durchblutungsstörung (TIA) im Hirnstammbereich; Begründung: Symptome der Minderdurchblutung im vertebrobasilären Stromgebiet (Schwindel, Dysarthrie, Sensibilitätsstörung im Gesicht), Dauer wenige Minuten, Auslösesituation (Reklination des Kopfes beim Friseur → Kompression der Vertebralarterien).

89.3 Nennen Sie eine weitere klinische Manifestationsform dieser Erkrankung!

Drop Attacks:
- Ätiologie: passagere Durchblutungsstörung, selten organisch objektivierbare Befunde
- Klinik: rezidivierende Stürze durch Tonusverlust der unteren Extremitäten **ohne** Bewusstseinsverlust, fakultativ Hirnstammsymptome (z. B. Schwindel, Parästhesien im Gesicht).

89.4 Welche diagnostischen Maßnahmen führen Sie vordringlich durch?

- **Doppler-Sonographie** von Aa. vertebrales und basilaris: Stenosen?, Verschluss?, Subclavian-Steal-Syndrom?
- **Zerebrale Bildgebung:** CCT ungeeignet zum Nachweis von lakunären Infarkten, da der Hirnstamm nicht ausreichend beurteilbar ist, zum Ausschluss von Blutung/Raumforderung in der Akutsituation aber ausreichend; besser MRT

→ Fall 89 Seite 90

- **Ursachensuche** (wie allgemein bei TIA und Hirninfarkt): EKG (Vorhofflimmern?), Echokardiographie (Emboliequelle?), 24h-Blutdruckmessung usw.

!! 89.5 Welche elektrophysiologischen Untersuchungen können Ihnen Informationen über Hirnstammläsionen liefern?

- **AEP:** verzögerte späte Wellen III–V auf der betroffenen Seite
- **Blinkreflex:** Afferenz über den N. V_1 (elektrischer Reiz am Nervenaustrittspunkt), Verschaltung im Hirnstamm zu beiden Seiten und Reflexantwort (Augenschluss) über N. VII; Hirnstammläsionen führen zu einer Verzögerung der frühen und/oder späten Reflexantworten auf der betroffenen Seite
- **Elektronystagmographie:** Aufzeichnung pathologischer Nystagmen bei Läsion zentralvestibulärer Bahnen im Hirnstamm.

Kommentar

Definition: Bei der Hirnstamm-TIA handelt es sich um eine kurzdauernde reversible Durchblutungsstörung im Bereich des hinteren Stromgebiets (A. vertebrales, A. basilaris).

Anatomie: Die Aa. vertebrales verlaufen intervertebral durch die Foramina transversaria der Halswirbelkörper und vereinigen sich am kaudalen Rand des Pons zur A. basilaris. Von ihr abgehende Äste sorgen für die Durchblutung von Hirnstamm und Kleinhirn. Auch die Aa. cerebri posteriores erhalten Zuflüsse über die A. basilaris und versorgen Großhirnanteile im Bereich der hinteren Schädelgrube und gehören damit ebenfalls zum „vertebrobasilären Stromgebiet".

Ätiologie: Auslöser können **Gefäßkompression bei bestimmten Kopfhaltungen**, **im Rahmen einer hypertensiven Entgleisung**, **kardiale Emboli** (bei Vorhofflimmern) und **Subclavian-Steal-Syndrom** bei Stenose oder Verschluss der A. subclavia sein. Prädisponierend sind **atherosklerotische Veränderungen**, **Stenosen oder Hypoplasien der Vertebralarterien**, evtl. auch degenerative Veränderungen der Halswirbelsäule.

Klinik: Wegweisend für die Annahme einer Minderperfusion im vertebrobasilären Stromgebiet ist das **gemeinsame Auftreten** von **einseitigen Hirnnervenstörungen**, wie Augenmuskelparesen mit akuten Doppelbildern, Nystagmus, Drehschwindel, Dysarthrie, Schluckstörungen und Verziehung des Gaumensegels („Kulissenphänomen"), Gang- und Standataxie sowie **kontralateralen Halbseitensymptomen** (**Alternanssyndrom**). Bei einer Minderperfusion im Okzipitallappen kommt es zu einer homonymen Hemianopsie zur Gegenseite. Die Ausprägung der Symptome ist sehr variabel, und kann von eher diskreten Symptomen wie Schwindel und Dysarthrie bis hin zu schweren Krankheitsbildern mit Koma und Tetraparese bei vollständigem Verschluss der A. basilaris reichen (s. Fall 76).

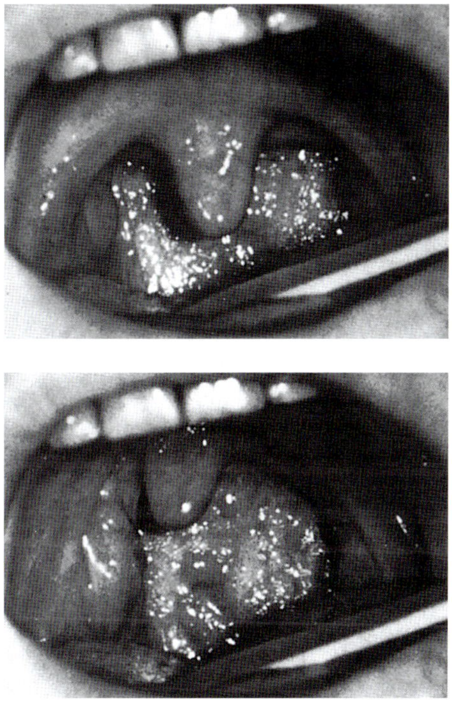

a

b

Kulissenphänomen bei linksseitiger Parese von Gaumensegel und Rachenhinterwand, 36-jähriger Patient mit Wallenberg-Syndrom. **a** *Unauffällige Verhältnisse in Ruhe.* **b** *Beim Würgen verziehen sich Rachenhinterwand und Uvula nach rechts.*

Diagnostik: s. Antworten zu Fragen 89.4 und 89.5.

Differenzialdiagnosen: Das klinische Bild eines „Hirnstammsyndroms" ist zunächst ätiologisch unspezifisch, in Frage kommen z. B. auch Entzündung, Multiple Sklerose oder Tumor. Bei einem perakuten Beginn ist jedoch eine Durch-

→ Fall 89 Seite 90

blutungsstörung oder Blutung am wahrscheinlichsten. Mittels Bildgebung und weiteren Zusatzuntersuchungen können diese Erkrankungen differenziert werden. Wenn Drehschwindel das Leitsymptom ist, sichere Zeichen einer Hirnstammbeteiligung aber fehlen oder eine Hörstörung vorliegt, sollte man immer auch an einen peripher-vestibuläre Schwindelursache (z. B. Lagerungsschwindel [s. Fall 7], Neuritis vestibularis [s. Fall 29]) denken. Bei primärer Bewusstlosigkeit ist differenzialdiagnostisch auch an eine kardiale Synkope zu denken.

Therapie: Der Patient sollte **Thrombozytenaggregationshemmer** (z. B. ASS 100–250 mg/d, Clopidogrel 75 mg/d) erhalten. Bei Vorhofflimmern sollte eine Marcumarisierung erfolgen. Bei nachgewiesenen Stenosen und rezidivierender Symptomatik unter Gabe von Thrombozytenaggregationshemmern kann ebenfalls eine Marcumarisierung erwogen werden. Gefäßrekonstruierende Maßnahmen (Stenting) sind nur in ausgewählten Fällen möglich.

ZUSATZTHEMEN FÜR LERNGRUPPEN

- **Subclavian-Steal-Syndrom**
- **Sekundärprophylaxe nach Hirninfarkt/TIA**
- **Basilarisverschluss**

90 Einfach-fokaler Anfall

90.1 Stellen Sie eine Verdachtsdiagnose!

Einfach-fokaler Anfall mit „Jacksonian-March"; Begründung: keine Bewusstseinstrübung, Beginn der Zuckungen an der Hand, danach Ausbreitung („march of convulsion") auf den gesamten linken Arm.

90.2 Wie werten Sie die Armparese? Könnte ein Zusammenhang mit Ihrer Verdachtsdiagnose vorliegen oder ist eine Zweiterkrankung anzunehmen?

- Verdacht auf „Todd-Parese" nach einem länger dauerndem fokalen Anfall
- Zusammenhang mit fokalem Anfall wahrscheinlich; da aber die Anfälle neu aufgetreten sind, muss man auch an eine Zweiterkrankung denken (z. B. Hirninfarkt, intrazerebrale Blutung, Sinusthrombose), die Ursache für die Anfälle sein könnte.

90.3 Raten Sie ihm zu einer ambulanten Abklärung oder drängen Sie auf eine stationäre Einweisung? Begründen Sie Ihre Entscheidung!

Stationäre Abklärung; Begründung:

- Erstmanifestation epileptischer Anfälle (Ursache abklären s. u.)
- Erstmanifestation im „höheren" Alter (> 20 Jahre): immer verdächtig auf symptomatische Genese der Anfälle, v. a. bei fokalen Anfällen (z. B. Hirntumor, vaskuläre intrazerebrale Ursachen, metabolische Störungen, entzündliche Gehirnerkrankungen).

90.4 Welche Untersuchungen halten Sie in diesem speziellen Fall für notwendig?

- **EEG**, ggf. wiederholt bzw. ergänzt durch ein Schlafentzugs-EEG: epileptiforme Potenziale? Herdbefund?
- **CT des Schädels** (besser noch MRT): strukturelle Läsionen?
- **Lumbalpunktion:** immer indiziert bei Verdacht auf entzündliche ZNS-Erkrankung (z. B. Fieber, Kopfschmerz, erhöhte laborchemische Entzündungsparameter [z. B. Leukozyten ↑, CRP ↑])

90.5 Welche Bedingungen müssen generell erfüllt sein, um epileptische Anfälle medikamentös zu behandeln?

- Faustregel: Ab dem 2. epileptischen Anfall wird behandelt!
- Behandlungsindikationen bereits nach dem 1. epileptischen Anfall:
  - Zugrunde liegende akute Gehirnerkrankung (z. B. Enzephalitis, Hirntumor, Schlaganfall), da eine hohe Wahrscheinlichkeit für wiederholte Anfälle besteht
  - Nach primärem Status epilepticus
  - Psychosoziale Indikation: dringender Wunsch des Patienten (z. B. ausgeprägte Angst vor weiteren Anfällen), Führerscheinproblematik, drohender Verlust des Arbeitsplatzes.

90.6 Wie reagieren Sie?

Dem Patienten ist hiervon abzuraten; folgende Argumente könnte man vorbringen, um dem Patienten sein Vorhaben „auszureden":

- Ungewissheit über die zugrunde liegenden Ursachen der neu aufgetretenen Anfälle (→ potenzielle Selbstgefährdung)

→ Fall 90 Seite 91

- Nicht gegebene Fahrtauglichkeit gemäß den aktuellen Begutachtungsrichtlinien zur Kraftfahrereignung aufgrund der Todd-Parese des linken Arms und der rezidivierten Anfälle (Gefährdung des Patienten und anderer Straßenverkehrsteilnehmer); damit ggf. auch Verlust des Versicherungsschutzes und evtl. strafrechtliche Konsequenzen bei Autounfall.

Kommentar

Definition und Klinik: Einfach-fokale Anfälle (Syn. einfach-partieller Anfall) sind **fokale Anfälle ohne Bewusstseinstrübung**. Dies können z. B. **isolierte Auren** sein (z. B. optische oder akustische Sinneseindrücke, Déjà-vu-Erlebnisse, epigastrische Auren mit aufsteigendem Wärmegefühl im Bauch oder Übelkeit), die nur vom Patienten selbst wahrgenommen und beschrieben werden können. Es finden sich aber auch **motorische oder sensible Phänomene** (z. B. Kloni oder Parästhesien) in dem der betroffenen Hirnregion zugeordneten Körperteil. Auch **vegetative Ereignisse**, wie Epiphora oder flush-artige Gesichtsrötung, kommen vor. Manchmal kommt es auch zu einer Ausbreitung der Phänomene, wenn benachbarte Hirnregionen miterregt werden. Man spricht dann von einem (motorischen oder sensiblen) **„Jacksonian-March"**.

Die Dauer einfach-fokaler Anfälle beträgt meist nur wenige Sekunden oder Minuten. Länger dauernde motorische fokale Anfälle können zu einer **„Todd-Parese"** führen. Hierbei ist die betroffene Muskulatur postiktual kurzfristig, manchmal aber auch stunden- oder tagelang gelähmt. Wie bei komplex-fokalen oder generalisierten Anfällen kann es auch bei einfach-fokalen Anfällen zu einem Status epilepticus kommen. Auch können einfach-fokale in komplex-fokale oder sekundär generalisierte Anfälle übergehen.

Ätiologie und Pathogenese: Bei fokalen Anfällen beginnen die Entladungen in einem umschriebenen Neuronensystem innerhalb einer Hemisphäre. Oft findet man in einer solchen umschriebenen Hirnregion eine entsprechende strukturelle Läsion, die für die Anfälle verantwortlich ist. In diesen Fällen spricht man von einer symptomatischen (fokalen) Epilepsie (s. Antwort zur Frage 90.3). Sind die Anfälle klinisch eindeutig fokal (bei Vorliegen einer Aura oder bei nur fokal erklärbaren neurologischen Phänomenen wie im Fallbeispiel) und finden sich in der Bildgebung keine Auffälligkeiten, spricht man von einer kryptogenen (fokalen) Epilepsie.

Diagnostik: (s. Antwort zur Frage 90.4). Tritt ein Krampfanfall zum ersten Mal auf, gilt es, durch **Beobachtung** und **(Fremd-)Anamnese** die genauen Umstände (z. B. Auslöser) und Symptome herauszufinden. Nach isolierten Auren (s. o.) sollte man immer explizit fragen. Eine sorgfältige **körperliche und neurologische Untersuchung** schließt sich an. Im **EEG** lassen sich manchmal epileptiforme Potenziale oder ein Herdbefund nachweisen. Zur Provokation epileptiformer Potentiale ist ein EEG nach Schlafentzug oft hilfreich.

Die weitere Diagnostik zielt darauf ab, mögliche Auslöser herauszufinden. Eine **Blutentnahme** mit Untersuchung der Entzündungsparameter,

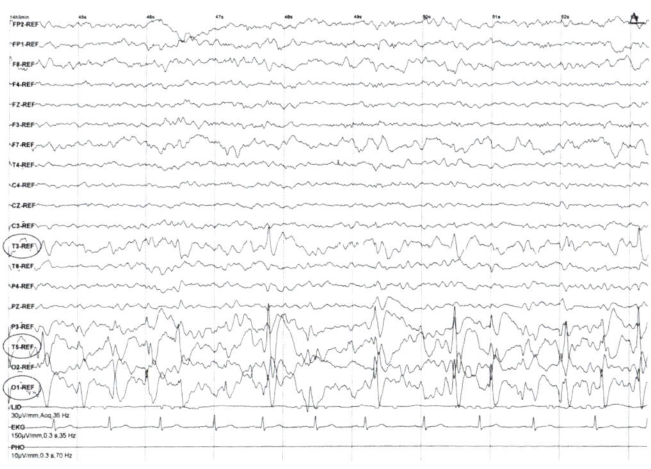

EEG: Beginnender fokaler Anfall links temporal (betroffene Ableitungen markiert)

→ Fall 90 Seite 91

der Elektrolyte, des Blutzuckers, der Gerinnung und der Leber- und Nierenwerte gehören zum Basisprogramm. Um eine entzündliche Erkrankung des ZNS auszuschließen, muss bei Verdacht eine **Liquorpunktion** durchgeführt werden. Mittels **Notfall-CT des Schädels** können z. B. intrakranielle Blutungen oder größere Tumoren ausgeschlossen werden, eine aussagekräftigere Methode ist jedoch die Durchführung eines zerebralen MRT, mit der auch kleinere strukturelle Läsionen (z. B. Hippocampussklerose) oder Fehlbildungen/Heterotopien des Gehirns nachgewiesen werden können.

Therapie: Die Therapie fokaler Anfälle erfolgt zunächst bei gegebener Indikation (s. Antwort zur Frage 90.5) in Form einer **Monotherapie** mit Mitteln der 1. Wahl, z. B. mit Carbamazepin, Oxcarbazepin, Lamotrigin, Levetiracetam, Topiramat oder Valproinsäure (s. auch Fall 57). Bei unzureichendem therapeutischem Ansprechen sind auch Medikamentenkombinationen möglich. Pharmakoresistente Epilepsien können evtl. mit einem Vagusnervstimulator oder epilepsiechirurgisch nach aufwändiger Lokalisation des Fokusses behandelt werden. Die Status-Behandlung wird initial wie bei anderen Status-Formen mit Benzodiazepinen i. v. (z. B. Tavor 4–8 mg langsam i. v.) durchgeführt, die Weiterbehandlung kann meist durch simultane Aufdosierung eines oralen Antiepileptikums unter weiterem Benzodiazepinschutz geschehen und muss individuell gewählt werden (s. auch Fall 20). Bei symptomatischen Epilepsien, z. B. durch Tumoren, sollte zusätzlich eine kausale Therapie erfolgen (z. B. Tumorentfernung).

ZUSATZTHEMEN FÜR LERNGRUPPEN
- **Reflexepilepsien**
- **Antiepileptische Behandlung bei Schwangerschaftswunsch**
- **Epileptische Anfälle (Einteilung nach Ätiopathogenese und nach Syndromen)**
- **Komplex-fokaler Anfall**
- **Antiepileptika (Wirkungen, Nebenwirkungen)**

91 Arteriitis temporalis (Morbus Horton)

91.1 Welche Fragen könnten Ihnen bei der Diagnosefindung helfen?

Helfen könnten zunächst
- Fragen nach der genauen **Art der Schmerzen:**
  - Schmerzdauer (Dauerschmerz oder Schmerzattacken, tageszeitliche Bindung)?
  - Schmerzcharakter (z.B. pochend, pulsierend, stechend, drückend) und Ausprägung (z.B. auf der visuellen Analogskala von 0 bis 10: kein Schmerz = 0, stärkster Schmerz = 10)?
  - Häufigkeit von Kopfschmerzen generell bei der Patientin (regelmäßig, selten, nie)?
- Fragen nach **Begleitsymptomen**:
  - bestehende Allgemeininfekte (Erkältungen, Ohrschmerzen, Sinusitis)?
  - Lichtscheu oder Lärmempfindlichkeit?
  - vegetative Begleitsymptome (Übelkeit, Erbrechen)?
  - Aurasymptomatik (z.B. vor Auftreten der Kopfschmerzen Flimmersehen, Sensibilitätsstörungen, Lähmungen)?
  - Art der Sehstörungen (z.B. Schleiersehen, Doppelbilder, Amaurosis fugax, Schmerzen im oder am Auge)?
  - weitere Symptome (z.B. Schwindel, Sprech- oder Sprachstörung, Halbseitensymptome, Schluckstörung, „rotes Auge")?
- Fragen nach **Medikamenten**:
  - **Analgetika** (Welche, wie oft, Besserung unter Medikation)?

91.2 Welche Differenzialdiagnosen von Kopf- und Gesichtsschmerzen können Sie nun aller Wahrscheinlichkeit nach ausschließen?

Differenzialdiagnosen von Kopf- und Gesichtsschmerz:
- **Migräne** mit und ohne Aura (unwahrscheinlich da Alter der Patientin ungewöhnlich für Neuauftreten einer Migräne, keine Schmerzattacken, keine Übelkeit, keine typische Aura) s. Fall 2
- **Spannungskopfschmerzen** (unwahrscheinlich da kein drückender, helmförmiger Schmerz, keine Besserung durch Analgetika, die Kopfschmerzen der Patientin sind relativ stark) s. Fall 15
- **Clusterkopfschmerzen** (unwahrscheinlich da kein einseitiger Schmerz, keine Attacken, keine Schmerzcluster, keine autonomen Reizerscheinungen) s. Fall 45
- **Trigeminusneuralgie** (unwahrscheinlich da keine Schmerzattacken, keine Zuordnung zum N. trigeminus (V2 oder/und V3), kein Trigger) s. Fall 60
- **Glaukomanfall** (unwahrscheinlich da keine Schmerzen im Auge, bds. Lokalisation, kein „rotes Auge")
- **Medikamenteninduzierter Dauerkopfschmerz** (unwahrscheinlich da Kopfschmerz „erst" seit vier Wochen, ebenso Analgetikaeinnahme erst seit dieser Zeit/Dosis nicht ausreichend) s. Fall 28

→ Fall 91 Seite 92

- **Sinusitis** (unwahrscheinlich, da keine Infektzeichen)
- **Meningitis/Enzephalitis** (unwahrscheinlich, da kein Fieber, kein Meningismus, langer Verlauf, keine Photo- oder Phonophobie)
- **Subarachnoidalblutung** (unwahrscheinlich, da anamnestisch kein plötzlicher Beginn der Schmerzen, kein „Vernichtungskopfschmerz", kein Erbrechen, kein Meningismus, keine initiale Bewusstseinschränkung.

91.3 Weshalb ist es gerade bei dieser Patientin wichtig, die Schmerzen weiter abzuklären? An welche Verdachtsdiagnosen müssen Sie noch denken und welche Untersuchungen führen Sie durch?

- Die Abklärung ist wichtig, da bei dieser Patientin sowohl das höhere Alter bei erstmaligem Auftreten der Kopfschmerzen, als auch die Stärke der Schmerzen und das Nichtansprechen auf Analgetika gegen eine idiopathische oder „klassische" Kopfschmerzform und für eine symptomatische Genese der Schmerzen sprechen. Es liegen folglich **Warnsymptome** bzw. „red flags" vor, die dringend abklärungsbedürftig sind!
- Verdachtsdiagnosen:
  - **Arterielle Hypertonie**
  - **Arteriitis temporalis** (M. Horton)
  - **intrakranielle Raumforderung** (z.B. Tumor, chronisch subdurales Hämatom, Sinusthrombose)
- Weiteres Vorgehen:
  - **Blutdruckmessung**
  - **Laboruntersuchung** (BB, CRP, BKS, Elektrolyte, Leber- und Nierenwerte): Entzündungszeichen? Erhöhte Retentionswerte?
  - Veranlassung einer **CCT oder cMRT** zum Ausschluss einer intrakraniellen Raumforderung (cMRT noch besser als CCT: sensitivere Untersuchung, Darstellbarkeit auch der Hirnvenen/-sinus, ggf. auch der Hirnarterien)
  - **Sonografie der Temporalarterie** (Halo-Zeichen als Hinweis auf entzündliche Veränderung der Arterie?)

91.4 Welche Erkrankung liegt wahrscheinlich vor? Mit welcher anderen Erkrankung ist sie oft vergesellschaftet und wie können Sie das bei der Patientin überprüfen?

- Dringender V. a. **Arteriitis temporalis (M. Horton)**: Sturzsenkung + neuaufgetretener temporaler Dauerkopfschmerz + „Sehstörung". Die gering ausgeprägte Anämie kann Ausdruck einer sog. Infekt- oder Entzündungsanämie sein. In diesen Fällen ist oft Eisen im Serum erniedrigt und Ferritin erhöht.
- Häufige Kombination mit einer **Polymyalgia rheumatica**: Untersuchung der Patientin auf **Spontan- und Muskeldruckschmerz** bei Palpation der Oberschenkel und Oberarme; Frage nach **Myalgien** und **Muskelsteifigkeit** v. a. in der Nacht und am Morgen. Zur Abgrenzung anderer muskulärer Erkrankungen Frage nach Paresen (fehlen bei PMR, cave schmerzbedingte „Pseudoparesen"); Muskelenzyme (CK, Myoglobin, Aldolase bei PMR nicht erhöht). EMG bei PMR o.p.B.

91.5 Wann und wie therapieren Sie?

- **Therapie sofort bei Verdacht, da ein irreversibler Visusverlust droht!** Kein Zeitverzug durch den Versuch einer Diagnosesicherung mittels Temporalarterienbiopsie! **Biopsie auch noch in den ersten 10 Tagen nach Therapiebeginn möglich.**
- **Kortison** per os (z.B. Beginn mit 70 mg Prednisolon/d), bei geschilderten Sehstörungen (insbesondere bei Schilderung kurzfristiger Sehverluste) hochdosiert i. v. (z.B. 1000mg Prednisolon als Kurzinfusion/d für ca. 5 d). Nach i. v.- Gabe kann nach Eintreten klinischer Besserung meist auf 70 mg p. o. umgesetzt werden. **Abdosieren des Kortisons** bei oraler Gabe um 10 mg/Woche, bei Erreichen einer Dosis von 20 mg um 2,5 mg/Woche, bei Erreichen von 10 mg um 1 mg/Monat unter Beachtung der BKS und der klinischen Beschwerden. **Bei erneutem Auftreten der Symptome wieder sofortige Dosissteigerung der täglichen Dosis um 20 mg.**
- **Minimierung der Kortison-Nebenwirkungen: Osteoporoseprophylaxe** (Calziumbrause + Vitamin D), **Kontrolle von Knochendichte (Osteodensitometrie), Blutzucker, Blutdruck und Augeninnendruck**
- Zusätzliche **Gabe von 100 mg ASS/d** (scheint bei Angabe von Sehstörungen protektiv für den Erhalt des Visus zu sein.)
- Evtl. zusätzliche **Gabe von Methotrexat** (macht eine Einsparung von Kortison möglich falls es nicht gelingt, die Kortisondosis im Verlauf unter die Cushingschwelle zu bringen)
- bei Therapieversagen **Cyclophosphamid** (Endoxan)

→ Fall 91 Seite 92

Kommentar

Definition: Die **Arteriitis temporalis** gehört gemäß **Chapel Hill Consensus Conference** von 1992 zu den **Vaskulitiden großer Gefäße**, sie kann jedoch auch mittelgroße Gefäße erfassen. Es handelt sich um eine granulomatöse Erkrankung, die in etwa der Hälfte der Fälle histologisch sogenannte **Riesenzellen** aufweist. Zur Gruppe der **Riesenzellarteriitiden** im weiteren Sinne gehört außerdem die **Polymylagia rheumatica (PMR)**. Beide Erkrankungen treten gerne gemeinsam beim selben Patienten auf (ca. 2/3 der Arteriitis temporalis-Patienten leiden zugleich an einer PMR, umgekehrt sind es etwa 20%).

Epidemiologie: Die Riesenzellarteritiden stellen die **häufigsten Vaskulitisformen** dar. Sie betreffen zu 80% **Frauen** und nehmen mit dem **Alter** deutlich zu (Inzidenz bei über 80-jährigen ca. 50/100.000/a).

Ätiologie und Pathophysiologie: Die Ursache ist unbekannt. Die Erkrankung **befällt bevorzugt Äste des A. carotis-Stromgebietes** (insbesondere die A. temporalis und die A. ophthalmica deshalb kommt es oft zu einer flüchtigen und bei ausbleibender Behandlung dauerhaften Amaurosis). Es gibt allerdings zahlreiche **Überlappungsformen** mit verschiedenen anderen Vaskulitiden, beispielsweise mit der **PMR**, (Befall vorwiegend proximaler Extremitätenarterien). Auch eine gewisse Verwandschaft zur **Takayasu-Arteriitis** kann sich durch Befall des Aortenbogens bemerkbar machen. Weitere intrakranielle Arterien inklusive des **Basilariskreislaufes** können ebenfalls betroffen sein, sodass sogar **Symptome wie bei Schlaganfällen** (z.B. Halbseitensymptome) auftreten können.

Klinik: Typisch ist die Kombination von neu aufgetretenem Dauerkopfschmerz im Bereich der Schläfen, eine klopfschmerzhafte A. temporalis und flüchtige Amaurosis beim älteren Patienten. Charakteristisch ist auch das Auftreten einer sog. Claudicatio masticatoria (abnorme „Ermüdbarkeit" und/oder Schmerzen der Kaumuskeln beim Essen). Bei begleitender PMR kommen heftige Myalgien v.a. im Schulter- und Beckengürtel sowie Morgensteifigkeit hinzu (s. Antwort zu 91.4). Häufig sind auch Allgemeinsymptome wie Leistungsschwäche, Abgeschlagenheit und Gewichtsverlust. Das Auftreten von Doppelbildern ist im Rahmen eines M. Horton möglich (v.a. Auftreten einer N. VI-Parese), aber eher selten. Nicht ganz so selten ist das Auftreten von **Nackenkopfschmerzen**, die zunächst einmal an ein Zervikalsyndrom oder an einen Spannungskopfschmerz denken lassen.

Differenzialdiagnose: Differenzialdiagnose des **Kopf- und Gesichtsschmerz**: s. Antwort zu Frage 91.2 und 91.3.
Differenzialdiagnose der **Sturzsenkung**:

- **Bluterkrankungen:** Plasmozytom/M. Waldenström; Leukämien, ausgeprägte Anämie, hämolytisches Syndrom
- **Nephrotisches Syndrom**
- **Autoimmunerkrankungen** (z.B. SLE, Riesenzellarteriitis)
- **Andere ausgeprägte Entzündungsreaktionen** (Infekte, Tumoren mit Metastasen, nicht infektiöse Entzündungen, z.B. Thyreoiditis de Quervain)
- **Schwangerschaft im letzten Drittel sowie unmittelbar postpartal** (durch Fibrinogen bis max. ca. 60 mm n.W.)

Diagnostik: Wichtig ist bei der Arteriitis temporalis eine genaue **Anamneseerhebung**. Bei Verdacht sollte in der klinischen Untersuchung auf jeden Fall auf **druck- oder klopfschmerzhafte Temporalarterien** geachtet werden, außerdem muss die **Blutsenkungsgeschwindigkeit** bestimmt werden. **Diagnosekriterien der Riesenzellarteriitis** des ACR (American College of Rheumatology) von 1990:

1. Manifestationsalter > 50 Jahre
2. Neu auftretender Kopfschmerz
3. Abnorme Temporalarterien
4. BKS > 50 mm n. W. in der 1. Stunde
5. Typische Histologie (Granulomatöse Vaskulitis mit Riesenzellen; Biopsatlänge mindestens 1cm!)

Formal sollten mindestens 3 Kriterien vorliegen, um die Diagnosestellung zu rechtfertigen. Im Zweifelsfall ist ein Behandlungsversuch mit Kortison bei dringendem Verdacht auf Riesenzellarteriitis auch dann gerechtfertigt, wenn die ACR-Kriterien nicht ganz erfüllt sind.
Hilfreich ist auch die Durchführung einer **Ultraschalluntersuchung der A. temporalis**: In vielen Fällen zeigt sich eine Stenosierung der Arterie zusammen mit einem **echoarmen Halo** im B-Bild als Ausdruck eines Wandödems der Arterie. Der Goldstandard ist natürlich die **Histologie nach Biopsie der A. temporalis**. (Cave: Vor Biopsie sollte eine Doppleruntersuchung der hirnversorgenden Arterien durchgeführt werden, da in seltenen Fällen die A. temporalis als Ast der A. carotis externa bei Stenosen der A. carotis interna über die A. ophthalmica ein hirnversorgendes Gefäß sein kann, eine Biopsie

→ Fall 91 Seite 92

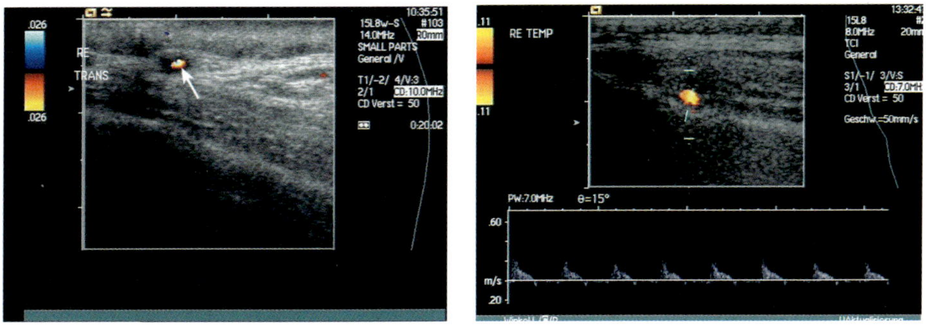

Linkes Bild: Farbdoppler der A. temporalis bei M. Horton. Deutlicher Nachweis eines sog. „Halo-sign". Zum Vergleich unauffällige Darstellung einer A. temporalis im rechten Bild.

ist dann kontraindiziert!) Da es sich bei der Arteriitis temporalis um eine **segmentale** Entzündung der Gefäße handelt, kann die Histologie negativ sein! Bei Vorliegen mehrerer Diagnosekriterien und positivem „Halo-Doppler" kann evtl. auch auf eine Biopsie verzichtet werden.
Diagnostisch verwertbar ist auch das Ansprechen auf Kortikoide: Wird mit Kortison behandelt, **sollte sich innerhalb weniger Tage ein Therapieeffekt einstellen**. Bleibt dieser aus, muss die Diagnose unbedingt überprüft werden!

Komplikationen: Eine gefürchtete Komplikation ist die **Erblindung durch Befall der A. ophthalmica.** Aus diesem Grund muss bereits bei Verdacht therapiert werden. In seltenen Fällen kann es durch Befall der intrakraniellen Arterien zu **Schlaganfallsymptomen** kommen, die u. U. trotz Therapie persistieren. Hier ist der Einsatz von Cyclophosphamid als Bolustherapie i.v. zu erwägen. Ein Befall des Aortenbogens kann zu **Aortenaneurysmata** führen. Empfehlenswert sind daher jährliche Kontrollen mittels Röntgen-Thoraxaufnahmen oder Echokardiografie. In Einzelfällen kann es durch eine Riesenzellarteriitis auch zu Todesfällen kommen, beispielsweise bei Befall der A. basilaris.

Therapie: s. Antwort zu Frage 91.5

Prognose: Bei rechtzeitiger Therapie gut. (Häufig heilt dann die Erkrankung innerhalb von 1 bis 2 Jahren aus)

ZUSATZTHEMEN FÜR LERNGRUPPEN
- **Kopfschmerzen anderer Genese**
- **Primäre und sekundäre Vaskulitiden des ZNS und PNS**

92 Amyloidangiopathie (kongophile Angiopathie)

92.1 Beschreiben Sie den CT-Befund!

Das CT zeigt eine mäßig große kugelige hyperdense Raumforderung links parietal mit geringem Perifokalödem. Der Befund spricht für eine intrazerebrale Blutung.

92.2 Handelt es sich um eine typische oder atypische Blutung? Nennen Sie für beide Blutungsformen anatomische Prädilektionsstellen und häufigste Ursachen!

Es handelt sich definitionsgemäß um eine „atypische" Blutung, da sich die Blutung im Großhirn links parietal und somit außerhalb der „typischen" Lokalisationen befindet:

- Typische Blutung:
  - Lokalisation: Stammganglien, Pons, Kleinhirn; seltener lobär
  - Ursache: Arterielle Hypertonie (im Rahmen eines hypertensiven Notfalles oder nach langjähriger chronischer arterieller Hypertonie)
- Atypische Blutung:
  - Lokalisation: Außerhalb von Stammganglien, Pons, Kleinhirn
  - Ursachen vielgestaltig: z.B. Tumorblutung, Dura-AV-Fistel, Angiom (=AV-Malformation), SAB mit sekundärer Wühlblutung, Sinusthrombose mit sekundärer Diapedeseblutung, Amyloidangiopathie, Trauma, Kavernom, intrazerebrale Vaskulitis, Moya-Moya-Syndrom.

→ Fall 92 Seite 93

Cave: Hypertonie-bedingte Blutungen können auch an „atypischen" Lokalisationen auftreten und vermeintlich „typische" Blutungen können auch andere Ursachen als die Hypertonie haben!

92.3 Für welche Demenzform wäre die Beschreibung „prima vista" charakteristisch?

- **Alzheimer-Demenz**: Schwäche des Neugedächtnisses bei erhaltener „guter Fassade"; räumliche Orientierungsstörung (s. Fall 6)

92.4 Welche Verdachtsdiagnose haben Sie nun und warum? Wie würden Sie diagnostisch weiter vorgehen? Begründen Sie Ihre Entscheidung!

- Verdachtsdiagnose: **Amyloidangiopathie**: Die Kombination von mehreren Hirnblutungen im Kortexbereich ohne erkennbare Ursache mit Symptomen einer Alzheimer-Demenz beim alten Menschen ist typisch für diese Erkrankung.

Weiteres diagnostisches Vorgehen: Mittel der Wahl wären bei atypischen Blutungen prinzipiell die **Kernspintomografie inklusive MR-A** und eine **arterielle Katheterangiografie (DSA)** zum Ausschluss anderer behandelbarer Blutungsursachen wie beispielsweise Angiome, Aneurysmablutungen, Sinusthrombosen mit Stauungsblutungen oder AV-Fisteln. In vielen Fällen muss nach Resorption des Blutes (nach einigen Wochen) ein Kontroll-MRT durchgeführt werden, um „klare Sicht" zu haben. Die endgültige Sicherung der Diagnose „Amyloidangiopathie" kann im Grunde erst durch eine pathologische Untersuchung mit Histologie post mortem erfolgen. In diesem speziellen Fall könnte auf eine weiterführende Diagnostik möglicherweise verzichtet werden, da die Kombination von rezidivierenden atypischen Blutungen und einer an die Alzheimer-Erkrankung erinnernde Demenz bei einem älteren Patienten mit typischer Bildgebung sehr für eine Amyloidangiopathie spricht.

Kommentar

Epidemiologie und Begriffserklärung Die **Amyloidangiopathie** ist die häufigste Form der Angiopathien bei der intrazerebralen Blutung (ICB). Sie ist für **ca. 10% der ICB** verantwortlich. Es besteht eine genetische Prädisposition: Die Erkrankung tritt meist im **höheren Lebensalter** auf (die Patienten sind meist älter als 70 Jahre). In **mehr als der Hälfte der Fälle** leiden die Patienten zusätzlich an einer **Alzheimer-Demenz**. Der umgangssprachliche Begriff „**Gefäß-Alzheimer**" wird häufig für die Multiinfarkt-Demenz gebraucht. Dies ist aber irreführend, da er von der Pathophysiologie her viel besser zur Amyloidangiopathie passt.
Der Name „**kongophile** Amyloidangiopathie" beruht übrigens auf einem historischen Irrtum: Histologisch lässt sich das β-Amyloid, welches in Wahrheit mit Amyloid (also „Stärke") gar nichts zu tun hat, sondern aus veränderten Peptiden besteht, mit **Kongorot** anfärben.

Pathophysiologie: Bei der Amyloidangiopathie kommt es zu einer Ablagerung von **β-Amyloid** in den Gefäßwänden kleinerer vorwiegend kortikaler Arterien. Die so veränderten Arterien weisen dadurch eine erhöhte Gefäßfragilität mit Neigung zur spontanen Blutung auf.

Diagnostik: Wegweisend ist die **Kombination von (meist rezidivierenden) kleineren kortexnahen kugeligen Blutungen beim älteren Patienten mit dementiellem Syndrom i.S.e. M. Alzheimer** bei Ausschluss anderer Ursachen. In den meisten Fällen bestehen neben den symptomatischen Blutungen auch typische asymptomatische Mikroblutungen, diese lassen sich mittlerweile gut mittels sog. suszeptibilitätsgewichteter Aufnahmen **(=T2*-Wichtung)** als kleine „schwarze Pünktchen" in der cMRT nachweisen.
Besonders bei Fehlen der Demenz und bei jüngeren Patienten sollte man zum Ausschluss anderer möglicher Ursachen „sämtliche Register" der Diagnostik ziehen, inklusive arterieller DSA. Folgende Abbildungen zeigen, dass man im nativen CCT unter Umständen eine Angiomblutung nicht von einer Blutung im Rahmen einer Amyloidangiopathie (Abbildung im Fallbeispiel vorne) unterscheiden könnte, wenn man nicht zusätzliche Diagnostik wie die DSA angewendet hätte.

Klinische Symptomatik und Verlauf: Die klinischen Symptome einer Blutung bei Amyloidangiopathie unterscheiden sich nicht von denen eines herkömmlichen Hirninfarktes oder einer ICB. Die meist kleineren Blutungen resorbieren sich nach einigen Tagen oder Wochen gut, Residuen können selbstverständlich zurückbleiben. Größere Einblutungen sind ebenfalls möglich. Beschrieben sind auch ischämische Infarkte bei der Amyloidangiopathie durch Gefäßokklusion amyloidhaltiger Arterien.

→ Fall 92 Seite 93

Auf die Symptome einer Alzheimer-Demenz ist zu achten (s. oben). Cave: Strategische Infarkte und Blutungen (z.B. im Gyrus angularis links) können sekundär zu einem dementiellen Syndrom führen und so zur Fehldiagnose einer Amyloidangiopathie Anlass geben.

Therapie: Eine kausale Therapie der Amyloidangiopathie gibt es nicht. Bei Blutungen erfolgt die **übliche Basistherapie eines Schlaganfalles** auf einer Stroke Unit: (s. auch Fälle 50 und 87)
- Überwachung von Blutdruck, Sauerstoffsättigung, Körpertemperatur, Herzrhythmus (EKG), Blutzucker
- Rascher Beginn von Physiotherapie, Logopädie, Ergotherapie
- Ggf. Atemgymnastik (Pneumonieprophylaxe), Thrombose-, Dekubitus- und Aspirationsprophylaxe

Bei fortgeschrittener Demenz und vorbestehender Pflegebedürftigkeit kann die Behandlung auch auf einer „Normalstation" erfolgen.

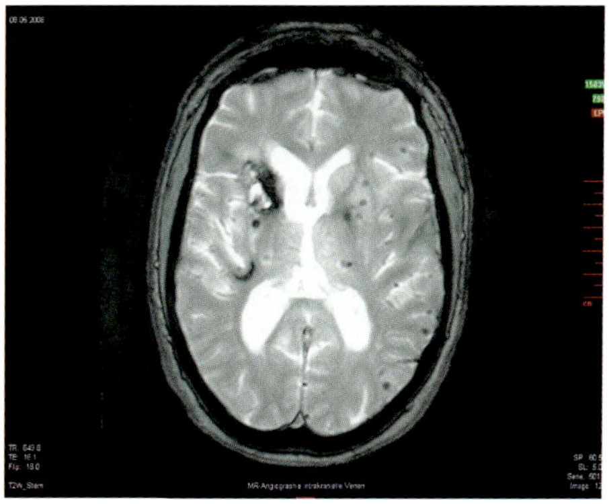

T2-Wichtung: Amyloidangiopathie mit Darstellung älterer Einblutungen (schwarz)*

ZUSATZTHEMEN FüR LERNGRUPPEN
- **Ursachen atypischer intrazerebraler Blutungen: AV-Malformation, Dura-AV-Fistel, Kavernom, Moya-Moya-Syndrom**
- **Komplikationen einer arteriellen DSA der hirnversorgenden Gefäße**

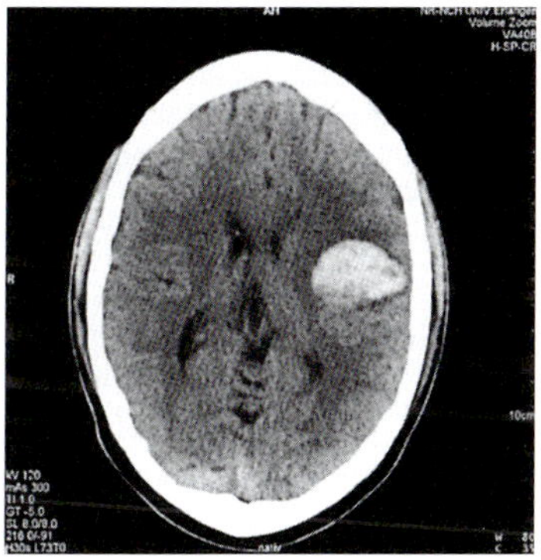

CCT nativ: Angiomblutung links temporal. Im Vergleich mit der Abbildung aus dem Fallbeispiel ergibt sich bildmorphologisch kein signifikanter Unterschied!

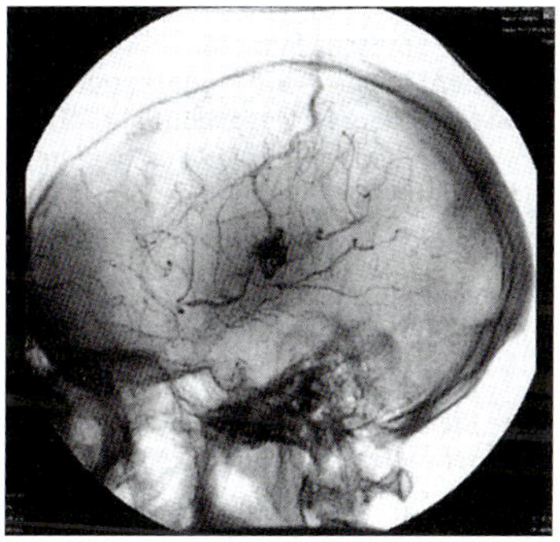

Art. DSA seitlich: AV-Malformation wird sichtbar.

93 Torticollis spasmodicus

93.1 Stellen Sie eine Blickdiagnose! Zu welcher Gruppe von Erkrankungen gehört das Krankheitsbild? Was ist für alle Erkrankungen dieser Gruppe typisch?

- Nach dem Bild und der Beschreibung zu urteilen, handelt es sich um einen **Torticollis spasmodicus.**
- Der Torticollis gehört zu der Gruppe der **Dystonien**
- Alle Dystonien zeichnen sich, wie der Name bereits sagt, durch das Symptom der **Dystonie** aus: lokalisierte oder generalisierte, unwillkürliche, anhaltende **Muskelkontraktionen**, die zu abnormen Bewegungen und Haltungen führen.

93.2 Nennen Sie weitere Krankheitsbilder, die zur gleichen Krankheitsgruppe gezählt werden!

→ Fall 93 Seite 94

- Andere fokale Dystonien: im Hirnnervenbereich z.B. Blepharospasmus, Meige-Syndrom, spasmodische Dysphonie; Fußdystonie.
- Aufgabenspezifische Dystonien, z.B. Schreibkrampf.
- Generalisierte Dystonien: z.B. hereditär, bei neurodegenerativen Erkrankungen, L-Dopa-sensitive Dystonie (Segawa-Syndrom).
- Sekundäre Dystonien: durch Medikamente (Dopamin und antidopaminerge Substanzen), Stoffwechselstörungen, strukturelle Läsionen im Stammganglienbereich.
- Paroxysmale Dyskinesien mit attackenweise, manchmal durch Stress oder Alkoholkonsum auslösbaren dystonen und athetotischen (langsamen, wurm- oder schraubenförmig drehenden) Bewegungen: z.B. hereditär, paroxysmale Choreaathetose.

93.3 Wie wirkt die im Fallbeispiel erwähnte Berührung des Kinns mit dem Zeigefinger? Nennen Sie den Fachbegriff für diese Handlung!

- Durch Erzeugung eines der dystonen Bewegung entgegengerichten sensorischen Inputs wird die pathologische Schleife, welche die Muskelkontraktion verursacht, zentral moduliert. Dies führt zu einer kurzfristigen Abnahme der Dystonie.
- Der Fachbegriff lautet: „**Geste antagoniste**"

93.4 Was ist in diesem Fall die Behandlung der Wahl? Nennen Sie weitere Indikationen dieses Medikaments!

- Behandlung der Wahl ist die Injektion von **Botulinumtoxin** (BoNTx) in die tonisierte Muskulatur (siehe auch Kommentar)
- Andere Indikationen für BoNTx: Behandlung von Spastik, Hyperhidrosis, kosmetische Indikationen (Faltenbehandlung). Umstritten ist die Behandlung von chronischen Schmerzsyndromen, wie myofasziellem Schmerz, Spannungskopfschmerz, Migräne mit BoNTx.

93.5 Neben der beschriebenen Form gibt es noch andere Formen der Muskeltonuserhöhung. Benennen und beschreiben Sie 2! Bei welchen Erkrankungen kommen diese jeweils vor?

- **Spastik:** Muskeltonuserhöhung mit federndem Widerstand bei passiver Muskeldehnung, der manchmal ab einem bestimmten Punkt plötzlich abnimmt („Taschenmesserphänomen"). Vorkommen: bei Schädigungen der Pyramidenbahn (aber erhaltenem Reflexbogen über das 2. Motoneuron) z. B. halbseitig nach Schlaganfällen, querschnittsförmig bei Rückenmarksverletzungen oder generalisiert bei frühkindlicher Hirnschädigung.
- **Rigor** (lat.: Starrheit): gesteigerter Muskeltonus im Agonisten und Antagonisten mit gleichmäßig wächsernem Widerstand bei passiver Bewegung, häufig Zahnradphänomen (Ruckartiges Abbremsen passiver Bewegungen). Vorkommen: bei Erkrankungen des extrapyramidal-motorischen Systems, z.B. Morbus Parkinson.

Kommentar

Epidemiologie: Dystonien sind häufige Erkrankungen, die geschätzte Zahl aller an einer Dystonie Erkrankten in Deutschland beträgt 80 000 (0,1% der Bevölkerung). Der **Torticollis spasmodicus** (muskulärer Schiefhals) ist mit 250/1.000.000 davon die häufigste isolierte Form. Er kann sich in nahezu jedem Alter manifestieren, gehäuft tritt er aber im Alter von 30 bis 50 Jahren auf.

Ätiologie: Dystonien sind Erkrankungen des extrapyramidal-motorischen Systems, bei denen es aufgrund von Fehlfunktionen oder Läsionen im Bereich der striato-pallido-thalamo-kortikalen Schleife zu einer **Störung hemmender Bahnsysteme** kommt. Folge ist eine pathologische Kontraktion einzelner Muskeln oder Ko-Kontraktion von antagonistischen Muskeln. Die Ursachen einer derartigen Störung sind vielfältig: Genetische Anomalien, Stoffwechseldefekte, neurodegenerative Erkrankungen, Läsionen im Bereich der Stammganglien, aber auch pathologisch veränderte Interaktionen sensorischer und motorischer Bahnsysteme (insbesondere bei den aufgabenspezifischen Dystonien wie Schreibkrampf oder Dystonien bei Musikern, bei denen in der Regel ein „Übertraining" fein abgestimmter Bewegungsmuster der Entwicklung der Dystonie vorangeht). Sekundäre Dystonien können zum Beispiel als Medikamentennebenwirkung auftreten (vgl. Fall 1). Lange Zeit hatte man für Dystonien rein psychische Ursachen angenommen und den Torticollis als Konversionsstörung angesehen („der Erkrankte wendet seinen Blick von etwas ab, was er nicht verarbeiten kann"). Diese Hypothese ist überholt, eine undiagnostizierte oder nicht ausreichend therapierbare Dystonie kann aber eine wesentliche Einschränkung der Lebensqualität und damit sekundäre psychische Reaktionsbildungen verursachen.

Einteilung der Dystonien: Dystonien werden nach der Lokalisation und Ausbreitung in **foka-**

→ Fall 93 Seite 94

le, segmentale und **generalisierte** Dystonien, sowie nach (vermuteter) Ätiologie in **primäre** (idiopathische, famililäre und sporadische) und **sekundäre** Dystonien eingeteilt.

Klinik: Der Torticollis spasmodicus ist die häufigste Manifestation einer **fokalen, zervikalen Dystonie**. Hierbei handelt es sich um eine unwillkürliche, tonische Kontraktion des M. sternocleidomastoideus, die zu einer Verdrehung des Kopfes zur **Gegenseite** (Torticollis) führt. Bei Mitbeteiligung anderer Muskeln kann es auch zu Drehungen in andere Richtungen (M. scalenus anterior: Anterocollis; kurze Nackenmuskeln: Retrocollis) kommen.

Diagnostik/Differenzialdiagnose: Die Diagnose eines Torticollis erfolgt klinisch. Typisch ist die Beeinflussbarkeit des pathologisch erhöhten Muskeltonus durch entgegengerichtete sensorische Einflüsse (z.B. durch eine **„geste antagoniste"** oder Gegendruck) und der **Entlastungsreflex** (rasche passive Kopfdrehung in Richtung des Torticollis im Liegen führt zu unwillkürlicher, langsamer Nachkontraktion im dystonen Muskel). Mittels EMG können an der Dystonie beteiligte Muskeln identifiziert werden.
Differenzialdiagnostisch muss man an einen **knöchern bedingten Schiefhals** bei Erkrankungen der HWS oder des kraniozervikalen Übergangs (selten auf einzelne Muskeln beschränkt, Schmerzen, knöchern fixierter Widerstand bei passiver Bewegung des Halses) oder an einen **kompensatorischen Schiefhals**, z.B. bei Trochlearisparese oder vestibulären Störungen denken. Liegen außer dem Torticollis weitere neurologische Symptome vor, ist auch eine **symptomatische Genese** im Rahmen eines M. Wilson oder einer MS denkbar. Bei Hinweis auf eine generalisierte Dystonie muss auf jeden Fall eine Abklärung der vielfältigen Differenzialdiagnosen durch Bildgebung des Kopfes (obligat: MRT), Labor- und genetische Untersuchungen erfolgen (zu Details muss hier auf die Lehrbücher der Neurologie verwiesen werden).

Therapie: Mittel der 1.Wahl bei Torticollis (und anderer fokaler Dystonien) ist **Botulinumtoxin (BoNTx;** von verschiedenen Herstellern in unterschiedlichen Präparationen angeboten (BoNTx -A: Botox, Dysport, BoNTx -B: Neurobloc), die Dosierungseinheiten werden in sog. „Mouse-Units" angegeben und unterscheiden sich von Präparat zu Präparat. Die Dosis wird so gewählt, dass der injizierte Muskel geschwächt, aber nicht vollständig gelähmt wird. Es existieren Erfahrungswerte für einzelne Muskeln, die aber u. U. individuell modifiziert werden müssen. Typische Dosen zur Injektion des M. sternocleidomastoideus sind 25-50 U Botox, entsprechend 75-150 U Dysport oder 1250-2500 U Neurobloc, verteilt auf mehrere Injektionsstellen.
BoNTx bewirkt eine **Blockade der neuromuskulären Synapsen** durch eine **irreversible Verhinderung der Freisetzung von Acetylcholin** an der präsynaptischen Membran, wodurch es zu einer **chemischen Denervierung** des Muskels kommt. Die Wirkung setzt meist innerhalb von 10-14 Tagen ein und hält im Mittel 3 bis 4 Monate an. Nach diesem Intervall müssen die Injektionen wiederholt werden, da sich nach dieser Zeit die Synapsen regenerieren.
Nebenwirkungen sind bei korrekter Anwendung selten. Bei Überdosierung können Paresen der behandelten oder der benachbarten Muskeln auftreten (z.B. auch Schluck- und Sprechstörungen bei Behandlung des Torticollis). Sehr selten kommt es zu systemischen anticholinergen Nebenwirkungen (Mundtrockenheit) oder Zeichen einer generalisierten Muskelschwäche durch hämatogene Ausbreitung des Toxins.
Zur Behandlung generalisierter Dystonien, die einer BoNTx-Behandlung nicht zugänglich sind, werden Anticholinergika, Baclofen, Carbamazepin, Benzodiazepine, Tetrabenazin oder Neuroleptika eingesetzt.
Dystonien, denen eine genetisch bedingte Störung der Dopaminsynthese zugrunde liegt, sprechen exzellent auf die Gabe niedriger Dosen von L-Dopa an (L-Dopa-sensitive Dystonien).
Bei sehr ausgeprägten therapierefraktären Dystonien besteht in speziellen Zentren die Möglichkeit der Implantation eines Tiefenhirnstimulators mit Stimulationsort im posteroventralen Globus pallidum internum (GPi).

Prognose: Dystonien sind in der Regel lebenslange Erkrankungen, Spontanremissionen sind selten (< 10%). Mit BoNTx-behandelbare Dystonien, wie der Torticollis, sind unter Dauertherapie heutzutage funktionell meist gut therapierbar.

ZUSATZTHEMEN FÜR LERNGRUPPEN

- **Klinik anderer fokaler Dystonien: Blepharospasmus, Meige-Syndrom, aufgabenspezifische Dystonien**
- **Generalisierte Dystonien, insbesondere Dopa-sensitive Dystonie**
- **Paroxysmale kinesiogene Choreaathetose**
- **Anwendung von Botulinumtoxin bei anderen Krankheitsbildern**

→ Fall 93 Seite 94

94.1 Können Sie den klinischen Befund zu einem Syndrom zusammenfassen? Begründen Sie!

- Es handelt sich um ein **radikuläres Syndrom der Wurzel L5**.
- Begründung:
  - Alle paretischen Muskeln werden über L5 versorgt: Fußhebung: M.tib.ant., Zehenhebung: Mm.ext.digitorum, Fußeversion: Mm.peronaei, Fußinversion: M.tib.post., Hüftabduktion: M.glut.med.
  - Passend hierzu Sensibilitätsstörung im L5-Dermatom (Fußrücken, Vorderseite Unterschenkel).
  - PSR (L4) und ASR (S1) auslösbar. Der Kennreflex L5 wäre der Tibialis-Posterior-Reflex (TPR), der jedoch diagnostisch unzuverlässig ist, da er sich auch beim Gesunden oft nicht auslösen lässt (Verwertbarkeit eines schwachen oder ausgefallenen Reflexes daher nur gegeben, wenn sich der Reflex auf der Gegenseite gut auslösen lässt)
  - Lasègue-Zeichen (Wurzeldehnungszeichen!) links positiv.

Durch einen anderen Läsionsort im Bereich peripherer Nerven oder des ZNS ist ein derartiges Ausfallsmuster nicht erklärbar.

94.2 Befunden Sie das MRT-Bild und die Laborwerte!

- MRT: Sagittale Darstellung der LWS im Bereich der Mittellinie, normale Darstellung der knöchernen Strukturen, des Wirbelkanals und des Myelons. Kein Hinweis auf das Vorliegen einer Raumforderung oder eines Bandscheibenvorfalls. Minimale degenerative Veränderungen an Bandscheiben und Wirbelkörpern. Altersentsprechender Normalbefund.
- **Laborwerte:** Minimale Erhöhung von GPT und Bilirubin. In diesem Zusammenhang sicher ohne jegliche Bedeutung. Unauffälliges Blutbild, keine Entzündungszeichen.

94.3 Welche Differenzialdiagnosen stellen sich und für wie wahrscheinlich halten Sie diese angesichts der bisherigen Befunde?

Differenzialdiagnose eines L5-Syndroms:

- **Bandscheibenvorfall** (häufigste Ursache): Hier untypisch: Schmerz in Ruhe (nachts!), nicht unter Belastung, unauffällige Bildgebung.
- **Knöcherner Prozeß, Spinalkanalstenose, Tumor**: kein Hinweis im MR.
- **Akute diabetische Neuropathie/Neuritis**: kein Hinweis aus Anamnese und Labor, ein radikuläres Verteilungsmuster ist hierbei weniger häufig als eine Läsion einzelner Nerven, kein akuter Beginn.
- **Entzündliche Radikulitis (Herpes Zoster, Borrelien)**: typisch: nächtlicher Schmerz, unauffälliger Befund in der Bildgebung. Zosterneuritis ohne gleichzeitiges Auftreten von Hauteffloreszenzen jedoch unwahrscheinlich.

94.4 Welche Verdachtsdiagnose haben Sie nun und welche anamnestische Frage könnte einen Hinweis geben? Wie sichern Sie Ihre Verdachtsdiagnose?

- **Verdachtsdiagnose:** Borreliose.
- Anamnestische Frage nach einem **Zeckenstich** mit **Erythema migrans** in den letzten Wochen bis Monaten. *Cave:* Ein Erythema migrans kann gefehlt haben oder vom Patienten nicht bemerkt worden sein!
- Liquorpunktion mit Nachweis eines entzündlichen Liquorsyndroms (lymphomonozytäre Pleozytose von 10-1000 Z/ml und spezifischer Antikörper gegen Borrelien im Liquor.

94.5 Nennen Sie die Stadien und die jeweils dazu gehörigen neurologischen Symptome der von Ihnen vermuteten Erkrankung!

- **Stadium I:** 3 Tage bis 16 Wochen nach Infektion (im Mittel nach 1–2 Wochen)
  - Erythema migrans: zentrifugal fortschreitendes, zentral abblassendes schmerzloses Erythem mit betontem Rand ("Wanderröte!)
  - unspezifische Allgemeinsymptome (Fieber, Kopfschmerzen, Arthralgien, Myalgien)
  - Symptome sind Ausdruck der Bakteriämie, unauffällige Serum- und Liquorbefunde.
- **Stadium II**: 3–18 Wochen nach Infektion (im Mittel nach 4–6 Wochen)
  - Bannwarth-Syndrom (v. a. bei Erwachsenen): schmerzhafte Meningopolyradikulitis spinaler Nerven, häufig Fazialisparesen (typisch und wegweisend: beidseitige Fazialisparesen!)
  - oder: lymphozytäre Meningitis mit Fieber, Kopfschmerzen, Meningismus: (v. a. bei Kindern). Gleichzeitiges Auftreten von Fazialisparesen oder Beteiligung anderer Hirnnerven (N.II,III,IV,VI,VIII) möglich.
  - eher selten: Enzephalitis, Myelitis, Myositis
  - Nicht-neurologische Manifestationen: Arthralgien, Myoperikarditis, Lymphadenopathie, Konjunktivitis, Iridozyklitis, Hepatitis

→ Fall 94 Seite 95

- **Stadium III**: Monate bis Jahre nach Primärinfektion (**chronische Neuroborreliose**)
  - Chronische Enzephalitis oder Enzephalomyelitis (fokal-neurologische Ausfälle, Psychosyndrom)
  - Zerebrale Vaskulitis
  - Polyneuropathie
  - Nicht-neurologische Manifestationen: Arthritis, Acrodermatitis atrophicans

Kommentar

Epidemiologie/Ätiologie: Die Borreliose ist mit einer Inzidenz von 15–140/100 000 Einwohner/Jahr die häufigste Zeckenstich-assoziierte Infektionskrankheit. Sie tritt v. a. im Süden Deutschlands auf, die Häufigkeit nimmt zu. Der Erreger der **Borreliose** ist die Spirochäte **Borrelia burgdorferi**. Bisher wurden drei humanpathogene Genotypen identifiziert (B. burgdorferi sensu stricto, B. garinii und B. afzelii). In Europa kommen alle Typen vor, während in Amerika nahezu ausschließlich die B. burgdorferi sensu stricto auftritt. Hierdurch unterscheidet sich auch das Spektrum der Krankheitsverläufe: „Neuroborreliosen" scheinen am häufigsten von B. garinii verursacht zu werden. Der Durchseuchungsgrad der Zecken mit Borrelien liegt in Deutschland zwischen 10 und 30%.

Die Rate asymptomatischer Infektionen ist hoch. (Bei etwa 20-25% der „Gesunden" in Endemiegebieten findet sich ein positiver IgG-Serumtiter; ohne Symptome zeigt dies aber lediglich einen früheren inapparenten Kontakt mit dem Erreger an und rechtfertigt nicht die Diagnose einer Borreliose).

Klinik: Die **Borreliose** verläuft in verschiedenen Stadien, wobei nicht jedes Stadium durchlaufen werden muß. Zu typischen, stadienabhängigen Manifestationen siehe Antwort zu Frage 94.5. Nur bei etwa der Hälfte der Patienten, die ein Stadium II entwickeln, bestand initial ein Erythema migrans. Nur bei etwa 10% der unbehandelten Infizierten kommt es überhaupt zu einem Stadium II, in dem die typischen neurologischen Manifestationen als Ausdruck einer ZNS-Infektion auftreten. Die Symptome in Stadium III, der sog. **chronischen Neuroborreliose**, sind (wie bei der Neurolues) zum Teil Ausdruck einer fehlgeleiteten Immunantwort. Beim **„Post-Lyme-Disease-Syndrom"** oder der sog. **chronischen „Lyme-Enzephalopathie"** handelt es sich um neurasthene Zustandsbilder mit unspezifischen Symptomen wie persistierenden Kopfschmerzen, Müdigkeit, depressiver Verstimmung und Konzentrationsstörungen, die gehäuft auf eine vorausgegangene Borrelieninfektion zurückgeführt werden. Diese Syndrome haben ein hohes Aufmerksamkeitspotenzial in der Laienpresse. Der wissenschaftliche Nachweis für die Existenz dieser Krankheitsbilder steht jedoch bislang aus.

Die Rate der tatsächlichen Neuroborreliosen bei Patienten, die mit unspezifischen Symptomen wie Kopfschmerz, Schwindel und Abgeschlagenheit zur Liquorpunktion zum Ausschluß einer „chronischen Borreliose" in die Klinik eingewiesen werden, ist nahe Null! Gleichzeitig wird bei Patienten, die wie im Fallbeispiel typische Symptome eines Bannwarth-Syndroms zeigen, nur in etwa 50% präklinisch die richtige Verdachtsdiagnose gestellt, bei den anderen auf „LWS-Syndrom" oder Bandscheibenvorfall therapiert.

Diagnostik: Die Diagnose einer Borreliose wird anhand der **Anamnese** (Zeckenstich? Aufenthalt im Endemiegebiet? Erythema migrans?), der **Klinik** (s. Antwort zu Frage 94.5) und des **Antikörpernachweises** in Serum und Liquor gestellt. Die Diagnostik erfolgt mittels **Suchtest (EIA)** und **Bestätigungstest (Western-Blot)**. Der Antikörpernachweis im Serum kann in der Frühphase (erste Wochen) negativ sein. Bei akuten neurologischen Manifestationen (Meningitis, Bannwarth-Syndrom) findet sich zudem immer ein **entzündliches Liquorsyndrom** (lymphomonozytäre Pleozytose, Schrankenstörung).

Im **Liquor** sind die Antikörper 3 Wochen nach Infektion bei 75%, 8 Wochen nach Infektion bereits bei 99% der Patienten positiv. Ein **Antikörperindex Liquor:Serum > 2** deutet auf eine Infektion hin. Sog. „seronegative Borreliosen", bei denen es auch nach 2–3 Monaten im Liquor zu keiner Antikörperproduktion kommt, sind – im Gegensatz zu der in Laienkreisen oft verbreiteten Meinung – eine ausgesprochene Rarität.

Andere Tests, wie der Erregernachweis (Kultur oder PCR) aus Liquor oder aus Biopsaten sind möglich, aber weitgehend entbehrlich. Verfahren wie der Lymphozytentransformationstest (LTT) oder Visual-Contrast-Sensitivity-Test (VCS) sind wissenschaftlich nicht evaluiert und liefern häufig falsch-positive Befunde.

→ Fall 94 Seite 95

Differenzialdiagnosen: des **Bannwarth-Syndroms**: Zoster-Radikulitis, Bandscheibenvorfälle, Meningeosis carcinomatosa;
meningitisch/enzephalitischer Verläufe: andere akute virale Menigitiden und Meningoenzephalitiden, Sarkoidose, Neurolues.
Bei Hirnnervenausfällen: Idiopathische Fazialisparese, diabetische Neuropathie, autoimmune Hirnnervenneuritis (Miller-Fisher-Syndrom).
Bei chronisch-enzephalitischen-Verläufen: Neurolues, Systemischer Lupus erythematodes (SLE), Multiple Sklerose (MS).

Therapie: Die **Borreliose** wird bei nicht-neurologischen Verläufen für 14 Tage oral mit Doxycyclin (200 mg/d, nicht bei Schwangeren oder Kindern unter 14 Jahren), Amoxycillin (3×500 mg p.o.), oder Cefuroxim (2×500 mg/d) therapiert. Bei neurologischen Manifestationen müssen gut liquorgängige Antibiotika eingesetzt werden, daher wird die Gabe von **Ceftriaxon** (1×2g i.v.) für 14 Tage empfohlen, alternativ Gabe von **Doxycyclin, Amoxicillin oder Penicillin G**. Im gesicherten Stadium III der Neuroborreliose sollten die Medikamente für 21 bis 28 Tage gegeben werden.
Die Wirksamkeit wiederholter Antibiotikagaben bei unspezifischen Symptomen im Verlauf nach ausreichender Primärtherapie konnte nicht belegt werden. Eine Indikation zur Wiederholung der Antibiotikatherapie besteht dann, wenn Beschwerden über länger als ein halbes Jahr persistieren und sich bei erneuter Liquorpunktion weiterhin eine Zellzahlerhöhung findet.
Kortikosteroide können kurzfristig zur akuten Linderung der radikulären Schmerzen beim Bannwarth-Syndrom gegeben werden, insgesamt sollten sie aber nicht unkritisch oder routinemäßig eingesetzt werden. Wirksam sind auch **Antiepileptika** wie Carbamazepin, Gabapentin oder Pregabalin, wie sie zur Therapie neuropathischer Schmerzen eingesetzt werden.

Prognose: Bei rechtzeitiger Therapie im Frühstadium ist bei der Borreliose die vollständige Heilung die Regel, je nach Ausmaß der neurologischen Ausfälle können später Defekte zurückbleiben. Die Prävalenz „chronischer Borreliosen" ist unklar, wahrscheinlich wird deren Häufigkeit weit überschätzt.

Prophylaxe: Die Möglichkeit einer prophylaktischen Impfung besteht aufgrund unzureichender Wirksamkeit der bisher verfügbaren Impfstoffe derzeit nicht. Der beste Schutz besteht in der Vermeidung des Zeckenstiches (lange Kleidung, Haut nach möglicher Exposition nach herumlaufenden Zecken absuchen) und ggf. frühzeitiger Entfernung der Zecke (in aller Regel werden Borrelien erst nach etwa 24 Stunden übertragen). Dabei darf der Zeckenkopf nicht in der Haut verbleiben. „Hausmittel" wie Haarspray oder Öl, welche die Zecke in der Haut abtöten sollen, sind obsolet, weil sie das Risiko der Übertragung erhöhen.

ZUSATZTHEMEN FüR LERNGRUPPEN
- **FSME**
- **Neurolues**
- **Lupus Erythematodes**
- **Herpes Zoster und Zosterradikulitiden**
- **Therapie neuropathischer Schmerzen**

95 Primäres zerebrales Lymphom

95.1 Was könnte mit „diskrete Halbseitensymptome" (typischer Klinikjargon) gemeint sein? Auf was muss man daher bei der Untersuchung besonders achten?

Unter dem Begriff „**Halbseitensymptome**" fallen beispielsweise Symptome wie Hemiparese, Sensibilitätsstörungen und Reflexsteigerung auf einer Körperseite. „**Diskrete**" Halbseitensymptome fallen nicht unmittelbar ins Auge, sondern werden oft **erst bei genauerer neurologischer Untersuchung** sichtbar. Besonders achten sollte man dabei auf:

- **Geringfügige Reflexsteigerungen** der betroffenen Körperhälfte oder isoliertes Auftreten eines Pyramidenbahnzeichens, wie eines positiven Babinski-Reflexes
- **Abgeschwächte Fremdreflexe** (z.B. Bauchhautreflex) der betroffenen Körperhälfte
- **„Latente" Paresen:** Schweregefühl, Absinken oder Pronieren der Extremitäten einer Körperhälfte im Armvorhalte- oder Beinvorhalteversuch (ohne Nachweisbarkeit einer manifesten Parese bei den Einzelkraftprüfungen)
- **Geringfügige Koordinationsstörungen**, z.B. eine Brady(diadocho)kinese
- zusätzliche gleichseitige **Fazialismundastschwäche**

→ Fall 95 Seite 96

95.2 Nennen Sie die Differenzialdiagnosen eines erstmaligen Krampfanfalls im höheren Lebensalter!

Von häufig nach selten:

- **Zerebrale Raumforderung** (Nachweis durch CCT/MRT)
- Erstmanifestation einer **Altersepilepsie**, meist Symptom einer vaskulären oder neurodegenerativen Grunderkrankung, z.B. subkortikale arterielle Enzephalopathie (SAE), Morbus Alzheimer. (Nachweis durch Klinik, EEG, Ausschluss anderer Ursachen.)
- **Reizanfall** im Rahmen einer akuten zerebralen Ischämie oder Blutung, insbesondere bei temporaler Lokalisation. (Nachweis durch CCT/MRT, manchmal pathologisches EEG)
- **Medikamente:** Nebenwirkungen, Intoxikationen, Entzug (Hinweise durch Anamnese, Klinik und toxikologisches Labor. Im Fallbeispiel könnte z.B. bei Weglassen des regelmäßig eingenommenen Benzodiazepins ein Auslöser sein).
- **Meningoenzephalitis** (Hinweis durch klinische Untersuchung: Fieber? Akute Verwirrheit? Meningismus? Bei Verdacht MRT, Liquorpunktion und Labor, s. Antworten zu Fall 8)

! 95.3 Befunden Sie das CT und nennen Sie mögliche Differenzialdiagnosen! Welche Diagnostik könnte zur Eingrenzung des Befundes weiterhelfen?

- CCT-Befund:
  - keine wesentliche Atrophie, geringgradige Marklagerläsionen (unspezifisch, in diesem Lebensalter meist vaskulärer Genese) im Bereich der Vorderhörner.
  - wesentlicher pathologischer Befund: kugelige, leicht hyperdense Struktur im Stammganglienbereich links, nicht wesentlich raumfordernd, mit leichtem Perifokalödem.
- Mögliche Differenzialdiagnosen:
  - nicht ganz frische Stammganglienblutung (hierfür aber ungewöhnlich „kugelig“ begrenzt)
  - Tumor, z.B. Metastase, Lymphom
  - entzündlicher Prozess, z.B. Tuberkulom, Toxoplasmose
  - im Nativ-CT könnten sich prinzipiell auch ein Meningeom oder ein Aneurysma derartig darstellen, die Lokalisation (Stammganglienbereich!) passt hierzu aber eher nicht.
- Weiterhelfen könnten daher: Kontrastmittelgabe (KM-CCT), MRT, Liquordiagnostik, DSA. Bei fortbestehendem Verdacht auf eine Metastase oder einen nicht hirneigenen Tumor: systemische Tumorsuche.

95.4 Beschreiben Sie kurz, was Sie sehen! Welche Verdachtsdiagnose haben Sie nun und warum?

- Neu aufgetretener, hyperdenser Rundherd li parietal. Deutliche Zunahme des Marklagerödems.
- Verdachtsdiagnose: Die ausgesprochen rasche Progression des Befundes spricht für ein **zerebrales Lymphom**. Möglich wäre auch eine Metastase eines hochmalignen Tumors. Da die systemische Tumorsuche negativ war, ist dies jedoch weniger wahrscheinlich. Eine Blutung hätte sich an der ursprünglichen Stelle zwischenzeitig resorbieren müssen.

95.5 Aufgrund des raumfordernden Effektes hat der Dienstarzt 4 × 4 mg Dexamethason angesetzt. Hätten Sie dies auch getan? Begründen Sie!

- Nein.
- Begründung: Bei V. a. ein zerebrales Lymphom ist unbedingt die Diagnosesicherung mittels **Biopsie** anzustreben. Lymphomzellen reagieren äußerst sensibel auf die Gabe von Kortison, was in der Biopsie und der Bildgebung zu einer kompletten Maskierung des Befundes führen kann. Vor Biopsie sollte eine Kortikoidgabe deshalb nur im absoluten Notfall erfolgen (bei Hirndruckzeichen und unmittelbarer Einklemmungsgefahr).

Kommentar

Definition und Epidemiologie: Primäre ZNS-Lymphome sind auf das Gehirnparenchym, die Meningen und/oder das Rückenmark beschränkt. Sie stellen etwa 4% aller Gehirntumoren (0,5:100.000 Einwohner/Jahr) und sind histologisch überwiegend (95%) hochmaligne Non-Hodgkin-Lymphome vom B-Zell-Typ. Der Häufigkeitsgipfel liegt bei Immunkompetenten zwischen dem 50. und 70. Lebensjahr, bei Immunsupprimierten zum Teil deutlich früher. Abzugrenzen hiervon sind zerebrale Manifestationen bei systemischen Lymphomen.

Ätiologie: Ein Risikofaktor für das Entstehen eines Lymphoms ist eine Immunschwäche bei HIV oder eine medikamentöse Immunsuppression, z.B. nach Organtransplantation. Es gibt Hinweise darauf, dass die Tumorentstehung zum Teil auf einer Transformation EBV-infizierter Zellen beruht.

→ Fall 95 Seite 96

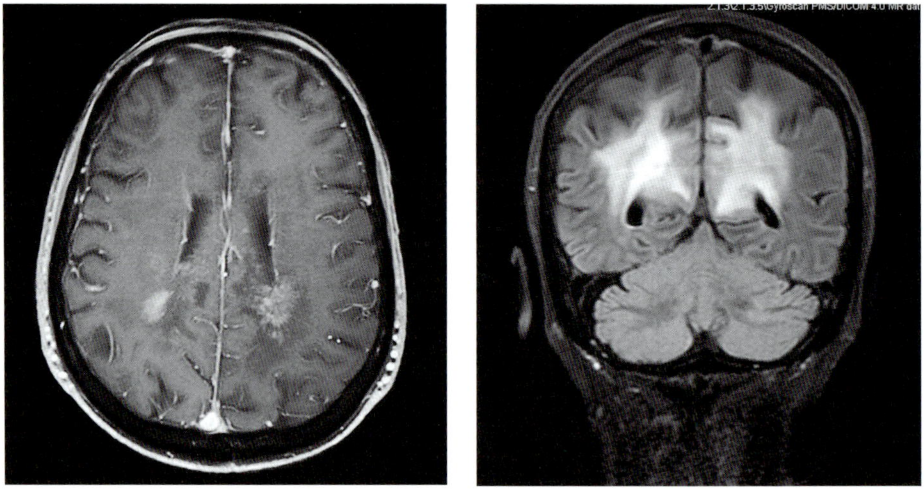

MRT axial (T1+KM) sowie sagittale FLAIR-Sequenz: multiple kleine, ventrikelnah gelegene, kontrastmittelaufnehmende Herde. In der sagittalen Flairsequenz Darstellung eines ausgeprägten Marklagerödems. Befunde typisch für ein disseminiertes zerebrales Lymphom

Klinik: Lymphome manifestieren sich mit unspezifischen, je nach Tumorlokalisation unterschiedlichen Herdsymptomen, wie Krampfanfällen, Lähmungen oder (bei dem häufigen multilokulären Auftreten) einem hirnorganischen Psychosyndrom. Bei Tumorsitz im Hypothalamus können endokrine Störungen (z. B. ein zentraler Diabetes insipidus) auftreten. Der Glaskörper im Auge wird ebenfalls häufig befallen, so dass auch eine Visusminderung ein Symptom eines ZNS-Lymphoms sein kann.

Diagnostik: Das primäre ZNS-Lymphom ist ein diagnostisches Chamäleon. In der nativen Bildgebung stellt sich ein ZNS-Lymphom zunächst meist isodens bis leicht hyperdens (CT) oder hypodens (MRT-T1) dar. Bei Gabe von Kontrastmittel nimmt es dieses in der Regel intensiv auf. Mittel der Wahl ist die zerebrale MRT. Typisch ist ferner ein **multilokuläres** (in diesem Fallbeispiel zunächst nicht vorliegend) und **periventrikuläres Auftreten**. Die Bildgebung kann auch sehr „bunte" Befunde ergeben, z.B. ein Nebeneinander von ringförmigen Kontrastmittel-Aufnahmen, Nekrosezeichen oder Hämorrhagien, so dass andere Hirntumoren (insbesondere hochmaligne Gliome oder Metastasen) oder auch ein Abszess differenzialdiagnostisch abgegrenzt werden müssen. In der Liquordiagnostik lassen sich bei etwa 20% der Patienten Tumorzellen nachweisen. Unspezifische Befunde, wie eine leichte lymphozytäre Pleozytose oder Eiweißerhöhung, sind häufiger. Die Diagnosesicherung erfolgt mittels **stereotaktischer Biopsie**. Bei Glaskörperbefall kann die Diagnosestellung auch gelegentlich über den Nachweis der Tumorzellen im Glaskörperaspirat erfolgen. Wurde die Diagnose eines zerebralen Lymphoms gestellt, sollte **immer ein Tumorstaging** mit der Suche nach einer extrazerebralen Lymphommanifestation (CT-Thorax, CT-Abdomen), eine Knochenmarkspunktion, sowie ein HIV-Test erfolgen.

Differenzialdiagnosen: s. auch Antworten zu Frage 94.3. Solange die Diagnose nicht durch Biopsie gesichert ist, sind (je nach Tumorsitz) insbesondere **entzündliche Prozesse** wie MS oder ADEM (Akute disseminierte Enzephalomyelitis), eine Toxoplasmose oder **Metastasen** anderer Tumoren zu bedenken.

Therapie: Eine chirurgische Resektion ist nicht erfolgversprechend, da Lymphome sich meistens multilokulär manifestieren oder rezidivieren. Ein rascher Therapieerfolg ist **nach bioptischer Sicherung** (s. Antwort zu Frage 95.5) durch die Gabe von **Kortikosteroiden** (Methylprednisolon 80 mg/d oder Dexamethason 24 mg/d) zu erzielen. Der durch sie ausgelöste zytotoxische Effekt führt bei zerebralen Lymphomen zu einem dramatischen Rückgang der Tumorzellen innerhalb weniger Tage (bis hin zum vollständigen „Verschwinden" des Prozesses bei Kontrolle in der zerebralen Bildgebung). Bei alleiniger Kortikosteroidtherapie kommt es jedoch rasch zum Rezidiv, sodass zeitgleich als **Therapie der Wahl** eine **hochdosierte Chemotherapie mit Methotrexat** (mindestens 1,5 g/m^2 Körperoberfläche pro Einzeldosis) eingesetzt wird. Vorwiegend in Studien werden auch Polychemotherapien (z.B. MTX + Ara-C + Prednison

→ Fall 95 Seite 96

oder BCNU + Thiotepa mit anschließender Stammzelltransplantation) durchgeführt.
Prinzipiell sind Lymphome auch strahlensensitiv (Ganzhirnbestrahlung 40–50 Gy).
Die **alleinige Strahlenbehandlung** ist jedoch wie die **alleinige Kortikosteroidgabe** weniger effektiv als eine Chemotherapie, wird aber bei sehr alten Patienten oder bei Patienten in schlechtem Allgemeinzustand manchmal durchgeführt.
Die **Kombination einer Strahlen- und Chemotherapie** führt bei Langzeitüberlebenden, insbesondere bei älteren Patienten, durch die hohe Neurotoxizität regelmäßig zu einer Leukenzephalopathie mit nachfolgender Demenz. Sie wird daher heutzutage trotz prinzipieller Lebenszeitverlängerung eher vermieden oder erst bei Rezidiven unter Chemotherapie angewandt.

Prognose: Die Prognose ist schlecht. Ohne Therapie liegt die mediane Überlebenszeit nur bei 2–3 Monaten. Mit Chemo- bzw. Chemo-/Radiotherapie kann sie mittlerweile auf immerhin 17–60 Monate verlängert werden.

ZUSATZTHEMEN FüR LERNGRUPPEN

- **Zerebrale Lymphome bei HIV-Patienten**
- **Besonderheiten der Therapie einer Altersepilepsie (Medikamentenauswahl, Nebenwirkungen, Interaktionen)**
- **Differenzialdiagnose zerebraler „Rundherde“**
- **Neuro-Tuberkulose**

→ Fall 95 Seite 96

Anhang

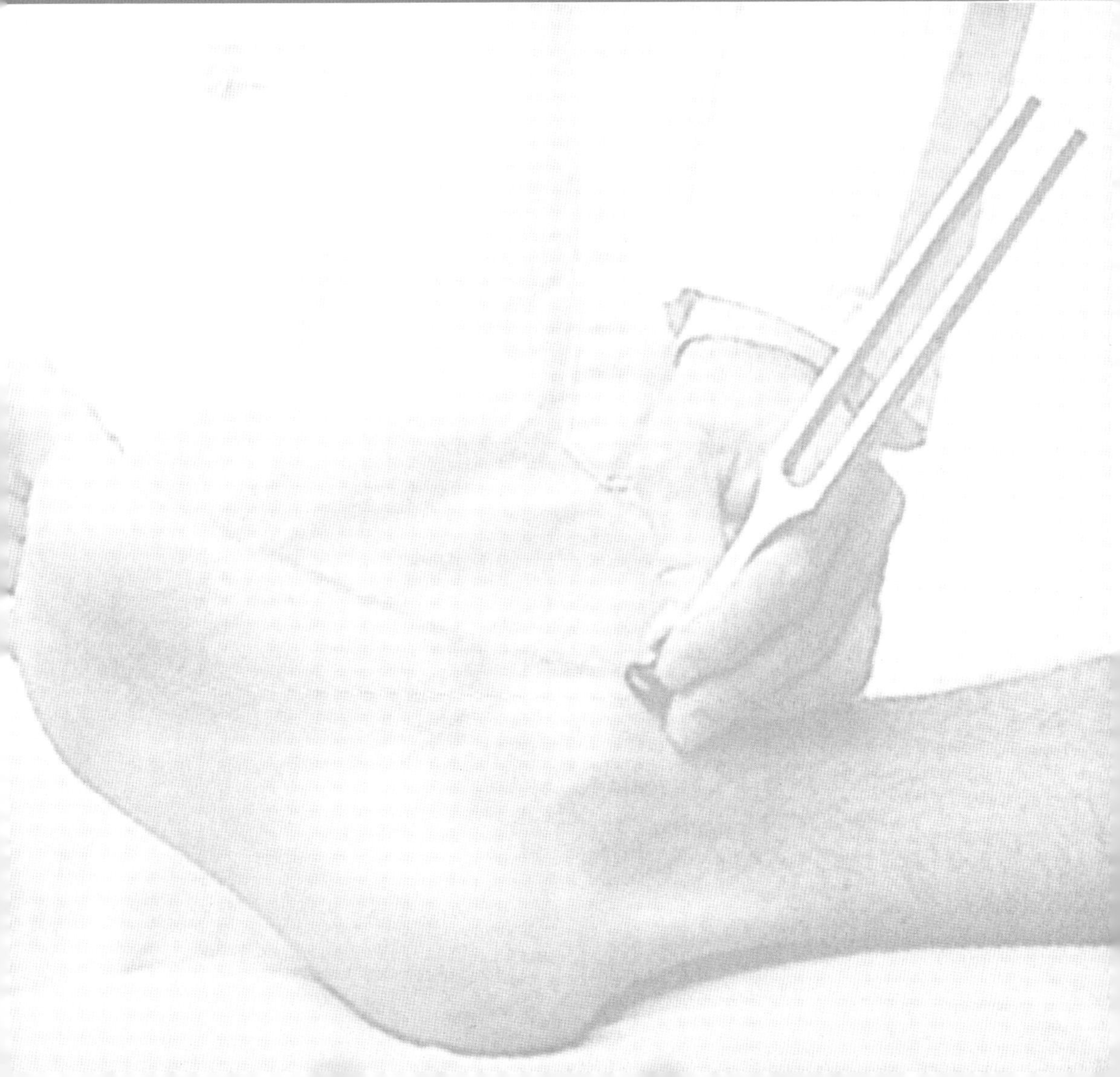

Quellenverzeichnis der Abbildungen

Fall 31
Baenkler, H. W. et al., Duale Reihe, Innere Medizin, Georg Thieme Verlag, Stuttgart, New York, 1999

Fall 71
Bähr, M., Frotscher, M., Duus Neurologisch-topische Diagnostik, 8. Auflage, Georg Thieme Verlag, Stuttgart, New York, 2003

Fall 18, Fall 40 (modifiziert), Fall 83
Berlit, P., Braun, R., Klinische Neurologie für Anästhesisten und Intensivmediziner, Georg Thieme Verlag, Stuttgart, New York, 1998

Fall 88
Bischoff, C. et al., RRN EMG/NLG, Georg Thieme Verlag, Stuttgart, New York, 2003

Fall 40
Buckup, K., Klinische Tests an Knochen, Gelenken und Muskeln, Georg Thieme Verlag, Stuttgart, New York, 2000

Fall 41 (2×)
Burk, A., Burk, R., Checkliste Augenheilkunde, 2. Auflage, Georg Thieme Verlag, Stuttgart, New York, 1999

Fall 93
Ceballos-Baumann, A., Conrad, B., Bewegungsstörungen, 2. Auflage, Georg Thieme Verlag, Stuttgart, New York, 2005

Fall 38
Conrad, B., Bischoff, C., Das EMG-Buch, Georg Thieme Verlag, Stuttgart, New York, 1998

Fall 27, Fall 55
Dahmer, J., Anamnese und Befund, 8. Auflage, Georg Thieme Verlag, Stuttgart, New York, 1998

Fall 53
Delank, H.-W., Gehlen, W., Neurologie, 9. Auflage, Georg Thieme Verlag, Stuttgart, New York, 2001

Fall 11
Eisoldt, S., Fallbuch Chirurgie, Georg Thieme Verlag, Stuttgart, New York, 2003

Fall 80
Flachskampf, Kursbuch Echokardiographie, Georg Thieme Verlag, Stuttgart, New York, 2001

Fall 4 (modifiziert), Fall 7, Fall 13 (modifiziert), Fall 14, Fall 18, Fall 23, Fall 40, Fall 43, Fall 52, Fall 81, Fall 83, Fall 92
Grehl, H., Reinhardt F., Checkliste Neurologie, 2. Auflage, Georg Thieme Verlag, Stuttgart, New York, 2002

Fall 61, Fall 63, Anhang (Tabelle Mittel- und Bulbärhirnsyndrom)
Kunze, K. (Hrsg.), Lehrbuch der Neurologie, Georg Thieme Verlag, Stuttgart, New York, 1992

Fall 26, Fall 43 (modifiziert), Fall 55, Fall 79 (2×)
Kunze, K. (Hrsg.), Praxis der Neurologie, 2. Auflage, Georg Thieme Verlag, Stuttgart, New York, 1999

Fall 31
Mumenthaler, M., Neurologische Differenzialdiagnostik, 4. Auflage, Georg Thieme Verlag, Stuttgart, New York, 1997

Fall 40
Mumenthaler, M., Die Ulnarisparesen, Georg Thieme Verlag, Stuttgart, 1961

Fall 18, Fall 26, Fall 43
Mumenthaler, M., Schliack, H. (Hrsg.), Läsionen peripherer Nerven, 5. Auflage, Georg Thieme Verlag, Stuttgart, New York, 1987

Fall 4, Fall 13, Fall 23 (2×), Fall 89
Mumenthaler, M., Mattle, H., Grundkurs Neurologie, Georg Thieme Verlag, Stuttgart, New York, 2002

Fall 64
Reiser, M. et al., Duale Reihe Radiologie, Georg Thieme Verlag, Stuttgart, New York, 2004

Fall 76
Riede, U.-N. et al. (Hrsg.), Allgemeine und spezielle Pathologie, 5. Auflage, Georg Thieme Verlag, Stuttgart, New York, 2004

Fall 78, Fall 85
Sartor, K., RRR Neuroradiologie, 2. Auflage, Georg Thieme Verlag, Stuttgart, New York, 2003

Fall 39
Schlegel, U. et al., RRN Neuroonkologie, 2. Auflage, Georg Thieme Verlag, Stuttgart, New York, 2003

Fall 87
Siegenthaler W. (Hrsg.), Klinische Pathophysiologie, 7. Auflage, Georg Thieme Verlag, Stuttgart, New York, 1994

Fall 25
Uhlenbrock, D., MRT und MRA des Kopfes, Georg Thieme Verlag, Stuttgart, New York, 1996

Fall 27
Uhlenbrock, D., MRT der Wirbelsäule und des Spinalkanals, Georg Thieme Verlag, Stuttgart, New York, 2004

Fall 73
Wirth, C. J. (Hrsg.), Fuß, Georg Thieme Verlag, Stuttgart, New York, 2002

Fall 47 (modifiziert), Fall 51 (3×), Fall 52
Zierz, S., Jerusalem, F., RRN Muskelerkrankungen, 3. Auflage, Georg Thieme Verlag, Stuttgart, New York, 2003

Normwerte und Referenzbereiche

	Normwerte
Blutbild	
• Leukozyten	4000–10 000/μl
• Hämatokrit	m: 40–52 %; w: 37–48 %
• Hämoglobin	m: 13,5–17 g/dl; w: 12–16 g/dl
• Thrombozyten	140 000–345 000/μl
Elektrolyte (Blut)	
• Kalium	3,5–5,0 mmol/l
• Natrium	135–150 mmol/l
Blutgerinnung	
• PTT	15,0–30,0 s
• Quick	70–120 %
• INR	≈1,0
• AT III	70–120 %
Retentionsparameter (Blut)	
• Kreatinin	m: 0,5–1,1 mg/dl (44–97 mmol/l) w: 0,5–0,9 mg/dl (44–80 mmol/l)
• Harnstoff	10–50 mg/dl (2–8 mmol/l)
Leberwerte (Blut)	
• γ-GT	m: <66U/l; w: <39U/l
• GOT (AST, ASAT)	m: <38U/l; w: <32U/l
• GPT (ALT, ALAT)	m: <41U/l; w: <31U/l
• Bilirubin	<1,1 mg/dl (<19μmol/l)
• Cholinesterase	5,3–12,9 kU/l
Sonstige (Blut)	
• CRP	<0,5 mg/dl
• LDH	135–225U/l
• CK	m: <174U/l; w: <140U/l
• BSG (1. Stunde)	<50. Lebensjahr: m: <15 mm; w: <20 mm >50. Lebensjahr: m: <20 mm; w: <30 mm
• Nüchtern-Blutzucker	70–109 mg/dl (3,9–6,7 mmol/l)
• HbA_{1c}	<6,5 %
• Cholesterin	<200 mg/dl (<5,2 mmol/l)
• Triglyzeride	<150 mg/dl (<1,7 mmol/l)
• Albumin	35–52 g/l und 54–65 % des Gesamteiweiß
Liquorparameter	
• Zellzahl	<4/μl
• Glukose	50–80 % der Serumglukose
• Eiweiß	<400 mg/l
• Laktat	1,1–1,9 mmol/l

Skala zur Quantifizierung der Muskelkraft

Kraftgrad/Paresegrad (PG)	Bedeutung
0	Keine Muskelaktivität (Plegie)
1	Muskelzuckung ohne Bewegungseekt
2	Bewegung unter Ausschaltung der Schwerkraft möglich
3	Bewegung gegen die Schwerkraft möglich
4	Bewegung gegen mäßigen Widerstand möglich
5	Bewegung gegen deutlichen Widerstand möglich
6	Normale Kraft

Erweiterte EL-Escorial-Kriterien (World Federation of Neurology)

Beschreibung über die Wahrscheinlichkeit des Vorliegens einer amyotrophen Lateralsklerose (ALS)

Mögliche ALS: Zeichen des 1. und 2. Motoneurons in 1 von 4 Körperregionen (Kopf/Arme/Rumpf/Beine) **oder** Zeichen des 1. Motoneurons in mindestens 2 Regionen **oder** Zeichen des 2. Motoneurons rostral von Zeichen des 1. Motoneurons.

Wahrscheinliche ALS (durch apparative Zusatzdiagnostik gestützt): Zeichen des 1. und 2. Motoneurons in einer Extremität **oder** Zeichen des 1. Motoneurons in einer Region und Zeichen des 2. Motoneurons (EMG) in mindestens 2 Extremitäten bei ausführlicher Ausschlussdiagnostik (Bildgebung, Labor).

Wahrscheinliche ALS:
Zeichen des 1. und 2. Motoneurons in mindestens 2 Regionen, dabei Zeichen des 1. Motoneurons rostral der Zeichen des 2. Motoneurons

Sichere ALS:
Zeichen des 1. und 2. Motoneurons in mindestens 3 Regionen.

Radikuläre und periphere sensible Innervation

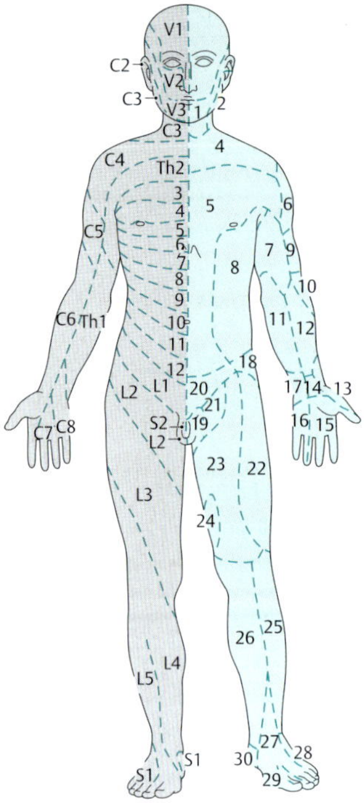

a Ansicht von vorn
rechte Körperseite: radikuläre
linke Körperseite: periphere Innervation

1 N. trigeminus
2 N. auricularis magnus
3 N. transversus colli
4 Nn. supraclaviculares
5 Rr. cutanei anteriores nn. intercostalium
6 N. cutaneus brachii lateralis superior (n. axillaris)
7 N. cutaneus brachii medalis
8 Rr. mammarii laterales nn. intercostalium
9 N. cutaneus brachii posterior (N. radialis)
10 N. cutaneus antebrachii posterior
11 N. cutaneus antebrachii medialis
12 N. cutaneus antebrachii lateralis
13 R. superficialis n. radialis
14 R. palmaris n. mediani
15 N. medianus
16 Nn. digitales palmares comm. (n. ulnaris)
17 R. palmaris n. ulnaris
18 N. iliohypogastricus (R. cut. lat.)
19 N. ilioinguinalis (Nn. scrotales anteriores)
20 N. iliohypogastricus (R. cutaneus anterior)
21 N. genitofemoralis (R. femoralis)
22 N. cutaneus femoris lateralis
23 N. femoralis (Rr. cutanei anteriores)
24 N. obturatorius (R. cut.)
25 N. cutaneus surae lateralis
26 N. saphenus
27 N. peronaeus superficialis
28 N. suralis
29 N. peronaeus profundus
30 N. tibialis (Rr. calcanei)

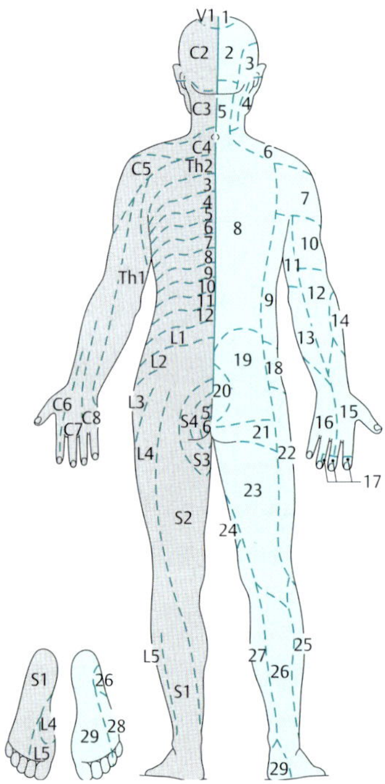

b Ansicht von hinten
rechte Körperseite: periphere
linke Körperseite: radikuläre Innervation

1 N. frontalis (V1)
2 N. occipitalis major
3 N. occipitalis minor
4 N. auricularis magnus
5 Rr. dorsales nn. cervicalium
6 Nn. supraclaviculares
7 N. cutaneus brachii lateralis superior (N. axillaris)
8 Rr. dors. nn. spin. cervic., thorc., lumb.
9 Rr. cutanei laterales nn. intercostalium
10 N. cutaneus brachii posterior
11 N. cutaneus brachii medialis
12 N. cutaneus antebrachii posterior
13 N. cutaneus antebrachii medialis
14 N. cutaneus antebrachii lateralis
15 R. superficialis n. radialis
16 R. dorsalis n. ulnaris
17 N. medianus
18 N. iliohypogastricus (R. cut. lat.)
19 Nn. clunium superiores
20 Nn. clunium medii
21 Nn. clunium inferiores
22 N. cutaneus femoris lateralis
23 N. cutaneus femoris posterior
24 N. obturatorius (R. cut.)
25 N. cutaneus surae lateralis
26 N. suralis (n. tib.)
27 N. saphenus
28 N. plantaris lateralis (n. tib.)
29 N. plantaris medialis (n. tib.)

Aus: Grehl, H., Reinhardt F., Checkliste Neurologie, 2. Auflage, Georg Thieme Verlag, Stuttgart, New York, 2002

Mini-Mental-State

Anwendung Neuropsychologischer Kurztest, vor allem für Verlaufsbeobachtungen geeignet

Test

1. Orientierung (max. 10 Punkte)		Jahreszeit ( ) Wochentag ( ) Datum: Tag ( ) Monat ( ) Jahr ( ) Bundesland ( ) Stadt ( ) Straße oder Stadtteil ( ) Einrichtung ( ) Stockwerk oder Station ( )
2. Sprache/Benennen (max. 2 Punkte)	zwei Gegenstände zeigen und benennen lassen	z. B. Bleistift ( ) Armbanduhr ( )
3. Sprache/Nachsprechen (max. 1 Punkt)	langsam und deutlich nur einmal vorsprechen: „Ich sage jetzt etwas und möchte, dass Sie es mir nachsprechen:"	z. B. „Die Katze sitzt auf dem Dach." ( )
4. Kurzzeitgedächtnis (max. 3 Punkte)	„Ich nenne Ihnen jetzt drei Gegenstände. Wenn ich alle drei genannt habe, möchte ich, dass Sie diese wiederholen. Versuchen Sie, sich die drei Gegenstände einzuprägen, weil ich Sie in einigen Minuten wieder danach fragen werden." Drei Gegenstände im Abstand von einigen Sekunden nennen. Bewertet wird der erste Versuch. Bei Fehler oder Auslassungen bis maximal fünfmal wiederholen. Zahl der Wiederholungen notieren.	z. B. Uhr ( ) Pfennig ( ) Boot ( )
5. Aufmerksamkeit/ Konzentration (max. 5 Punkte)	serielle Subtraktion 100–7 ...	93 ( ) 86 ( ) 79 ( ) 72 ( ) 65 ( )
6. Gedächtnis/Erinnern (max. 3 Punkte)	die unter 4. genannten Gegenstände wiederholen lassen	z. B. Uhr ( ) Pfennig ( ) Boot ( )
7. Lesen (max. 1 Punkt):	„Lesen Sie diese Seite und tun Sie, was darauf steht." – Aufforderung zu lesen geben: „SCHLIESSEN SIE DIE AUGEN"	( )
8. Räumlich-konstruktive Praxie (max. 1 Punkt)	Figur abzeichnen	( )
9. Schreiben (max. 1 Punkt)	„Schreiben Sie einen vollständigen Satz auf ein Blatt Papier" Der Satz muss ein Subjekt und ein Prädikat enthalten.	( )
10. Mehrschrittige Aufforderung (max. 3 Punkte)	„Ich gebe Ihnen jetzt ein Blatt Papier. Bitte nehmen Sie es in die rechte Hand. Falten Sie das Papier in der Mitte und legen Sie es dann auf den Fußboden." Das Blatt muss dem Patienten in der Mittellinie übergeben werden. Es kann das vorher benutzte Papier benutzt werden.	rechte Hand ( ) falten ( ) Fußboden ( )

Auswertung 25–30 Punkte: keine Demenz, 22–24 Punkte: mäßige Demenz, < 16 Punkte: schwere Demenz

Aus: Hufschmidt, A., Lücking, C. H., Neurologie compact, 3. Auflage, Georg Thieme Verlag, Stuttgart, New York, 2003

Myasthenie-Score

Anwendung Verlaufs- und Therapiekontrolle bei Myasthenie

Graduierung

Ausprägung der Schwäche	ohne Symptome	gering	mäßig	stark
Scorewertscala	0	1	2	3
Extremitäten- und Rumpfmuskulatur				
Armvorhalten (s) (90°, stehend)	> 240	90–240	10–90	< 10
Beinvorhalten (s) (45°, Rückenlage	> 100	30–100	0–30	0
Kopfheben (s) (45°, Rückenlage)	> 120	30–120	0–30	0
Vigorimetertest (% Dekrement nach 10 maximalen Faustschlüssen)	< 15	15–30	30–75	> 75
Vitalkapazität (l) (maximale Exspiration nach maximaler Inspiration)	♂ > 3.5 ♀ > 2.5	2.5–3.5 1.8–2.5	1.5–2.5 1.2–1.8	< 1.5 < 1.2
Faziopharyngeale Muskulatur				
Gesichtsmuskulatur	normal	minimale Schwäche (Lidschlusstest)	Lidschluss inkomplett	Amimie
Kauen	normal	Kauschwäche (Ermüdung während des Essens)	nur zerkleinerte Kost möglich	Magensonde
Schlucken	normal		inkompletter Gaumenschluss (häufiges Verschlucken, nasale Sprache)	Magensonde
Augenmuskulatur				
Doppelbilder (s)	> 60	10–60	0–10	spontan
Ptosis (s)	> 60	10–60	0–10	spontan

Aussage Gesamtpunktzahl dividiert durch Zahl der durchgeführten Tests; 0 = keine myasthenischen Symptome, 3 = schwerste myasthenische Symptome

Aus: Hufschmidt, A., Lücking, C. H., Neurologie compact, 3. Auflage, Georg Thieme Verlag, Stuttgart, New York, 2003

Mittel- und Bulbärhirnsyndrome bei fortschreitender kraniokaudaler Einklemmung

	Mittelhirnsyndrom				Bulbärhirnsyndrom	
	1	2	3	4	5	6
Vigilanz	leichte Somnolenz	tiefe Somnolenz	Koma	Koma	Koma	Koma
Reaktivität auf sensorische Reize	verzögert	vermindert	fehlend	fehlend	fehlend	fehlend
spontane Motorik						
motorische Reaktion auf Schmerzreize						
Muskeltonus	normal	erhöht (an d. Beinen)	erhöht (generalisiert)	stark erhöht	normal-schlaff	schlaff
Pupillenweite	mittelweit	verengt	eng	mittelweit-erweitert	erweitert	maximal weit
Pupillenreaktion auf Licht	normal	verzögert	träge	vermindert	angedeutet-fehlend	fehlend
Bulbusbewegungen	pendelnd	dyskonjugiert	fehlend	fehlend	fehlend	fehlend
okulozephaler Reflex	∅	+	++	+/∅	∅	∅
vestibulookulärer Reflex	(normal)	++	tonisch	dissoziiert	∅	∅
Atmung			oder		oder	
Temperatur	39 37	39 37	39 37	39 37	39 37	39 37
Pulsfrequenz	150 90	150 90	150 90	150 90	150 90	120 60
Blutdruck	normal	normal	leicht erhöht	deutlich erhöht	vermindert	stark vermindert

Aus: Kunze, K. (Hrsg.), Lehrbuch der Neurologie, Georg Thieme Verlag, Stuttgart, New York, 1992

Sachverzeichnis

D

E

F

G